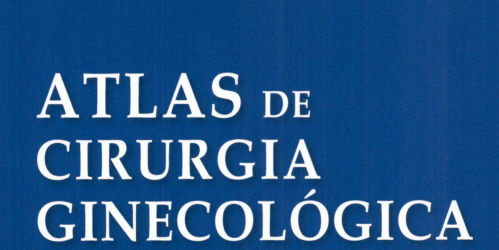

ATLAS DE CIRURGIA GINECOLÓGICA

ATLAS DE CIRURGIA GINECOLÓGICA

EDITORA

MARAIR GRACIO FERREIRA SARTORI

Professora Titular e Chefe do Departamento de Ginecologia da Escola Paulista de Medicina da Universidade Federal de São Paulo (EPM/UNIFESP)

EDITORES ASSOCIADOS

MANOEL JOÃO BATISTA CASTELLO GIRÃO (*in memoriam*)

Professor Titular do Departamento de Ginecologia da Escola Paulista de Medicina da Universidade Federal de São Paulo (EPM/UNIFESP)
Diretor da EPM/UNIFESP

MARIA GABRIELA BAUMGARTEN KUSTER UYEDA

Professora Adjunta do Departamento de Ginecologia da Escola Paulista de Medicina da Universidade Federal de São Paulo (EPM/UNIFESP)

ZSUZSANNA ILONA KATALIN DE JÁRMY DI BELLA

Professora Adjunta do Departamento de Ginecologia da Escola Paulista de Medicina da Universidade Federal de São Paulo (EPM/UNIFESP)

2022

editora dos Editores

ATLAS DE CIRURGIA GINECOLÓGICA

Marair Sartori

Produção editorial: Triall Editorial Ltda

Copydesk: Tamiris Prystaj / Tânia Cotrim

Revisão: Juliana Biggi

Diagramação: 3Pontos Apoio Editorial Ltda

Capa: 3Pontos Apoio Editorial Ltda

© 2022 Editora dos Editores

Todos os direitos reservados. Nenhuma parte deste livro poderá ser reproduzida, sejam quais forem os meios empregados, sem a permissão, por escrito, das editoras. Aos infratores aplicam-se as sanções previstas nos artigos 102, 104, 106 e 107 da Lei nº 9.610, de 19 de fevereiro de 1998.

ISBN: 978-65-86098-84-6

Editora dos Editores

São Paulo: Rua Marquês de Itu, 408 - sala 104 – Centro.
(11) 2538-3117

Rio de Janeiro: Rua Visconde de Pirajá, 547 - sala 1121 – Ipanema.
www.editoradoseditores.com.br

Impresso no Brasil
Printed in Brazil
1ª impressão – 2022

Este livro foi criteriosamente selecionado e aprovado por um Editor científico da área em que se inclui. A Editora dos Editores assume o compromisso de delegar a decisão da publicação de seus livros a professores e formadores de opinião com notório saber em suas respectivas áreas de atuação profissional e acadêmica, sem a interferência de seus controladores e gestores, cujo objetivo é lhe entregar o melhor conteúdo para sua formação e atualização profissional.
Desejamos-lhe uma boa leitura!

Dados Internacionais de Catalogação na Publicação (CIP)
(Câmara Brasileira do Livro, SP, Brasil)

Atlas de cirurgia ginecológica / editora Marair Gracio Ferreira Sartori. -- 1. ed. -- São Paulo, SP : Editora dos Editores Eireli, 2022.

Bibliografia.
ISBN 978-65-86098-84-6

1. Cirurgia ginecológica - Atlas I. Sartori, Marair Gracio Ferreira.

22-115123
CDD-618.145
NLM-WP 100

Índices para catálogo sistemático:

1. Cirurgia ginecológica : Atlas : Medicina 618.145
Eliete Marques da Silva - Bibliotecária - CRB-8/9380

DEDICATÓRIAS

Esse livro foi feito com muito cuidado e carinho, para divulgar ensinamentos cirúrgicos não apenas teóricos, mas baseados em anos de experiência dos médicos do Departamento de Ginecologia da Escola Paulista de Medicina da Universidade Federal de São Paulo (EPM/UNIFESP).

Dedico esse livro ao meu marido João Paulo, meu porto seguro, sempre do meu lado em qualquer situação.

E dedico também aos meus filhos Luisa, Pedro, Julia e Bruna, futuros médicos, que são minha inspiração de vida! Que eles possam aproveitar os ensinamentos aqui contidos em suas carreiras, assim como os meus alunos e residentes.

MARAIR GRACIO FERREIRA SARTORI

Cada foto desse Atlas tem uma história, uma paciente, uma resolução, uma cura, um aprendizado. Todas as fotos foram tiradas, documentadas e catalogadas com extremo cuidado, respeito e capricho que merecem.

Dedico esse Atlas aos meus queridos alunos e residentes: que os limites anatômicos nunca restrinjam suas capacidades e seus sonhos. Aprendam o normal, pois quem não conhece o normal, patológico lhe parece.

Dedico também aos meus mestres, que as fotos reflitam os anos de convivência, ensino, carinho e puxões de orelha. Que seja uma forma de agradecimento, pois tudo o que me ensinaram, hoje eu ensino. Sempre lembrando de Tia Nucky, que me deu o impulso inicial.

Dedico, especialmente, aos meus pais e meu irmão, que nunca tiveram a mínima dúvida de onde eu poderia chegar e formaram a base do meu ser; e aos meus filhos que são a razão do meu viver. Também ao meu marido, meu amor que está sempre do meu lado.

E agradeço a Deus por tudo.

MARIA GABRIELA BAUMGARTEN KUSTER UYEDA

A maioria das imagens do ATLAS DE CIRURGIA GINECOLÓGICA pertence ao acervo pessoal dos editores.

ATLAS DE CIRURGIA GINECOLÓGICA

Este Atlas, com suas cores e valores, foi feito cuidadosamente para aprimorar a formação cirúrgica de alunos, residentes e médicos que se dedicam a curar com bisturi os mais variados problemas de saúde da mulher. Tentamos acoplar o conhecimento dos tempos cirúrgicos com a necessidade de descrição minuciosa dos procedimentos e a padronização dos códigos cirúrgicos utilizados em nosso país.

Dedico essa obra, em especial, ao meu marido Vicente, aos filhos Giulia e Luca e aos meus pais Katalin e Tomas. Gostaria muito que essas páginas de cores vibrantes contribuam para a formação de nossos colegas.

ZSUZSANNA ILONA KATALIN DE JÁRMY DI BELLA

DEDICATÓRIA ESPECIAL DAS EDITORAS

Dedicamos esse Atlas especialmente à Dra. Sineida Girão, Dr. João Henrique Girão e Eduardo Girão, querida família do Prof. Dr. Manoel Girão. Professor Manoel é o nosso grande inspirador no ensino da Ginecologia. Sempre foi um professor completo, profissional humano e competente, e cirurgião muito habilidoso. Foi quem nos ensinou a arte cirúrgica da Ginecologia. Um líder nato, incansável, idealista e apaixonado, um epemista esfuziante, além de marido amoroso, pai leal e incentivador. Faltam palavras. Sem ele, nada disso seria possível. Com muito carinho,

MARAIR, MARIA GABRIELA E ZSUZSANNA

AGRADECIMENTOS

Agradecemos aos professores que gentilmente cederam as imagens de seus acervos pessoais para a elaboração desta obra:

- Ana Maria Homem de Melo Bianchi-Ferraro. Médica Ginecologista, Membro do Setor de Planejamento Familiar e Uroginecologia e Cirurgia Vaginal do Departamento de Ginecologia da Escola Paulista de Medicina da Universidade Federal de São Paulo (EPM/UNIFESP). Pelas imagens da Figura 48.2.
- Carlos Antônio Del Roy. Médico Ginecologista. Membro do Setor de Uroginecologia e Cirurgia Vaginal do Departamento de Ginecologia da Escola Paulista de Medicina da Universidade Federal de São Paulo (EPM/UNIFESP). Pelas imagens da Figura 39.3.
- Cláudia Cristina Takano. Professora Afiliada, Membro do Setor de Uroginecologia e Cirurgia Vaginal e Chefe do Setor de Malformações Genitais do Departamento de Ginecologia da Escola Paulista de Medicina da Universidade Federal de São Paulo (EPM/UNIFESP). Pelas imagens das Figuras 17.1, 17.2, 18.1, 18.2, 18.5, 20.1, 25.3, 25.6, 28.2, 34.1, 36.1, 38.2, 39.1, 46.1 a 46.4, 50.1.
- Débora da Silva Nora Henri Guitton. Médica Ginecologista, Pós-graduanda do Setor de Uroginecologia do Departamento de Ginecologia da Escola Paulista de Medicina da Universidade Federal de são Paulo (EPM/UNIFESP). Pelas imagens da Figura 35.1.
- José Maria Cordeiro Ruano. Professor Afiliado e Chefe do Setor de Endoscopia Ginecológica do Departamento de Ginecologia da Escola Paulista de Medicina da Universidade Federal de São Paulo (EPM/UNIFESP). Pelas imagens das Figuras 7.5, 25.2, 25.4, 26.1 a 26.8, 28.4, 28.5, 31.2, 32.2, 33.1, 33.2, 39.2, 40.1, 40,2, 41.1, 42.1, 42.2, 44.1.
- Letícia Maria de Oliveira. Chefe do Setor de Uroginecologia e Cirurgia Vaginal do Departamento de Ginecologia da Escola Paulista de Medicina da Universidade Federal de São Paulo (EPM/UNIFESP). Pelas imagens das Figuras 18.1, 18.2, 18.5, 25.5, 25.6, 34.1, 36.1, 38.2, 39.1, 46.1 a 46.4, 48.3, 50.1.
- Luiz Gustavo de Oliveira Brito. Professor Associado do Departamento de Tocoginecologia da Faculdade de Ciências Médicas da Universidade Estadual de Campinas (UNICAMP). Pelas imagens da Figura 35.1.

A maioria das imagens do ATLAS DE CIRURGIA GINECOLÓGICA pertence ao acervo pessoal dos editores.

- Mila Torii Correa Leite. Professora Adjunta da Disciplina de Cirurgia Pediátrica do Departamento de Cirurgia da Escola Paulista de Medicina da Universidade Federal de São Paulo (EPM/UNIFESP). Pelas imagens da Figura 10.1.
- Neila Maria de Gois Speck. Professora Adjunta e Chefe do Setor de Patologia do Trato Genital Inferior do Departamento de Ginecologia da Escola Paulista de Medicina da Universidade Federal de São Paulo (EPM/UNIFESP). Pelas imagens das Figuras 8.1, 8.3, 9.2, 11.2, 13.1, 13.2, 21.1, 21.2, 24.1.
- Renata Gonçalves Martello. Médica Ginecologista Pós-graduada pelo Departamento de Ginecologia da Escola Paulista de Medicina da Universidade Federal de São Paulo (EPM/UNIFESP). Pelas imagens da Figura 19.1.
- Rodrigo Cerqueira de Souza. Professor do Departamento de Saúde da Mulher da Faculdade Santa Marcelina (FASM). Pelas imagens da Figura 18.5.
- Sérgio Brasileiro Martins. Vice-chefe do Setor de Uroginecologia e Cirurgia Vaginal do Departamento de Ginecologia da Escola Paulista de Medicina da Universidade Federal de São Paulo (EPM/UNIFESP). Pelas imagens das Figuras 18.1, 18.2, 18.5, 20.1, 25.5, 25.6, 34.1, 36.1, 38.2, 39.1, 46.1 a 46.4, 48.1, 50.1.

PREFÁCIO

Foi com muito orgulho e satisfação que recebi o convite da Profa. Dra. Marair Gracio Ferreira Sartori para fazer o Prefácio do *Atlas de Cirurgia Ginecológica*.

Esta importante obra tem como Editores Associados, o Prof. Dr. Manoel João Batista Castello Girão, a Profa. Dra. Maria Gabriela Baumgarten Kuster Uyeda e a Profa. Dra. Zsuzsanna Ilona Katalin de Jarmy Di Bella.

Este convite reveste-se de grande importância para mim, pois, deixando um pouco de lado a formalidade, conheço e convivo com a Marair, o Manoel e a Zsuzsanna há longo tempo, desde quando eram estudantes na Escola Paulista de Medicina da Universidade Federal de São Paulo (EPM/UNIFESP). Pude acompanhar a brilhante trajetória por eles realizada! Já a Maria Gabriela, tive o privilégio de participar de seu concurso para o ingresso na carreira docente na Escola Paulista de Medicina e é, sem dúvida, uma docente promissora!

O Prof. Manoel Girão (*in memoriam*) foi Professor Titular, a Profa. Marair é Professora Titular, a Profa. Zsuzsanna e a Profa. Maria Gabriela são Professoras Adjuntas do Departamento de Ginecologia da EPM/UNIFESP. Ainda, o Prof. Dr. Manoel Girão foi Diretor da EPM/UNIFESP.

Sinto-me, assim, muito orgulhoso de ver tão importante compêndio de autoria desses ilustres professores, que considero, direta ou indiretamente, meus discípulos.

O *Atlas de Cirurgia Ginecológica* tem duas seções: Cirurgia Ginecológica e Procedimentos Cirúrgicos em Ginecologia.

A primeira seção apresenta, de maneira clara e precisa, os conhecimentos necessários e os cuidados imprescindíveis para a realização das diversas cirurgias ginecológicas. Já a segunda seção descreve os procedimentos cirúrgicos ginecológicos, de modo pormenorizado e ricamente ilustrado.

Os colegas adotaram, para a descrição desses procedimentos cirúrgicos, a subdivisão feita na Classificação Hierarquizada de Procedimentos Médicos (CBHPM) de 2020, da Associação Médica Brasileira.

Assim, os procedimentos cirúrgicos descritos na seção 2 foram divididos em 9 partes, a saber: vulva, vagina, útero, tubas, ovários, períneo, cavidade e paredes pélvicas, bexiga e cirurgia linfática.

Por fim, parabenizo a Profa. Marair, o Prof. Manoel (*in memoriam*), a Profa. Zsuzsanna e a Profa. Maria Gabriela pela excelência do *Atlas de Cirurgia Ginecológica*. Tenho plena convicção de que este Atlas será de grande utilidade para todos os gineco-obstetras, para os médicos residentes e para os estudantes.

EDMUND CHADA BARACAT
Professor Titular da Faculdade de Medicina da Universidade de São Paulo (FMUSP)
Professor Emérito da Escola Paulista de Medicina da Universidade Federal de São Paulo (EPM-UNIFESP) – Departamento de Ginecologia

INTRODUÇÃO

O ATLAS DE CIRURGIA GINECOLÓGICA tem por objetivo aprofundar o leitor no mundo da Cirurgia Ginecológica. Está dividido em duas seções, a primeira com informações gerais para cirurgias e a segunda contemplando a descrição pormenorizada dos diversos procedimentos cirúrgicos.

Na Seção 1, em 7 capítulos descrevem-se e ilustram-se informações gerais importantes para a realização dos procedimentos cirúrgicos.

O capítulo 1 traz os cuidados perioperatórios seguidos na Enfermaria de Ginecologia do Hospital São Paulo, Hospital Universitário da Escola Paulista de Medicina, UNIFESP.

No capítulo 2, são ilustrados e descritos os instrumentos cirúrgicos utilizados em laparotomias, cirurgias vaginais, laparoscopias e histeroscopias.

Nos capítulos 3 a 6, o leitor poderá conhecer melhor as formas de eletrocirurgia, os fios cirúrgicos, as técnicas de suturas e de nós, e os principais agentes hemostáticos.

No final dessa seção, no capítulo 7 são descritas as técnicas cirúrgicas das principais incisões abdominais e laparoscópicas usadas em Ginecologia.

A parte 2 descreve e ilustra a técnica operatória, passo-a-passo, das principais cirurgias ginecológicas, conforme são ensinadas para alunos e residentes no Departamento de Ginecologia da Escola Paulista de Medicina. Os procedimentos cirúrgicos são descritos na sequência, apresentada pela Classificação Brasileira Hierarquizada de Procedimentos Médicos (CBHPM) 2020, aprovada pela Câmara Técnica Permanente da CBHPM, que agrupa as cirurgias segundo a anatomia topográfica.

Assim, no Sistema Genital e Reprodutor Feminino são descritos os procedimentos cirúrgicos em vulva, vagina, útero, tubas, ovários, períneo, cavidade e paredes pélvicas. Nesse Atlas, incluíram-se, ainda, procedimentos do Sistema Urinário em bexiga e uretra, e a Cirurgia Linfática, quando relacionados à Ginecologia.

Cada capítulo da parte 2 contém a descrição da técnica operatória pormenorizada e ricamente ilustrada. Em seguida, são informados quais os cuidados pós-operatórios deverão ser seguidos. Cada capítulo tem, ainda, o modelo de descrição cirúrgica adotado na Enfermaria de Ginecologia do Hospital São Paulo, que deve ser feito pelo cirurgião ao término do procedimento. Há, ainda, um item especial com comentários dos editores, quando são ressaltados cuidados e dicas, passados pelos nossos professores, a cada geração de residentes.

Por fim, são informados códigos e valores de cada procedimento de acordo com o Sistema Único de Saúde (Tabela SUS) e a Associação Médica Brasileira (Tabela AMB - antes de 2003) e Associação Médica Brasileira (Tabela CHBPM - após 2003). No anexo 1, descrevem-se as orientações de como calcular os honorários médicos de acordo com essas tabelas.

Desse modo, o ATLAS DE CIRURGIA GINECOLÓGICA é um livro completo, ricamente ilustrado, caracterizando-se como excelente fonte de informações práticas para alunos e residentes ou para ginecologistas que queiram conhecer as técnicas cirúrgicas utilizadas e ensinadas no Departamento de Ginecologia da EPM-UNIFESP.

AS EDITORAS

SUMÁRIO

SEÇÃO 1 ■ CIRURGIA GINECOLÓGICA 1

Capítulo 1	Cuidados perioperatórios...	3
Capítulo 2	Preparação para a cirurgia	13
Capítulo 3	Instrumentos e drenos cirúrgicos...	43
	3.1 Instrumentos cirúrgicos...	43
	3.2 Drenos cirúrgicos...	78
Capítulo 4	Eletrocirurgia...	83
Capítulo 5	Fios, suturas e nós..	93
Capítulo 6	Agentes hemostáticos e selantes..	117
Capítulo 7	Incisões cirúrgicas em ginecologia...	135
	Incisão de Pfannenstiel..	135
	Incisão de Cherney...	143
	Incisão de Maylard...	147
	Incisão longitudinal mediana...	151
	Incisões para laparoscopia...	156

SEÇÃO 2 ■ PROCEDIMENTOS CIRÚRGICOS EM GINECOLOGIA 165

PARTE 1 ■ VULVA 166

Capítulo 8	Biópsia, exérese ou vaporização de lesões de vulva...	167
	Biópsia de vulva	167
	Extirpação de lesão de vulva	169
	Vaporização de lesão de vulva com *laser*	169

Capítulo 9	Cirurgias do cisto do ducto da glândula de Bartholin	175
	Drenagem de abscesso de Bartholin	175
	Marsupialização	176
	Exérese do cisto do ducto da glândula de Bartholin	179
Capítulo 10	Clitoroplastia	187
Capítulo 11	Cirurgias de pequenos lábios	193
	Correção de hipertrofia de pequenos lábios (ninfoplastia)	193
	Coalescência de pequenos lábios	199
Capítulo 12	Vulvectomias	203
	Vulvectomia radical	203
	Biópsia de linfonodo sentinela	206
	Vulvectomia ou hemivulvectomia radical	209
	Vulvectomia simples	211
	Vulvectomia superficial (*skin vulvectomia*)	211

PARTE 2 ■ VAGINA 219

Capítulo 13	Biópsia ou vaporização de lesões de vagina	221
	Biópsia de vagina	221
	Vaporização de lesões de vagina com *laser*	223
Capítulo 14	Colpocleise	227
Capítulo 15	Colpoplastia anterior	235
	Colpoplastia anterior com tecidos nativos	235
	Colpopastia anterior com tela de polipropileno	240
Capítulo 16	Colpoplastia posterior	249
Capítulo 17	Exérese de septo vaginal	257
	Exérese de septo vaginal longitudinal	257
	Exérese de septo vaginal transverso	259
Capítulo 18	Correção de fístulas ginecológicas	263
	Fístula retovaginal – correção por via vaginal	263
	Fístula retovaginal – correção por via transanal	267
	Fístula vesicovaginal – correção por via abdominal	268
	Fístula vesicovaginal – correção por via vaginal	273
Capítulo 19	Himenotomia	279
Capítulo 20	Neovaginoplastia	283

SUMÁRIO

PARTE 3 ■ ÚTERO 289

Capítulo 21 Biópsia, exérese ou vaporização de lesões do colo do útero 291

Biópsia do colo do útero 291

Vaporização a *laser* de CO$_2$ das neoplasias intraepiteliais de alto grau em colo uterino 292

Capítulo 22 Biópsia de endométrio 295

Capítulo 23 Dilatação do colo e curetagem uterina 299

Dilatação do colo uterino e curetagem uterina 299

Aspiração manual intrauterina (AMIU) 300

Capítulo 24 Extirpação de pólipo endocervical 307

Capítulo 25 Histerectomias 311

Histerectomia total abdominal 311

Histerectomia total laparoscópica 320

Histerectomia subtotal abdominal 325

Histerectomia subtotal laparoscópica 329

Histerectomia vaginal com prolapso estádios III ou IV 332

Histerectomia vaginal sem prolapso ou com prolapso estádios I ou II 339

Histerectomia radical ou ampliada ou cirurgia de Wertheim-Meigs 344

Capítulo 26 Histeroscopia 357

Histeroscopia Diagnóstica ambulatorial 357

Histeroscopia cirúrgica com biópsia, lise de sinéquias ou retirada de corpo estranho 361

Histeroscopia cirúrgica para polipectomia, miomectomia, metroplastia, endometrectomia e ressecção de sinéquias 364

Laparoscopia após perfuração uterina durante histeroscopia utilizando energia 374

Capítulo 27 Implante de dispositivo intrauterino 381

Implante de DIU não hormonal 381

Implante de DIU hormonal 389

Inserção de DIU imediatamente após o parto 392

Inserção de DIU de cobre após aborto 394

Capítulo 28 Miomectomia 397

Miomectomia por laparotomia 397

Miomectomia por laparoscopia 402

Capítulo 29 Traquelectomia 413

Conização clássica 413

XV

Exérese da zona de transformação por alta frequência (CAF) 417

Traquelectomia 420

PARTE 4 ■ TUBAS 427

Capítulo 30 Laqueadura 429

Laqueadura por laparotomia – Técnica de Pomeroy 429

Laqueadura por laparotomia – Técnica de Parkland 431

Laqueadura por via laparoscópica 433

Capítulo 31 Salpingectomia 439

Salpingectomia por laparotomia 439

Salpingectomia por laparoscopia 441

PARTE 5 ■ OVÁRIOS 447

Capítulo 32 Ooforectomia 449

Ooforectomia (ou anexectomia) por laparotomia 449

Ooforectomia (anexectomia) por laparoscopia 454

Capítulo 33 Ooforoplastia 459

Ooforoplastia por laparoscopia 459

PARTE 6 ■ PERÍNEO 469

Capítulo 34 Correção de enterocele 471

Correção de enterocele por via vaginal 471

Capítulo 35 Correção de rotura perineal de 3º ou 4º graus 479

Reparo imediato de lesão obstétrica de esfíncter anal 479

Reparo de lesão de esfíncter anal de 3º grau antiga 487

Capítulo 36 Perineorrafia 495

PARTE 7 ■ CAVIDADES E PAREDES PÉLVICAS 507

Capítulo 37 Câncer de ovário (*Debulking* ou citorredução) 509

Capítulo 38 Correção do prolapso de cúpula vaginal 517

Colpossacrofixação abdominal 517

Fixação da cúpula vaginal no ligamento sacroespinhal 520

Capítulo 39	Culdoplastia	527
	Culdoplastia de McCall (plicatura dos ligamentos uterossacros) por via vaginal	527
	Culdoplastia de McCall (plicatura dos ligamentos uterossacros) por via laparoscópica	529
	Culdoplastias obliterativas por via laparoscópica	529
Capítulo 40	Endometriose peritoneal. Tratamento cirúrgico	535
Capítulo 41	Laparoscopia diagnóstica	541
Capítulo 42	Liberação de aderências pélvicas	549
Capítulo 43	Omentectomia infracólica	557
Capítulo 44	Ressecção de tumor de parede abdominal pélvica	563
Capítulo 45	Paracentese abdominal	569

PARTE 8 ■ BEXIGA E URETRA 575

Capítulo 46	Uretrocistoscopia e biópsia endoscópica de bexiga	577
	Uretrocistoscopia diagnóstica	577
	Videouretrocistoscopia operatória (biópsia, fulguração ou retirada de corpo estranho)	581
	Videouretrocistoscopia operatória (hidrodistensão)	583
Capítulo 47	Divertículo de uretra: correção cirúrgica	587
Capítulo 48	Cirurgias para incontinência urinária de esforço	595
	Sling sintético retropúbico	595
	Sling sintético transobturador ("de dentro para fora")	602
	Sling de aponeurose	605
	Colpofixação retropúbica (cirurgia de Burch)	612
	Injeção periuretral	614
Capítulo 49	Injeção intravesical de toxina botulínica	621
Capítulo 50	Uretrolise	627

PARTE 9 ■ CIRURGIA LINFÁTICA 635

Capítulo 51	Linfadenectomia pélvica	637
Capítulo 52	Linfadenectomia periaórtica	645
Capítulo 53	Linfadenectomia inguinal	655

ANEXO 1 ■ INSTRUÇÕES PARA CONSULTA OU CÁLCULO DE VALORES DE HONORÁRIOS DE PROCEDIMENTOS 661

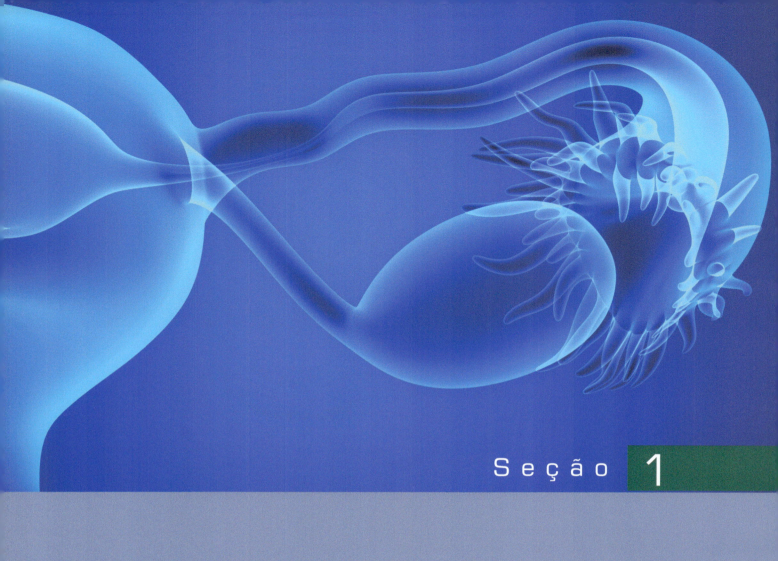

SEÇÃO 1

CIRURGIA GINECOLÓGICA

parte 1

Capítulo 1	Cuidados perioperatórios
Capítulo 2	Preparação para a cirurgia
Capítulo 3	Instrumentos e drenos cirúrgicos
Capítulo 4	Eletrocirurgia
Capítulo 5	Fios, suturas e nós
Capítulo 6	Agentes hemostáticos e selantes
Capítulo 7	Incisões cirúrgicas em ginecologia

capítulo 1

CUIDADOS PERIOPERATÓRIOS

INTRODUÇÃO

A implantação de protocolos e a otimização dos procedimentos perioperatórios possibilitam melhorar a recuperação cirúrgica das pacientes, com redução tanto do tempo de internação quanto das complicações pós-operatórias. Essa otimização, conhecida como *fast-track*, é uma estratégia multimodal de redução da resposta ao estresse cirúrgico, reunindo inúmeras intervenções combinadas com grau de evidência adequado para utilização na prática clínica.

INTERVENÇÕES PERIOPERATÓRIAS

As intervenções perioperatórias para sistematização da aceleração da recuperação pós-operatória (*fast-track*) incluem cuidados com:

- Nutrição;
- Tempo de jejum e realimentação;
- Preparo dos cólons;
- Hidratação e administração de fluidos;
- Anestesia;
- Antibioticoprofilaxia;
- Profilaxia e controle da dor;
- Profilaxia de náuseas e vômitos pós-operatórios;
- Profilaxia de tromboembolismo;
- Uso de drenos e sondas;
- Fisioterapia e mobilização precoce;
- Atenção e apoio emocional à paciente cirúrgica.

O ajuste de todos esses componentes é necessário para a resposta ótima da paciente e foram estudados e alinhados em protocolos.

Nutrição

Deve-se sempre avaliar o estado nutricional da paciente previamente à cirurgia, por meio de anamnese, exame físico e, se necessário, exames laboratoriais, como quantificação de proteínas séricas.

Uma paciente mal nutrida pode evoluir com mais complicações pós-cirúrgicas e maior probabilidade de morbidades graves, como maior susceptibilidade a infecções, maior risco de deiscência ou pior cicatrização da ferida operatória, maior risco de úlcera de decúbito, entre outros. Nessas pacientes, cirurgias eletivas deverão ser adiadas para a realização de nutrição enteral ou parenteral até a melhora do estado nutricional.

Tempo de jejum e realimentação

A necessidade do jejum oral de 8 h para evitar risco de aspiração do conteúdo gástrico durante a indução anestésica (síndrome de Mendelson) tem sido questionada. Essa prática tornou-se rotineira em virtude dos casos de aspiração broncopulmonar em cirurgias de urgência.

A ingestão de líquidos claros e sem resíduos até 2 a 3 h antes da operação é segura e não está relacionada com risco de aspiração, regurgitação e mortalidade. A alimentação líquida oral no pré-operatório é benéfica, pois evita a desidratação e a sede.

Pacientes com alto risco de aspiração têm contraindicação para os protocolos de abreviação de jejum, incluindo aquelas com retardo do esvaziamento gástrico, obesas mórbidas, gestantes e puérperas. A abreviação do jejum pré-operatório com oferta de solução enriquecida de carboidratos até 2 h antes da operação diminui a resposta orgânica, a resistência insulínica e o estresse cirúrgico, além de melhorar o bem-estar da paciente. Essa prática mostra-se não apenas segura, mas também essencial para a recuperação mais rápida do trauma cirúrgico.

Preparo dos cólons

Há controvérsias em se realizar ou não preparo de cólons no pré-operatório. Muito é extrapolado por aproximação das cirurgias colorretais e pélvicas. Metanálises mostraram que o preparo intestinal mecânico não foi associado a uma redução de mortalidade geral, taxa de infecção de sítio cirúrgico, taxa de vazamento de anastomose ou reoperação em comparação com nenhum preparo intestinal mecânico.

O uso rotineiro de preparo mecânico dos cólons antes de cirurgias minimamente invasivas não melhora a visibilização intraoperatória, o manuseio do intestino ou a facilidade geral de realizar o procedimento.

Estudos retrospectivos mostraram que antibióticos orais isolados em comparação com nenhuma preparação intestinal, reduziu significativamente a morbidade infecciosa pós-operatória, incluindo vazamentos anastomóticos. A combinação de antibióticos orais com preparo intestinal mecânico não ofereceu nenhum benefício adicional na redução da morbidade infecciosa pós-operatória em comparação com antibióticos orais isoladamente.

Hidratação e administração de fluidos

A otimização da infusão de fluidos em pré, peri e pós-operatório é parte integrante dos protocolos *fast-track* para a manutenção adequada da homeostase e para o transporte de oxigênio para os tecidos.

Apesar de grandes volumes serem prejudiciais ao sistema cardiorrespiratório, prolongarem o íleo paralítico e aumentarem o número de complicações, a hipovolemia pode causar disfunções em diversos órgãos, reduzir o transporte de oxigênio para os tecidos (aumentando o estresse cirúrgico) e até levar ao óbito.

É possível definir a quantidade de fluido administrada nos períodos intra ou pós-operatório em regime liberal (acima de 2,75 L/dia), em balanço zero (entre 1,75 e 2,75 L/dia) e em regime restritivo (abaixo de 1,75 L/dia). O regime restritivo e o balanço zero causam a menos íleo paralítico e menor estadia hospitalar.

Para a manutenção da homeostase, recomenda-se a utilização de cristaloides e, eventualmente, coloides.

Recomenda-se seguir a *goal-directed fluid therapy*, que é a administração de fluidos (volume) com base em metas objetivas de parâmetros hemodinâmicos. O princípio da terapia é maximizar o aporte de oxigênio para os tecidos sem sobrecarrega-los de fluidos, alcançando índices hemodinâmicos ideais.

Anestesia

Deve-se, sempre que possível, utilizar anestésicos de curta ação e anestesias locoregionais, a fim de reduzir o uso de opioides e, com isso, possibilitar despertar precoce, reduzir náuseas e vômitos pós-operatórios e reduzir o íleo paralítico.

Antibioticoprofilaxia

A maior parte das cirurgias ginecológicas é considerada potencialmente contaminada, em razão do contato com a flora vaginal; portanto, a antibioticoprofilaxia, se realizada de maneira correta e no momento adequado, é extremamente efetiva para reduzir as infecções pós-operatórias.

O tempo correto para a administração do antibiótico é indispensável para sua eficácia, ou seja, a droga deve estar no tecido no ato da incisão. De modo geral, não há benefício maior em doses adicionais após a sutura final.

A antibioticoprofilaxia adequada deve ter o menor espectro de cobertura possível, para que não se desenvolva nem aumente a resistência bacteriana. Em geral, os betalactâmicos são ideais, especialmente as cefalosporinas, que têm adequado espectro, baixo custo e baixo potencial alergênico.

Revisões sistemáticas demonstraram os benefícios da realização de antibioticoprofilaxia em histerectomias e em procedimentos uroginecológicos, porém não mostraram evidência em laparoscopia (sem abertura de vagina), histeroscopia e inserção de dispositivo intrauterino (DIU) hormonal ou não hormonal.

O protocolo da Comissão de Epidemiologia Hospitalar (CEH) do Hospital São Paulo orienta realizar profilaxia no ato da indução anestésica e repetir de acordo com a meia-vida do antimicrobiano utilizado até o término da cirurgia (Figura 1.1). Além disso, desencoraja a realização de doses suplementares após o término da cirurgia e indica a realização de profilaxia em cirurgias contaminadas ou potencialmente contaminadas e, em alguns casos, em cirurgias limpas (cardíaca, neurocirurgia),

HOSPITAL SÃO PAULO – Hospital Universitário da UNIFESP
SPDM – Associação Paulista para o Desenvolvimento da Medicina
Comissão de Epidemiologia Hospitalar do HSP
PROTOCOLO DE PROFILAXIA ANTIMICROBIANA – ADULTOS

CIRURGIA GINECOLÓGICA E OBSTÉTRICA

Administração EV (1ª DOSE: realizar antes ou durante a indução anestésica, finalizando entre 30 e 60 min ANTES DA INCISÃO)

Cirurgia	1ª OPÇÃO						2ª OPÇÃO (quando contra indicada a 1ª opção)					
	Antibiótico	Intra-operatório		Pós-operatório			Antibiótico	Intra-operatório		Pós-operatório		
		Dose	Freq.	Dose	Freq.	Duração		Dose	Freq.	Dose	Freq.	Duração
Mastectomia	Cefazolina	2 g	4/4 h	—	—	—	Clindamicina	600 mg	6/6 h	—	—	—
Histerectomia vaginal ou abdominal	Cefazolina	2 g	4/4 h	—	—	—	Ampicilina-Sulbactam	3 g	2/2 h	—	—	—
Cesária	Cefazolina	2 g	4/4 h	—	—	—	Clindamicina + Cefotaxima	600 mg 2 g	6/6 h 12/12 h	—	—	—
Reoperação	Ampicilina-Sulbactam + Vancomicina*	3 g 15 mg/kg	2/2 h 12/12 h	3 g 15 mg/kg	8/8 h 12/12 h	48 h	Ceftriaxona + Clindamicina	2 g 600 mg	12/12 h 6/6 h	1 g 600 mg	12/12 h 6/6 h	48 h
Reoperação cesárea	Ceftriaxona + Vancomicina*	2 g 15 mg/kg	12/12 h 12/12 h	1 g 15 mg/kg	12/12 h 12/12 h	48 h	Ceftriaxona + Clindamicina	2 g 600 mg	12/12 h 6/6 h	1 g 600 mg	12/12 h 6/6 h	48 h

ORIENTAÇÕES GERAIS:

—	NÃO continuar no Pós-operatório.
Vancomicina*	Infundir em 60 minutos (Iniciar na UNIDADE DE INTERNAÇÃO, imediatamente antes de encaminhar o paciente ao centro cirúrgico).

1) Gestantes: Dar preferência às cefalosporinas (Cefazolina ou Ceftriaxona). Não devem ser utilizados Quinolonas ou Aminoglicosídeos. Consulte o SCIH.
2) Conforme o POP "Profilaxia antimicrobiana CCIH", estas orientações se referem ao uso de antimicronianos em cirurgias limpas ou potencialmente contaminadas.
3) No caso de cirurgia com infecção, ou de tratamento de processos infecciosos, seguir as orientações do uso de antimicrobianos estabelecidos junto à equipe de infectologia (interconsulta) ou SCIH.

▲ **Figura 1.1** Recomendação de profilaxia antimicrobiana em cirurgia ginecológica da CEH do Hospital São Paulo.
Fonte: adaptada de http://utianestesiaunifesp.com.br/uti/arquivos/Protocolo%20e%20Procedimentos%20Operacionais/Protocolo%20-%20Profilaxia%20antimicrobiana%20cirurgica.pdf

incluindo colocação de próteses. Indica-se cefazolina (2 g) para histerectomias e mastectomias.

Profilaxia e controle da dor

O controle e a redução da dor em todo o período perioperatório são cruciais. Dentre as principais recomendações dos protocolos de controle de dor (Tabela 1.1), destacam-se:

- Informar a paciente sobre o procedimento e a expectativa de dor;
- Controlar a dor adequadamente, quantificando-a por meio de escalas verbais e/ou visuais validadas;
- Adequar a analgesia conforme o porte do procedimento e as respostas da paciente à escala de dor, utilizando terapias multimodais para analgesia (Tabela 1.1).

TABELA 1.1 Profilaxia de dor, segundo porte cirúrgico ou via de acesso.

Profilaxia adequada de dor	Porte cirúrgico	Via de acesso
Analgésico ou AINH	Pequeno	Histeroscópica
Analgésico e AINH	Médio	Mamária Vaginal Laparoscópica
Analgésico, AINH e opioide	Grande	Abdominal

AINH: Anti-inflamatório não hormonal.

O mau controle da dor está relacionado a aumento do tempo para alta hospitalar, complicações, reinternações e dor crônica pós-operatória.

Profilaxia e controle de náuseas e vômitos

A ocorrência de náuseas e vômitos no pós-operatório prolonga a hospitalização e as complicações, além de aumentar a dor pós-operatória e o risco de deiscência das feridas cirúrgicas.

Os principais fatores de risco para o surgimento de náuseas e vômitos pós-operatórios incluem fatores modificáveis e não modificáveis, como:

- Fatores modificáveis:
  - Tabagismo;
  - Uso de anestésicos voláteis;
  - Uso de opioides no intraoperatório;
  - Anestesia de longa duração;
- Não modificáveis:
  - Sexo feminino;
  - Idade < 50 anos;
  - História prévia de náuseas e vômitos pós-operatórios;
  - Cirurgias abdominopélvicas e de mamas.

A profilaxia de náuseas e de vômitos deve considerar o número de fatores de risco da paciente e suas queixas para que seja adequada individualmente.

Entre os antieméticos disponíveis mais comuns, citam-se: antagonistas de receptores serotoninérgicos 5-HT3 (ondasentrona), corticosteroides (dexametasona), anti-histamínicos (dimenidrato), butirofenonas (droperidol), fenotiazinas (metoclopramida), entre outros.

Considera-se a ondasentrona o padrão-ouro para prevenção de náuseas e vômitos pós-operatórios, uma vez que, além de eficaz, tem poucos efeitos colaterais e baixo custo. A dexametasona tem a mesma eficácia, porém seu uso está relacionado a aumento do risco de infecção de ferida operatória. Além disso, pode aumentar a glicemia no pós-operatório, tornando-se contraindicada para pacientes diabéticos, obesos ou intolerantes à glicose. O droperidol, por sua vez, tem a mesma eficácia que a dexametasona e a ondasentrona, mas desde 2001, quando a *Food and Drug Admnistration* (FDA) associou restrições ao uso em virtude da possibilidade de morte súbita, não tem sido mais utilizado. Os anti-histamínicos têm excelente efeito antiemético, porém nunca foram comparados aos três anteriormente citados.

A profilaxia de náuseas e vômitos pós-operatórios pode e deve ser realizada de forma multimodal, como a utilização de medicações associada a bloqueios analgésicos para redução de anestesias gerais e de opioides.

Profilaxia de tromboembolismo

O tromboembolismo venoso (TEV) é causa evitável e comum de óbito em pacientes cirúrgicos. Para realização de profilaxia, portanto, são empregadas escalas de pontuação de risco para TEV (Quadro 1.1 e Tabela 1.2). Entre os principais fatores que podem categorizar as pacientes como de alto risco incluem-se tromboembolismo prévio, idade acima de 60 anos e neoplasias.

CUIDADOS PERIOPERATÓRIOS

QUADRO 1.1 Escalas de Rogers e Caprini para pontuação do risco de TVP.

Escala de Rogers	Pontos	Escala de Caprini	Pontos
Cirurgia		**5 pontos**	
Respiratória	9	Artroplastia eletiva membros inferiores	5
Aneurisma toracoabdominal	7	Fratura de quadril ou pelve	5
Aneurisma abdominal	4	AVE < 1 mês	5
Boca, palato	4	Politraumatismo < 1 mês	5
Estômago, intestinos	4	Trauma agudo de medula	5
Hérnia	2	**3 pontos**	
ASA (American Society Anesthesiology)		Idade > 75 anos	3
3, 4, 5	2	História de TEV/TEP	3
2	1	História familiar de trombose	3
Porte cirúrgico		Cirurgia de grande porte com comorbidades	3
> 17	3	Trombofilias	3
< 17	2	**2 pontos**	
2 pontos		Idade entre 60 e 74 anos	2
Câncer disseminado	2	Neoplasia atual ou prévia	2
Quimioterapia < 30 dias	2	Cirurgia > 45 min	2
Sódio > 145 mEq/L	2	Previsão de imobilização > 72 h	2
Transfusão de sangue > 4 U 72 h pré-operatória	2	Imobilização por gesso < 1 mês	2
Ventilação mecânica	2	Acesso venoso central	2
1 ponto		**1 ponto**	
Ferida contaminada	1	Idade entre 41 a 60 anos	1
Hematócrito < 38%	1	Cirurgia menor eletiva	1
Bilirrubina > 1 mg/dL	1	Cirurgia maior < 1 mês	1
Dispneia	1	Varizes	1
Albumina < 3,5 g/dL	1	Doença inflamatória intestinal	1
Emergência	1	Edema de membros inferiores	1
Sexo feminino	1	IMC > 25 kg/m²	1
		Sexo feminino	
		Uso de hormônio (TH ou CH)	1
		Gravidez ou pós-parto	1
		Antecedente de perda fetal, aborto, prematuridade e DHEG, insuficiência placentária	1

TEV: trombose venosa profunda; TEP: tromboembolismo pulmonar; IMC: índice de massa corporal; TH: terapia hormonal; CH contracepção hormonal; DHEG: doença hipertensiva específica da gravidez.

TABELA 1.2 Conduta para tromboprofilaxia adequada de acordo com a pontuação obtida nas escalas de Rogers e Caprini.

Rogers	Caprini	Conduta
< 7	0	Apenas observação
7 a 10	1-2	Profilaxia mecânica, de preferência com compressão intermitente
> 10	3-4	Heparina de baixo peso molecular ou heparina não fracionada
NA	> 5	Heparina de baixo peso molecular ou heparina não fracionada associada a método mecânico (compressão intermitente ou meias de compressão)

Obs.: nenhum dos escores foi validado em cirurgias ginecológicas, mas acredita-se que essas cirurgias sejam similares a outras cirurgias abdominais, o que permitiria a generalização.

Uso de sonda vesical e drenos

O uso de sonda vesical de demora tem como principal indicação a quantificação de urina drenada, além de manter a bexiga vazia durante cirurgias pélvicas. Devem ser mantidas após a cirurgia, idealmente por cerca de 18 h, uma vez que o índice de infecções do trato urinário aumenta em usos prolongados. No entanto, a retirada precoce aumenta o número de recateterizações e todas as suas complicações. Portanto, a sonda uretral deve ser mantida entre 6 e 24 h após a maior parte das cirurgias ginecológicas que necessitam de sondagem vesical, levando-se em conta o tipo de anestesia empregado.

Fisioterapia e mobilização precoce

A deambulação precoce é essencial na recuperação pós-operatória, reduzindo complicações pulmonares, atrofia muscular, tempo de internação e risco de TEV. Todavia, muitos dos fatores previamente citados (dor, náuseas e vômitos, jejum, uso de sondas e de drenos), assim como cirurgias de maior porte, prejudicam o ato de deambulação. Por isso, uma maior adequação a todas as variáveis de um projeto *fast-track* garante mobilização mais precoce, reduzindo as complicações e o tempo de internação.

Atenção e apoio emocional à paciente cirúrgica

Aconselhamento e orientação pré-operatórios sobre a cirurgia e a anestesia ajudam a paciente a trilhar as suas expectativas, reduzindo o medo, a ansiedade e a fadiga e melhorando a recuperação pós-operatória, o que, consequentemente, promove alta mais precoce.

O aconselhamento e a orientação podem ser realizados por meio de conversas (informações verbais), panfletos ou multimídia, e devem conter explicações e o passo a passo do procedimento e das intervenções.

ENFERMARIA DE GINECOLOGIA DO HOSPITAL SÃO PAULO E PROJETO ORIGAMI

Com base nesses princípios, a equipe multidisciplinar da Enfermaria de Ginecologia do Hospital São Paulo, Hospital Universitário da Escola Paulista de Medicina da Universidade Federal de São Paulo, elaborou um protocolo de atendimento denominado Projeto ORIGAMI (Otimizando a Recuperação durante a Internação na Ginecologia – Atendimento à Mulher de Modo Integral). Esse projeto vem sendo aplicado na enfermaria do Hospital desde 2014.

A lista de recomendações perioperatórias oriundas do Projeto ORIGAMI é apresentada a seguir.

RECOMENDAÇÕES PERIOPERATÓRIAS DA ENFERMARIA DE GINECOLOGIA DO HOSPITAL SÃO PAULO (SPDM – UNIFESP)

INTERNAÇÃO E ALTA HOSPITALAR

Horário de internação

- **Cirurgias da manhã:** internação na véspera, após às 10 h;
- **Cirurgias da tarde:** internação no mesmo dia, pela manhã;
- **Internações do pronto-socorro:** devem ser solicitadas à preceptoria e/ou ao chefe da enfermaria.

Encaminhamento de internação

- Preenchimento *check-list* de internação completo:
  - Diagnóstico completo;
  - Cirurgia ou tratamento programado;
  - Exames e interconsultas que deverão ser solicitados;
  - Resultados dos principais exames;
- Termo de consentimento preenchido em ambulatório;
- Posse, pela paciente, dos exames subsidiários relativos ao procedimento no momento da internação.

Folheto explicativo

- Informar as pacientes, por meio de textos concisos e imagens, sobre os principais procedimentos a serem realizados durante sua internação.

Evolução das pacientes

- O setor responsável deve providenciar visitas diárias às suas pacientes, pela manhã, até às 10 h, incluindo fins de semana;
- Passar os dados do caso pessoalmente para a equipe da enfermaria (R1, R3, preceptor ou chefe da enfermaria).

Alta hospitalar

- A alta deve ser dada até às 10 h da manhã;
- O horário da alta deve ser escrito no resumo de alta;
- Fornecer prescrição e orientações de alta com dia e horário de retorno.

CUIDADOS PRÉ-OPERATÓRIOS

Jejum pré-operatório (pacientes sem alterações de esvaziamento gástrico)

- Jejum de 8 h para refeições completas;
- Jejum de 2 h para líquidos claros sem resíduos;
- Solução de maltodextrina: 400 mL/50 mg na noite anterior e 200 mL/25 mg, 2 h antes da cirurgia;
- Na ausência da solução de maltodextrina, oferecer 200 mL de chá adoçado;
- Não fazer hidratação endovenosa pré e pós-operatória de rotina.

Tricotomia

- Limitar a tricotomia à área a ser operada quando forem observados pelos que possam interferir no procedimento;
- Se realizar tricotomia, fazê-lo imediatamente antes da cirurgia e, preferencialmente, com aparelho elétrico.

Preparo mecânico de cólons

- Não realizar de rotina.

Prevenção de TVP

- Seguir fluxograma de risco de TEV (Figura 1.2)

ATLAS DE CIRURGIA GINECOLÓGICA

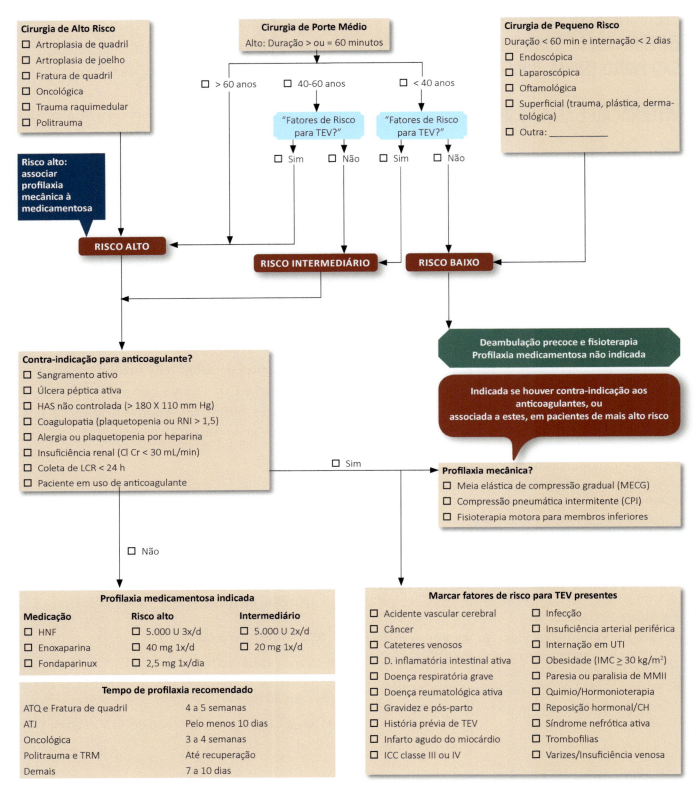

▲ Figura 1.2 Fluxograma de risco e profilaxia de TEV.

Cl Cr: clearance de creatinina; LCR: liquor; RNI (relação normatizada internacional ; HAS: hipertensão arterial sistêmica; HNF: heparina não fracionada; ATQ: artroplastia total de quadril; ATJ: artroplastia total de joelho; TRM: trauma raquimedular; MMII: membros inferiores; CH: contracepção hormonal; ICC: insuficiência cardíaca-congestiva

CUIDADOS INTRAOPERATÓRIOS

Hidratação
- Restrição de hidratação em balanço zero ou restritivo.

Antibioticoprofilaxia
- 60 min antes da incisão (Tabela 1.3).

TABELA 1.3 Recomendações para antibioticoprofilaxia cirúrgica.

Cirurgia	Evidência	Antimicrobiano	Doses adicionais durante a cirurgia	Alergia a betalactâmicos	Duração da profilaxia
Cirurgias de mama - Nodulectomia; - Quadrantectomia; - Mastectomia; - Cirurgia estética com ou sem prótese	D-IV	Cefazolina 1-2 g IV	Cefazolina 1g IV a cada 4 h	Clindamicina 600 mg a cada 6 h (repetir a dose se o tempo cirúrgico for superior a 4 h)	Intraoperatório
Histerectomia - Abdominal; - Vaginal - Laparoscópica	A-I A-I B-3	Cefazolina 1-2 g IV	Cefazolina 1 g IV a cada 4 h	Clindamicina 600 mg IV a cada 6 h + Gentamicina 3 mg/kg/dia IV 1 vez/dia ou ciprofloxacina 400 mg IV a cada 12 h	Intraoperatório
Ooforectomia Miomectomia Perineoplastia Cistocele Retocele Prolapso uterino Conização	B-3	Cefazolina 1-2 g IV	Cefazolina 1 g IV a cada 4h	Metronidazol 500 mg IV + Gentamicina 3 mg/kg/dia IV 1vez/dia ou ciprofloxacina 400 mg IV a cada 12 h	Intraoperatório
IUE (Incontinência Urinária de Esforço) com *sling* sintético Prolapso genital com tela		Cefazolina 1-2 g IV + Metronidazol 400 mg IV	Cefazolina 1g IV a cada 4 h	Metronidazol 500 mg IV + Gentamicina 3 mg/kg/dia IV 1 vez/dia ou ciprofloxacina 400 mg IV a cada 12 h	Intraoperatório
Laparoscopia sem abertura de útero ou vagina	E-1	—	—	—	—
Histeroscopia	B-2	—	—	—	—
Ressecção intestinal Sutura intestinal		Cefoxitina 2 g IV	Cefoxitina 2 g IV a cada 2 h	Ciprofloxacina 400 mg IV (repetir a dose se o tempo cirúrgico for superior a 8 h)	Intraoperatório
Cirurgias de vulva		Cefazolina 1 a 2 g IV	Cefazolina 1 g IV a cada 4 h	Clindamicina 600 mg a cada 6 h (repetir a dose se o tempo cirúrgico for superior a 4 h)	Intraoperatório

CUIDADOS PÓS-OPERATÓRIOS

Realimentação precoce

- Cirurgias vaginais e mamárias:
  - Iniciar dieta leve no POI (Pós-operatório Imediato) e mudar para geral após aceitação;
- Cirurgias abdominais:
  - Iniciar dieta leve no POI em cirurgias de médio porte sem intercorrências e no primeiro dia de pós-operatório em cirurgias de grande porte;
  - Iniciar dieta geral após a paciente receber e aceitar a primeira dieta leve.

Hidratação

- Não prescrever soro de manutenção de rotina;
- Dar preferência para hidratação por via oral.

Analgesia de rotina no pós-operatório (Tabela 1.4)

- Iniciar no pós-operatório imediato, e não apenas "se necessário".

Antiemético de rotina no pós-operatório

- Ondansendrona: 4 mg EV a cada 6 h ou 4 mg VO a cada 6 h;
- Dimenidrinato: 30 mg EV a cada 8 h ou 100 mg VO a cada 8 h.

Protetor gástrico

- Omeprazol 40mg EV ou VO uma vez ao dia.

Antibioticoprofilaxia

- Seguir as orientações da Tabela 1.3.

Cuidados gerais

- Prescrever controle de PA – P – T – DOR;
- Retirar o acesso venoso assim que a paciente aceitar a dieta;
- Diluição das drogas (restringir ao mínimo possível o volume a ser infundido);
- Retirar sonda vesical:
  - Após 8 h, quando for realizado bloqueio intra ou peridural;
  - Assim que a paciente acordar, quando for utilizada anestesia geral;
- Reduzir o tempo de dreno abdominal;
- Incentivar movimentação e deambulação precoce.

TABELA 1.4 Analgesia pós-operatória.			
Medicamento	Cirurgia de pequeno porte ou vaginal	Cirurgia de médio ou grande porte	RESGATE Seguir escala de dor
Analgésico (Dipirona)	1 g EV a cada 6 h 1 g VO a cada 6 h	1 g EV a cada 6 h 1 g VO a cada 6 h	Aumentar a dose a cada 4 h
Anti-inflamatório (cetoprofeno)	100 mg EV a cada 12 h 100 mg VO a cada 12 h	100 mg EV a cada 12 h 100 mg VO a cada 12 h	—
Opioide fraco (tramadol)	—	100 mg EV a cada 6 h 50 mg VO a cada 6 h	Aumentar a dose a cada 4 h
Opioide potente	—	—	Morfina SC

COMENTÁRIOS DOS EDITORES

Protocolos são utilizados para guiar os profissionais no cuidado às pacientes. São elaborados a partir de evidências científicas e visam à melhora no atendimento e nos resultados das intervenções diagnósticas ou terapêuticas.

Contudo, a avaliação cuidadosa da paciente e a experiência do médico são insubstituíveis. Portanto, os protocolos podem e devem ser adaptados e modificados de acordo com as necessidades individuais de cada paciente e a experiência do profissional.

capítulo 2

PREPARAÇÃO PARA A CIRURGIA

INTRODUÇÃO

Neste capítulo serão descritos os passos obrigatórios para o início da cirurgia, na sala operatória, a fim de proporcionar conforto e segurança ao paciente e à equipe cirúrgica.
Além da paramentação, que começa com a higienização e assepsia das mãos, seguida pela colocação dos aventais e luvas estéreis, e da montagem da mesa cirúrgica, também serão apresentados o posicionamento da paciente e da equipe cirúrgica de acordo com o tipo de procedimento a ser realizado e a preparação do campo operatório.

PARAMENTAÇÃO

Ao entrar no vestiário do centro cirúrgico, a equipe médica deve trocar suas roupas por uniformes privativos do hospital. O uso de propés deixou de ser obrigatório em muitos locais, porém o uso de calçados privativos deve ser estimulado. Além disso, é necessário utilizar gorros ou toucas, descartáveis ou de uso privativo, que cubram todo o couro cabeludo. Recomenda-se, ainda, a retirada de brincos, anéis e qualquer objeto de adorno na face, nas orelhas, no pescoço ou nas mãos, conforme a norma regulamentadora NR32. A partir do momento em que se abre o material cirúrgico esterilizado a ser utilizado na cirurgia, deve-se colocar máscaras cirúrgicas que cubram completamente o nariz e a boca bem como a barba e o bigode.

Em geral, o uniforme privativo para uso em centro cirúrgico é composto por camisa de mangas curtas e calça comprida (Figura 2.1-7). As mangas da camisa são curtas para permitir a adequada escovação pré-cirúrgica. O uniforme deve ser trocado sempre que houver alguma contaminação com fluidos da paciente. O uniforme deve estar limpo, mas não necessariamente estéril.

A touca confere barreira contra microrganismos presentes no cabelo e no couro cabeludo, além de evitar a queda de fios de cabelo no campo cirúrgico. Deve, portanto, ter tamanho suficiente para cobrir todo o cabelo, com ou sem elástico – a touca com elástico é mais apropriada para cabelos longos ou muito volumosos (Figuras 2.1-2 a 2.1-6). A touca deve estar limpa.

As máscaras cirúrgicas evitam que microrganismos da boca e das vias aéreas do profissional contaminem o campo cirúrgico (Figura 2.1-1 e 2.1-2) e também protegem o profissional de respingos de fluidos da paciente – algumas máscaras são equipadas com visores, para proteger os olhos do profissional contra esses respingos (Figuras 2.1-3 e 2.1-4). Como não são projetadas para encaixe individual, a vedação de nariz e boca não é total; portanto, as máscaras não protegem adequadamente contra doenças transmitidas por aerossóis. Já os respiradores do tipo N95 são desenhados para melhor encaixe na face e têm maior capacidade de filtração de partículas do ar (Figuras 2.1-5 e 2.1-6).

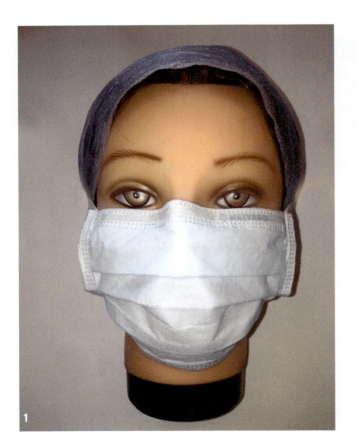
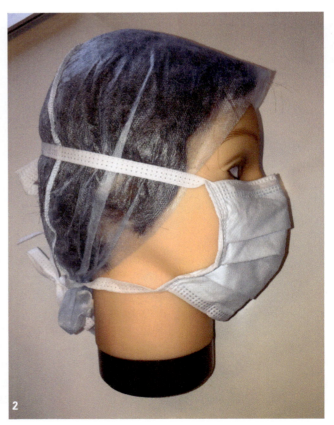

▲**FIGURA 2.1** Vestuário adequado no centro-cirúrgico. O profissional deve vestir uniforme privativo, gorro, máscaras, propés ou sapatos privativos. O gorro deve cobrir todo o cabelo e a máscara deve cobrir nariz e boca. **(1-2)** Gorro sem elástico e máscara cirúrgica.

(*Continua*) ▶

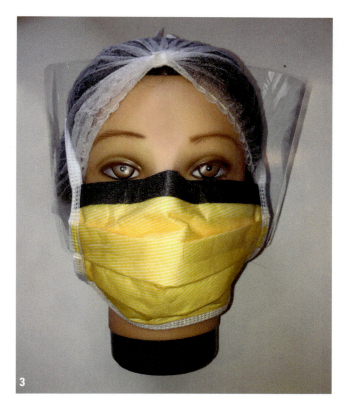
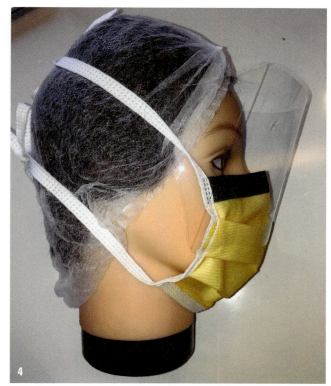
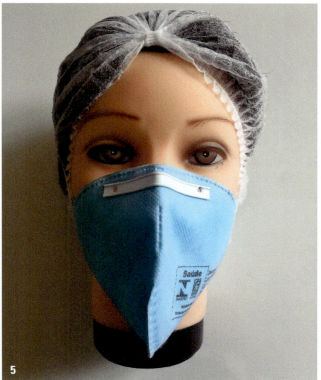
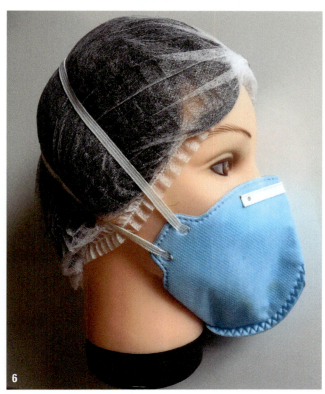

▲**FIGURA 2.1** Vestuário adequado no centro-cirúrgico. O profissional deve vestir uniforme privativo, gorro, máscaras, propés ou sapatos privativos. O gorro deve cobrir todo o cabelo e a máscara deve cobrir nariz e boca. (*Continuação*) **(3-4)** Gorro com elástico e máscara com visor. **(5-6)** Gorro com elástico e respirador tipo N95.

(*Continua*) ▶

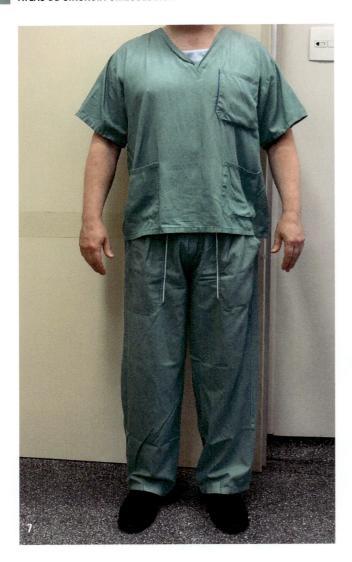
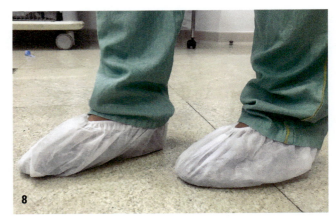
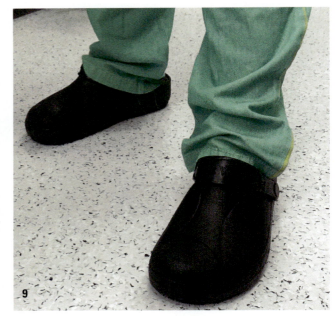

▲**FIGURA 2.1** Vestuário adequado no centro-cirúrgico. O profissional deve vestir uniforme privativo, gorro, máscaras, propés ou sapatos privativos. O gorro deve cobrir todo o cabelo e a máscara deve cobrir nariz e boca. (*Continuação*) (**7**) uniforme privativo. (**8**) propé descartável. (**9**) sapato privativo

O uso de propés (Figura 2.1-8) ou de sapatos privativos (Figuras 2.1-9) tem algumas finalidades, como evitar a transferência de microrganismos para o centro-cirúrgico, evitar o contato de sangue e secreções nos calçados de uso geral e proteger os pés de acidentes com materiais perfurocortantes. Todavia, há controvérsias quanto ao uso de propés para evitar transferência de microrganismos, sendo mais indicado o uso de sapatos privativos fechados (Figuras 2.1-9)

Higienização das mãos

Antes do procedimento cirúrgico, já com a máscara, os participantes devem proceder à escovação de mãos e antebraços e, em seguida, vestir aventais e luvas estéreis. O procedimento de antissepsia deve durar de 3 a 5 min para a primeira cirurgia e de 2 a 3 min para as cirurgias subsequentes. Deve-se sempre remover mecanicamente os detritos, lavando as mãos e retirando resíduos sob as unhas antes da higienização com ou sem escovas.

PREPARAÇÃO PARA A CIRURGIA

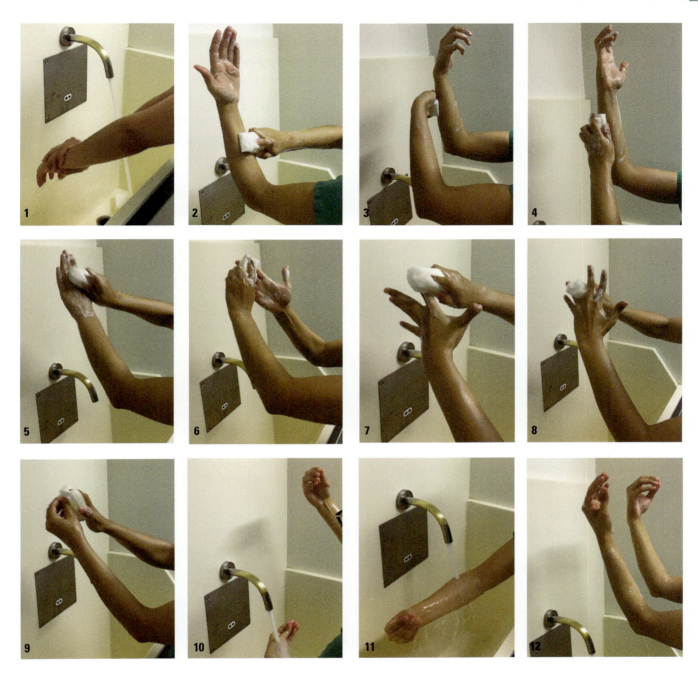

▲Figura 2.2 Etapas da higienização das mãos com escovas. (1) A torneira é aberta pelo sensor de movimento, molhando mãos, antebraços e cotovelos. (2) A escova com antisséptico é passada e friccionada contra a pele dos antebraços. (3-4) Os antebraços são friccionados em toda sua extensão, desde o cotovelo até as mãos. (5) Escovação do dorso da mão. (6) Escovação da palma da mão. (7-8) Escovação das laterais dos dedos e dos espaços interdigitais. (9) Escovação das unhas, seguida pelo descarte da escova na pia. (10-11) A torneira é novamente aberta pelo sensor de movimento, sendo feito o enxague no sentido das mãos para os cotovelos. (12) Posição final dos antebraços após a escovação.

Etapas da higienização pré-cirúrgica das mãos com escovas (Figura 2.2)

Para a higienização das mãos, podem ser disponibilizadas escovas cirúrgicas compostas por uma face de cerdas e outra de esponja embebida com solução degermante. No entanto, há escovas sem a esponja, ou seja, somente com cerdas. Nesses casos, a escova deve ser embebida com solução degermante disponibilizada em dispensadores. Entre as soluções degermantes mais utilizadas, citam-se o gluconato de clorexidina e a solução de iodopovidona a 4% ou 10%.

A higienização das mãos com escovas obedece as seguintes etapas:

- Abrir a torneira sem encostar as mãos. Para tanto, a torneira pode ser acionada com os cotovelos, por pedal ou por sensores de movimentos. Molhar as mãos, os antebraços e os cotovelos (Figura 2.2-1).
- Quando são utilizadas escovas sem antissépticos, acionar o dispensador de antisséptico, recolher o líquido com as mãos em concha e espalhá-lo nas mãos, nos antebraços e nos cotovelos. Se for utilizada escova com antisséptico, pressionar o lado da esponja contra a pele, friccionando cotovelos, antebraços e mãos (Figura 2.2-2).
- Friccionar os antebraços em toda sua extensão, desde o cotovelo até as mãos. A escovação deve ser sistematizada para que todas as faces do antebraço sejam higienizadas (Figuras 2.2-3 e 2.2-4).
- Friccionar dorso, palma e espaços interdigitais das mãos, além das unhas, com cuidado para higienizar adequadamente as faces mediais e laterais de cada dedo, bem como os espaços entre eles. Após escovar a ponta dos dedos, incluindo as unhas, descartar a escova na pia (Figura 2.2-5 a 2.1-9).
- Acionar a torneira novamente para enxaguar em água corrente no sentido das mãos para os cotovelos (Figuras 2.2-10 e 2.2-11).
- Manter as mãos acima do nível dos cotovelos (Figura 2.2-12).

Em alguns serviços hospitalares, são realizadas as mesmas etapas de higienização, porém iniciando pelas mãos e terminando nos cotovelos.

Etapas da higienização pré-cirúrgica das mãos sem escovas (Figura 2.3)

A higienização das mãos sem escovas utiliza solução à base de álcool etílico a 70%, que apresenta atividade por tempo prolongado e ação antimicrobiana adequada.

A higienização das mãos sem escovas obedece as seguintes etapas:

- Após acionando o dosador eletrônico, colocar duas doses (2 mL) do produto na palma da mão esquerda (Figura 2.3-1).
- Colocar as pontas dos dedos da mão direita no produto e friccioná-las contra a palma da mão esquerda por 5 seg (Figura 2.3-2).
- Com a mão esquerda, espalhar o produto em todas as faces do antebraço direito até o cotovelo, em movimentos circulares, até que o produto seque (10 a 20 seg; Figura 2.3-3 a 2.3-7).
- Repetir a sequência com a outra mão (Figuras 2.3-8 e 2.3-9).
- Colocar mais duas doses (2 mL) do produto na mão direita e esfregar as mãos até os punhos na seguinte sequência:
  - Palma contra palma em movimentos circulares (Figura 2.3-10);
  - Palma da mão direita no dorso da mão esquerda com os dedos entreabertos, até o punho, e, em seguida, repetir o mesmo movimento com as mãos invertidas (Figuras 2.3-11 e 2.3-12);
  - Entrelaçar os dedos e esfregar as palmas das mãos (Figura 2.3-13);
  - Friccionar os dorsos dos dedos da mão direita nos dedos da mão esquerda em movimentos de vai e vem, repetindo os procedimentos com as mãos invertidas (Figura 2.3-14 e 2.3-15);
- Friccionar o polegar da mão esquerda com a mão direita com movimentos em rotação e repetir o procedimento com o outro polegar (Figura 2.3-16 e 2.3-17);

Manter as mãos acima do nível dos cotovelos e, quando secarem por completo, vestir o avental e as luvas (Figura 2.3-18).

Vestimenta do avental cirúrgico

O avental cirúrgico, descartável ou não, é desembalado pelo auxiliar de enfermagem de sala, expondo tanto o avental quanto a compressa para secagem das mãos (Figura 2.4-1). O integrante da equipe cirúrgica, com as mãos lavadas, pega a compressa para iniciar a secagem das mãos, sem encostar no avental estéril (Figura 2.4-2). As mãos

PREPARAÇÃO PARA A CIRURGIA

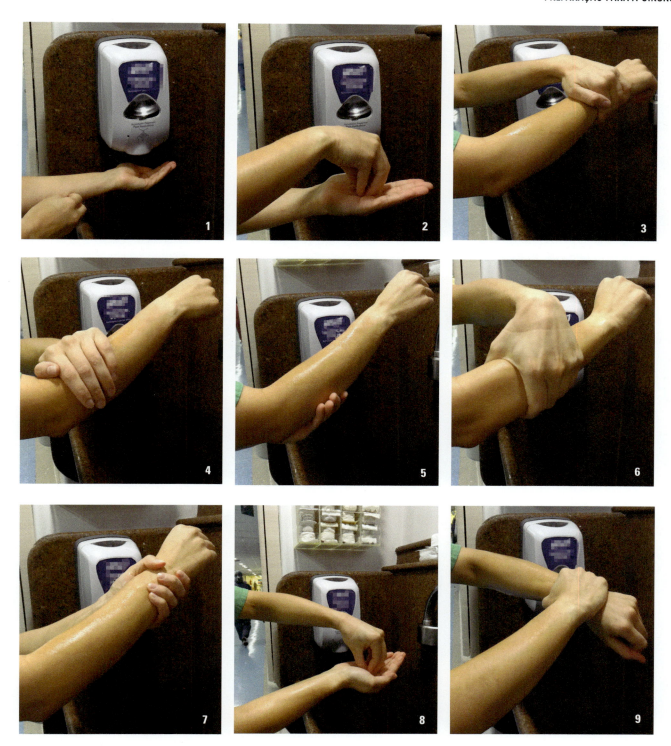

▲Figura 2.3 Etapas da higienização das mãos sem escovas. (*Continuação*) (1) O dosador eletrônico é acionado para dispensar duas doses (2 mL) do produto na palma da mão esquerda. (2) As pontas dos dedos da mão direita são mergulhadas no produto e friccionadas contra a palma da mão esquerda por 5 seg. (3-7) Com a mão esquerda, o produto é espalhado em todas as faces do antebraço direito até o cotovelo, em movimentos circulares, até secar (10 a 20 seg). (8-9) O mesmo procedimento é feito com a outra mão.

(*Continua*) ▶

ATLAS DE CIRURGIA GINECOLÓGICA

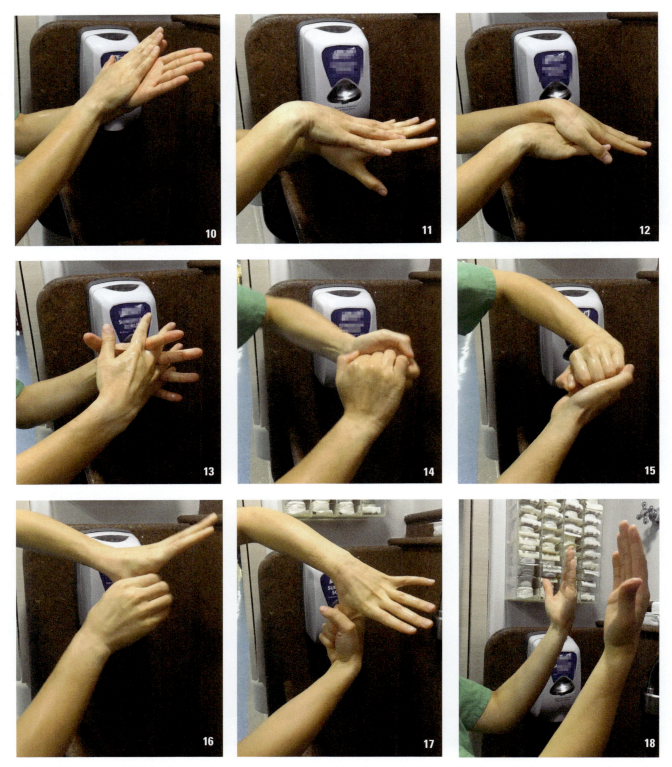

▲ **Figura 2.3 Etapas da higienização das mãos sem escovas.** (*Continuação*) **(10)** Após acionar mais duas doses do produto, esfregam-se as palmas das mãos entre si em movimentos circulares. **(11-12)** A palma da mão direita esfrega o dorso da mão esquerda e vice-versa. Etapas da higienização das mãos sem escovas. **(13)** Os dedos das mãos são entrelaçados e as palmas são friccionadas entre si. **(14-15)** Friccionam-se os dorsos dos dedos da mão direita dentro dos dedos da mão esquerda em movimentos de vai e vem, repetindo os procedimentos com as mãos invertidas. **(16-17)** O polegar esquerdo é friccionado com movimentos em rotação da mão direita, repetindo-se o procedimento com o polegar direito. **18:** Posição final dos antebraços.

e os antebraços devem ser secados com as compressas estéreis, em movimentos compressivos, no sentido das mãos para os antebraços e cotovelos (Figura 2.4-3 e 2.4-7). Devem ser utilizadas diferentes partes da compressa para cada região a ser seca – esta etapa é desnecessária se for utilizada solução alcoólica para higienização das mãos, uma vez que esse produto evapora.

Após as mãos estarem secas, o profissional deve vestir o avental cirúrgico. Os aventais podem ser descartáveis ou de tecido, de amarração simples no dorso ou com um prolongamento lateral estéril que o recobre, conhecido como opa.

O avental normalmente está dobrado de modo que a parte do avesso fique para fora e possa ser segurada com as mãos higienizadas.

Os passos para vestir adequadamente o avental cirúrgico são:

- Pegar o avental na altura dos ombros e deixá-lo se desdobrar livremente para baixo, com o cuidado de não encostá-lo no chão ou em estruturas próximas. (Figura 2.4-8 a 2.4-10).
- Inserir mãos e antebraços nas mangas pela face interna do avental (Figura 2.4-11).
- Em seguida, um auxiliar de enfermagem, posicionado atrás do integrante da equipe cirúrgica, deve fazer a tração das mangas pela face interna do avental, para exteriorização das mãos (Figura 2.4-12).
- Para avental do tipo opa, após calçar as luvas, o integrante da equipe cirúrgica que está se paramentando deve desamarrar o cordão anterior do avental, liberando o prolongamento lateral. Outro integrante da equipe, já paramentado, deve segurar uma extremidade do cordão, enquanto o primeiro gira o prolongamento de modo a cobrir suas costas, amarrando os cordões na frente. O auxiliar de enfermagem pode segurar o prolongamento lateral somente se houver tarja descartável, que será desprezada após a amarração. O uso de avental com opa mantém estéreis as costas do profissional (Figuras 2.4-13 a 2.4-15).
- Para avental com amarração no dorso, o integrante da equipe cirúrgica que está se paramentando deve segurar as amarras pelo meio, expondo as extremidades para o auxiliar de enfermagem que irá amarrá-las e fechar o avental nas costas. Nesse caso, as costas do cirurgião não permanecem estéreis (Figuras 2.4-16 a 2.4-18).
- A seguir, o integrante da equipe cirúrgica, já vestido, estará pronto para calçar as luvas estéreis.

Calçamento das luvas estéreis

As luvas cirúrgicas estéreis podem ser feitas de borracha natural ou sintética, da misturas de ambas ou de vinil, e podem, ainda, conter ou não talco em seu interior.

As luvas devem ser calçadas após vestir o avental cirúrgico, devendo-se obedecer as seguintes etapas:

- O auxiliar de sala deve abrir o invólucro não estéril da luva, expondo o invólucro estéril ao profissional já vestido com avental cirúrgico. Este profissional deve segurar o invólucro estéril com cuidado, para não encostar no invólucro externo (não estéril; Figura 2.5-1).
- O invólucro estéril das luvas pode ser desdobrado sobre superfície plana, limpa e seca, expondo as luvas. Deve-se ter cuidado de não encostar os dedos na parte externa das luvas (Figura 2.5-2).
- Identificar as luvas direita e esquerda, que encontram-se com os punhos dobrados (Figura 2.5-3).
- Segurar a luva da mão não dominante com o polegar e o indicador da mão dominante, tocando apenas na superfície interna do punho da luva, que está dobrado para fora (Figura 2.5-4).
- Segurar a luva com os dedos voltados para baixo e inserir a mão não dominante na luva, tracionando-a em direção aos punhos. O punho da luva permanece dobrado até que a outra luva seja calçada (Figura 2.5-5).
- Ter cuidado para encaixar o polegar e os dedos em seus respectivos espaços (Figura 2.5-6).
- Mantendo o polegar para fora, inserir os dedos da mão enluvada por baixo do punho da outra luva, levantá-la e inserir a outra mão do mesmo modo que foi feito para a primeira luva (Figuras 2.5-7 a 2.5-9).
- Após calçar as duas luvas, desdobrar e tracionar os punhos destas luvas em direção ao antebraço cobrindo os punhos do avental cirúrgico (Figura 2.5-10 e 2.5-11).
- Ajustar os dedos e espaços interdigitais nas luvas, se necessário (Figura 2.5-12).

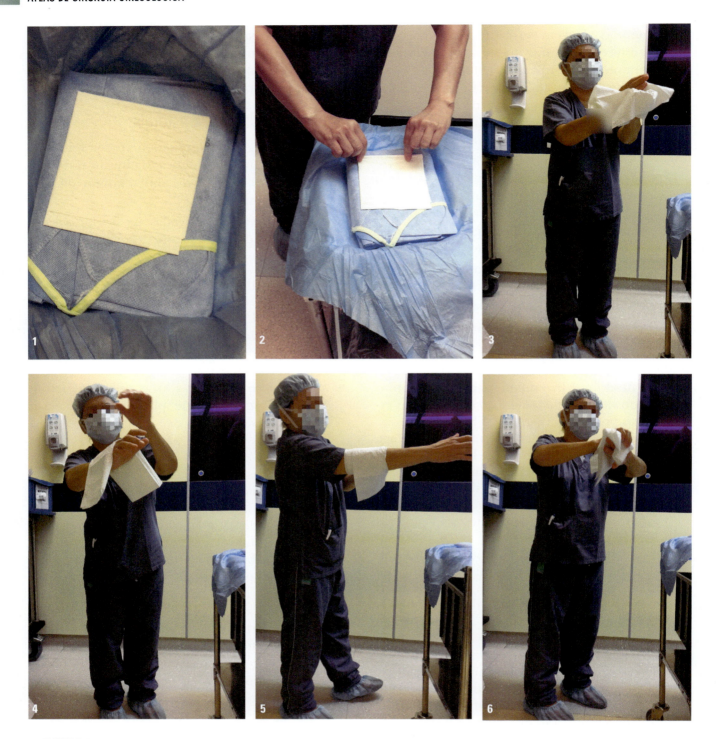

▲ **FIGURA 2-4 Etapas para vestir o avental cirúrgico.** (1) Abertura da embalagem do avental descartável, expondo o avental e uma compressa para secagem das mãos. (2-6) Etapas para secagem das mãos, ao se utilizar escovas com degermante. A secagem é feita no sentido das mãos para os cotovelos. Ao encostar a compressa em local não escovado, ela deve ser desprezada. Quando se faz a higienização das mãos com solução alcoólica, essa etapa é desnecessária, pois a secagem das mãos se dá pela evaporação do produto.

(*Continua*) ▶

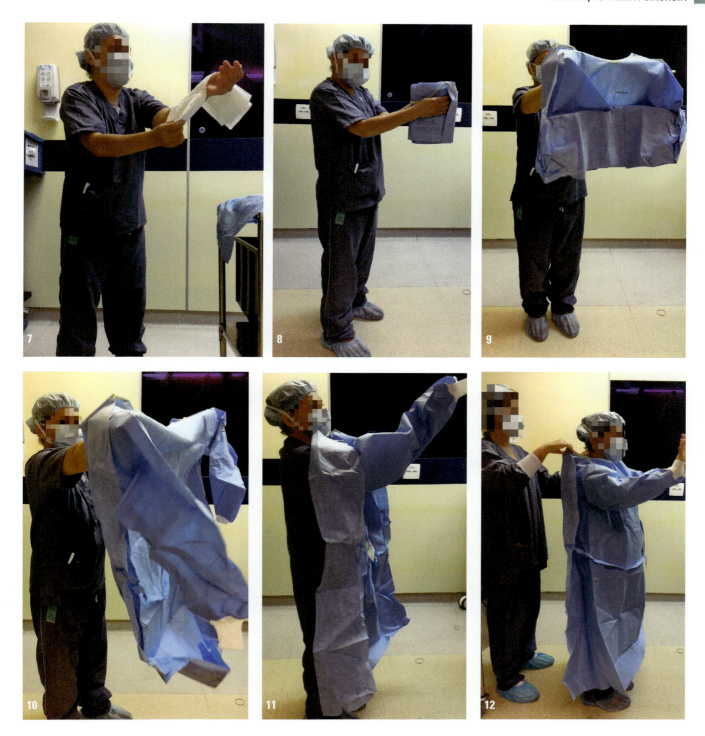

▲**FIGURA 2-4** **Etapas para vestir o avental cirúrgico.** (*Continuação*) **(7)** Etapas para secagem das mãos, ao se utilizar escovas com degermante. A secagem é feita no sentido das mãos para os cotovelos. Ao encostar a compressa em local não escovado, ela deve ser desprezada. Quando se faz a higienização das mãos com solução alcoólica, essa etapa é desnecessária, pois a secagem das mãos se dá pela evaporação do produto. **(8-11)** Sequência para vestir o avental. **(12)** Amarração nas costas do avental sem opas pelo auxiliar de sala.

(*Continua*) ▶

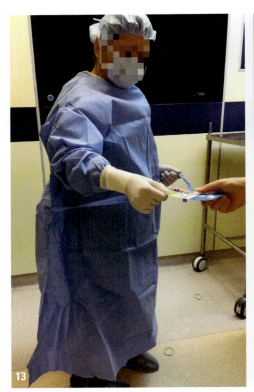
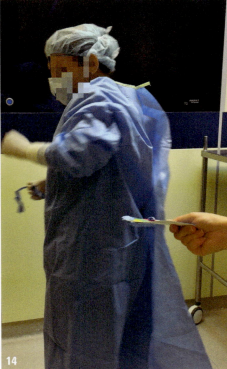
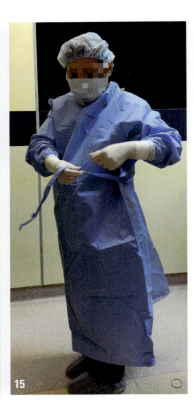
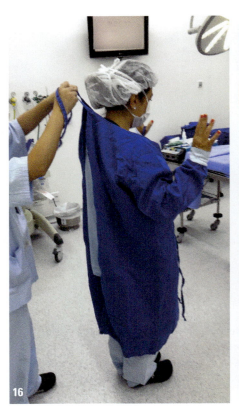
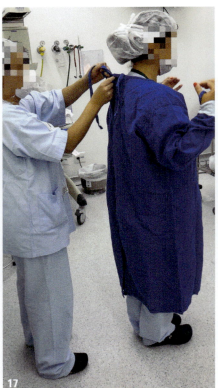
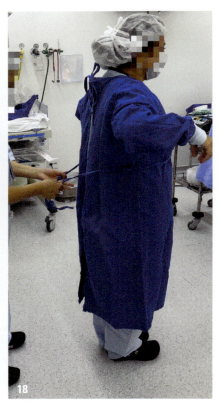

▲ **FIGURA 2-4** Etapas para vestir o avental cirúrgico. (*Continuação*) Etapas para vestir o avental cirúrgico: **13-15:** Amarração do avental com opas com ajuda do auxiliar de sala; **(16-18)** Amarração do avental sem opas com ajuda do auxiliar de sala.

PREPARAÇÃO PARA A CIRURGIA

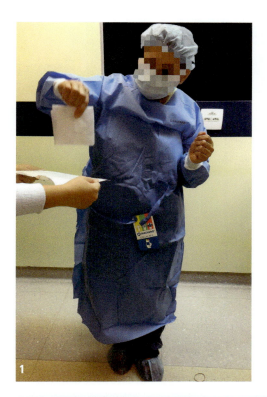
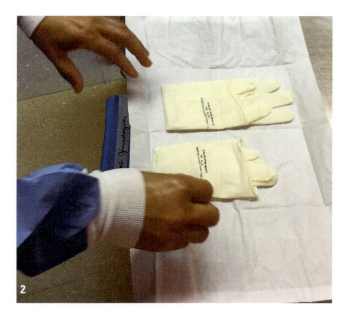
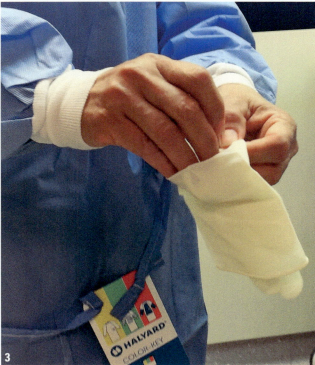
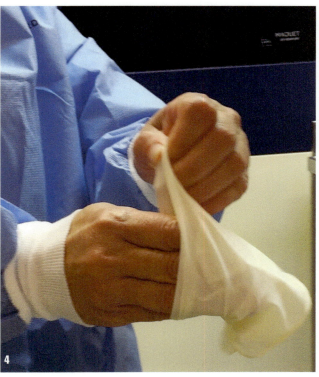

▲**Figura 2.5 Calçamento e retirada das luvas estéreis.** **(1)** O auxiliar de sala abre o invólucro externo da luva e o profissional já paramentado segura o invólucro interno. **(2)** Com o invólucro externo aberto sobre a mesa cirúrgica, identificar corretamente as luvas direita e esquerda pela posição dos polegares. **(3-4)** Sequência do calçamento das luvas, com o cuidado de encaixar corretamente os dedos na luva. Nota-se que a mão não enluvada encosta somente na face interna da luva.

(*Continua*) ▶

CAPÍTULO 2

ATLAS DE CIRURGIA GINECOLÓGICA

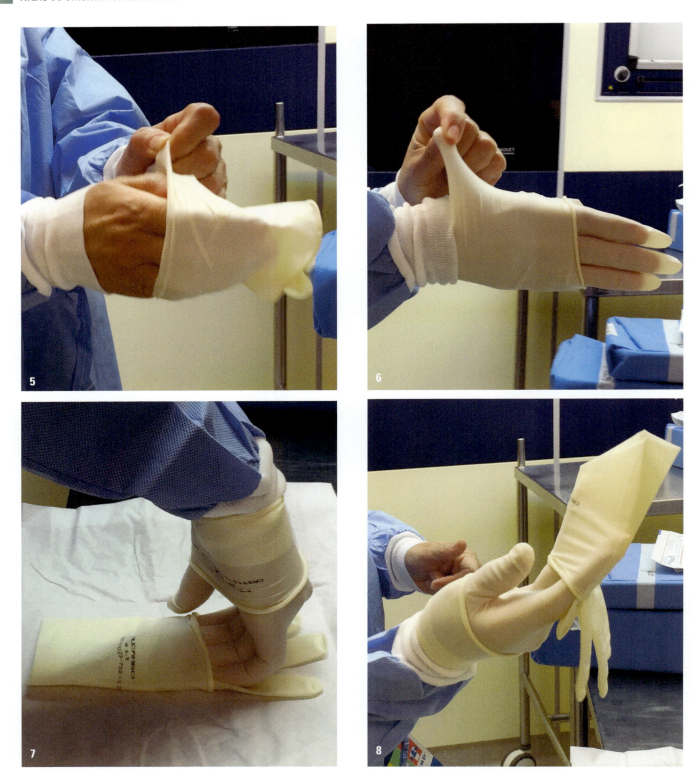

▲ **Figura 2.5** **Calçamento e retirada das luvas estéreis.** (*Continuação*) (5-6) Sequência do calcamento das luvas, com o cuidado de encaixar corretamente os dedos na luva. Nota-se que a mão não enluvada encosta somente na face interna da luva. (7-8) A mão enluvada pega a luva contralateral, seguindo os mesmos passos para o calçamento.

(*Continua*) ▶

PREPARAÇÃO PARA A CIRURGIA

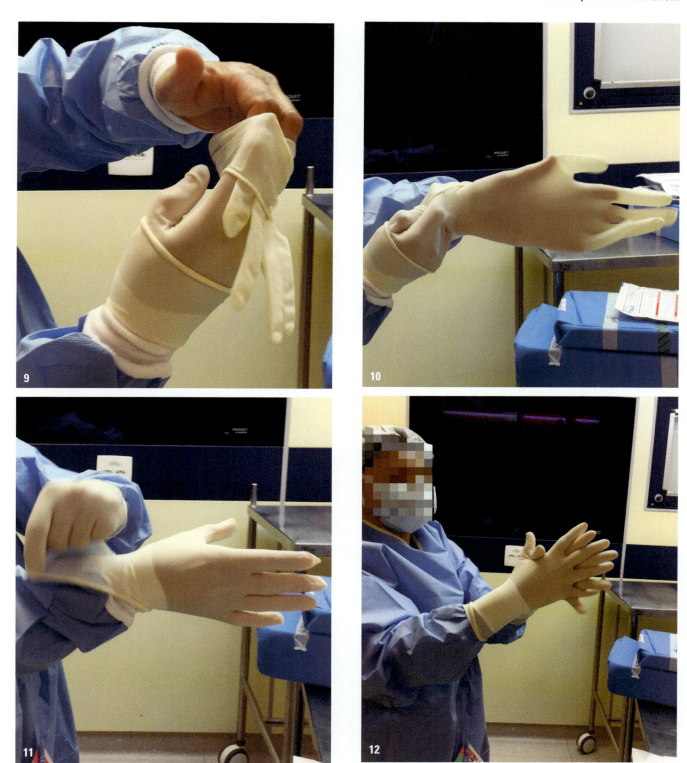

▲ **Figura 2.5** **Calçamento e retirada das luvas estéreis.** (*Continuação*) **9-11:** A mão enluvada pega a luva contralateral, seguindo os mesmos passos para o calçamento. **12:** Ajuste da luva aos dedos.

(*Continua*) ▶

CAPÍTULO 2 27

ATLAS DE CIRURGIA GINECOLÓGICA

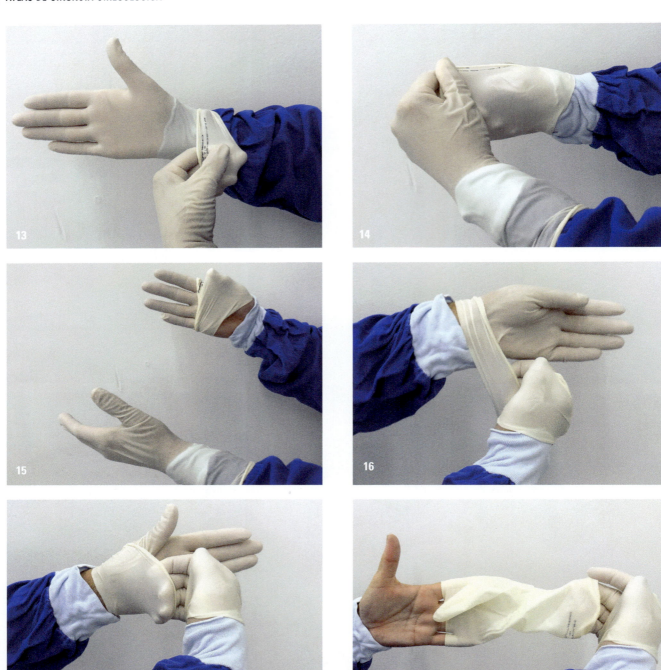

▲**Figura 2.5 Calçamento e retirada das luvas estéreis.** (*Continuação*) **(13-15)** Retirada da luva direita: os dedos da mão esquerda, ainda enluvada, tracionam o punho da luva direita em direção aos dedos, sem retirá-la totalmente. **(16-18)** Retirada da luva esquerda: os dedos da mão direita, ainda enluvados, tracionam o punho da luva esquerda em direção aos dedos, retirando a luva.

(*Continua*) ▶

PREPARAÇÃO PARA A CIRURGIA

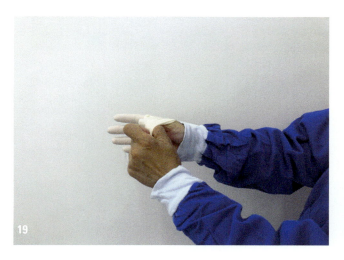
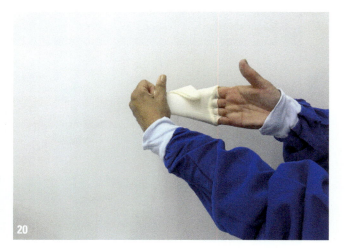

▲**Figura 2.5** Calçamento e retirada das luvas estéreis. (*Continuação*) (19-20) A mão esquerda, já desenluvada, traciona a luva direita pela parte interna, dobrada anteriormente, sem encostar na superfície externa contaminada da luva. As luvas são descartadas em lixo apropriado.

- Qualquer contato de dedos ou outras superfícies não estéreis na parte externa das luvas caracteriza quebra da esterilização, devendo-se descartar as luvas e começar o processo novamente.

A remoção das luvas ao final da cirurgia deve seguir manobras que evitem o contato das mãos com sangue ou fluidos da paciente. Inicia-se a retirada segurando a primeira luva pela região dos punhos e tracionando-a em direção aos dedos, mantendo o lado contaminado para dentro e sem removê-la totalmente (Figura 2.5-13 a 2.5-16). Em seguida, os dedos ainda parcialmente enluvados devem ser inseridos no punho da outra luva, tracionando-a pelo avesso em direção aos dedos e retirando-a (Figura 2.5-17 a 2.5-19). Retira-se a primeira luva segurando-a pela parte interna (Figuras 2.5-7 e 2.5-20). As luvas devem ser descartadas em lixo apropriado. O avental é retirado em seguida, após ser desamarrado pelo auxiliar de sala, e sempre pelo avesso, evitando contato de superfície contaminada com a pele.

MESA DE INSTRUMENTAÇÃO

A mesa de instrumentação cirúrgica deve ser montada por assistente ou instrumentador já paramentado e recoberta por campo estéril, preferencialmente impermeável. O instrumentador deve retirar os instrumentos esterilizados da caixa cirúrgica e colocá-los na mesa, de acordo com o tipo de cirurgia a ser realizada. Pode ser necessário montar uma mesa acessória auxiliar (Mayo).

Diversos serviços têm exigido a contagem do número de instrumentos que estarão na mesa, por um componente da equipe cirúrgica, normalmente o instrumentador. Eles devem ser dispostos de acordo com sua função e estar facilmente acessíveis.

Didaticamente, pode-se dividir a mesa em quatro ou cinco partes, agrupando os instrumentos. Os primeiros a serem utilizados são os de diérese, que, portanto, devem estar mais próximos do cirurgião (Parte 1), seguidos pelos instrumentos de preensão e hemostasia (Parte 2). Acima dos instrumentos de diérese, devem ser colocados os de síntese e fios cirúrgicos (Parte 3). Os instrumentos auxiliares ficam ao lado (Parte 4). Os demais materiais cirúrgicos, como gazes, compressas, afastadores e pinças de campo, podem ficar na quinta parte da mesa. (Figura 2.6) Mais informações sobre os instrumentos cirúrgicos podem ser verificadas no Capítulo 3 | Instrumentos e Drenos Cirúrgicos.

POSICIONAMENTO DA PACIENTE

A paciente deve ser adequadamente posicionada de acordo com o tipo de cirurgia, a via de acesso ou o tempo intraoperatório. A mesa cirúrgica

ATLAS DE CIRURGIA GINECOLÓGICA

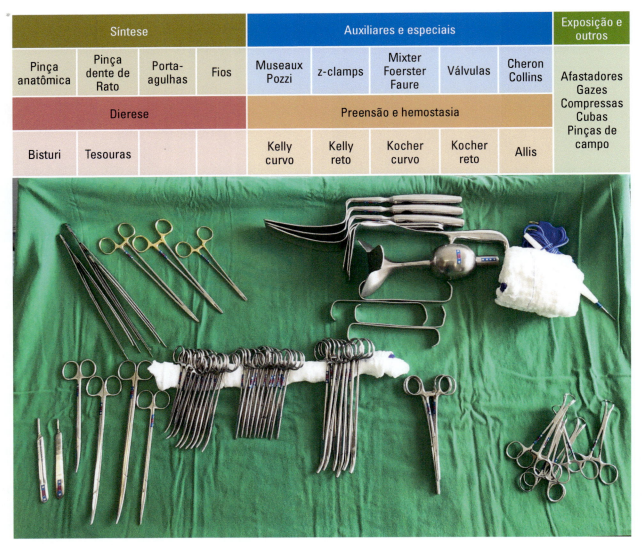

▲ **Figura 2.6 Mesa cirúrgica.** (1) Disposição esquemática dos instrumentos e materiais na mesa em cirurgias ginecológicas. (2) Exemplo de mesa cirúrgica montada para cirurgia vaginal.

articulada permite reposicionamento durante a cirurgia, se necessário.

Em ginecologia, é comum a utilização de perneiras para posicionamento dos membros inferiores. O uso de perneiras acolchoadas minimiza o risco de compressão de vasos e nervos na região poplítea. Cabe lembrar, ainda, que as pernas não devem permanecer em abdução exagerada.

Há diversos modelos de perneiras para o posicionamento dos membros inferiores durante cirurgia ginecológica, como perneiras em alça, que suspendem os tornozelos; apoio de joelhos; apoio de panturrilhas; apoio de panturrilhas em botas; e perneiras articuladas em bota, que permitem o reposicionamento dos membros inferiores durante o procedimento, sem necessidade de remover os campos operatórios estéreis, o que minimiza as chances de contaminação intraoperatória (Figura 2.7).

Posições cirúrgicas

O cirurgião deve assegurar que a paciente esteja bem posicionada na mesa, o que inclui:

- Adequado acesso operatório;
- Adequado e rápido acesso para administração de drogas;
- Desobstrução das vias respiratórias;

30   CAPÍTULO 2

PREPARAÇÃO PARA A CIRURGIA

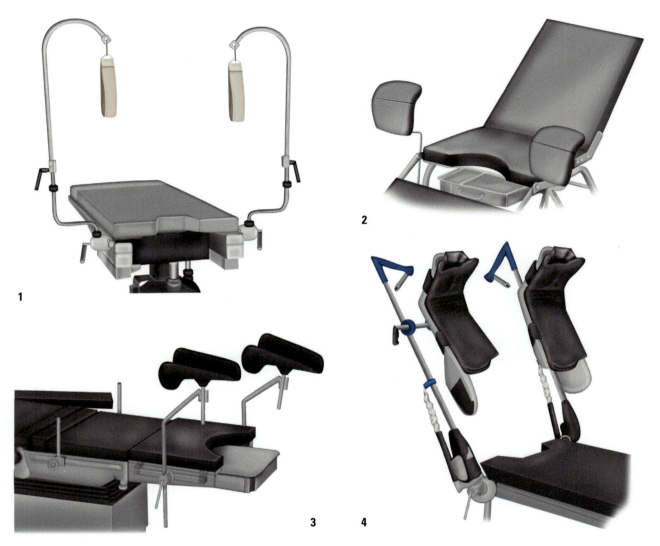

▲**Figura 2.7 Modelos de perneiras para cirurgia ginecológica. (1)** Perneiras em alça. Nesse tipo de perneira, as alças suspendem os tornozelos. Como não há apoio firme, pode ocorrer movimentação dos membros inferiores, dificultando a cirurgia. São raramente usadas em ginecologia. **(2)** Perneiras em apoio de joelhos. O apoio é feito na região poplítea, deixando pernas e pés livres. Em cirurgias longas pode ocorrer compressão local, levando a dano neurológico. **(3)** Perneira em apoio de panturrilhas. **4:** Perneira em bota articulada.

- Ausência de compressão de nervos ou músculos;
- Ausência de hiperextensão de membros;
- Ausência de contato do corpo com metais da mesa;
- Placa de bisturi elétrico o mais próximo possível do local da incisão, em área seca e com poucos pelos.

As principais posições utilizadas em ginecologia são:

- Decúbito dorsal horizontal (Figura 2.8-1): posição utilizada para cirurgias abdominais em que não há necessidade de acesso vaginal. A paciente fica deitada de costas com as pernas estendidas, paralelas, sem cruzar os tornozelos. O dorso da paciente fica sobre o colchão da mesa cirúrgica. Os pontos do corpo que recebem maior pressão nessa posição são o occipital, as escápulas, as vértebras torácicas, o sacro, o cóccix, as panturrilhas e os calcâneos, de modo que essas regiões devem ser adequadamente protegidas por meio de coxins, campos ou almofadas;

ATLAS DE CIRURGIA GINECOLÓGICA

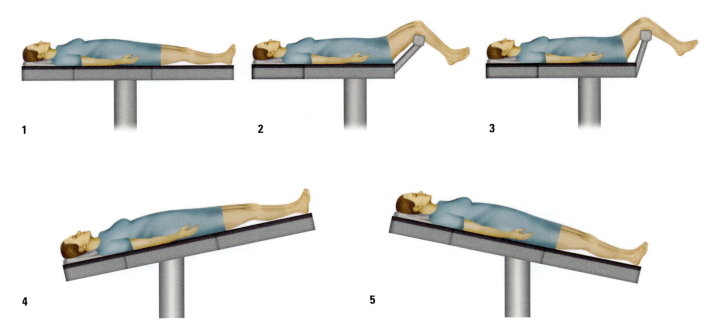

▲ **Figura 2.8** **Posições da paciente na mesa cirúrgica.** **(1)** Decúbito dorsal horizontal. **(2)** Posição ginecológica ou de litotomia. **(3)** Posição semiginecológica. **(4)** Posição de Trendelemburg. **(5)** Posição de Proclive.

- Ginecológica ou de litotomia (Figura 2.8-2): posição utilizada para cirurgias por via vaginal ou via combinada abdomino-vaginal. As pernas ficam separadas a 30° ou 45° da linha média e os quadris são flexionados até que as coxas estejam inclinadas entre 80° e 100° em relação ao tronco, com os joelhos dobrados e as pernas paralelas ao plano frontal do tronco. Pernas, joelhos e tornozelos devem estar apoiados em perneiras acolchoadas, as quais podem ser colocadas em diferentes alturas, lembrando-se de propiciar campo operatório ergonômico para os cirurgiões. Deve-se proteger adequadamente os pontos corporais de maior pressão, como o occipital, as vértebras torácicas, os epicôndilos mediais e laterais, as escápulas, o cotovelo e o sacro, bem como os epicôndilos femorais, os maléolos mediais e laterais e o calcâneo;
- Semiginecológica (Figura 2.8-3): posição mais utilizada para laparoscopias, principalmente quando há necessidade de acesso vaginal, pois permite acesso simultâneo à cavidade abdominal e à vagina. As perneiras ficam em posição mais baixa do que na posição ginecológica e os braços ficam paralelos ao corpo;
- Trendelemburg (Figura 2.8-4): a cabeça da paciente fica abaixo da posição dos membros inferiores. Muito usada para afastar as alças intestinais da pelve em direção ao andar superior do abdome, particularmente nas laparoscopias, durante o pneumoperitônio. Nesse caso, a inclinação deve ficar entre 30° e 45° e deve-se colocar coxins de apoio nos ombros, para evitar compressão prolongada. Inclinações menores, entre 10° e 20° são comumente usadas em cirurgias abdominopélvicas abertas, para deslocamento das alças do campo cirúrgico;
- Proclive (Figura 2.8-5): a cabeça da paciente fica acima da posição dos membros inferiores. Pouco usada em ginecologia, essa posição permite que o conteúdo abdominal se desloque para a pelve, expondo melhor o andar superior do abdome. Alças e coxins de apoio nos membros inferiores impedem a flexão do quadril e dos joelhos.

Posição dos braços

A manutenção dos braços bem posicionados durante a cirurgia evita lesões musculares e nervosas, além de permitir movimentação adequada dos integrantes da equipe cirúrgica durante o procedimento. Também possibilita acesso rápido e eficaz para administração de drogas e fluidos, bem como para utilização de monitores de sinais vitais. Desse modo, os braços podem estar abertos e estendidos, quando as cirurgias são feitas por

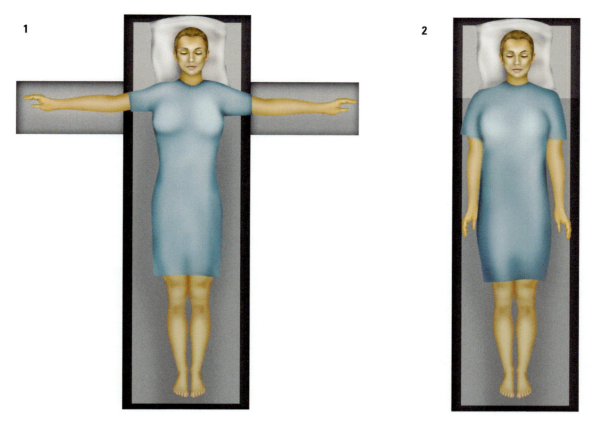

▲ **Figura 2.9** **Posicionamento dos braços.** **(1)** Braços estendidos. **(2)** Braços ao longo do corpo.

via vaginal ou abdominal, em que os cirurgiões se posicionam mais distalmente no campo cirúrgico. Nessa posição, os braços ficam em apoios, posicionados na altura da mesa, paralelos ao chão e em ângulo não maior que 90° em relação ao corpo. A hiperextensão dos braços pode causar lesão do plexo braquial. As palmas das mãos devem estar viradas para cima para evitar a compressão do nervo ulnar (Figura 2.9-1).

Para as cirurgias por laparoscopia, é recomendável que os braços sejam mantidos estendidos ao longo do corpo. Isso permite melhor posicionamento dos cirurgiões no manejo dos instrumentais, sem hiperestender os braços, caso estejam abertos. Nessa posição, os braços ficam alinhados ao lado do corpo, com as palmas das mãos voltadas para os quadris. Deve-se lembrar de analisar cuidadosamente a posição das mãos, para que não fiquem em contato com a perneira nem com a mesa ginecológica, evitando lesões de condução elétrica ou de posicionamento inadequado. Se for utilizado lençol para prender os braços ao lado do corpo,

o ideal é colocá-lo entre a paciente e o colchão, e não entre o colchão e a mesa cirúrgica. Isso evita a mobilização lateral dos braços e diminui o risco de lesão nervosa (Figura 2.9-2).

PREPARAÇÃO DO CAMPO CIRÚRGICO

O local a ser incisado deve ser adequadamente preparado, o que inclui a realização de tricotomia, degermação e antissepsia antes de iniciar a cirurgia.

A tricotomia restringe-se estritamente ao local da pele a ser incisado. Quando realizada, deve-se dar preferência à utilização de aparelho tricomizador ou lâminas para uso único. A tricotomia deverá ser sempre realizada imediatamente antes da cirurgia, de preferência no centro cirúrgico.

A degermação da pele antes da cirurgia é indicada para reduzir a população bacteriana local e, assim, diminuir as taxas de infecção de ferida operatória. Pode ser realizada com o mesmo tipo de escova embebida em solução antisséptica empregada para a higienização das mãos ou com compressas também embebidas nessas soluções. Utilizam-se, para isso, soluções degermantes à base de iodopovidine ou clorexidina. A degermação deve ser feita em cerca de 30 cm ao redor da área da incisão prevista, incluindo as áreas onde se pretende inserir drenos, e realizada em movimentos circulares. Essa solução deve ser removida em seguida com compressas estéril por membro da equipe cirúrgica ainda não paramentado ou pela auxiliar de enfermagem (Figuras 2.10 e 2.11).

Após a degermação, inicia-se antissepsia, que deve ser realizada com solução antisséptica com o mesmo princípio ativo do degermante utilizado. Uma solução alcoólica é utilizada na pele e uma solução aquosa é utilizada na mucosa genital. A antissepsia é feita por um membro da equipe cirúrgica, já paramentado, utilizando pinças longas e gazes umedecidas com a solução antisséptica. Deve-se usar um chumaço feito de duas gazes dobradas em quatro partes, a ser passado no sentido do local da incisão para fora e desprezado a cada passada. A área envolvida é a mesma que foi degermada.

A assepsia vaginal também é feita com pinças longas que seguram chumaços de gazes e são introduzidas cuidadosamente na vagina, procedimento denominado embrocação vaginal (Figuras 2.10 e 2.11).

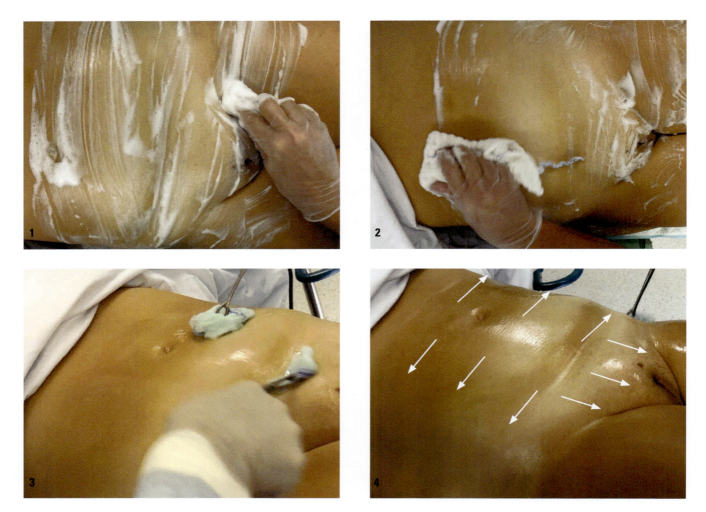

▲ **Figura 2.10 Degermação e antissepsia do campo em cirurgia abdominal.** (1) Degermação com uso de escova contendo antisséptico. A esponja deve ser passada no abdome, desde a cicatriz umbilical, até o meio raiz das coxas. (2) Após a degermação, enxugar a pele com compressa estéril, tomando cuidado de usar lados diferentes da compressa a cada passada na pele. (3) Com gazes montadas em pinça longa, embebidas em solução antisséptica. As gazes devem ser trocadas a cada duas ou três passadas na pele. (4) A assepsia deve ser feita na região abdominal, desde o epigástrio até o terço proximal das coxas, no sentido mostrado pelas setas *(Continua)* ▶

PREPARAÇÃO PARA A CIRURGIA

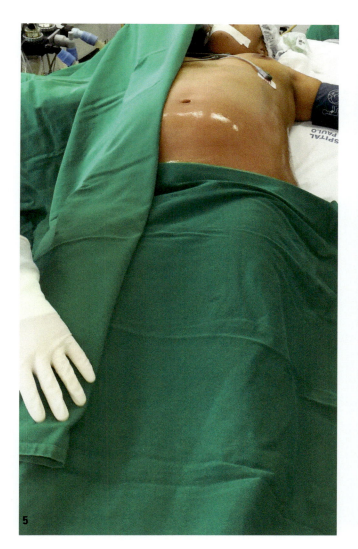 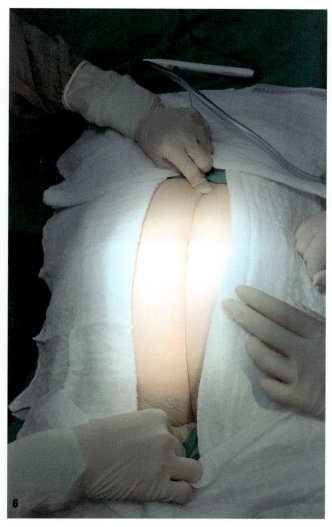

▲ **Figura 2.10** **Degermação e antissepsia do campo em cirurgia abdominal.** (*Continuação*) **(5)** Colocação de campos estéreis, inferior e lateral. Em seguida serão colocados o outro campo lateral, o superior e outro inferior. **(6)** Exposição da área cirúrgica. Os campos estéreis foram recobertos por compressas estéreis, delimitando a área a ser incisada.

Após a assepsia, são colocados os campos estéreis. Na cirurgia abdominal, utilizam-se cinco campos, que deixam exposta apenas a área a ser incisada, presos com pinças Backaus. São colocados na seguinte ordem: campo inferior sobre as pernas, dois campos laterais, campo superior cobrindo o tronco e outro campo inferior.

Na cirurgia vaginal, os campos são colocados na seguinte ordem: campo inferior sob os glúteos, campos cobrindo as pernas, campo superior cobrindo o troco e campo inferior cobrindo a região anal, preso nas perneiras bilateralmente.

SONDAGEM VESICAL

A sondagem vesical de demora é utilizada em grande parte das cirurgias pélvicas, seja para manter a bexiga vazia durante o procedimento, seja pelo emprego de bloqueio espinhal com uso de morfina, que tem duração variável de 6 a 12 h.

Nas cirurgias vaginais, a sondagem é realizada por um membro da equipe cirúrgica paramentado, após o posicionamento, a assepsia completa, incluindo embrocação vaginal, e a colocação dos campos estéreis. Já em cirurgias abdominais, a sondagem pode ser realizada

ATLAS DE CIRURGIA GINECOLÓGICA

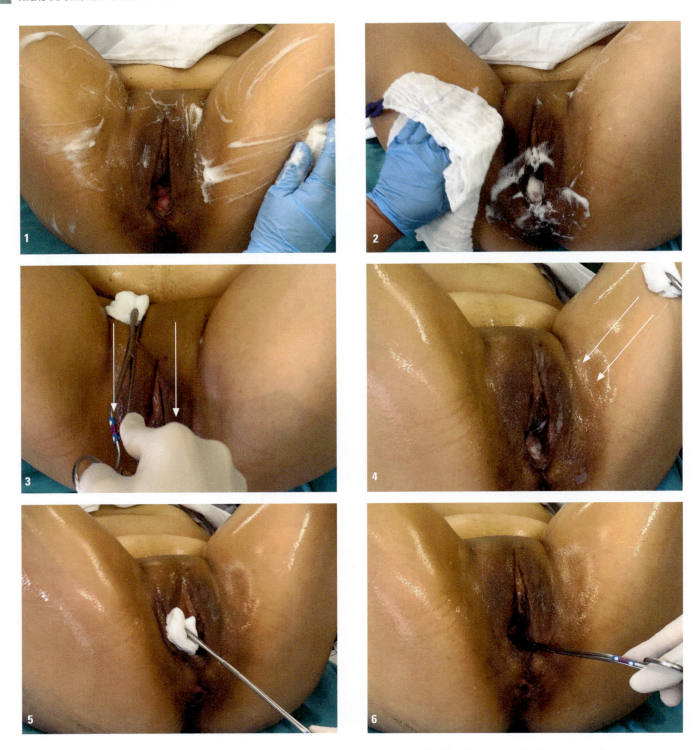

▲Figura 2-11 **Degermação e antissepsia do campo em cirurgia vaginal.** (*Continuação*) (1) Degermação com uso de escova contendo antisséptico. A esponja deve ser passada na raiz das coxas, na vulva, no introito vaginal, no períneo e na região perianal, nessa ordem, sendo desprezada a seguir. **2:** Após a degermação, enxugar a pele com compressa estéril. **3-4:** Iniciar a antissepsia com gaze montada em pinça longa, da pube em direção ao períneo e da raiz das coxas em direção ao períneo (setas). **5-6:** Embrocação vaginal. A pinça com a gaze é inserida no canal vaginal, e com movimentos circulares é feita a assepsia vaginal.

(*Continua*) ▶

PREPARAÇÃO PARA A CIRURGIA

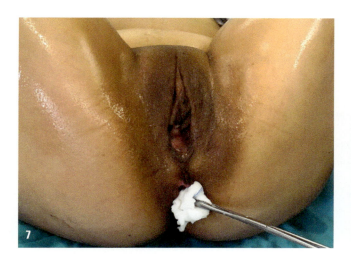
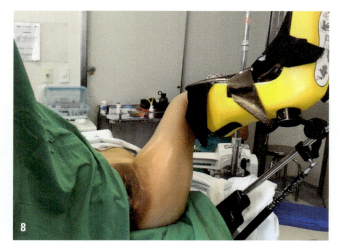
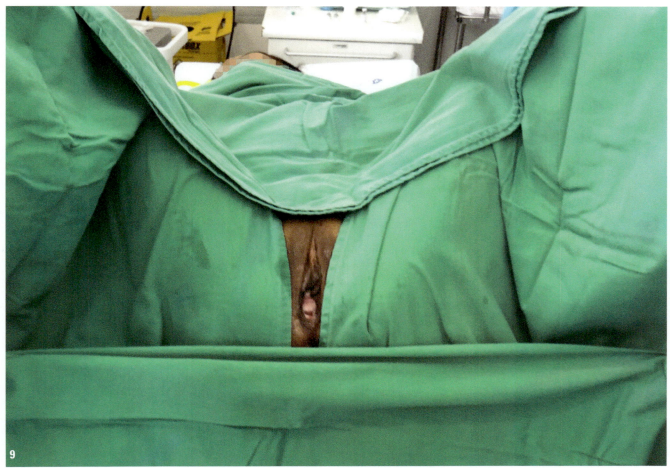

▲ **Figura 2-11 Degermação e antissepsia do campo em cirurgia vaginal.** (*Continuação*) (7) no final, realiza-se a assepsia da região perianal. (8) Colocação dos campos estéreis, inferior e na perna direita. A seguir, são colocados os demais campos, na outra perna, superior e recobrindo o períneo. (9) Exposição do campo cirúrgico, com os campos colocados. O campo inferior está preso aos campos laterais por meio de pinças Backaus.

CAPÍTULO 2

pelo profissional de enfermagem ou por um membro da equipe, após a anestesia, mas antes da assepsia do campo cirúrgico.

A sonda deve ter sempre seu funcionamento testado antes de ser inserida na paciente, insuflando-se o balão e verificando-se sua integridade (Figura 2.12-1).

Após adequada assepsia de vulva, introito vaginal e meato uretral, introduz-se no meato uretral a extremidade da sonda, lubrificada com gel aquoso ou gel de lidocaína, até que se verifique saída de urina pela outra extremidade. Isso significa que a sonda atingiu a luz vesical. Nesse momento, introduz-se mais 3 a 5 cm a sonda, certificando-se de que o insuflamento do balão não será realizado dentro da uretra ou do colo vesical. O balão é inflado com água destilada, no volume indicado pelo calibre da sonda, e gentilmente tracionado para a posição do colo vesical. Conecta-se, a seguir, o sistema de coletor fechado de urina (Figura 2.12-2 a 2.12-8). O conjunto de sonda e coletor deve ser fixado à perna da paciente (nas cirurgias abdominais) ou ao campo cirúrgico (nas cirurgias vaginais), de maneira que a sonda não seja tracionada inadvertidamente, o que poderia lesar o colo vesical ou a uretra.

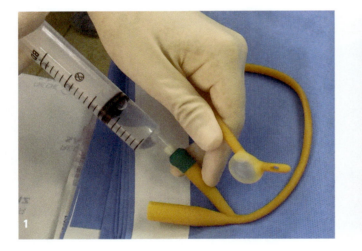
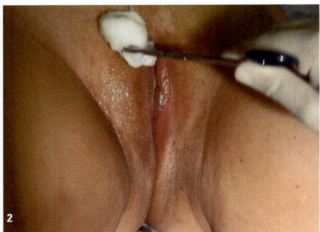
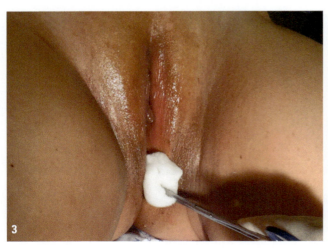
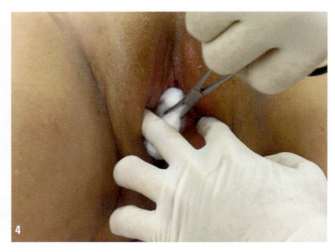

▲ **Figura 2.12 Sondagem vesical.** (**1**) Teste do balão da sonda. Observa-se insuflamento do balão com água destilada. (**2 e 3**) Assepsia da vulva com solução não alcoólica de clorexidina. (**4**) Abertura dos lábios vulvares para assepsia do introito vaginal e do meato uretral.

(*Continua*) ▶

PREPARAÇÃO PARA A CIRURGIA

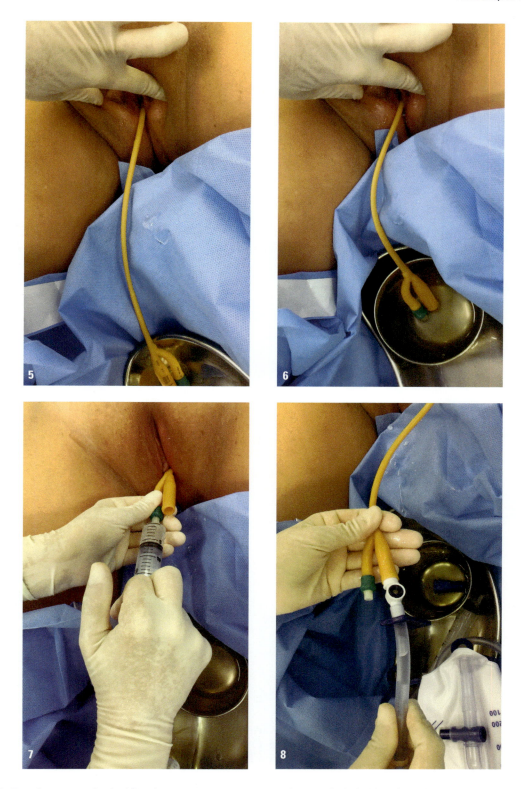

▲**Figura 2.12 Sondagem vesical.** (*Continuação*) (5) Passagem da sonda lubrificada pela uretra. (6) Saída de urina pela sonda, demonstrando seu posicionamento adequado na luz vesical. (7) Inserção mais profunda da sonda na bexiga, certificando-se do seu correto posicionamento, e balão insuflado com água destilada. (8) Sistema coletor fechado de urina conectado à sonda vesical.

POSICIONAMENTO DA EQUIPE CIRÚRGICA

A posição dos membros da equipe cirúrgica varia conforme o tipo de cirurgia (Figura 2.13). Assim, em cirurgias abertas infraumbilicais, o cirurgião geralmente fica do lado esquerdo da paciente. Nas cirurgias vaginais, o cirurgião fica sentado entre as pernas da paciente, posicionadas em perneiras. Já nas cirurgias laparoscópicas ginecológicas, o cirurgião também se posiciona à esquerda da paciente. Quando é necessário acesso vaginal combinado, é possível que um auxiliar se posicione entre as pernas apoiadas nas perneiras. Caso o cirurgião seja canhoto, as posições podem ser invertidas.

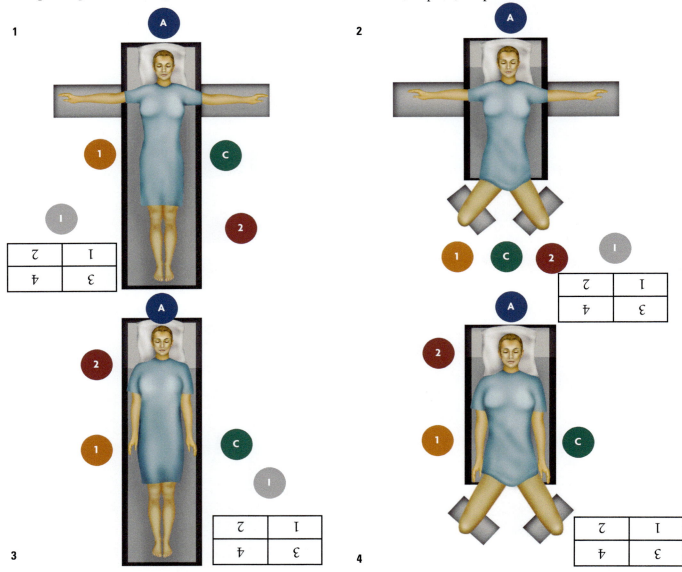

▲ **Figura 2.13 Posicionamento da equipe cirúrgica.** (**1**) Cirurgias abdominais infraumbilicais. O cirurgião fica à esquerda da paciente com o primeiro auxiliar à sua frente. O segundo auxiliar fica do lado esquerdo do cirurgião. O instrumentador a e a mesa ficam à direita da paciente, do lado direito do primeiro auxiliar. (**2**) Cirurgias vaginais. O cirurgião fica entre as pernas da paciente e tem um auxiliar de cada lado. O instrumentador e a mesa ficam à direita do cirurgião. (**3**) Cirurgias laparoscópicas. O cirurgião fica à esquerda da paciente com o primeiro auxiliar à sua frente. O segundo auxiliar fica do lado esquerdo do primeiro auxiliar. O instrumentador a e a mesa ficam à esquerda da paciente, ao lado do cirurgião. (**4**) Quando a via laparoscópica necessita que a paciente esteja em posição de litotomia, um auxiliar pode se posicionar entre as pernas da paciente. A: anestesista; C: cirurgião; 1: primeiro auxiliar; 2: segundo auxiliar; I: instrumentador. Posicionamento da mesa cirúrgica. 1. instrumentos de diérese, 2. intrumentos de preensão e hemostasia, 3. intrumentos de síntese e fios cirúrgicos, 4. instrumentos auxiliares

COMENTÁRIOS DOS EDITORES

A segurança da paciente depende de toda a equipe de saúde envolvida.

A paramentação adequada da equipe e a assepsia no hospital e em particular no centro cirúrgico são indispensáveis para evitar infecções operatórias.

O posicionamento correto da paciente na mesa cirúrgica evita lesões neurológicas ou vasculares decorrentes de compressões ou estiramentos desnecessários. Além disso, o posicionamento da maca cirúrgica deve ser verificado, mantendo a orientação cabeceira-perneiras. Isso evita que o acionamento de posição de Trendelemburg ou de Proclive não seja feito de maneira invertida.

A manutenção da dignidade da paciente, evitando exposição desnecessária, é fundamental.

Apesar de equipamentos médicos cada vez mais seguros e tecnológicos, a adequada preparação da equipe e da paciente na sala cirúrgica depende exclusivamente das pessoas envolvidas, e não deve ser deixada em segundo plano.

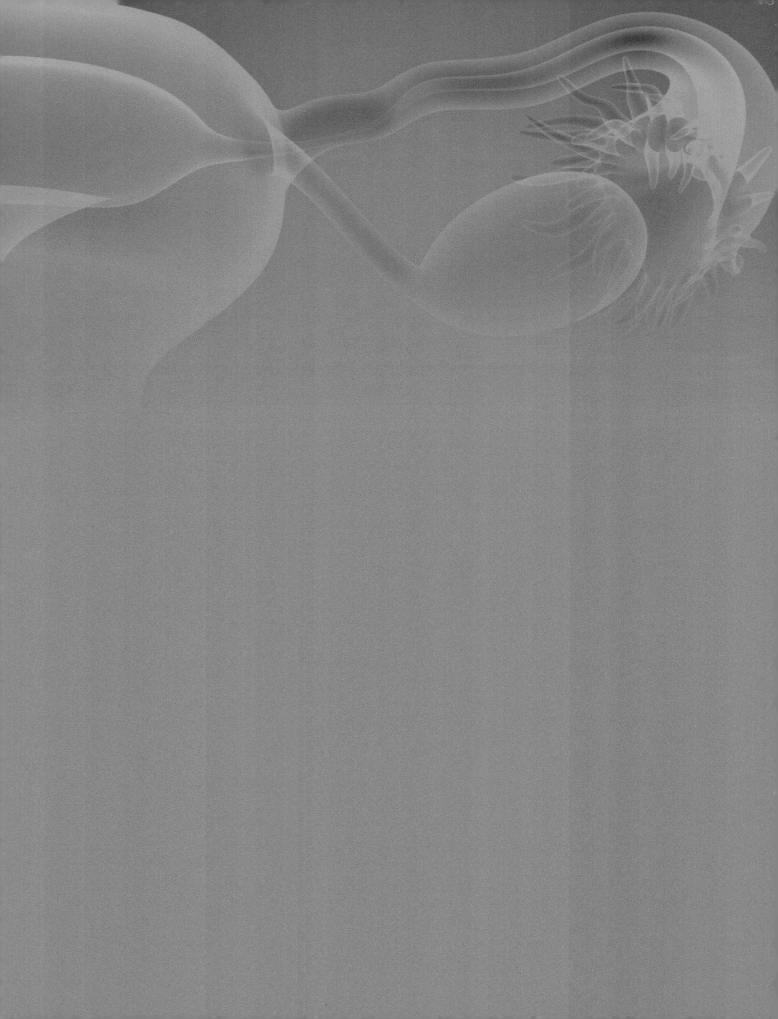

capítulo 3

INSTRUMENTOS E DRENOS CIRÚRGICOS

INTRODUÇÃO

Neste capítulo serão apresentados os principais instrumentos cirúrgicos utilizados em cirurgias ginecológicas nas diferentes vias de acesso: abdominal, vaginal, laparoscópica e histeroscópica. Também serão demonstrados os drenos cirúrgicos mais frequentemente utilizados, bem como suas respectivas formas de inserção.

3.1 Instrumentos Cirúrgicos

Os instrumentos utilizados em cirurgias abdominais e vaginais podem ser classificados, de acordo com seus materiais, em: de diérese, de apreensão, de hemostasia, de síntese e de exposição, além dos auxiliares e especiais (Quadro 3.1 e Tabela 3.1). Em cirurgia ginecológica, os instrumentos são dispostos na mesa cirúrgica conforme mostrado no Quadro 3.1.

TABELA 3.1 Instrumentos cirúrgicos.	
Tipo	Instrumento
Diérese	Bisturi, lâminas Tesoura de Mayo (reta e curva) e Metzenbaum (reta e curva)
Preensão e hemostasia	Pinça Kocher Pinça Kelly Pinça Crile Pinça Halsted Pinça Allis Pinça Babcock Pinça Mixter Pinça Faure Pinça Rochester
Síntese	Pinça Adison Pinça anatômica Pinça dente de rato Porta-agulha Mayo-Hegar Porta-agulha Mathieu Porta-agulha Heaney
Exposição	Válvulas maleáveis Válvula supra-púbica Válvula de peso Válvula Breisky Afastadores Farabeuf, Langbeck e Sims Afastadores Doyen e Deaver Afastador Gosset
Auxiliares e especiais	Pinça Backhaus Pinça Foerster Pinça Cheron Pinça Pozzi Pinça Museaux Pinça Collin Z Clamp Espéculos Histerômetro Velas de Hegar Curetas de Siemens Clamp intestinal Pinça Gaylor Medina Pinça Lahey Pinça Wertheim Cullen

INSTRUMENTOS DE DIÉRESE

São instrumentos utilizados para seccionar os tecidos, isto é, bisturis e tesouras.

Cabos e lâminas de bisturi

O bisturi é um instrumento cortante geralmente utilizado para incisões (pele, mucosa). Pode ser descartável, em que lâmina e cabo são uma peça única (Figura 3.1-1), ou em formato de cabo permanente com lâmina descartável, para ser montado no momento da cirurgia.

O cabo do bisturi número 3 mede 13 cm e é utilizado com as lâminas 9 a 17. Já o cabo de bisturi número 4 mede 13,5 cm e utiliza as lâminas 18 a 36 (Figura 3.1-2). Em ginecologia, as lâminas mais utilizadas são: 11, 15, 21, 22, 23 e 24 (Figura 3.1-3).

As lâminas devem ser encaixadas nos respectivos cabos com auxílio do porta-agulha. A extremidade superior da lâmina é apreendida com o porta-agulha e deslizada no cabo até que um estalido demonstre o encaixe correto (Figuras 3.1-4 e 3.1-5). A remoção da lâmina do cabo segue o processo inverso.

O bisturi pode ser empunhado na forma de lápis ou em arco de violino. Na forma de lápis, é movimentado pelos dedos, e não pelo braço, e a lâmina tem pequena superfície de corte em contato com o tecido, permitindo mais equilíbrio e precisão (Figura 3.1-6). Já com a empunhadura em forma de arco de violino, o movimento é feito belo braço e há maior contado da lâmina com o tecido, sendo utilizada para incisões mais longas (Figura 3.1-7).

Tesouras

As tesouras retas são geralmente utilizadas para cortar fios, já as tesouras curvas são empregadas para corte de tecidos e vasos ou para a divulsão tecidual. Ambas podem ter pontas rombas ou afiadas.

A divulsão dos tecidos pode ser feita por diérese incruenta ou dissecção romba, quando são inseridas entre os tecidos com as lâminas fechadas e retiradas com elas abertas. As tesouras de ponta romba são mais utilizadas para esse tipo de dissecção.

A tesoura de Mayo é utilizada para seccionar tecidos mais espessos, como aponeurose e fáscias. A tesoura de Metzembaum, por sua vez, é bastante usada na divulsão de tecidos por dissecção romba e no corte de estruturas delicadas, como vasos.

A empunhadura da tesoura é feita com a ponta do polegar e a ponta do 4º dedo nas argolas. O dedo indicador mantém a precisão e, o 3º dedo, a estabilidade (Figura 3.2)

INSTRUMENTOS DE PREENSÃO E HEMOSTASIA

São instrumentos para apreender tecidos, reparar fios ou estruturas e realizar pinçamento e hemostasia temporária de pedículos vasculares, para que possam ser ligados por sutura ou cauterizados.

Durante o procedimento cirúrgico, a hemostasia é realizada por meio da preensão dos pedícu-

INSTRUMENTOS E DRENOS CIRÚRGICOS

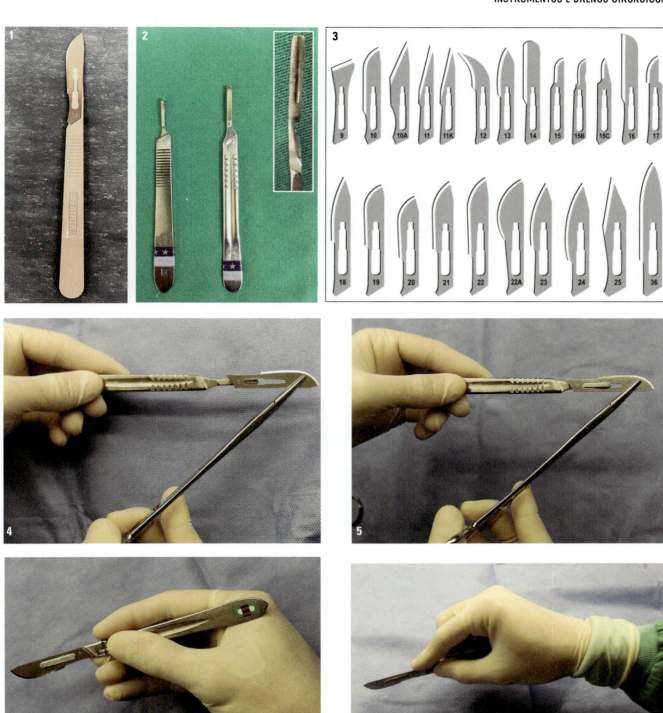

▲**Figura 3.1 Bisturis. (1)** Bisturis descartável para uso único. **(2)** Cabos de bisturi permanente números 3 (à direita) e 4 (à esquerda). No detalhe, observa-se a fenda lateral na extremidade do bisturi onde se encaixa a lâmina. **(3)** Lâminas de bisturi para uso único. **(4)** e **(5)** Montagem da lâmina no cabo de bisturi utilizando o porta-agulha. A lâmina é apreendida pelo porta-agulha e encaixada na extremidade do cabo do bisturi até que ocorra o estalido de encaixe. Para remoção da lâmina com auxílio do porta-agulha, é feito o movimento inverso. **(6)** Empunhadura do bisturi em lápis. **(7)** Empunhadura do bisturi em arco de violino.
Fonte: scalpel blade size chart (disponível na internet).

ATLAS DE GINECOLOGIA

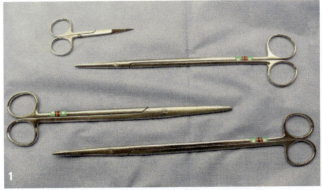

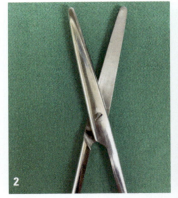
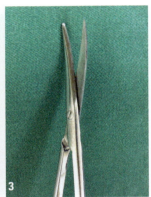

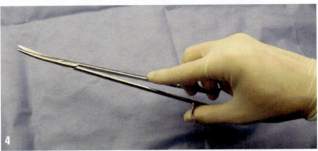

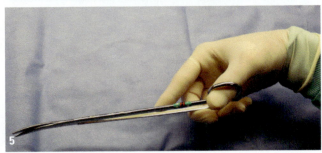

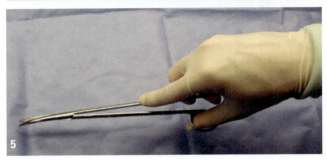

▲ **Figura 3.2 Tesouras.** (1) Modelos de tesoura, de cima para baixo: tesoura de ponta afiada, tesoura de Metzembaum reta, tesoura de Mayo reta, tesoura de Mayo curva. (2) Tesoura de Mayo de ponta romba. (3) Tesoura de Mayo de ponta afiada. (4) a (6) Empunhadura da tesoura. Observa-se que o polegar e o 4º dedo são inseridos nas argolas e o indicador e o 3º dedos são responsáveis por manter a precisão e a estabilidade da tesoura.

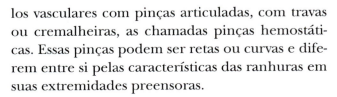

los vasculares com pinças articuladas, com travas ou cremalheiras, as chamadas pinças hemostáticas. Essas pinças podem ser retas ou curvas e diferem entre si pelas características das ranhuras em suas extremidades preensoras.

As pinças retas são utilizadas para reparar estruturas amarradas ou apresentar ligaduras, enquanto as curvas são utilizadas para apresentar bordas de tecidos e para fazer ligadura de vasos ou outras estruturas, apresentando-os para a ligadura por sutura.

Pinça Kocher (reta ou curva)

Pinça articulada em que as extremidades preensoras apresentam ranhuras transversais em toda a extensão. Na extremidade, apresentam um "dente de rato", que permite uma forte apreensão dos tecidos e consequentemente, causa maior dano tecidual (Figura 3.3). Utilizada, por exemplo, para apreensão e apresentação de tecidos densos e fibróticos, como aponeurose abdominal durante laparotomias.

Pinça Kelly

Pode ser reta ou curva e apresenta ranhuras transversais em dois terços de sua extremidade preensora (Figura 3.4). Uma das pinças utilizadas em ginecologia, particularmente para hemostasia de pedículos vasculares (curvas) e reparo de suturas ou estruturas (retas).

Pinça Crile (reta ou curva)

Apresenta ranhuras transversais em toda a sua superfície preensora, o que permite que seja aplicada lateralmente e evita deslizamento dos tecidos

INSTRUMENTOS E DRENOS CIRÚRGICOS

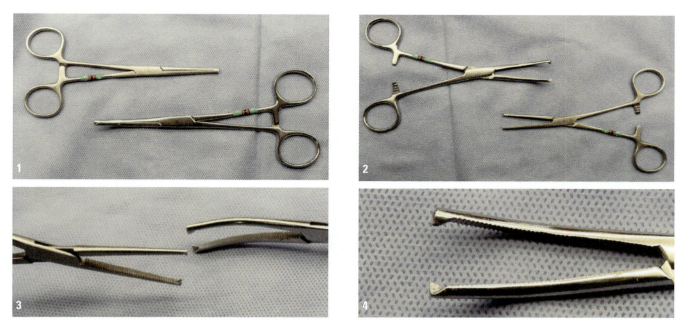

▲**Figura 3.3 Pinça Kocher.** **(1)** De cima para baixo: pinças reta e curva fechadas. **(2)** De cima para baixo: pinças curva e reta abertas. **(3)** Detalhes das ranhuras transversais nas extremidades preensoras das pinças. **(4)** Detalhe do dente de rato na extremidade da pinça.

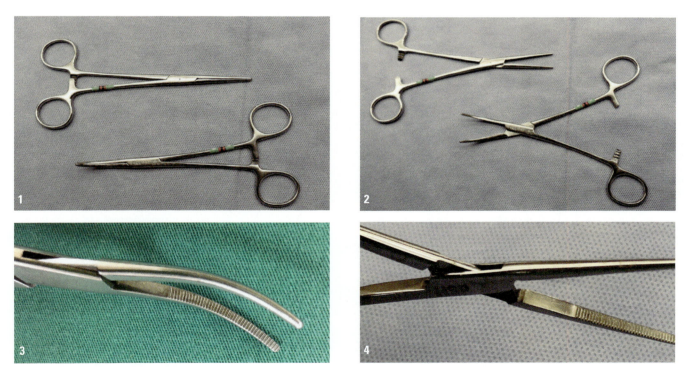

▲**Figura 3.4 Pinças Kelly.** **(1)** Pinças fechadas, reta e curva. **(2)** Pinças abertas, reta e curva. **(3)** Ranhuras ocupando 2/3 da extremidade da pinça curva. **(4)** Ranhuras ocupando 2/3 da extremidade da pinça reta.

apreendidos (Figura 3.5). Utilizada nas mesmas situações que a pinça Kelly.

Pinça Halsted (reta ou curva)

Pinça hemostática mais delicada, também conhecida como "pinça mosquito", apresenta ranhuras transversais delicadas em toda a sua superfície preensora, diferentemente da pinça Kelly, na qual as ranhuras estão presentes em 2/3 da superfície preensora. É utilizada no pinçamento de vasos de pequeno calibre ou no reparo de fios e pode ser reta ou curva (Figura 3.6).

Pinça Allis

Pinça de apreensão traumática, contém hastes paralelas que não se tocam e extremidades curvas serrilhadas em suas faces de contato (Figura 3.7). É utilizada para apreender e expor bordas de tecidos seccionados ou estruturas a serem ligadas ou extirpadas. Por ser traumática, é mais usada para apreender tecidos que serão retirados no procedimento.

Pinça Babcock

Pinça de apreensão atraumática, contém hastes paralelas que não se tocam e extremidades curvas lisas em suas faces de contato (Figura 3.8). É utilizada para apreender e expor tecidos mais delicados, como alças intestinais

Pinça Mixter

Pinça hemostática longa, de pontas anguladas, contém ranhuras transversais em metade da superfície preensora (Figura 3.9). Pela angulação da sua extremidade, é muito útil para dissecar vasos ou para passagem de fios ao redor de pedículos vasculares. Também é utilizada para apreender cotos vasculares, para reforço de ligaduras e para pinçamento de vasos em profundidade na pelve.

Pinça Faure

Pinça hemostática longa utilizada no clampeamento de vasos de maior calibre, como vasos uterinos. Tem a extremidade levemente curvada,

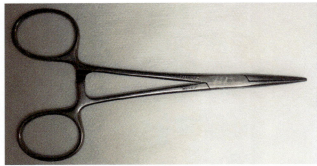
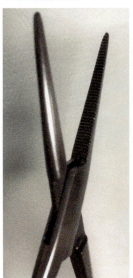
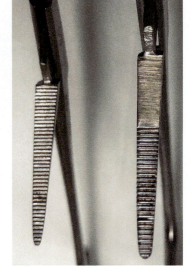
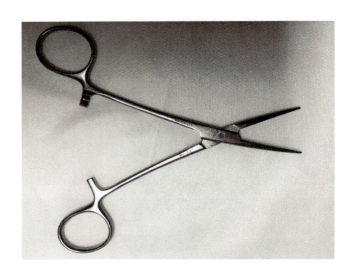

▲ **Figura 3.5 Pinça Crile.** (1) Pinça fechada. (2) Pinça aberta. (3) Detalhe da extremidade da pinça, com ranhuras em toda a sua extensão. (4) Detalhe da extremidade da pinça Crile à esquerda e da pinça Kelly à direita. A pinça Crile tem ranhuras transversais em toda a extremidade e a pinça Kelly somente em 2/3.

INSTRUMENTOS E DRENOS CIRÚRGICOS

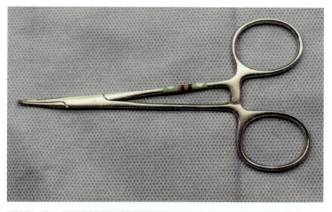
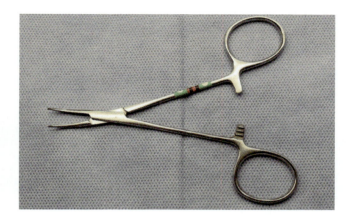
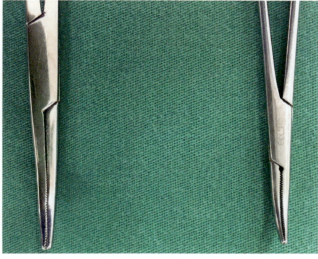

▲ **Figura 3.6 Pinça Halsted.** (1) Pinça curva fechada. (2) Pinça curva aberta. (3) Observa-se a comparação entre a pinça Kelly, com ranhuras em 2/3 da extremidade (à esquerda), e a Halsted (à direita), com ranhuras em toda a sua extremidade.

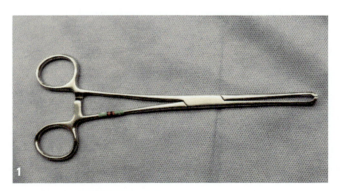
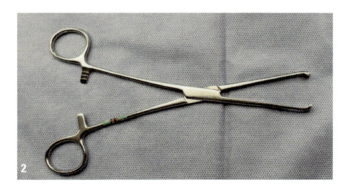
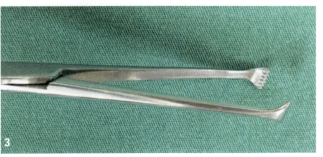

▲ **Figura 3.7 Pinça Allis.** (1) Pinça fechada. (2) Pinça aberta. (3) Detalhe da extremidade serrilhada da pinça.

CAPÍTULO 3

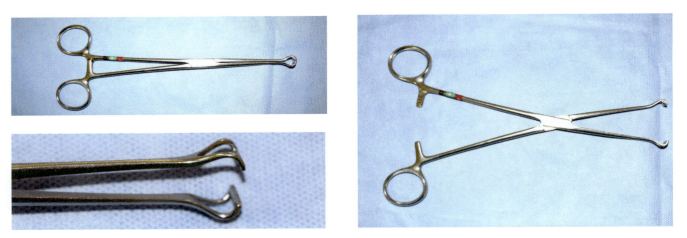

▲ **Figura 3.8 Pinça Babcock.** **(1)** Pinça fechada. **(2)** Pinça aberta. **(3)** Detalhe da extremidade lisa da pinça.

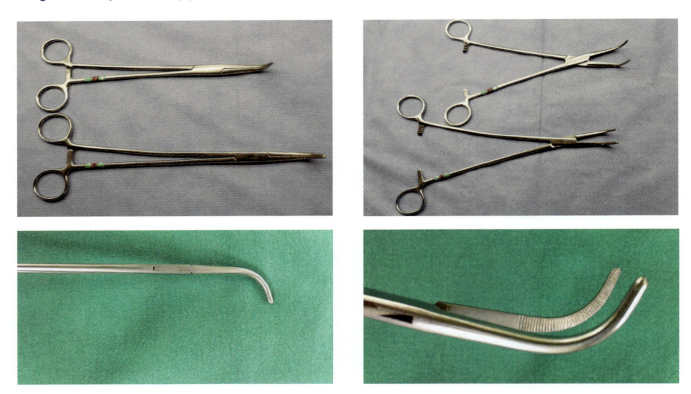

▲ **Figura 3.9 Pinça Mixter.** **(1)** Pinças fechadas. **(2)** Pinças abertas. **(3)** Detalhe da extremidade da pinça fechada. **(4)** Detalhe da extremidade da pinça aberta.

com serrilhado em toda a superfície preensora e um "dente de rato" na ponta (Figura 3.10). Permite apreensão segura e firme de vasos e de tecidos.

Pinça Rochester (reta ou curva)

Pinça hemostática longa e robusta, com ranhuras transversais mais grosseiras em toda a superfície preensora e extremidades mais longas e largas (Figura 3.11). Utilizada para pinçamento de vasos mais calibrosos e profundos e de feixes teciduais mais densos.

INSTRUMENTOS DE SÍNTESE

São instrumentos utilizados para segurar tecidos a serem suturados (pinças) ou para segurar agulhas para aplicação de pontos e suturas (porta-agulha).

INSTRUMENTOS E DRENOS CIRÚRGICOS

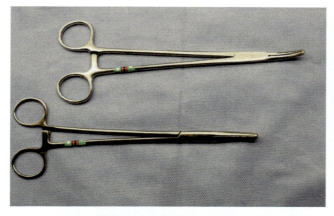
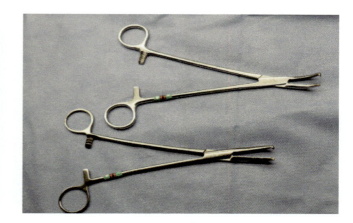
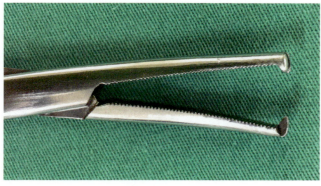

▲ **Figura 3.10** Pinça Faure. **(1)** Pinças fechadas. **(2)** Pinças abertas. **(3)** Detalhes da extremidade da pinça aberta. Observam-se o dente de rato e as ranhuras em toda a extremidade.

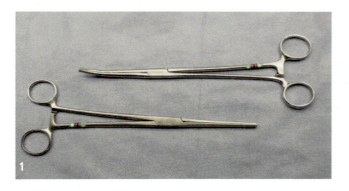
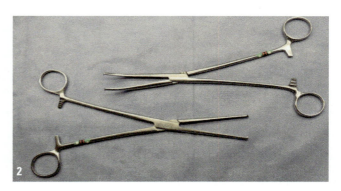
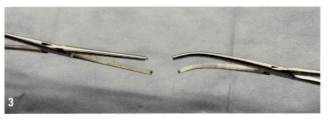

▲ **Figura 3.11 Pinça Rochester. (1)** Pinças fechadas. **(2)** Pinças abertas. **(3)** Detalhes da extremidade da pinça aberta. Observam-se o dente de rato e as ranhuras em toda a extremidade.

Pinça Adison (com e sem dente)

Pinça delicada, com hastes achatadas e alargadas no meio e extremidades finas e delicadas (Figura 3.12), utilizada para preensão de tecidos delicados e pele.

Pinça anatômica

Pinça delicada, de extremidades achatadas e com ranhuras transversais (Figura 3.13). Utilizada para apreender e expor, de modo atraumático, tecidos mais delicados, como músculos e alças intestinais.

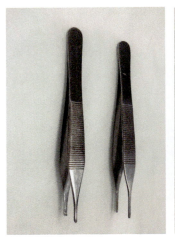 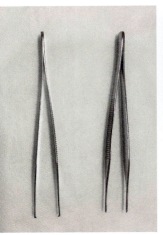 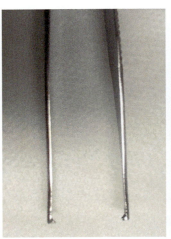 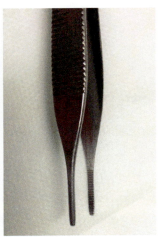

▲ **Figura 3.12 Pinça Adison. (1)** Vista frontal: pinça com dente e sem dente. **(2)** Vista lateral: pinça com dente e sem dente. **(3)** Detalhe da extremidade com dente. **(4)** Detalhe da extremidade sem dente.

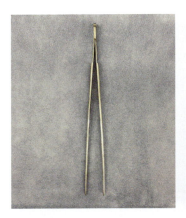 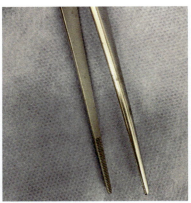 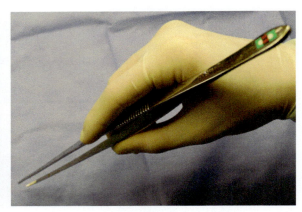

▲ **Figura 3.13 (1)** Pinça anatômica. **(2)** Detalhe da extremidade da pinça. **(3)** Empunhadura da pinça.

Pinça dente de rato

Pinça com um "dente de rato" em sua extremidade (Figura 3.14), utilizada para apreender tecidos mais densos e resistentes, como aponeuroses e fáscias, durante dissecção ou sutura.

Porta-agulha Mayo-Hegar

Instrumento utilizado para segurar a agulha durante suturas, apresenta cremalheira e é manuseado do mesmo modo que as pinças hemostáticas. Tem as extremidades prensoras mais curtas e largas do que as pinças hemostáticas, com ranhuras cruzadas que deixam uma fenda longitudinal no centro, para evitar que a agulha se movimente durante a aplicação do ponto (Figura 3.15).

Porta-agulha Mathieu

Este instrumento não tem anéis para dedos nas hastes nem cremalheira. Suas hastes são unidas por uma mola que as mantém abertas (Figura 3.16). É usado com a mão espalmada e suas extremidades prensoras não têm fenda central entre as ranhuras, sendo utilizado, portanto, em suturas de estruturas com pouca resistência à passagem dos pontos.

Porta-agulha Heaney

Porta-agulha de ponta curvada, muito utilizado para passagem de pontos em locais angulados e confinados, faz parte dos instrumentos usados na histerectomia vaginal sem prolapso (Figura 3.17).

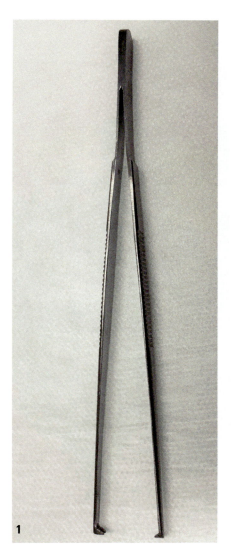
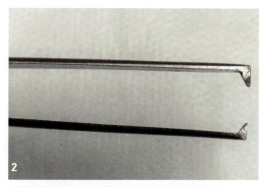
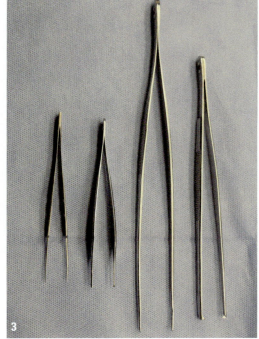

▲**Figura 3.14 Pinça dente de rato.** (1) Vista lateral. (2) Detalhe da extremidade da pinça com dente de rato. (3) Imagem comparativa das pinças – da esquerda para a direita: Adison sem dente, Adison com dente, anatômica e dente de rato.

INSTRUMENTOS DE EXPOSIÇÃO

São os instrumentos que afastam os tecidos para melhor exposição do campo operatório, conhecidos como válvulas e sapatas.

Válvulas maleáveis

São afastadores de aço inox maleável, utilizados durante cirurgias ginecológicas para afastar órgãos, parede abdominal e parede vaginal ou para proteger as alças abdominais durante o fechamento da incisão de laparotomia. Podem ter formato linear ou serem mais largas e arredondadas, também conhecidas como sapatas (Figura 3.18).

Válvula suprapúbica

Afastador manual curvo, colocado na região suprapúbica, permite afastar a parede abdominal para baixo e lateralmente, expondo melhor a cavidade pélvica e afastando a bexiga do campo operatório (Figura 3.19).

Válvula de peso

Válvula utilizada em cirurgias vaginais, apresenta canaleta em que se encaixa uma esfera metálica pesada (Figura 3.20). O peso dessa estrutura mantém a parede vaginal abaixada durante procedimentos de reconstrução de assoalho pélvico.

ATLAS DE GINECOLOGIA

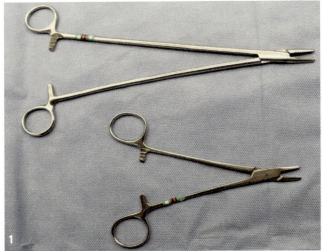
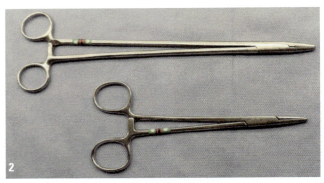
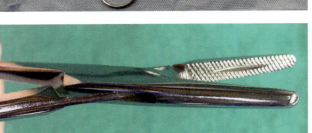
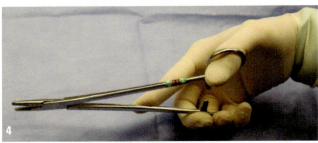
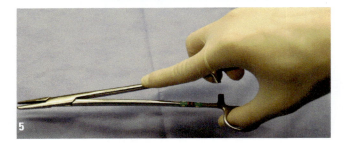

▲Figura 3.15 **Porta-agulha Mayo-Hegar.** (1) Porta-agulhas abertos. (2) Porta-agulhas fechados. (3) Detalhe das extremidades do porta-agulha. (4) e (5) Empunhadura do porta-agulha.

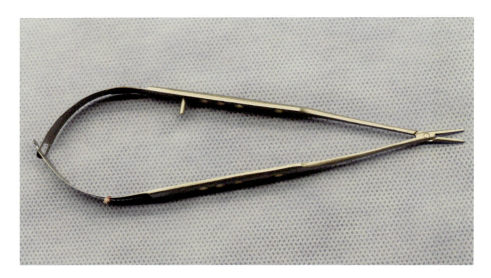

▲Figura 3.16 **Porta-agulha Mathieu.**

54   CAPÍTULO 3

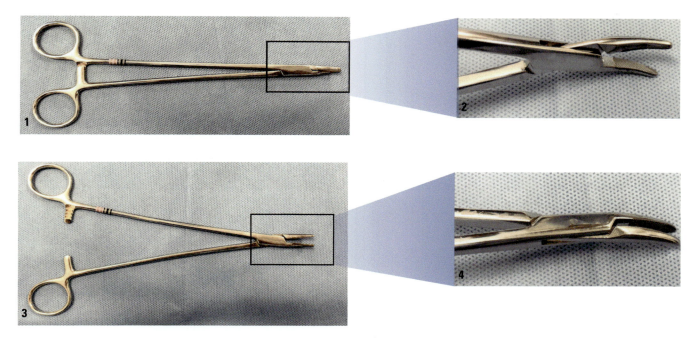

▲Figura 3.17 **Porta-agulha Heaney.** (1) Porta-agulha fechado. (2) Porta-agulha aberto. (3) e (4) Detalhes da extremidade do porta-agulha.

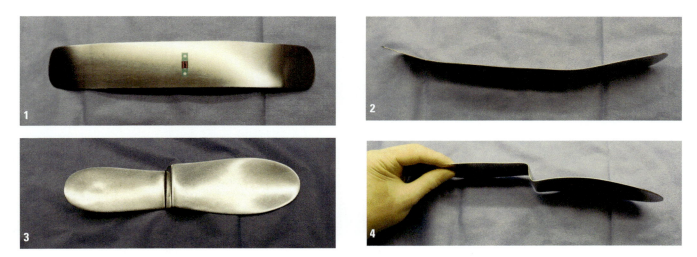

▲Figura 3.18 **Válvulas maleáveis.** (1) Válvula larga, vista frontal. (2) Válvula larga, vista lateral. (3) Sapata, vista frontal. (4) Sapata, vista lateral.

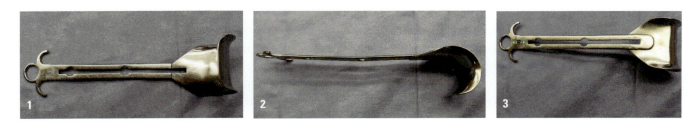

▲Figura 3.19 **Válvula suprapúbica.** (1) Vista frontal. (2) Vista lateral. (3) Vista posterior.

ATLAS DE GINECOLOGIA

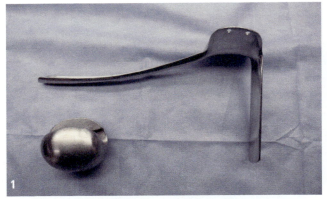
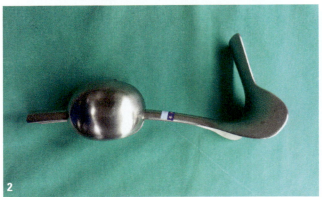
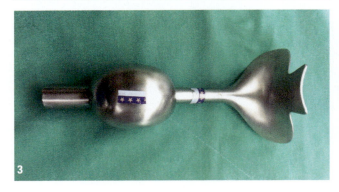

▲ **Figura 3.20 Válvula de peso. (1)** O peso metálico e a válvula são separados. Ele deve ser encaixado na válvula. **(2)** Válvula montada, vista lateral. **(3)** Válvula montada, vista frontal.

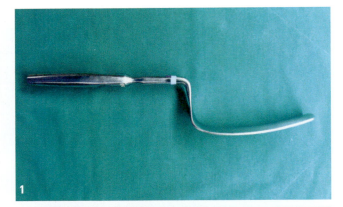
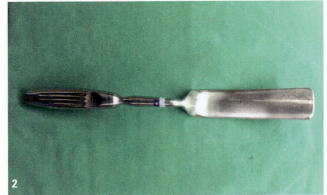
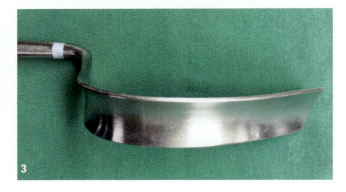

▲ **Figura 3.21 Válvula Breisky-Navratil. (1)** Vista lateral. **(2)** Vista frontal. **(3)** Detalhe da curvatura da válvula.

Válvula Breisky-Navratil

Afastador rígido, de lâmina arqueada e curvada, utilizado em cirurgias vaginais para exposição do colo do útero e das paredes vaginais (Figura 3.21). Auxilia na apresentação do campo cirúrgico vaginal de histerectomias de útero não prolapsado e no acesso ao ligamento sacroespinhal.

Afastadores Farabeuf, Langenbeck e Sims

Os afastadores Farabeuf são utilizados nas incisões abdominais para afastamento de planos superficiais, como subcutâneo e aponeurose. O afastador Langenbeck tem cabo e empunhadura mais longos, podendo ser usado em planos pouco mais profundos. Já o afastador de Sims tem a extremidade mais arredondada (Figura 3.22).

INSTRUMENTOS E DRENOS CIRÚRGICOS

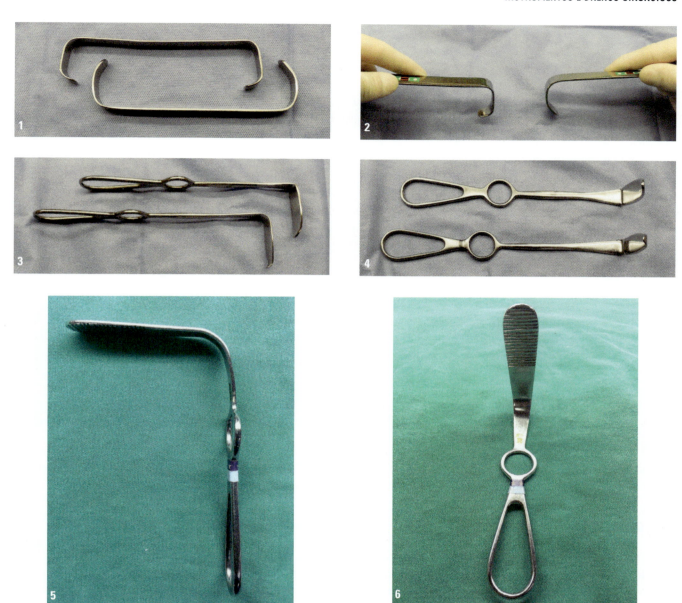

▲ **Figura 3.22 Afastadores.** (**1**) Afastadores Farabeuf. (**2**) Empunhadura dos afastadores Farabeuf. (**3**) Afastador Langenbeck, vista lateral. (**4**) Afastador de Langenbeck, vista frontal. (**5**) Afastador Sims, vista lateral. (**6**) Afastador Sims, vista frontal.

Afastadores Doyen e Deaver

Afastadores utilizados em cirurgias abominais para afastar ou elevar estruturas maiores, como a parede abdominal. O afastador Doyen tem a lâmina reta e larga, sendo mais usado para afastar ou elevar a parede abdominal. Já o afastador Deaver tem a extremidade em formato de semilua, sendo mais utilizado para afastar alças intestinais (Figura 3.23).

Afastador Gosset

Afastador autoestático utilizado para afastar a parede abdominal e manter o campo operatório amplo, está disponível em diversos tamanhos (Figura 3.24). Deve-se observar rigorosamente a posição das válvulas na parede abdominal, evitando a compressão inadvertida de alças intestinais e de nervos da parede abdominal.

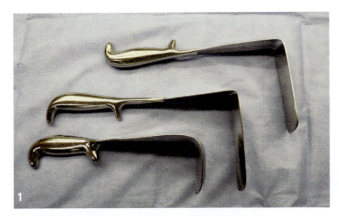 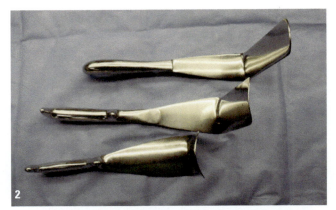
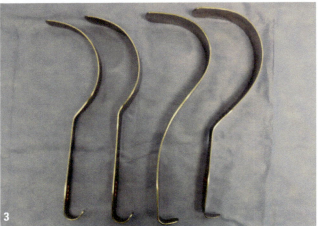 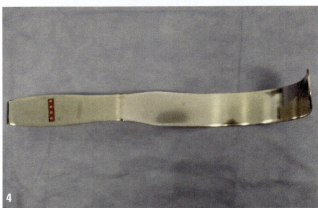

▲ **Figura 3.23 Afastadores.** (1) Afastadores Doyen de tamanhos diferentes, vista lateral. (2) Afastadores Doyen de tamanhos diferentes, vista frontal. (3) Afastadores Deaver, vista lateral. (4) Afastador Deaver, vista frontal.

INSTRUMENTOS ESPECIAIS

São instrumentos utilizados para prender campos cirúrgicos, promover assepsia do local da incisão ou realizar procedimentos específicos de uma especialidade cirúrgica, como a ginecologia.

Pinça Backhaus

É uma pinça de campo, com pontas agudas e curvas, utilizada para fixar os campos cirúrgicos de tecido. Em campos descartáveis, pode-se utilizar as pinças com pontas arredondadas, para evitar que o campo se rasgue com a tração (Figura 3.25).

Pinça Foerster

Pinça de hastes longas, com extremidades em formato de anel e superfície preensora revestida por ranhuras (Figura 3.26). É utilizada para segurar gazes ou compressas. Por ser longa, também é usada para limpeza e retirada de secreções da cavidade pélvica e abdominal durante laparotomias. Também é empregada como pinça para assepsia de campo operatório. Difere da pinça Collin por ser mais longa, com extremidade oval mais estreita.

Pinça Cheron

Pinça longa, de extremidade preensora pequena, utilizada para segurar gazes e fazer assepsia de campo cirúrgico abdominal ou vaginal (Figura 3.27).

Pinça Pozzi

É uma pinça longa com extremidades pontiagudas utilizada para a preensão do colo uterino em procedimentos vaginais (Figura 3.28).

Pinça Museux

Pinça longa com "dente de rato" em sua extremidade, utilizada para preensão do colo do útero ou do útero em cirurgias ginecológicas (Figura 3.29).

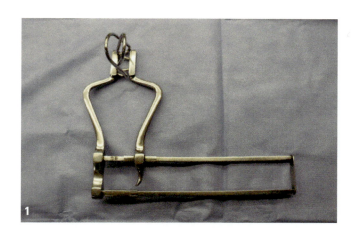
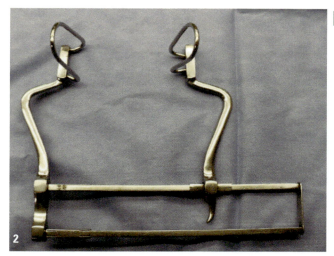
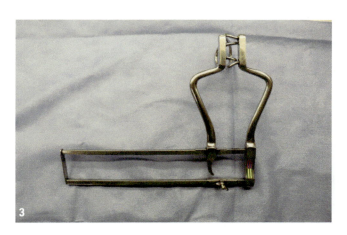
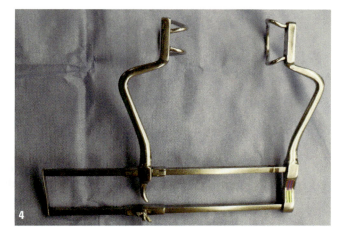

▲Figura 3.24 **Afastador de Gosset.** (1) Afastador fechado, vista frontal. (2) Afastador aberto, vista frontal. (3) Afastador fechado, vista posterior. (4) Afastador aberto, vista posterior.

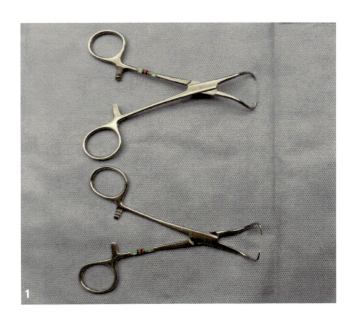
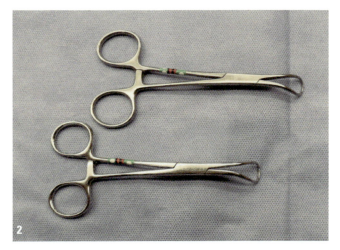

▲Figura 3.25 **Pinça Backhaus.** (1) Aberta, com pontas afiadas. (2) Fechada, com pontas afiadas. (*Continua*) ▶

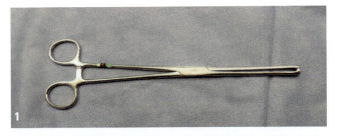
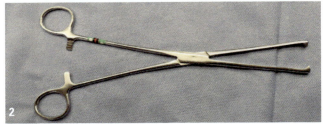
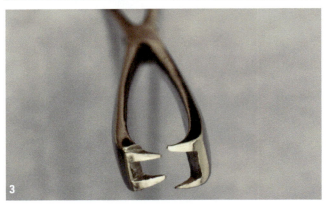

▲ **Figura 3.29 Pinça Museux. (1)** Pinça fechada. **(2)** Pinça aberta. **(3)** Detalhe da extremidade da pinça.

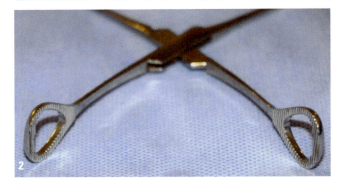
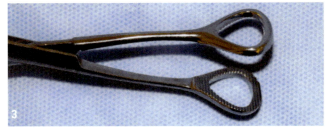

▲ **Figura 3.30 Pinça Collin. (1)** Pinça aberta. **(2)** e **(3)** Detalhes da extremidade da pinça.

Espéculos

Instrumentos úteis para o exame ginecológico, os espéculos mais utilizados são os bivalvados, de vários tamanhos, com sistema de rosca para abertura controlada das valvas (Figuras 3.32.1 a 3.32.4). Para sua inserção, entreabrem-se os lábios vaginais com a mão esquerda (ou não dominante) e coloca-se o espéculo obliquamente, pressionando-o contra a fúrcula vaginal e rotacionando-o à medida que é introduzido, até que a rosca fique virada para baixo, horizontalmente ao lado esquerdo da vagina. Ao atingir o fundo vaginal, abre-se lentamente a rosca até expor todo o colo do útero (Figuras 3.32.5 a 3.32.8). São utilizados em procedimentos cirúrgicos do colo uterino, vídeo-histeroscopia, inserção de dispositivo intrauterino ou curetagem uterina.

Histerômetro

Instrumento com escala graduada em centímetros, para mensurar a cavidade uterina. Pode ser de metal ou plástico descartável (Figura 3.33). Deve ser inserido cuidadosamente no orifício externo do colo até atingir o fundo da cavidade endometrial, permitindo medir a dimensão longitudinal da cavidade uterina.

Velas Hegar

São instrumentos cilíndricos, de diâmetros progressivos em intervalos de 0,5 cm ou 1 cm, utilizados para dilatar o colo uterino em procedimentos ginecológicos que necessitam acessar a cavidade uterina (Figura 3.34). Devem ser inseridas em sequência, a partir do menor diâmetro que ultrapasse o orifício interno

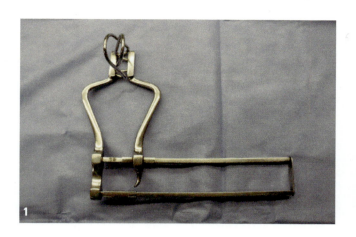
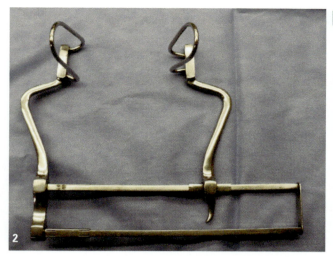
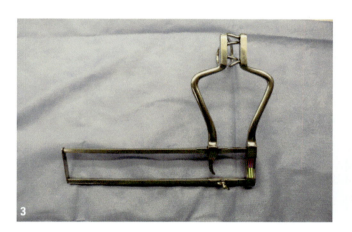
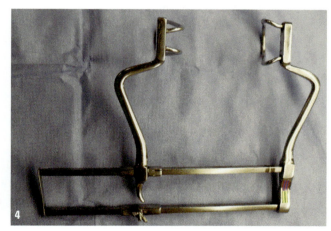

▲**Figura 3.24 Afastador de Gosset.** **(1)** Afastador fechado, vista frontal. **(2)** Afastador aberto, vista frontal. **(3)** Afastador fechado, vista posterior. **(4)** Afastador aberto, vista posterior.

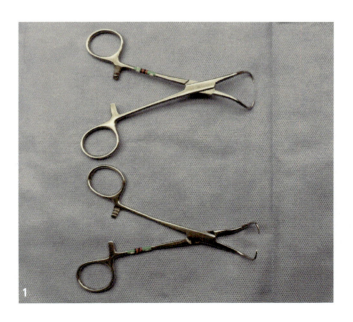
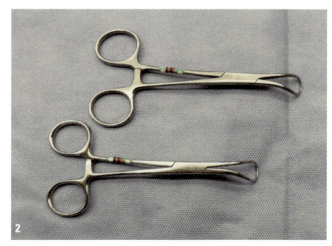

▲**Figura 3.25 Pinça Backhaus.** **(1)** Aberta, com pontas afiadas. **(2)** Fechada, com pontas afiadas. (*Continua*) ▶

CAPÍTULO 3   59

ATLAS DE GINECOLOGIA

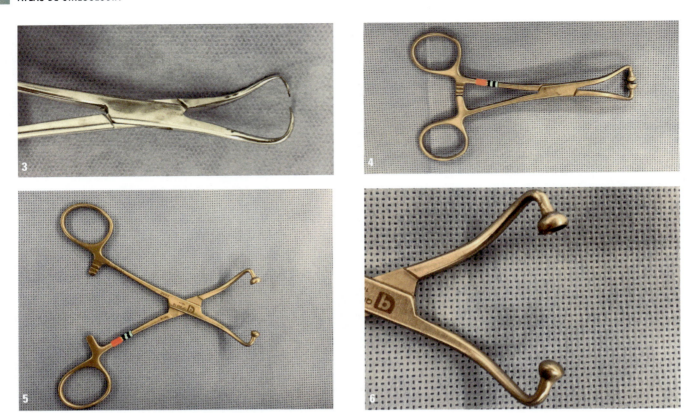

▲ **Figura 3.25 Pinça Backhaus.** (*Continuação*) **(3)** Detalhe da extremidade da pinça com pontas afiadas. **(4)** Fechada, com pontas arredondadas. **(5)** Aberta com pontas arredondadas. **(6)** Detalhe da extremidade da pinça com pontas arredondadas.

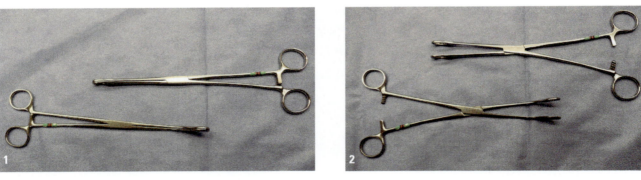

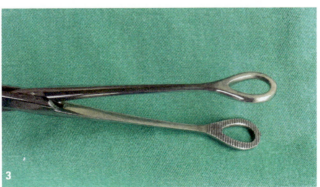

▲ **Figura 3.26 Pinça Foerster.** **(1)** Pinças fechadas. **(2)** Pinças abertas. **(3)** Detalhe da extremidade da pinça.

60   CAPÍTULO 3

INSTRUMENTOS E DRENOS CIRÚRGICOS

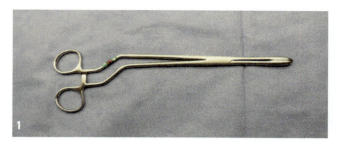
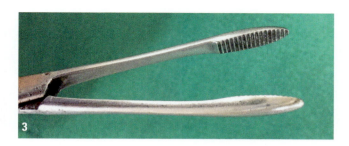
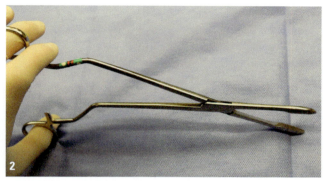

▲ **Figura 3.27 Pinça Cheron.** (1) Pinça fechada. (2) Pinça aberta. (3) Detalhe da extremidade da pinça.

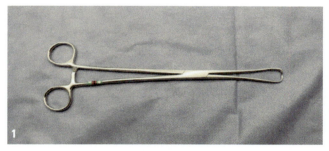
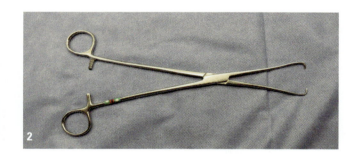
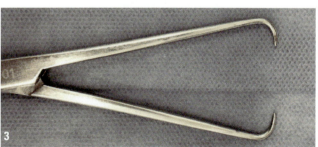

▲ **Figura 3.28 Pinça Pozzi.** (1) Pinça fechada. (2) Pinça aberta. (3) Detalhe da extremidade da pinça.

Pinça Collin

Pinça com extremidade preensora circular ou oval fenestrada, com ranhuras transversais, utilizada para a preensão da parede muscular de vísceras, como a parede uterina. Também conhecida como pinça coração, difere da pinça Foerster por ser mais curta, com extremidade circular mais larga (Figura 3.30).

Pinça Z-*clamp* (reta ou curva)

Tem extremidades robustas e atraumáticas, para manter firmemente o tecido com mínimo dano tecidual, e apresenta ranhuras transversas e longitudinais que impedem o deslizamento do tecido apreendido (Figura 3.31). É utilizada para histerectomia vaginal, sendo importante para a ligadura dos paramétrios.

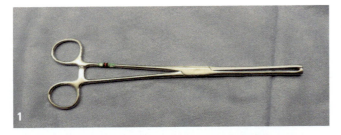
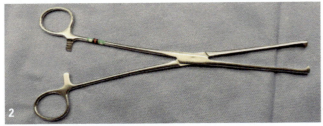
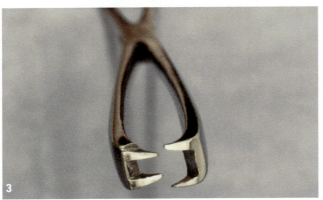

▲ **Figura 3.29 Pinça Museux.** (1) Pinça fechada. (2) Pinça aberta. (3) Detalhe da extremidade da pinça.

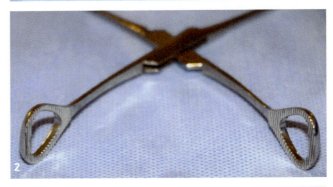
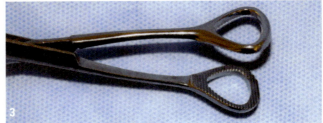

▲ **Figura 3.30 Pinça Collin.** (1) Pinça aberta. (2) e (3) Detalhes da extremidade da pinça.

Espéculos

Instrumentos úteis para o exame ginecológico, os espéculos mais utilizados são os bivalvados, de vários tamanhos, com sistema de rosca para abertura controlada das valvas (Figuras 3.32.1 a 3.32.4). Para sua inserção, entreabrem-se os lábios vaginais com a mão esquerda (ou não dominante) e coloca-se o espéculo obliquamente, pressionando-o contra a fúrcula vaginal e rotacionando-o à medida que é introduzido, até que a rosca fique virada para baixo, horizontalmente ao lado esquerdo da vagina. Ao atingir o fundo vaginal, abre-se lentamente a rosca até expor todo o colo do útero (Figuras 3.32.5 a 3.32.8). São utilizados em procedimentos cirúrgicos do colo uterino, vídeo-histeroscopia, inserção de dispositivo intrauterino ou curetagem uterina.

Histerômetro

Instrumento com escala graduada em centímetros, para mensurar a cavidade uterina. Pode ser de metal ou plástico descartável (Figura 3.33). Deve ser inserido cuidadosamente no orifício externo do colo até atingir o fundo da cavidade endometrial, permitindo medir a dimensão longitudinal da cavidade uterina.

Velas Hegar

São instrumentos cilíndricos, de diâmetros progressivos em intervalos de 0,5 cm ou 1 cm, utilizados para dilatar o colo uterino em procedimentos ginecológicos que necessitam acessar a cavidade uterina (Figura 3.34). Devem ser inseridas em sequência, a partir do menor diâmetro que ultrapasse o orifício interno

INSTRUMENTOS E DRENOS CIRÚRGICOS

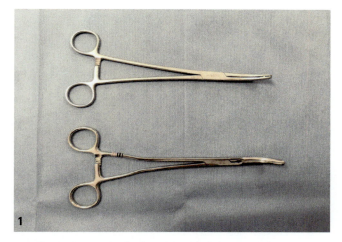
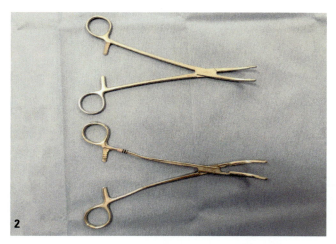
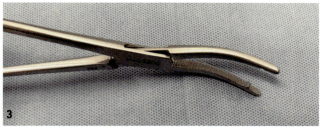
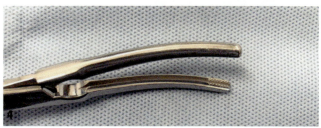

▲ **Figura 3.31** Pinças *Z-clamp*. **(1)** Pinças fechadas. **(2)** Pinças abertas. **(3)** Detalhe da extremidade serrilhada em toda a extensão. **(4)** Detalhe da extremidade serrilhada na ponta.

do colo do útero, até o diâmetro necessário para a introdução do instrumento cirúrgico desejado.

Curetas uterinas

Instrumentos de hastes longas, com extremidade circular curvada, utilizados para raspagem das paredes uterinas internas. Apresentam extremidades de tamanhos diferentes, fenestradas ou fechadas. As curetas de Siemens têm uma superfície áspera, para realizar a raspagem, e outra lisa, para proteger o útero (Figura 3.35)

Clamp intestinal ou pinça de coprostase

Pinça longa, com hastes atraumáticas, utilizada para a contenção de fluidos durante a manipulação de alças intestinais (Figura 3.36).

Pinça Gaylor-Medina

Pinça longa, com cremalheira, utilizada em biópsias do trato genital inferior. Em suas extremidades, apresenta fenda circular cortante (Figura 3.37). Ao ser fechada na área a ser biopsiada, corta o fragmento e o armazena na cavidade das extremidades.

Pinça Lahey

Pinça usada para apreensão firme e tração do colo do útero, com 2 ou 3 dentes (Figura 3.38). Em ginecologia, é usada para realização de histerectomias por via vaginal.

Pinça Wertheim Cullen

Pinça utilizada para preensão vaginal na cirurgia de Wertheim-Meigs, não deixando que o tumor entre em contato com a cavidade pélvica. Apresenta extremidade achatada com ranhuras, em ângulo reto (Figura 3.39).

INSTRUMENTOS ESPECIAIS PARA LAPAROSCOPIA

São instrumentos equivalentes aos anteriormente apresentados, porém utilizados em videolaparoscopia ginecológica e disponibilizados também em material descartável para uso único.

A seguir, serão apresentados os instrumentos mais comuns e disponíveis na maioria dos hospitais.

CAPÍTULO 3

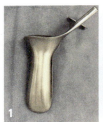
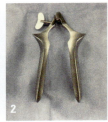
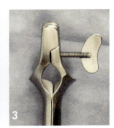
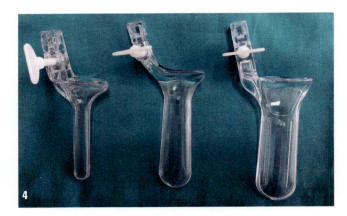
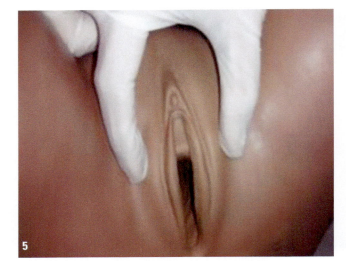
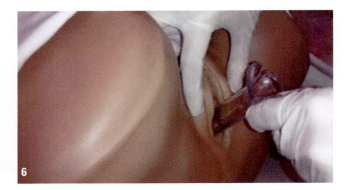
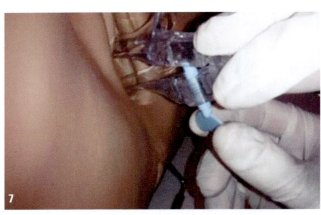
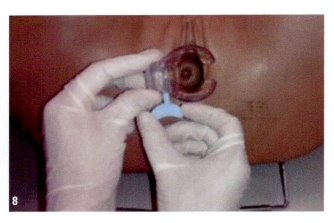

▲ **Figura 3.32 Espéculo vaginal bivalvado. (1)** Espéculo permanente fechado. **(2)** Espéculo permanente aberto. **(3)** Detalhe do sistema de rosca responsável pela abertura controlada das valvas do espéculo. Ao rosquear, as válvulas do espéculos se abrem. **(4)** Espéculos descartáveis de tamanhos diferentes. O primeiro é utilizado em mulheres com hímen íntegro ou estenose de introito vaginal. O segundo é o tamanho pequeno, e o terceiro é o tamanho grande. O tamanho deve ser escolhido de acordo com o introito vaginal de cada paciente. **(5)** Para inserção do espéculo, entreabrem-se os lábios vaginais com os dedos da mão não dominante. **(6)** O espéculo, em direção oblíqua, deve ser pressionado contra a fúrcula e rotacionado à medida que é introduzido. **(7)** Posição final do espéculo ao atingir o fundo vaginal, com a rosca virada para baixo, à esquerda, com as valvas dispostas horizontalmente. **(8)** Espéculo aberto no fundo vaginal, expondo todo o colo do útero.

INSTRUMENTOS E DRENOS CIRÚRGICOS

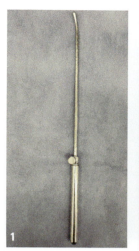
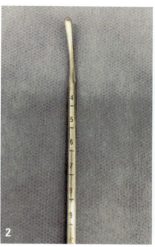
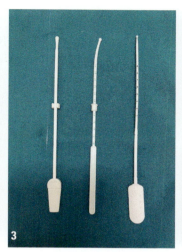
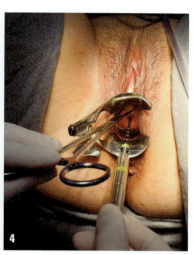

▲**Figura 3.33 Histerômetro. (1)** Histerômetro permanente montado. **(2)** Detalhe da escala numerada. **(3)** Modelos de histerômetros descartáveis. **(4)** Inserção do histerômetro no colo do útero. A pinça Pozzi traciona o lábio anterior do colo.

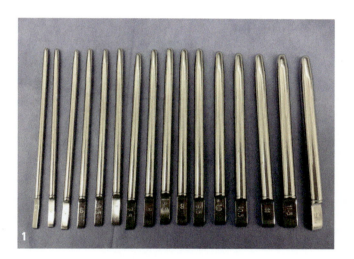
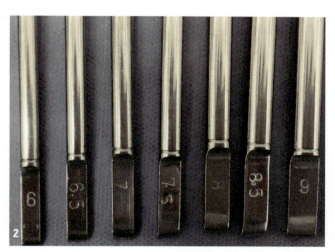
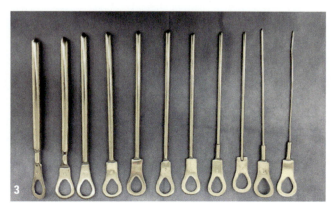
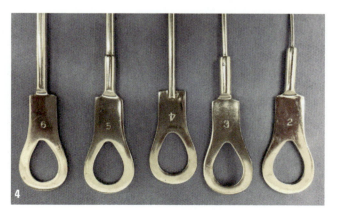

▲**Figura 3.34 Velas Hegar. (1)** Sistema de velas graduadas a cada 0,5 cm, com numeração correspondente em sua base. **(2)** Detalhe da base numerada das velas. **(3)** Sistema de velas graduadas a cada 1 cm, com numeração correspondente em sua base. **(4)** Detalhe da base numerada das velas.

CAPÍTULO 3

ATLAS DE GINECOLOGIA

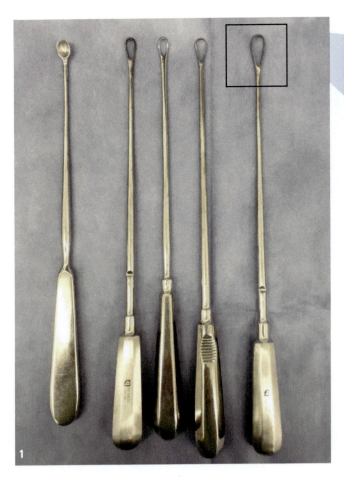
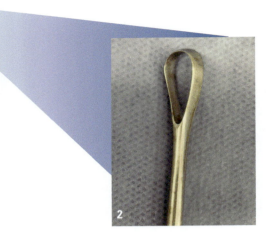

▲ **Figura 3.35 Curetas uterinas.** (1) Modelos de curetas uterinas. Observa-se a primeira cureta à esquerda, que é fechada. As demais são fenestradas ou de Siemens. (2) Detalhe da extremidade da cureta fenestrada.

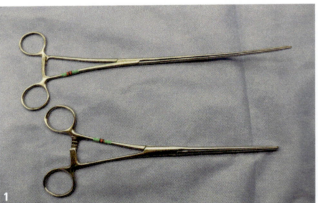
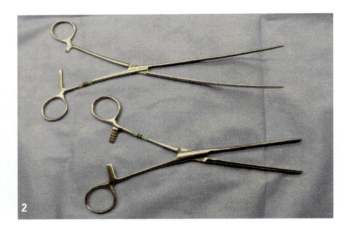
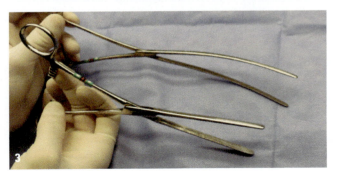

▲ **Figura 3.36** *Clamps* **intestinais reto e curvo.** (1) Pinças fechadas. (2) Pinças abertas. (3) Detalhes da extremidade das pinças.

INSTRUMENTOS E DRENOS CIRÚRGICOS

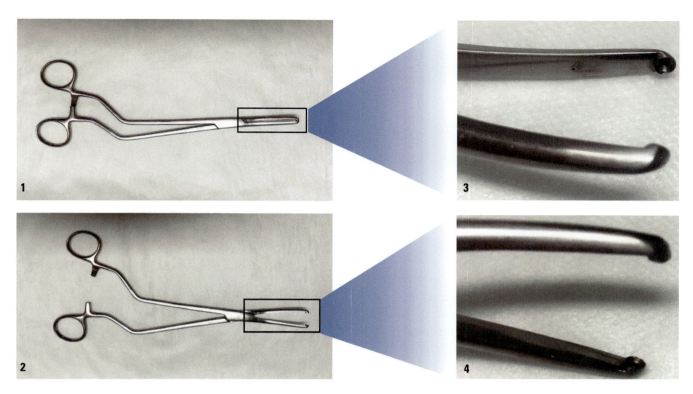

▲ **Figura 3.37 Pinça Gaylor Medina.** (1) Pinça fechada. (2) Pinça aberta. (3) e (4) Detalhes das extremidades da pinça mostrando a cavidade circular, metade em cada ponta da pinça.

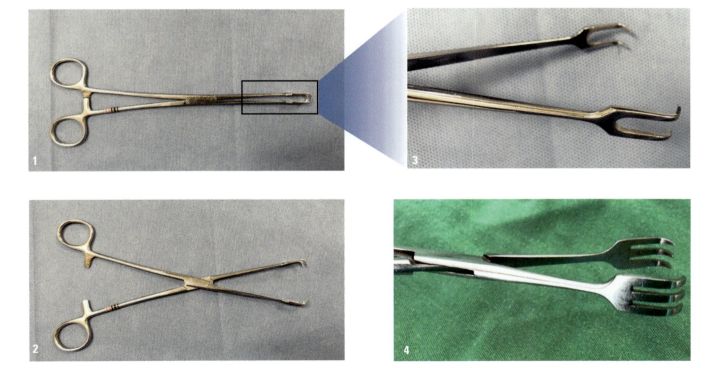

▲ **Figura 3.38 Pinças Lahey.** (1) Pinça fechada. (2) Pinça aberta. (3) Detalhe da extremidade da pinça com dois dentes. (4) Detalhe da extremidade da pinça com três dentes.

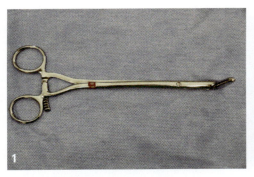 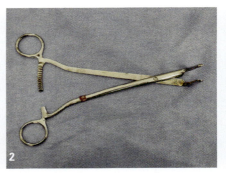 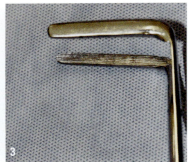

▲ **Figura 3.39** **Pinça Wertheim Cullen.** **(1)** Pinça fechada. **(2)** Pinça aberta. **(3)** Detalhe da extremidade angulada da pinça.

Agulha Veress

Agulha utilizada para instalação do pneumoperitônio em videolaparoscopia. Apresenta uma extremidade romba e retrátil e uma ponta biselada cortante (Figura 3.40). Assim que ocorre a perfuração da aponeurose e peritônio, há queda da resistência e a ponta romba é exteriorizada, ficando à frente da ponta cortante e diminuindo o risco de perfuração de órgãos intrabdominais.

Trocartes

Dispositivos que permitem acesso à cavidade peritoneal, disponíveis em material permanente ou descartável. Têm duas partes: uma externa, denominada bainha, e outra interna, o mandril com extremidade cortante. A bainha tem válvula para conexão da mangueira do gás e obturador para impedir a saída deste pela cavidade quando se retiram os instrumentos. Os diâmetros de trocartes mais utilizados são de 5 ou 10 mm (Figura 3.41). O modelo denominado Hasson tem o trocarte de ponta romba, sendo utilizado na videolaparoscopia de incisão aberta e fixado na aponeurose.

Pinças laparoscópicas

Palpador

Pinça em formato de bastão de metal, com ponta romba, que permite manipular alças e demais órgãos abdominais com segurança. Pode apresentar escala graduada em centímetros (Figura 3.42-1).

Cânula de punção

Cânula de 5 mm com extremidade de punção similar à de uma agulha. A outra extremidade pode ser adaptada a uma seringa, com a finalidade de aspirar líquidos de cistos pélvicos (Figura 3.42-2).

Pinças atraumáticas

Pinças utilizadas para apreensão de estruturas mais delicadas, tração suave ou dissecção romba. Apresentam extremidades curvas ou retas, com ranhuras.

Pinças de dissecção

Utilizadas para dissecar e apreender de estruturas mais delicadas, além de terem função hemostática (Figura 3.42-3 a 3.42-6). A pinça Maryland curva ou reta é um exemplo.

Pinças de preensão

Pinças de extremidades mais robustas, com dentes, utilizadas para segurar peças que serão retiradas, como miomas (Figuras 3.42.3 a 3.42.6).

Tesouras

Assim como as tesouras usadas em cirurgias abertas, as laparoscópicas podem ser mais delicadas ou mais grosseiras, usadas de acordo com o tecido a ser seccionado (Figura 3.42-5 e 3.42-6).

Porta-agulha

Equivalentes aos das cirurgias abertas, utilizados para suturas. Os nós podem ser realizados intrabdominalmente ou extracorpóreos, inseridos no abdome por meio de um empurrador de nós.

Acessórios para laparoscopia

Manipulador uterino

Instrumento inserido no útero por via vaginal utilizado para movimentar o órgão durante a la-

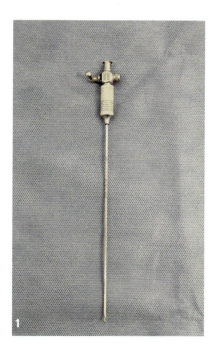
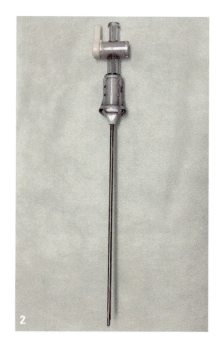
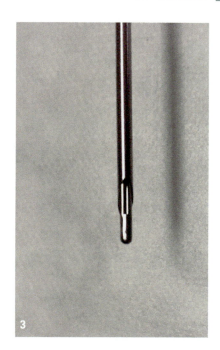
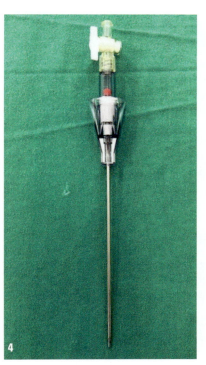
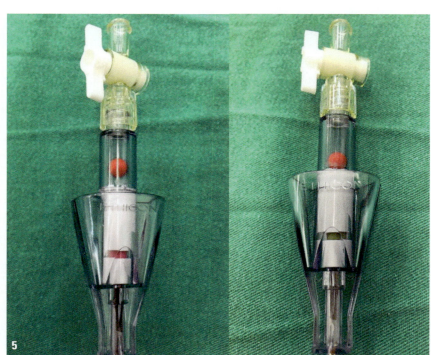

▲Figura 3.40 **Agulha Veress.** (1) Agulha permanente. Observa-se o sistema de válvula para conexão do tubo de insuflação. (2) Agulha descartável. Observa-se o sistema de válvula para conexão do tubo de insuflação. (3) Detalhe da extremidade da agulha mostrando o sistema de ponta romba e ponta afiada. (4) Outro modelo de agulha descartável com torneira/válvula reguladora. (5) Detalhe do sistema de identificação por cor: vermelho indica bisel cortante à frente da proteção romba; verde indica parte romba da agulha à frente do bisel.

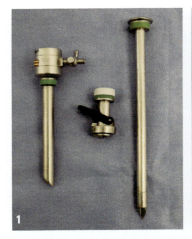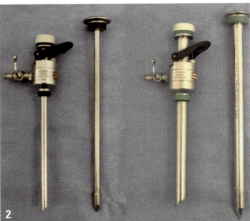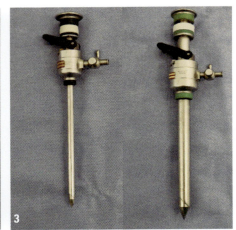
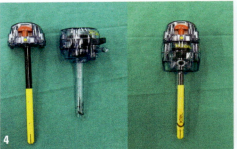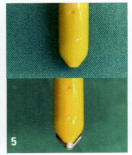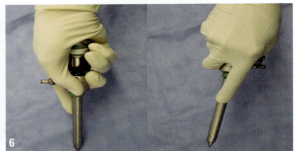

▲ **Figura 3.41 Trocartes. (1)** Trocarte permanente de 10 mm desmontado. Da esquerda para direita, observam-se a bainha externa, o obturador e o trocarte cortante. **(2)** Trocartes permanentes de 5 mm, à esquerda, e de 10 mm, à direita. A bainha externa está montada com o obturador e o trocarte está separado nos dois modelos. **(3)** Trocartes permanentes de 5 mm, à esquerda, e de 10 mm, à direita, montados e prontos para uso. **(4)** Modelo de trocarte descartável com sistema de proteção retrátil, de 5 mm, desmontado à esquerda e montado à direita, não acionado. **(5)** Detalhes das extremidades de proteção retrátil do trocarte, em cima em repouso e em baixo ativado. **(6)** Empunhadura do trocarte. Sua base está apoiada na região tenar da mão dominante do cirurgião, alinhando o trocarte perpendicularmente à linha da aponeurose. O dedo indicador à frente do trocarte permite sua estabilização e impede a movimentação abrupta.

paroscopia. Os manipuladores permanentes são feitos de metal e compostos por haste curvada simples. Podem ou não conter cânula, a qual permite injetar corantes para realização de cromotubagem. Há manipuladores descartáveis com copo plástico que molda o fundo vaginal, úteis nas histerectomias laparoscópicas, para ressaltar a parede vaginal a ser incisada (Figuras 3.43-1 a 3.43.6).

Aspirador-irrigador

Tubo metálico de 5 mm acoplado a um sistema de entrada e saída de líquidos (Figuras 3.43-7 e 3.43.8).

Eletrodo monopolar

Geralmente utilizado para realizar cortes em cirurgias laparoscópicas (Figura 3.43-9 a 3.43.10).

Mangueira de insuflação

Acessório que permite o transporte de gás usado para o pneumoperitôneo (Figura 3.43.11)

Cabo de fibra ótica

Transmite a luz da fonte para a otica (Figura 3.43-12)

INSTRUMENTOS ESPECIAIS PARA HISTEROSCOPIA

A histeroscopia pode ser realizada em regime ambulatorial ou cirúrgico. Para tanto, são utilizados instrumentos específicos a cada procedimento.

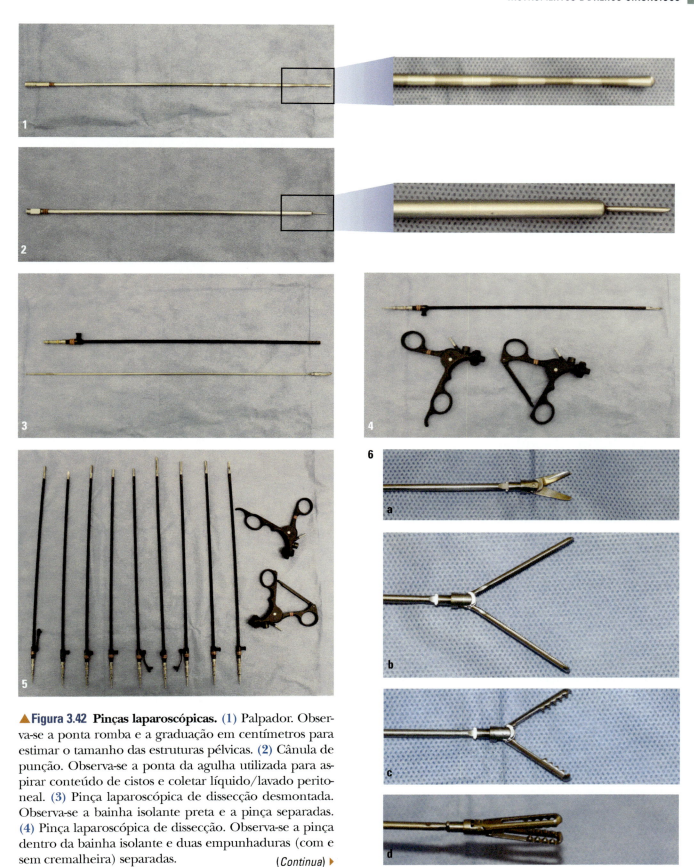

▲ Figura 3.42 Pinças laparoscópicas. (1) Palpador. Observa-se a ponta romba e a graduação em centímetros para estimar o tamanho das estruturas pélvicas. (2) Cânula de punção. Observa-se a ponta da agulha utilizada para aspirar conteúdo de cistos e coletar líquido/lavado peritoneal. (3) Pinça laparoscópica de dissecção desmontada. Observa-se a bainha isolante preta e a pinça separadas. (4) Pinça laparoscópica de dissecção. Observa-se a pinça dentro da bainha isolante e duas empunhaduras (com e sem cremalheira) separadas. (Continua) ▶

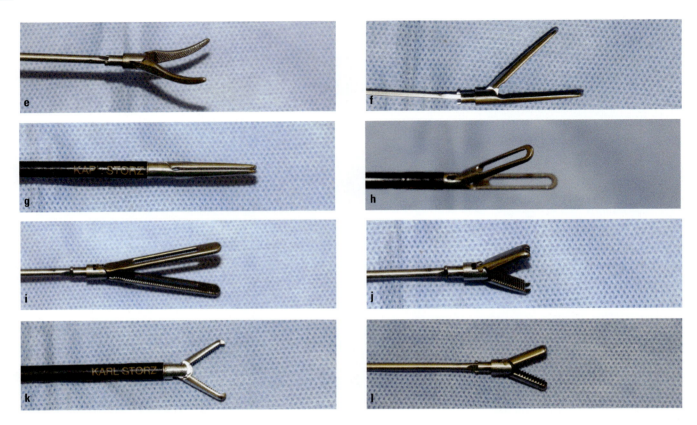

▲ Figura 3.42 Pinças laparoscópicas. (*Continuação*) (5) Conjunto de pinças laparoscópicas e empunhaduras separadas. (6) Detalhes das extremidades das pinças. a: tesoura curva Metzembaum; b: fórceps atraumáutico (*clamp* intestinal); c: fórceps atraumático; d: fórceps fenestrado atraumático; e: dissector curvo Maryland; f: fórceps de apreensão articulado de ação única (só uma haste abre) aberto; g: fórceps de apreensão articulado fechado; h: fórceps fenestrado de apreensão articulado de ação única (só uma haste abre) aberto; i: fórceps fenestrado de apreensão aberto de dupla ação (ambas as hastes abrem; *clamp* intestinal); j: detalhe de pinça traumática com dente; k: pinça traumática com dente; l: fórceps atraumático de apreensão.

Histeroscopia diagnóstica

Para a histeroscopia diagnóstica, são utilizados sistemas tradicionais ou de Bettocchi. O sistema tradicional utiliza ótica de 2,9 mm, com angulação de 30° e bainha (camisa) sem elemento de trabalho, composta por sistema de entrada de fluxo. Já o sistema de Bettocchi é composto por camisa interna diagnóstica com canal de trabalho unidirecional de fluxo e uma camisa externa de saída do meio de distensão. Podem ser utilizadas tesouras e pinças semirrígidas para biópsia e apreensão (Figura 3.44).

Histeroscopia cirúrgica

Para realização da histeroscopia cirúrgica, utiliza-se ótica de 4 mm e conjunto de ressectoscópio de 24 fr. O ressectoscópio é composto por obturador, acoplado ao conjunto camisa interna-externa. O obturador funciona como um dilatador para introdução através do colo uterino. Após a entrada na cavidade, ele é retirado para a introdução do ressectoscópio, seguido da ótica em seu interior. A camisa interna é um canal unidirecional que permite a entrada de líquido para distensão, o qual, por sua vez, sai pela camisa externa.

O ressectoscópio propriamente dito é composto por empunhadura ativa ou passiva, por onde se fixa o eletrodo de ressecção e o cabo de energia. Por dentro do ressectoscópio, insere-se a ótica de 4 mm com o cabo de luz (Figura 3.45).

INSTRUMENTOS E DRENOS CIRÚRGICOS

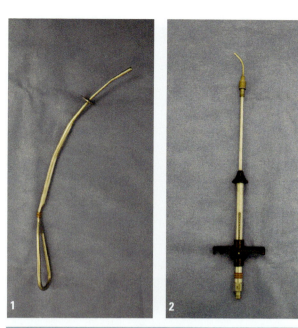
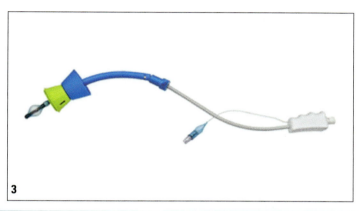
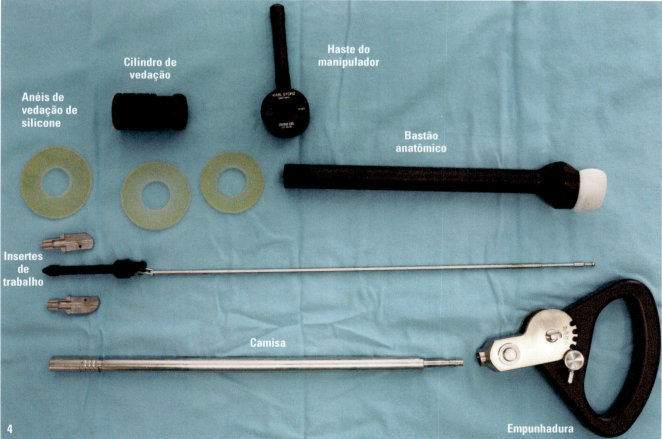

▲ **Figura 3-43 Acessórios para laparoscopia.** Manipuladores uterinos. **(1)** Manipulador uterino permanente simples. Observa-se que é apenas uma alça de metal curva, com aparador que se posiciona no colo para que a ponta não se movimente e perfure o fundo utrino. **(2)** Manipulador uterino com cânula para realização de cromotubagem. **(3)** Manipulador uterino descartável com extremidade em formato de copo que delineia a cúpula vaginal e facilita a sua abertura na histerectomia laparoscópica. **(4)** Manipulador permanente Clermont Ferrand desmontado.

(*Continua*) ▶

CAPÍTULO 3

ATLAS DE GINECOLOGIA

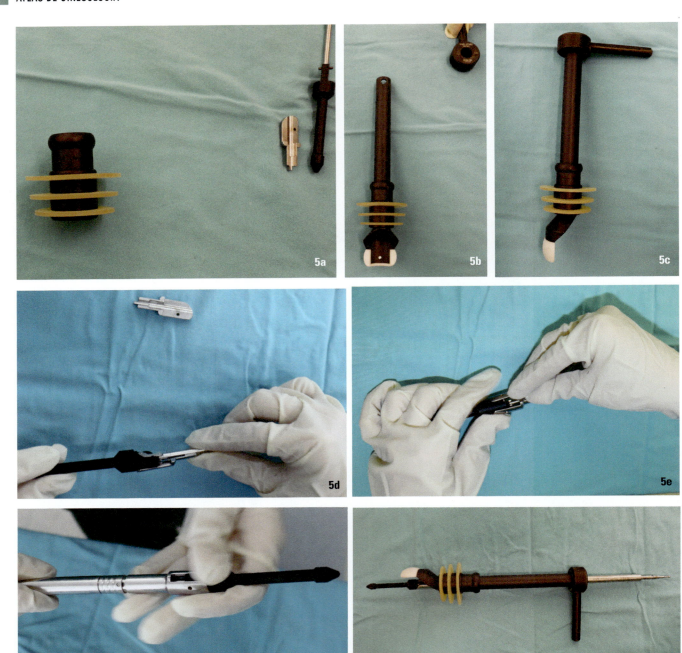

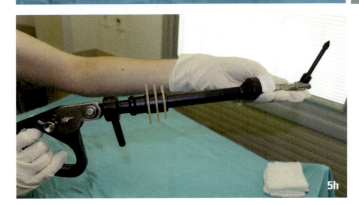

▲ **Figura 3-43** Acessórios para laparoscopia. Manipuladores uterinos. (*Continuação*) (5) Montagem do manipulador Clermont-Ferrant. a. encaixe dos anéis de silicone no cilindro de vedação. b. encaixe do cilindro de vedação no bastão anatômico. c. Encaixe da haste do manipulador no bastão anatômico. d. Montagem do inserte de trabalho com a primeira parte de metal. e. Fixação do inserte de trabalho. f. Colocação do inserte de trabalho na camisa. g. O elemento de trabalho é inserido no bastão anatômico montado anteriormente. h. Fixação da empunhadura no conjunto.

(*Continua*) ▶

INSTRUMENTOS E DRENOS CIRÚRGICOS

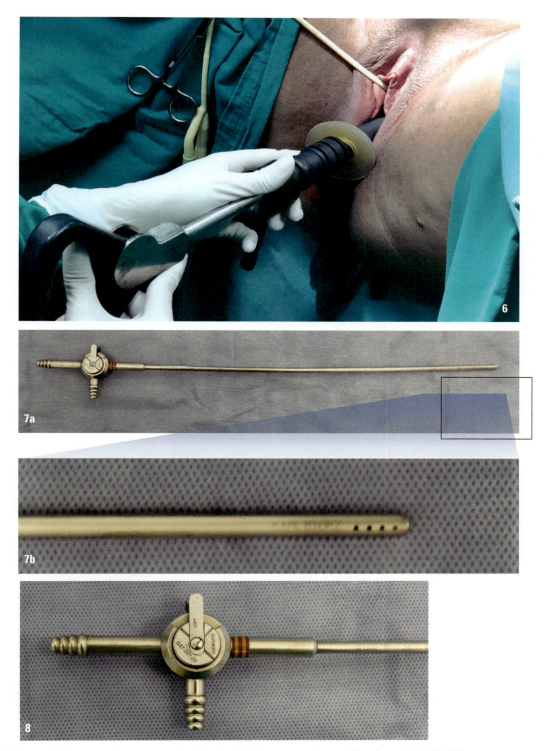

▲Figura 3-43 Acessórios para laparoscopia. Manipuladores uterinos. (*Continuação*) (6) Observa-se o manipulador Clermont Ferrand em cirurgia. Deve-se manter o posicionamento do manipulador sob leve tensão, para que não se desloque. (7a e 7b) Aspirador – irrigador. Observa-se no detalhe a extremidade com múltiplos orifícios. (8) Detalhe das válvulas de irrigação e aspiração. Em geral, o aspirador é inserido na parte traseira da pinça, na mesma direção da pinça e o ducto de irrigação é inserido na posição perpendicular. Ao posicionar a alavanca para trás, realiza-se a aspiração e ao posicioná-la para frente – em direção a extremidade de múltiplos orifícios ocorre a irrigação.

(*Continua*) ▶

CAPÍTULO 3

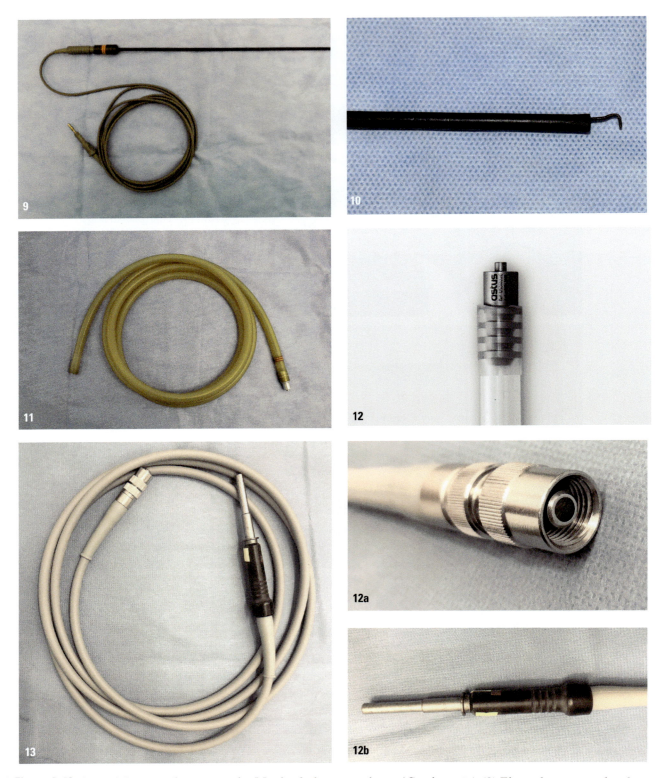

▲ Figura 3-43 Acessórios para laparoscopia. Manipuladores uterinos. (*Continuação*) (9) Eletrodo monopolar dentro da bainha isolante, acoplado à manopla e ao cabo de energia. (10) Detalhe da extremidade do eletrodo monopolar. (11) Mangueira de insuflação do gás, que é acoplada á agulha de Verres e depois ao trocarte. (12) Detalhe da mangueira do insuflador que é conectada à agulha de Verres. (13) Cabo de fibra ótica. Observa-se no detalhe 12a a extremidade da fibra que será acoplada à ótica e no detalhe 12b a extremidade inserida na fonte de luz.

INSTRUMENTOS E DRENOS CIRÚRGICOS

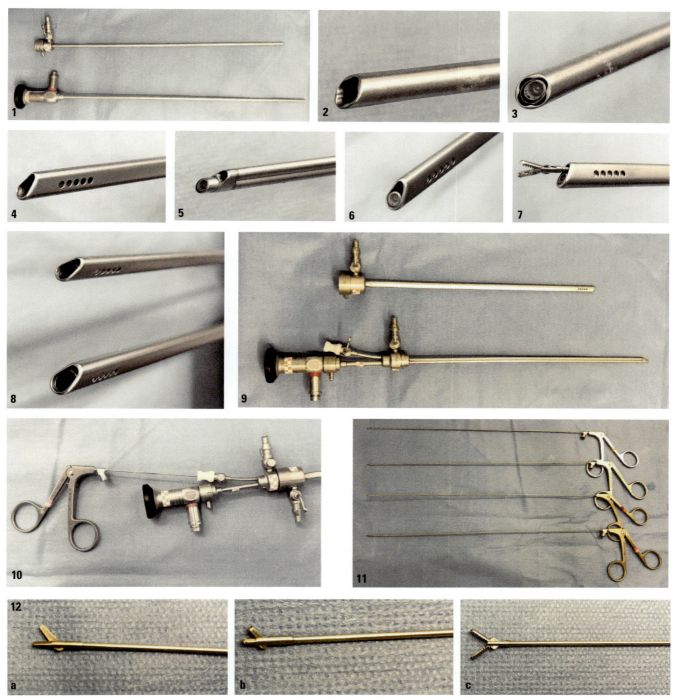

▲ **Figura 3.44 Instrumentos para histeroscopia diagnóstica.** (1) Bainha (camisa) sem canal de trabalho. Observa-se válvula única para entrada do meio de distensão uterina. Na parte inferior observa-se a ótica, com o encaixe para fibra ótica. (2) Camisa diagnóstica: detalhe da extremidade sem a ótica. (3) Camisa diagnóstica: detalhe da extremidade com a ótica inserida (C). (4) Camisa de Betocchi: Detalhe da extremidade da camisa externa sem a ótica. (5) Camisa de Betocchi: Detalhe da extremidade da camisa interna com a ótica acoplada. (6) Camisa de Betocchi: Detalhe da extremidade camisa externa, interna e ótica acoplada. (7) Conjunto de Bettochi com pinça de apreensão acoplada. 8. Extremidades de conjuntos de Bettocchi de 2,9 mm e 4 mm de diâmetro. (9) Conjunto de Bettocchi com camisa externa (parte superior) e ótica com a camisa interna na parte inferior. (10) Detalhe do conjunto de Bettocchi completo com pinça acoplada. (11) Pinças semirrígidas para histeroscopia. (12) Detalhes das extremidades das pinças de histeroscopia. a. tesoura. b. pinça de biópsia. c. pinça de apreensão

CAPÍTULO 3   77

ATLAS DE GINECOLOGIA

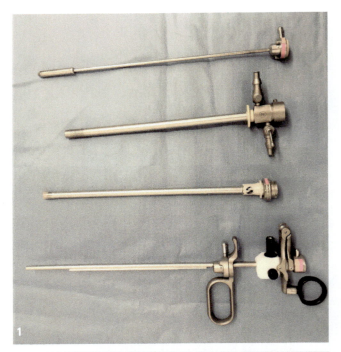

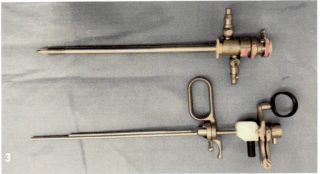

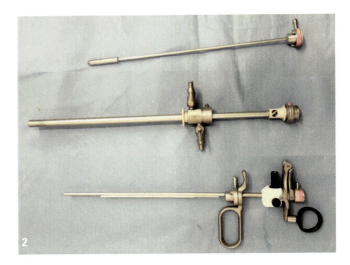

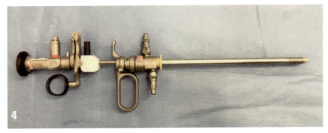

▲ **Figura 3.45** **Instrumentos para histeroscopia cirúrgica.** **(1)** ressectoscópio operatório monopolar. De cima para baixo, observam-se: obturador, camisa externa, camisa interna, ressectoscópio. **(2)** A camisa interna foi inserida na camisa externa. **(3)** Obturador inserido no conjunto camisa interna-externa. **(4)** Obturador retirado e ressectoscópio inserido no conjunto camisa interna-externa.

3.2 Drenos Cirúrgicos

Drenos são materiais geralmente em formato tubular e inseridos em cavidades com o objetivo de permitir saída de secreções acumuladas ou que venham a se formar no campo cirúrgico. Também podem ser utilizados para vigilância de anastomoses intestinais, urinárias ou vasculares. Nessa situação, a observação de material fecal, urina ou sangue saindo pelo dreno indica precocemente deiscência da sutura.

Em ginecologia, utilizam-se mais frequentemente os drenos que funcionam por capilaridade, como laminares e tubulares, e os que usam vácuo.

Drenos laminares

São feitos de borracha ou silicone, achatados, maleáveis, com largura e comprimento variáveis. Podem conter faixa de material radiopaco, para serem visíveis em exames de imagem, e funcionam drenando secreções por capilaridade, mantendo-se colabados. O exemplo mais comum é o dreno de Penrose, disponível em diversas larguras e comprimentos.

Os drenos laminares devem ser cortados no tamanho necessário para cada cirurgia. Habitualmente, vêm preenchidos com uma faixa de gaze,

INSTRUMENTOS E DRENOS CIRÚRGICOS

que deve ser retirada antes do uso (Figuras 3.46-1 e 3.46-2). O dreno pode se exteriorizar em incisão separada ou na própria incisão cirúrgica; por isso, sua extremidade deve ser fixada à pele, a fim de evitar sua mobilização.

Drenos tubulares

Apresentam formato tubular e são feitos de diversos materiais, como borracha, silicone ou plástico, em diâmetros variáveis. Podem ter um ou mais lúmens e orifícios laterais em sua extremidade. São mais rígidos que os laminares e não colabam. Também são úteis para drenagem de secreções mais espessas e em maior quantidade. O dreno tubular pode ser revestido com o laminar, formando o dreno tubolaminar (Figura 3.46-3).

Drenos de sucção (a vácuo)

Utilizam sistema de vácuo para aspiração contínua de secreções. Devem ser usados em cavidades fechadas, onde a coaptação da ferida contribui para a cicatrização, como em mastectomias. Por outro lado, seu uso na cavidade peritoneal deve ser evitado, pois a sucção contínua pode ser obstruída por alças intestinais ou omento.

O modelo mais utilizado tem uma bomba de sucção sanfonada ou com molas que é conectada ao tubo de drenagem a ser inserido no local desejado (Figura 3.47). Esse tubo é perfurado na extremidade que fica na ferida operatória, sendo exteriorizado fora dela por tranfixação da pele com agulha própria (com diâmetros de 3,2, 4,8 ou 6,4 mm).

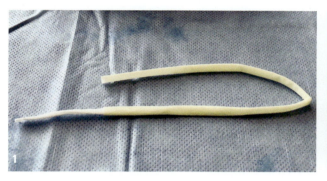
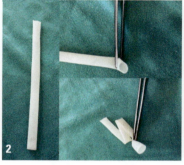
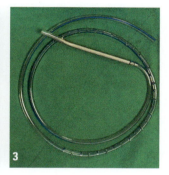

▲**Figura 3.46** Drenos laminares e tubulares. **(1)** Dreno laminar com a faixa de gaze preenchendo sua luz. A gaze deve ser retirada antes de o dreno ser inserido na paciente. **(2)** Dreno laminar tipo Penrose. Observa-se a flexibilidade e a luz do dreno mostrada com auxílio da pinça. **(3)** Exemplo de dreno tubular, que pode ser ou não acoplado a um sistema de sucção.

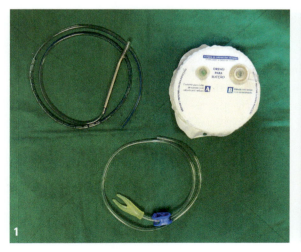
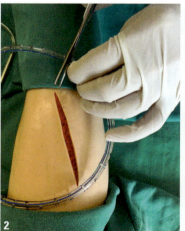
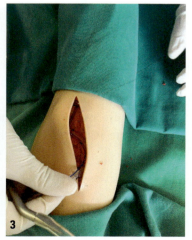

▲**Figura 3.47 Dreno de sucção.** **(1)** Sistema composto por dreno de silicone fenestrado com agulha acoplada, tubo conector e sistema e recipiente de vácuo. **(2)** A extremidade fenestrada do dreno deve ser cortada no tamanho adequado à área a ser drenada. **(3)** A parte fenestrada é distribuída ao longo da área a ser drenada.

(*Continua*) ▶

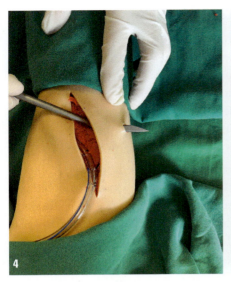
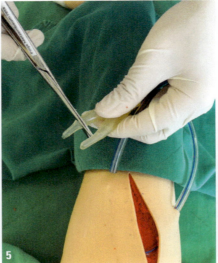
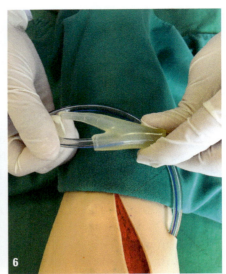
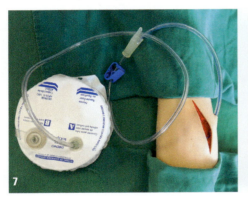
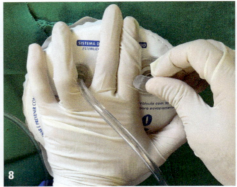
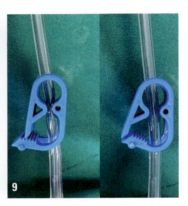

▲ **Figura 3.47 Dreno de sucção.** (*Continuação*) **(4)** A agulha do dreno é exteriorizada na pele próxima à incisão, de dentro para fora. É preciso certificar-se de que nenhuma fenestra do dreno ficou para fora da incisão. **(5)** A ponta do sistema de vácuo é cortada para o acoplamento do dreno sem espaço entre eles. **(6)** Dreno sendo acoplado ao sistema de vácuo. **(7)** Sistema montado. A incisão deve ser fechada completamente antes de se criar o vácuo no sistema. **(8)** Pressiona-se o reservatório e fecha-se sua válvula para criar a sucção. **(9)** Detalhe da válvula de fechamento do dreno nas posições fechada (à esquerda) e aberta (à direita).

O dreno de Blake apresenta bomba de sucção menor, em formato de pera, conectada a um sistema de drenagem com vários canais e centro sólido, o que melhora a drenagem e evita o colabamento do tubo (Figura 3.48).

Os drenos devem ser exteriorizados na pele, preferencialmente fora da incisão cirúrgica, e fixados com fio para evitar seu deslocamento (Figura 3.49).

INSTRUMENTOS E DRENOS CIRÚRGICOS

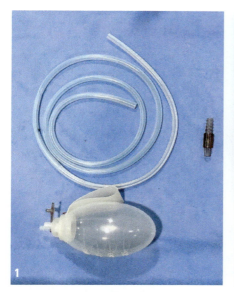
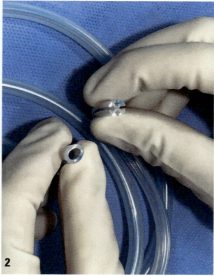
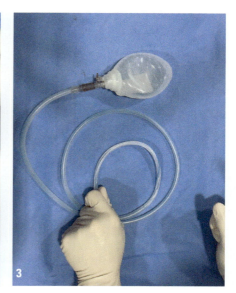

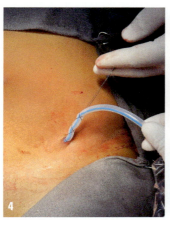
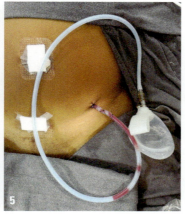

▲ **Figura 3.48 Dreno de Blake. (1)** Sistema composto por bomba de sucção, dreno e conector. **(2)** Extremidades do dreno. À esquerda, extremidade que será conectada à bomba de sucção, com aspecto de tubo simples. À direita, extremidade que será colocada na paciente. Observam-se os canais do dreno com centro sólido. **(3)** Verificação do vácuo formado ao fechar a ponta do dreno. **(4)** Fixação com ponto de fio de nylon que é passado na pele e trançado sobre o dreno. **(5)** Aspecto do dreno ao final da cirurgia.

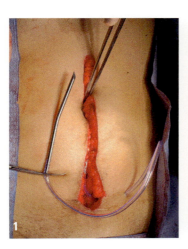
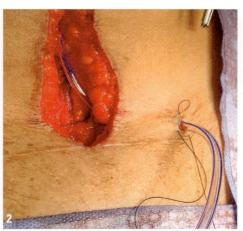
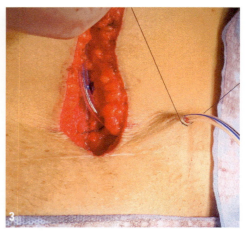

▲ **Figura 3.49 Fixação do dreno de sucção na pele. (1)** O dreno foi passado pela pele, fora da incisão cirúrgica. Corta-se o dreno em sua extremidade agulhada para remoção da agulha. Nota-se a extremidade fenestrada do dreno sendo colocada em localização subcutânea com a pinça dente de rato. **(2)** Passa-se um ponto em U com fio de nylon 3-0 ou 4-0 na pele, próximo à saída do dreno. **(3 a 5).** O fio é trançado ao redor do dreno. *(Continua)* ▶

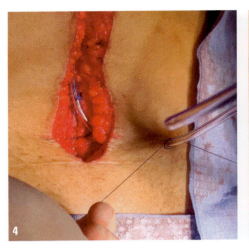 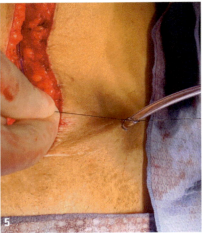 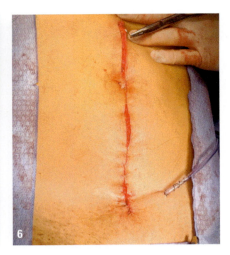

▲ **Figura 3.49** **Fixação do dreno de sucção na pele.** (*Continuação*) **(3** a **5)**. O fio é trançado ao redor do dreno. **(6)** A incisão é fechada com cuidado para não fixar a porção do dreno no tecido subcutâneo.

COMENTÁRIOS DOS EDITORES

O conhecimento adequado dos materiais a serem utilizados em uma cirurgia é fundamental para seu sucesso. O cirurgião é responsável por conferir a adequada disponibilidade dos instrumentos, mesmo quando a equipe dispõe de profissional para instrumentação cirúrgica.

Instrumentos com mau funcionamento devem ser separados e o fato deve ser comunicado à equipe de enfermagem do centro-cirúrgico. O número de instrumentos cirúrgicos deve ser contabilizado no início e no fim do procedimento.

Os drenos devem ser muito bem selecionados e mantidos pelo mínimo de tempo necessário (*fast-track surgery protocols*)

capítulo 4

ELETROCIRURGIA

INTRODUÇÃO

O conhecimento dos preceitos da eletrocirurgia (coagulação e corte de tecidos utilizando corrente elétrica em alta frequência) é crucial, uma vez que as complicações são graves e o emprego do método é recorrente. O cirurgião deve saber lidar com os equipamentos e prevenir potenciais complicações.

A utilização da eletrocirurgia é ampla. Quando comparada à incisão por bisturi, tem o mesmo índice de infecção e a mesma cicatrização, porém apresenta menor dor pós--operatória no primeiro dia pós-procedimento.

PRINCÍPIOS BÁSICOS

Corrente elétrica é o fluxo de elétrons ou íons por unidade de tempo, medida em amperes (A); tensão elétrica (voltagem) é a diferença de potencial elétrico necessária para empurrar os elétrons através do tecido, medida em volts (V); e circuito é o trajeto descrito pelo fluxo de elétrons (corrente).

Há dois tipos de circuitos elétricos: corrente direta (DC), com fluxo unidirecional de elétrons, e corrente alternada (AC), com fluxo reversível entre negativo e positivo. Na eletrocirurgia, o circuito deve ser fechado ou completo, com saída e retorno. Um ciclo é o tempo necessário para a corrente passar por uma alternância completamente positiva e outra completamente negativa. A frequência é o número de ciclos em 1 seg.

Denomina-se impedância a resistência ao fluxo de íons, medida em ôhmios (Ω). A voltagem (ou tensão) é a força de impulso da corrente através da resistência, medida em volts.

Nas salas cirúrgicas (unidades eletrocirúrgica ou bisturi elétrico), utiliza-se a conversão da frequência elétrica comum (da tomada da parede) de 50 a 60 Hz para frequências muito mais altas, acima de 100.000 Hz.

O valor escolhido no gerador é o número de watts (W) a ser aplicado. É frequente entre cirurgiões o uso entre 30 e 40 W nos geradores convencionais (Figura 4.1).

Diversos tipos de eletrodos estão disponíveis para serem acoplados às canetas dos bisturis elétricos. O tamanho da ponta do eletrodo influencia na quantidade de energia liberada no tecido. Quanto maior a ponta, maior a dispersão de energia. Quanto menor a ponta, maior a concentração de energia (Figura 4.2).

A placa do bisturi elétrico, também conhecida como eletrodo dispersivo ou eletrodo de retorno da corrente monopolar, deve ser colocada quando a paciente já estiver na posição definitiva para a cirurgia, a fim de evitar deslocamentos. Deve-se sempre colocar a placa em pele íntegra, seca, com poucos pelos, de preferência em locais com amplas áreas de músculo, menos gordura e livres de compressão. Também devem ser evitadas saliências ósseas, superfícies irregulares e áreas de tatuagem. A placa deve ser colocada o mais próximo possível do local a ser incisado (Figura 4.3).

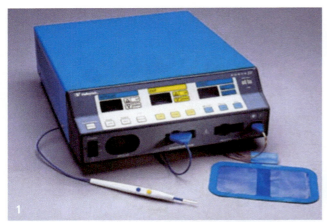

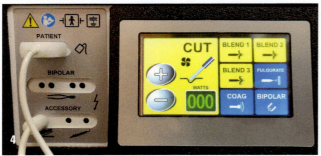

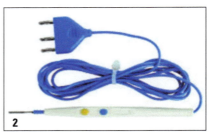

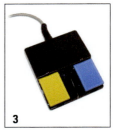

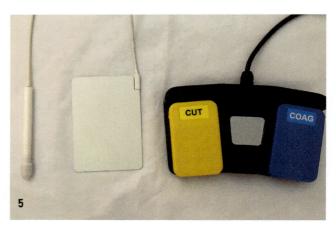

▲**Figura 4.1 Bisturi elétrico. (1)** Exemplo de bisturi elétrico presente em centro cirúrgico. Pode-se regular a voltagem e a intensidade da corrente de coagulação associada ao corte, de acordo com a necessidade cirúrgica (corte para incisões, coagulação para cauterização de vasos e modos intermediários de corte com coagulação). Observam-se a caneta e a placa dispersiva ou eletrodo de retorno acopladas ao equipamento. A placa dispersiva deve ser colocada na paciente, o mais próximo possível da incisão, na pele seca. **(2)** Caneta para uso cirúrgico. Nesse modelo, ao pressionar o botão amarelo, utiliza-se a corrente de corte. O botão azul libera a corrente de coagulação. Eletrodos diferentes podem ser acoplados à ponta da caneta. **(3)** Pedais para acionamento do bisturi pelo cirurgião ou auxiliar. O pedal amarelo aciona o corte, o azul aciona a coagulação. **(4)** Exemplo de bisturi elétrico ambulatorial. Esse modelo permite utilizar eletrocirurgia em procedimentos ambulatoriais, como exérese de lesões do trato genital inferior. **(5)** Acessórios do equipamento de bisturi elétrico (caneta, placa e pedal).
Fonte: (1) https://www.indiamart.com/proddetail/valleylab-force-fx-electro-surgical-unit-16118214030.html, (2) https://www.rhosse.com.br/caneta-comando-manual-descartavel/p?gclid=Cj0KCQjwp86EBhD7ARIsAFkgakjbW5BOOj7dwCPuYAyZvETw7ZrzyMKCdTwGFpO6z3SXIN0_MPpHzZwaAvtfEALw_wcB, (3) https://cdn.awsli.com.br/463/463473/arquivos/Catalogo%20acessorios%20WEM%20+%20VL.PDF, (4) acervo do autor, (5) acervo do autor.

ELETROCIRURGIA

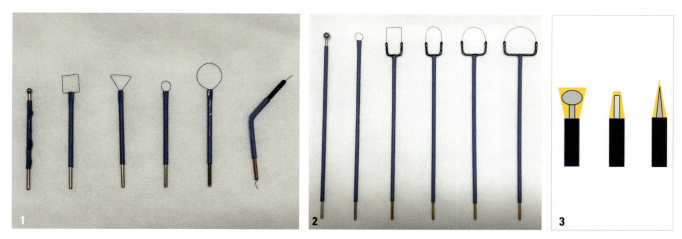

▲**Figura 4.2 Modelos de eletrodos utilizados em ginecologia, acoplados à caneta do bisturi elétrico.** A ponta em bola é mais empregada para coagulação e hemostasia. As pontas em diversos formatos de alça são usadas para ressecções teciduais, sendo que o diâmetro da alça dá a profundidade da ressecção. A ponta filiforme é mais usada para corte. **(1)** Eletrodos curtos. **(2)** Eletrodos longos. **(3)** Observa-se que, quanto maior a área da ponta do eletrodo, maior a dispersão do efeito térmico (em amarelo), e quanto menor a área da ponta do eletrodo, mais concentrada é a densidade de energia.

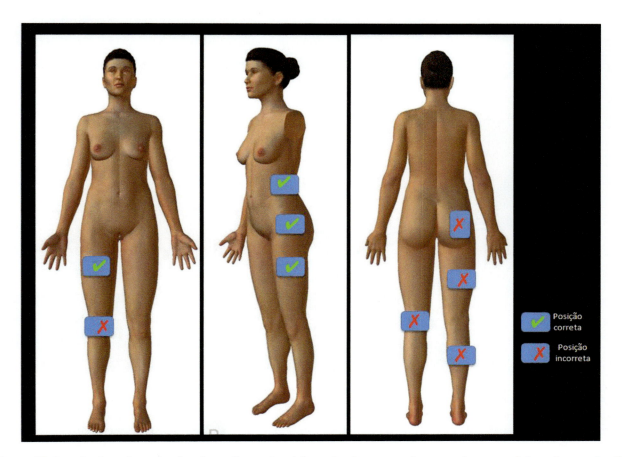

▲**Figura 4.3 Locais de colocação da placa dispersiva (eletrodo de retorno) em paciente posicionada em decúbito dorsal para cirurgia pélvica.** A placa deve ser colocada perto da incisão, em área de pele com poucos pelos, lisa e seca. A placa não deve ser colocada em saliências ósseas, regiões de dobras ou regiões que estejam apoiadas na mesa cirúrgica, em virtude da menor perfusão, que causa mais resistência à corrente, e para evitar deslocamentos.

CAPÍTULO 4

ENERGIA MONOPOLAR *VERSUS* BIPOLAR

A principal diferença entre esses tipos de energia é o caminho da corrente.

Na energia monopolar, a corrente passa de um eletrodo ao tecido, causando o efeito térmico desejado. Esse efeito ocorre principalmente próximo ao eletrodo, uma vez que a densidade dos elétrons é reduzida à medida que se afasta dele. A corrente elétrica percorre a paciente até a placa dispersiva e retorna ao gerador elétrico para completar o circuito (Figura 4.4-1).

Na energia bipolar, a corrente elétrica passa pelo tecido confinada entre os eletrodos do instrumento cirúrgico, completando o circuito elétrico. Os eletrodos bipolares são compostos por dois eletrodos próximos entre si, eliminando a necessidade de placa dispersiva (Figura 4.4-2).

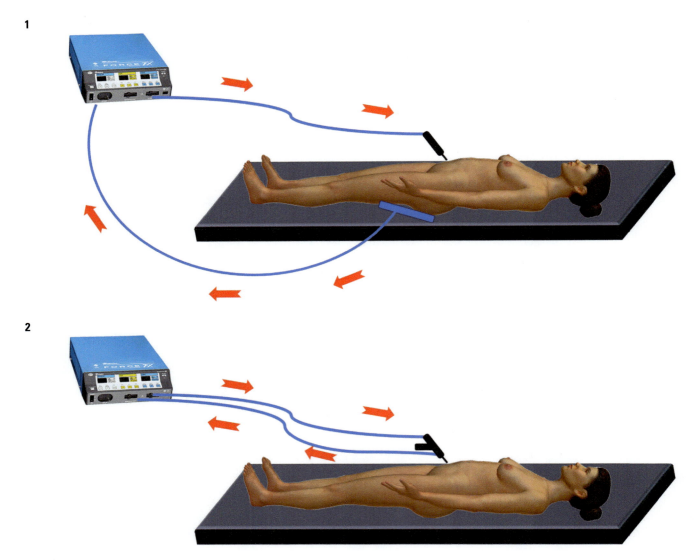

Figura 4.4 Tipos de energia. (1) Energia monopolar: observa-se o trajeto da corrente elétrica a partir do gerador, retornando a ele por meio da placa do bisturi ou do eletrodo de retorno. (2) Energia bipolar. Observa-se o trajeto da corrente elétrica a partir do gerador até o instrumento bipolar, voltando pelo mesmo trajeto, dispensando o uso de eletrodo de retorno.

MODALIDADE DE CORRENTE DE CORTE E DE COAGULAÇÃO

Uma dúvida comum da maioria dos cirurgiões iniciantes é como configurar o gerador elétrico.

O modo corte gera uma corrente sinusoidal pura de baixa voltagem e contínua, resultando em energia concentrada em uma pequena área (corrente de alta densidade). Esse modo promove maior aquecimento do que o modo de coagulação. Para cortar o tecido, a ponta do eletrodo deve estar perto dele, e não em contato direto.

O modo de coagulação gera uma corrente intermitente ou modulada de alta voltagem que se espalha por uma área maior de superfície. Essa corrente permite que o tecido resfrie entre os períodos, de modo que o aquecimento tecidual é mais lento quando comparado ao modo corte, resultando em coagulação (efeito de desidratação). Para atingir esse efeito, a corrente intermitente necessita de maior tensão, causando maior dano tecidual e maior propagação térmica aos tecidos vizinhos, aumentando o risco de complicações.

O modo "*blend*" (misto), como o próprio nome diz, permite uma combinação de ambos os modos de correntes de corte e coagulação. Assim, associa-se coagulação ao corte, tornando possível dissecção (corte) com coagulação e hemostasia. Quanto maior o *blend* do gerador (*blend* 1, *blend* 2, *blend* 3), maior a quantidade de corrente intermitente e maior a hemostasia. Usualmente, o *blend* 1 tem 50% de cada uma das correntes, o *blend* 2 tem 40% de corrente de alta densidade (corte) e 60% da corrente modulada (coagulação) e o *blend* 3 tem 25% de corte e 75% de coagulação. Atualmente, a maior parte dos geradores apresenta apenas as opções corte puro, *blend* 1 e *blend* 2 (Figura 4.5).

EFEITO TÉRMICO: DIFERENÇAS ENTRE DESSECAÇÃO, FULGURAÇÃO E VAPORIZAÇÃO

Os efeitos térmicos dependem da configuração do gerador elétrico, do instrumento cirúrgico e do contato com o tecido.

A dessecação é produzida pelo contato direto do instrumento com o tecido e depende da forma e da área do eletrodo. O calor resulta na desnaturação das proteínas e o tecido fica branco; em seguida, há aumento da temperatura, o que provoca desidratação e desnaturação proteica, causando a dessecação. Quando o tecido se torna completamente dessecado, não conduz mais energia e tem alta resistência; além disso, se a aplicação de calor for mantida, resulta em carbonização (Figura 4.6-1).

A vaporização e a fulguração são modos em que não há contato do instrumento com o tecido. Na vaporização (corte), a ponta do instrumento paira sobre a superfície do tecido, gerando alto calor e, com isso, provocando a explosão da célula

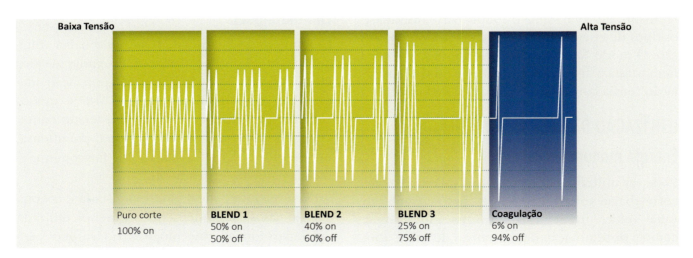

▲ **Figura 4.5 Tipos de corrente.** Observa-se a corrente de corte pura composta somente por ondas sinusoidais. Ao elevar o *blend*, diminui-se a quantidade de ondas sinusoidais, aumentando o efeito coagulação.

ATLAS DE CIRURGIA GINECOLÓGICA

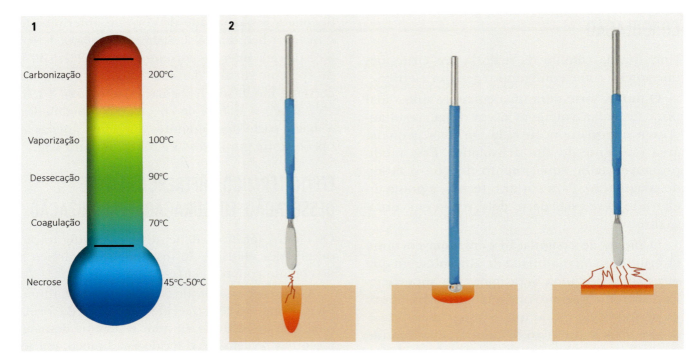

▲ **Figura 4.6** (1) Efeito térmico no tecido de acordo com a temperatura aplicada. (2) Imagem esquemática de vaporização (corte), dessecação e fulguração. Observa-se que, na vaporização e na fulguração, o eletrodo não encosta no tecido.

e o corte. Para fulgurar, a ponta do eletrodo (instrumento) deve ficar um pouco mais distante do tecido, fazendo com que a corrente elétrica "pule" da ponta do instrumento para o tecido, causando a carbonização (Figura 4.6-2). A técnica de fulguração é muito útil para hemostasia de superfícies de órgãos sólidos, como o fígado.

Assim, ao se acionar o modo corte, ativam-se os tipos de energia de corte, vaporização e dissecção. O modo "*blend*" envia corrente de corte com hemostasia e dissecção, enquanto o modo "coagulação" envia correntes de fulguração e dessecção.

UTILIZAÇÃO DAS FORMAS DE ENERGIA

Energia monopolar

Pode ser utilizada tanto em forma de corrente de corte (baixa voltagem) quanto como coagulação (alta voltagem). Efeitos térmicos indesejáveis, como a disseminação da corrente e do calor, atingindo tecidos próximos e ocasionando morbidade e complicações, podem ser evitados por meio do uso de corrente de corte.

Nas cirurgias por laparotomia, a energia monopolar é empregada para abertura da parede, hemostasia de vasos e secção de tecidos. Em cirurgias vaginais, é utilizada para hemostasia e secção de tecidos. Nas laparoscopias, é mais usada para corte de tecidos.

Energia bipolar

Geralmente utiliza uma corrente de baixa voltagem (corte); porém, devido à proximidade dos eletrodos, não é possível fazer a vaporização adequada e, consequentemente, o corte é menos eficiente. A tentativa de cortar um tecido com a energia bipolar pode causar desidratação intensa, provocando a carbonização, o que faz com que o tecido grude no instrumento.

Essa energia é ideal para hemostasia e coaptação de vasos sanguíneos, sendo menos utilizada em laparotomias ginecológicas e cirurgias vaginais. Em laparoscopias, a energia bipolar é usada para hemostasia, com o objetivo de provocar menor dispersão de energia.

Dispositivos avançados de energia bipolar

São instrumentos de apreensão que também permitem hemostasia e secção de tecidos e vasos. O sistema de apreensão associado à transmissão de energia permite hemostasia mais eficaz com menos dispersão de calor, levando a um efeito térmico de selamento de vasos. O sistema corte é composto por uma lâmina, presente no sulco entre as pás do instrumento, que é ativada pelo cirurgião. O gerador utiliza um sistema de resposta por *feedback* para adequar e garantir o selamento dos tecidos (Figura 4.7). Apesar do custo, a disseminação do calor é menor, causando menos complicação.

Outras formas de energia

Dispositivo harmônico ou ultrassônico

Converte energia elétrica em energia mecânica (ultrassônica) na ponta do instrumento. Um cristal piezoelétrico na peça de mão gera vibração na ponta da lâmina de cerca de 30.000 a 55.000 ciclos/seg, em micrômetros, o que resulta em calor (temperaturas entre 60° a 80°C), levando à coagulação sem carbonização, seguida de desnatura-

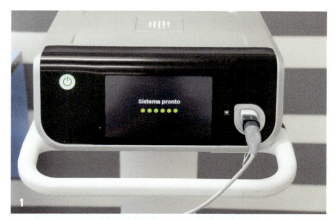
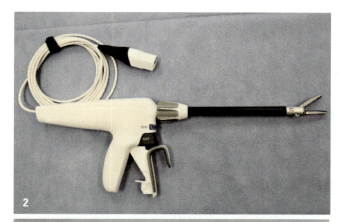
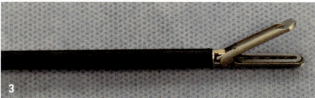

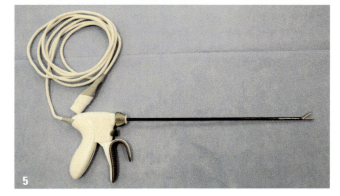
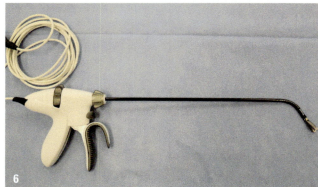

▲ **Figura 4.7** **Exemplo de dispositivo de energia bipolar avançado.** **(1)** Gerador de energia avançado. **(2)** Dispositivo montado para uso vaginal ou laparotômico. Observa-se a haste curta. **(3)** Detalhe da extremidade da pinça reta e romba, aberta, e o sulco por onde a lâmina de secção transita. **(4)** Detalhe da extremidade da pinça fechada em modo ativo, com lâmina exposta (em amarelo). **(5)** Dispositivo montado para uso laparoscópico. Observa-se a haste longa. **(6)** Dispositivo com haste flexível, proporcionando melhor ergonomia.

ção das proteínas e separação do tecido (corte). Como não dispersa corrente elétrica no tecido, reduz o potencial de complicações relacionadas à eletricidade, mas não ao calor (Figura 4.8).

Laser e Radiofrequência

Recentemente, novas formas de energia têm sido utilizadas na vagina e na vulva, particularmente para melhora dos sintomas da síndrome genitourinária da pós-menopausa. O *laser* produz diferentes efeitos térmicos, dependendo do tecido, ao transformar energia luminosa em calor.

O *laser* fracionado ou ablativo pode ser de CO_2 ou de érbio. Sua ação se dá em micropontos que formam microzonas térmicas de energia. A água tecidual absorve a energia da luz e a transforma em calor. Nas Figuras 4.9-1 a 4.9-3 podem ser observadas as ponteiras vaginal e vulvar e o gerador de *laser* de CO_2, respectivamente.

Já a radiofrequência microablativa transforma ondas eletromagnéticas em calor e pode ser aplicada de maneira semelhante ao *laser* fracionado. Podem-se utilizar as ponteiras vaginal (Figura 4.9-4) ou vulvar (Figura 4.9-5) acopladas ao gerador de radiofrequência microablativa (Figura 4.9-6).

COMPLICAÇÕES

As complicações relacionadas à energia não são frequentes, mas são potencialmente graves. Entre as principais complicações, citam-se as lesões térmicas, sendo as intestinais as mais graves, quando não identificadas.

Podem ocorrer queimaduras por disseminação ou por dispersão do calor em virtude de falha de posicionamento da placa ou contato do corpo da paciente com metais da mesa cirúrgica.

Algumas complicações são mais comuns em cirurgias laparoscópicas, como acoplamento ou isolamento das pinças. A pinça gera calor dentro do trocarte, causando queimadura no tecido ao seu redor.

Para evitar complicações, alguns cuidados são necessários:

- Inspecionar os instrumentos, sempre verificando se existe falha de isolamento (principalmente na videolaparoscopia);
- Evitar o contato da pele com metais (solicitar a paciente que retire *piercings* e outros aparatos corporais, principalmente aqueles próximos do sítio cirúrgico);
- Evitar energia monopolar em pacientes com marcapasso cardíaco (esse dispositivo deverá ser bloqueado nesses casos);
- Verificar o adequado posicionamento da placa dispersiva antes de iniciar a cirurgia;
- Sempre usar a menor energia possível durante o procedimento;
- Utilizar mais a configuração de corte;
- Nunca ativar a corrente sem fechar o circuito, ou seja, não usar em circuito aberto.

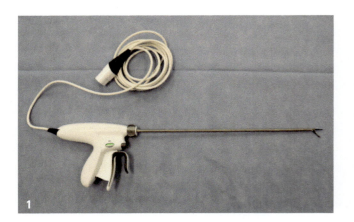 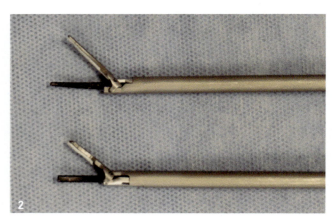

▲Figura 4.8 **Exemplo de dispositivo de energia ultrassônica.** (1) Dispositivo harmônico pronto para uso. (2) Detalhes das extremidades da pinça. Observa-se a diferença de tamanho e espessura das hastes. A porção preta da extremidade é o elemento fixo que permite a vibração da pinça.

ELETROCIRURGIA

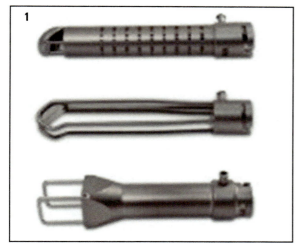
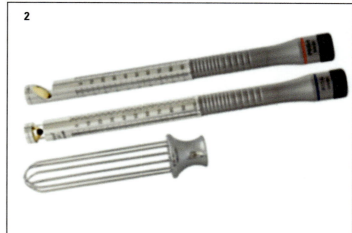
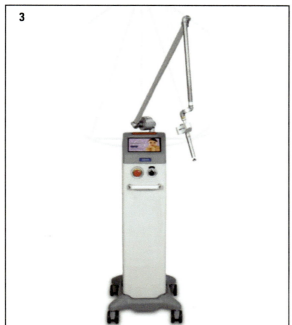
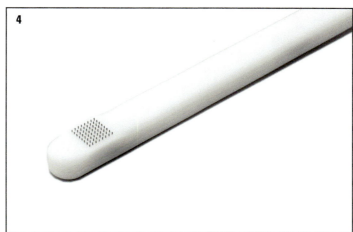
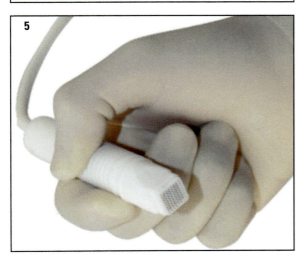
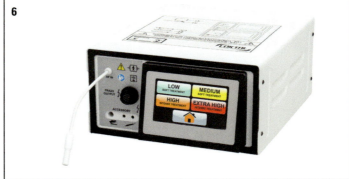

▲ **Figura 4.9 Exemplo de ponteiras de *laser* CO$_2$ e radiofrequência microablativa.** **(1)** Ponteiras de *laser* de CO$_2$. **(2)** Ponteiras de *laser* de érbio. **(3)** Gerador de energia de *laser* de CO$_2$. **(4)** Ponteira vaginal de radiofrequência ablativa. **(5)** Ponteira vulvar de radiofrequência ablativa. **(6)** Gerador de energia de radiofrequência 4 Mhz.
Fonte: catálogos do fabricante.

CAPÍTULO 4

COMENTÁRIOS DOS EDITORES

A eletrocirurgia é uma tecnologia cada vez mais utilizada em procedimentos cirúrgicos, com a principal finalidade de realizar incisões com hemostasia simultânea, diminuindo o tempo cirúrgico. Contudo, em comparação aos instrumentos tradicionais de corte (tesoura e lâmina de bisturi), os equipamentos de eletrocirurgia têm potencial lesão por aquecerem os tecidos vizinhos.

Novos dispositivos vêm sendo desenvolvidos para minimizar os efeitos térmicos laterais, evitando carbonização e lesão tecidual adjacente.

A equipe cirúrgica deve estar familiarizada com os dispositivos de energia disponíveis, conferindo o correto posicionamento das placas de retorno, o funcionamento dos eletrodos e a calibração dos aparelhos antes do início do procedimento, a fim de evitar complicações.

capítulo 5

FIOS, SUTURAS E NÓS

INTRODUÇÃO

Neste capítulo serão apresentados os principais fios de sutura utilizados em ginecologia, bem como os tipos de sutura e nós e a descrição de como executar cada um deles adequadamente. A escolha do fio de sutura para cada tecido e a correta confecção dos nós são passos fundamentais para se obter boa cicatrização.

FIOS DE SUTURA

A finalidade da sutura é manter os tecidos justapostos durante o período crítico de cicatrização, isto é, aquele que corresponde ao tempo em que a ferida cirúrgica obtém autossuporte. Ao longo desse período, os fios de sutura mantêm os tecidos justapostos, aproximando suas bordas. Considera-se, assim, que a cicatrização acontece em primeira intenção.

Diferentes tecidos têm variados períodos críticos de cicatrização (Tabela 5.1), devendo-se utilizar fios de sutura adequados a cada caso.

Sutura ideal é aquela que promove pouca reação tissular, tem comportamento previsível e é absorvida assim que se torna desnecessária – ou seja, a força tênsil deve se aproximar do tempo de absorção.

Calcula-se a força tênsil de um fio de sutura conforme o tempo necessário para manter as bordas da ferida próximas para a cicatrização em primeira intenção.

ATLAS DE CIRURGIA GINECOLÓGICA

TABELA 5.1 Período crítico de cicatrização.

Tecido	Período
Pele	5-7 dias
Mucosa	5-7 dias
Subcutâneo	7-14 dias
Peritônio	7-14 dias
Aponeurose	14-28 dias
Osso	8-12 semanas

Assim, nota-se que a escolha de um fio de sutura deve levar em conta diversos aspectos, como seu tempo de absorção ou permanência, sua degradação com o passar do tempo, a força tênsil necessária e o tecido a ser suturado (Tabela 5.2).

A configuração de um fio de sutura pode ser monofilamentar ou multifilamentar trançado ou torcido (Figura 5.1). Os monofilamentares são associados a menor risco infeccioso e menor trauma tissular. Já os multifilamentares têm maior força tênsil, são mais flexíveis e mais fáceis de manusear.

TABELA 5.2 Força tênsil e tempo de absorção dos fios de sutura.

Fio de sutura	Força tênsil	Tempo de absorção
Categute simples	5-10 dias	50-70 dias
Categute cromado	10-21 dias	90-120 dias
Poliglactina (Vycril®)	21-28 dias	60-90 dias
Poliglactina – absorção rápida (Vycril Rapid®)	10-14 dias	42 dias
Poliglecaprona (Monocryl®)	21 dias	90-120 dias
Polidioxanona (PDS®)	5-6 semanas	180-240 dias
Algodão	Parcialmente biodegradável (30%)	—
Polipropileno (Prolene®)	Permanente	—
Terefetalato de etileno	Permanente	—
Seda	Perda gradual em 1 ano	—
Poliamida (*nylon*)	Parcialmente biodegradável (perde 20% ao ano)	—

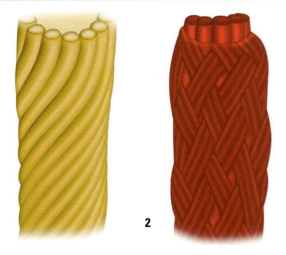

▲ **Figura 5.1** Configurações de fios multifilamentares. **(1)** Torcido. **(2)** Trançado.

A área de superfície de um fio multifilamentar composto por filamentos trançados ou torcidos é maior que a de um monofilamentar, conforme observado na Figura 5.2. Por isso, quando se utiliza um fio multifilamentar, existe maior interação com o local de sutura do que aconteceria com um fio monofilamentar do mesmo diâmetro.

Os fios também são classificados conforme sua duração no tecido orgânico, em absorvível ou inabsorvível, e quanto à origem, natural ou sintética (Figura 5.3). Todos os fios absorvíveis são absorvidos por hidrólise, com exceção do categute, cujo processo de absorção ocorre por fagocitose. A poliglactina também é fabricada sem o revestimento, tornando-se mais rapidamente absorvível, sendo conhecida como poliglactina de absorção rápida. Já entre os fios inabsorvíveis, destacam-se os de origem orgânica (seda), vegetal (algodão), metálica (aço, prata, cobre, clipes) e sintética (poliamida, poliéster, polipropileno).

Os principais exemplos de fios utilizados em ginecologia são apresentados na Figura 5.4.

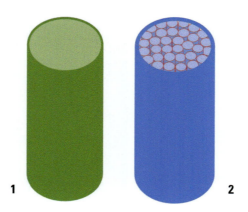

▲ **Figura 5.2 Área de superfície de fios monofilamentar (1) e multifilamentar (2).** Observa-se que a área do fio multifilamentar é maior que a do monofilamentar, pois corresponde à soma dos contornos de cada filamento (marcados em vermelho).

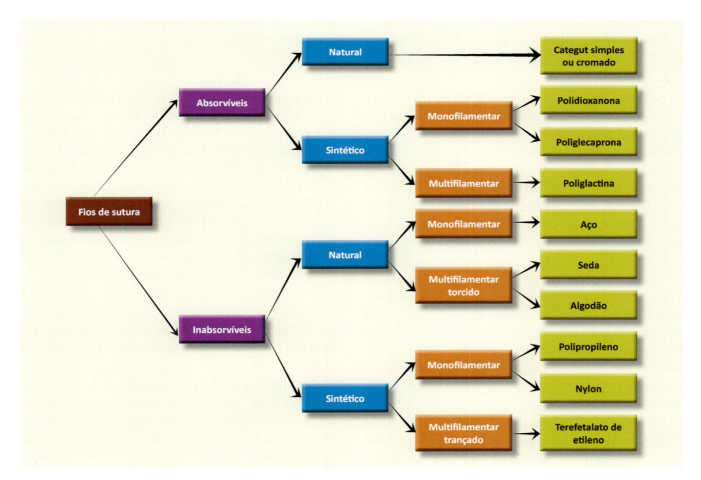

▲ **Figura 5.3** Classificação dos fios de sutura.

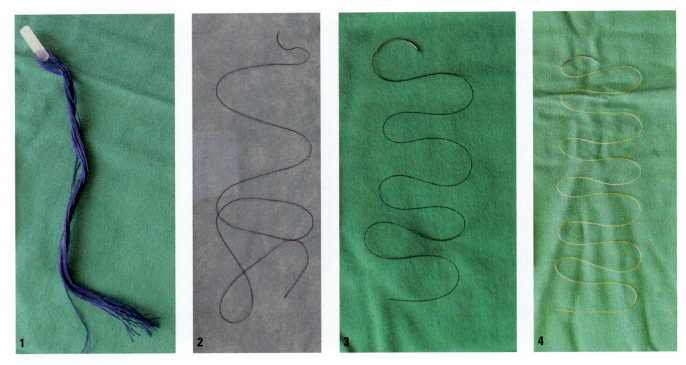

▲ **Figura 5.4** **Exemplos de fios de sutura mais utilizados em ginecologia.** **(1)** Fio de algodão 0 sem agulha. **(2)** Fio de poliglactina 3-0 agulhado. **(3)** Fio de nylon 2-0 agulhado. **(4)** Fio categute 2-0 agulhado.

A força de tensão refere-se à força necessária para partir uma sutura e está relacionada com a espessura desta, sendo que para o mesmo material suturas mais finas são mais fracas.

Os fios de sutura variam conforme seu diâmetro, medido em milímetros, variando do número 3 (0,6 a 0,8 mm) ao número 12-0 (0,001 a 0,01 mm). Quanto maior o número de zeros, mais fino é o fio. Em ginecologia, os fios mais utilizados são 1, 0, 2-0 e 3-0.

Na maior parte das vezes, utilizam-se fios absorvíveis, preferencialmente os sintéticos absorvidos por hidrólise, tanto na pelve quanto na parede abdominal e na vagina. Apesar de ser um fio de baixo custo, o categute tem sido menos utilizado atualmente, porque sua absorção por fagocitose aumenta o processo inflamatório ao redor da cicatriz.

O fio de polidioxanona é o fio absorvível de maior tempo de absorção (180 dias). Ele mantém 70% da força tênsil em 14 dias, 50% em 28 dias e 25% em 42 dias, tendo boa indicação em suturas uterinas, como miomectomias.

Recentemente foram desenvolvidos fios que dispensam o uso de nós, como os farpados. Estes estão disponíveis para diminuir o tempo operatório, e melhorar a aproximação das bordas da ferida operatória, sendo indicados nas cirurgias laparoscópicas e robóticas e também nas camadas superficiais, como tecido subcutâneo e pele. Podem ter configuração de farpas uni ou bidirecionais, são absorvíveis e podem ser de poliglactina, polidioxanona ou poliglecaprona. As farpas são distribuídas em 360° e em número de 8 a cada centímetro de fio.

O fio farpado unidirecional tem alça de 18 mm; já o bidirecional, que tem duas agulhas, uma em cada extremidade, pode ser utilizado para sutura intradérmica em duas camadas, por exemplo (Figura 5.5).

Atualmente é possível utilizar fios de sutura tratados com uma solução antisséptica, o triclosan, com finalidade de diminuir infecções na ferida operatória. Trata-se de um potente agente bactericida de amplo espectro e bacteriostático, que impede a colonização na linha de sutura (Tabela 5.3).

FIOS, SUTURAS E NÓS

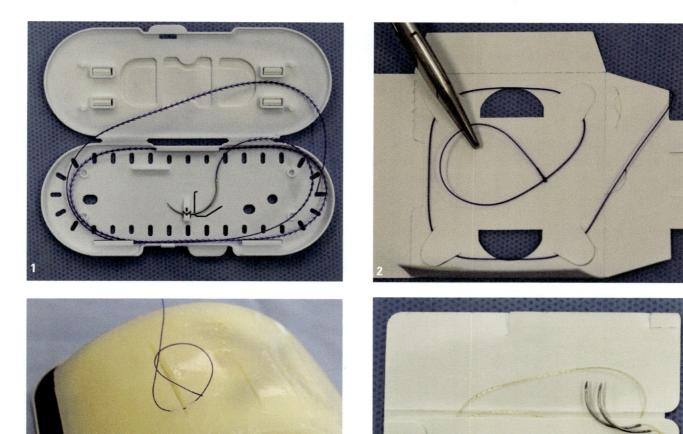

▲ **Figura 5.5 Exemplos de fios farpados.** (1) Fio farpado unidirecional. Observam-se as farpas direcionadas para o mesmo lado. (2) Fio farpado unidirecional com alça. (3) Exemplo de nó com o fio farpado com alça. (4) Fio bidirecional.

TABELA 5.3 Fios de sutura tratados com triclosan.		
Sutura com triclosan	Ação antisséptica contra	Tempo de ação
Poliglactina	▪ S. aureus ▪ S. epidermidis	7 dias
Poliglecaprona	▪ S. aureus ▪ S. epidermidis ▪ E. coli ▪ K. pneumoniae	11 dias
Polidioxanona	▪ S. aureus ▪ S. epidermidis ▪ E. coli ▪ K. pneumoniae	17-23 dias

TIPOS DE AGULHAS

As agulhas são projetadas para penetrar e transpassar tecidos, sendo conectadas a um fio de sutura. Agulhas são compostas de várias partes, conforme demonstrado na Figura 5.6.

Considera-se ideal a agulha que é feita de aço inoxidável, com menor diâmetro possível para menor trauma tissular, porém sem comprometimento de sua resistência, que seja rígida suficiente para permitir flexão e que tenha ductibilidade adequada, ou seja, não quebre durante o procedimento de sutura (Figura 5.7).

O comprimento da agulha é importante para a obtenção de adequada amplitude de passagem, devendo estar de acordo com a profundidade do tecido a ser suturado.

Classificam-se as agulhas em cilíndricas ou cortantes. As primeiras atravessam o tecido como ponto circular, dilatando gradualmente músculos, tecido celular subcutâneo, vísceras e vasos. Já as agulhas cortantes, por sua vez, perfuram o tecido por um ponto iniciado em três arestas de corte, sendo mais utilizadas em tecidos rígidos, como pele, tendões, aponeurose e ossos. Na Figura 5.8 é possível observar diferentes pontas de agulhas e o desenho que elas fazem na estrutura que será transpassada ao penetrá-la.

Em ginecologia, as agulhas mais utilizadas são 1/2 círculo, 3/8 círculo e 5/8 círculo (Figura 5.9), sendo esta última indicada para o trato urogenital, muito empregada em cirurgias vaginais.

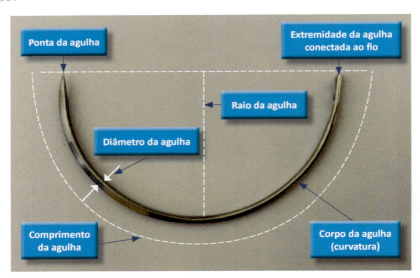

▲Figura 5.6 Partes da agulha de um fio de sutura.

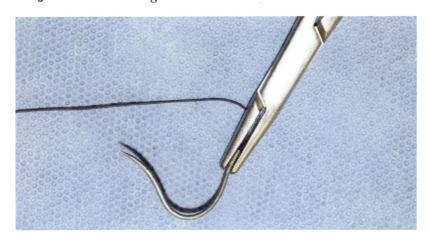

▲Figura 5.7 Ductibilidade da agulha – capacidade de dobrar sem quebrar.

FIOS, SUTURAS E NÓS

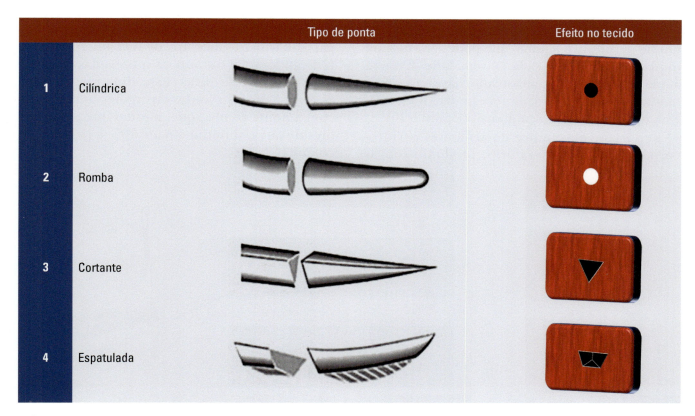

▲ Figura 5.8 Diferentes pontas de agulha e seu efeito no tecido que será transpassado. (1) Ponta cilíndrica: tem capacidade de penetrar o tecido causando pouca laceração. (2) Ponta romba: utilizada em tecidos friáveis ou órgãos parenquimatosos, como fígado e pâncreas. (3) Ponta cortante: permite transfixar tecidos mais densos. (4) Ponta espatulada: provoca lesão tecidual menor que a ponta cortante.

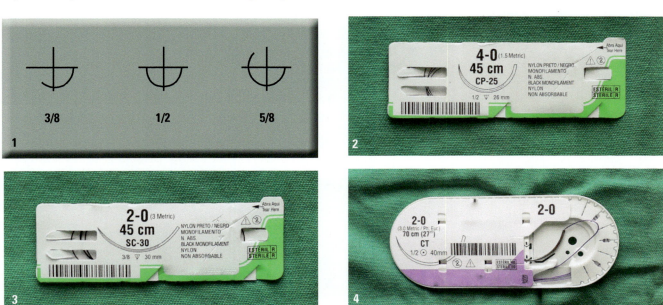

▲ Figura 5.9 Principais agulhas utilizadas em ginecologia. (1) Esquemas de curvaturas das agulhas. (2) Embalagens mostrando as características do fio. Observa-se fio de *nylon* 4-0, com 45 cm de comprimento, em agulha 1/2, com ponta cortante, medindo 26 cm. (3) Fio de *nylon* 2-0, com 45 cm de comprimento, em agulha 3/8 com ponta cortante, medindo 30 mm. (4) Fio de poliglactina com 70 cm de comprimento, em agulha de 1/2, de ponta cilíndrica, medindo 40 mm.

O encastoamento corresponde à conexão de um fio de sutura à agulha, que pode ser única ou dupla, com uma em cada extremidade. Existem ainda agulhas sem fio encastoado, nas quais o fio é montado em extremidade fenestrada (francesa). Esse tipo de agulha é reutilizável (Figura 5.10).

Reporta-se alto índice de acidentes perfurocortantes no ato operatório, predominado as perfurações com as agulhas dos fios de sutura, particularmente na etapa de fechamento da parede abdominal durante as suturas das camadas músculo-aponeuróticas. Para diminuir esse risco, está à disposição dos cirurgiões uma agulha com a ponta romba, que, mesmo que perfure a luva de látex, diminui em até 70% a perfuração cutânea.

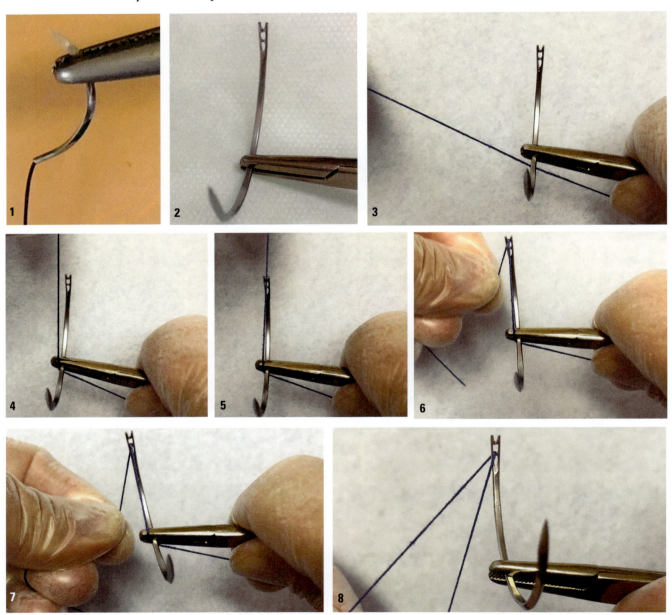

▲ **Figura 5.10 Agulhas e fios de sutura.** (1) Encastoamento de fio de sutura com agulha. O fio é preso à agulha, característica do fio agulhado. (2) Agulha sem fio com extremidade fenestrada (francesa). (3) Sequência de movimentos para montar o fio na agulha fenestrada. Com a agulha montada no porta-agulha, segura-se o fio, que é passado por baixo desta. (4) O fio é levado para a extremidade fenestrada da agulha. (5) Encaixe do fio na fenestra. (6) Exercendo tração na fenestra, o fio é encaixado. (7) Encaixe completo na agulha. (8) Extremidades do fio tracionadas, confirmando o encaixe correto.

TIPOS DE SUTURAS

Existem basicamente duas técnicas de sutura: contínua (Figuras 5.11 a 5.13) e interrompida (Figuras 5.14 a 5.17).

As suturas contínuas podem ser simples (Figuras 5.11 e 5.13) ou ancoradas (Figura 5.12). A simples é recomendada sempre que possível para que não haja formação de isquemia tecidual decorrente do ancoramento da sutura. A contínua tem como vantagens o fato de ser mais rápida e oferecer tensão única com menor número de nós, porém pode facilitar a transferência de contaminante por capilaridade ou absorção.

A sutura contínua pode ser intradérmica, para efeito estético, com fio absorvível que não será retirado, ou inabsorvível, que deverá ser removido em 7 a 10 dias.

A sutura interrompida, por sua vez, pode ser feita com diferentes tipos de pontos. Em relação à segurança, é superior à sutura contínua, porém é mais lenta e há necessidade de gestão da tensão de cada ponto, além de maior número de nós. Os pontos podem ser simples, em U, Donatti ou Allgower (Figura 5.14 a 5.17).

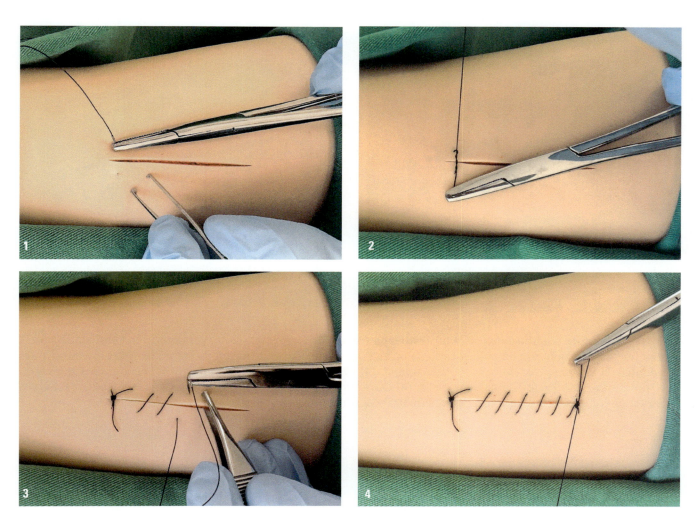

▲ **Figura 5.11 Sutura contínua simples (ponto de Kurschner).** (1) A pinça com dente segura as bordas da pele para a passagem da agulha de uma borda para outra. (2) O nó é amarrado com auxílio do porta-agulha ou manualmente. (3) Realiza-se uma sequência de entrada e saída das bordas da pele até o final da incisão. (4) Os pontos devem ter a mesma distância entre si e entre as bordas da ferida operatória. A tensão não deve ser excessiva. Finaliza-se a sutura com um nó de roseta.

ATLAS DE CIRURGIA GINECOLÓGICA

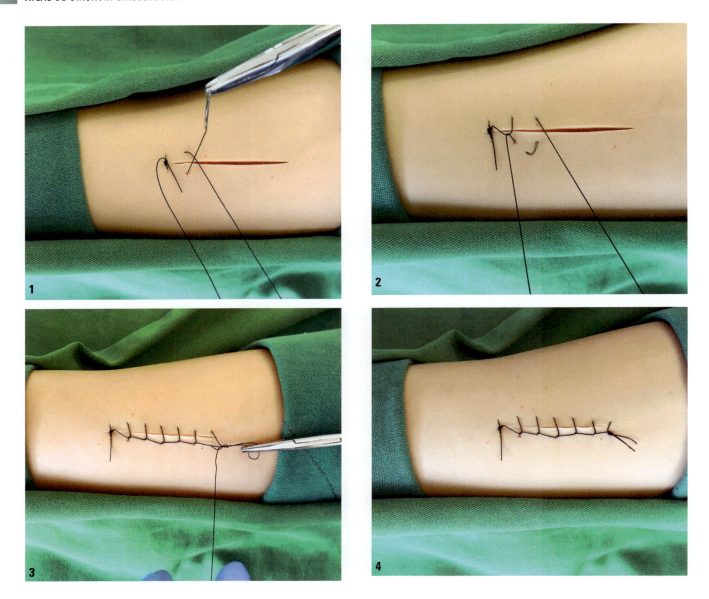

▲ **Figura 5.12 Sutura contínua ancorada ou festonada (ponto de Reverdin). (1)** O primeiro ponto foi amarrado. A agulha foi passada na borda da pele, saindo na outra borda por dentro de alça feita com o fio. **(2)** Observa-se o fio por dentro da alça e a próxima passagem da agulha. **(3)** Realiza-se uma sequência de entrada e saída nas bordas da pele, por dentro da alça, até o final da incisão. **(4)** Os pontos devem ter a mesma distância entre si e entre as bordas da ferida operatória, sem tensão excessiva. Finaliza-se a sutura com um nó de roseta.

FIOS, SUTURAS E NÓS

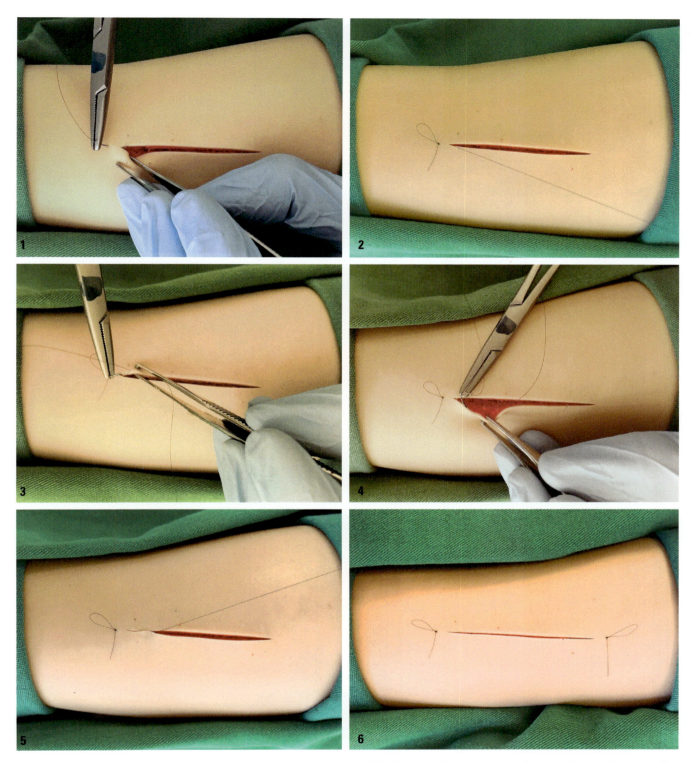

▲ **Figura 5.13 Sutura contínua intradérmica.** **(1)** Uma pinça delicada com dente segura a borda da incisão. A agulha entra na pele e se exterioriza na derme. **(2)** Faz-se nó de roseta para fixar o início da sutura. Alternativamente, a agulha pode ser passada somente na derme e o nó fica para dentro da incisão ou o fio pode ser preso à pele com fita adesiva cirúrgica. **(3)** Na posição em que a agulha sai de uma borda da derme, ela deve ser passada na derme contralateral. **(4)** Observa-se a passagem da agulha paralelamente à borda da incisão, em sua passagem pela derme. **(5)** O fio deve ser mantido tracionado para aproximação das bordas da ferida. **(6)** A sutura é finalizada com nó de roseta. Alternativamente, o nó pode ficar dentro da incisão ou o fio pode ser preso com fita cirúrgica adesiva.

ATLAS DE CIRURGIA GINECOLÓGICA

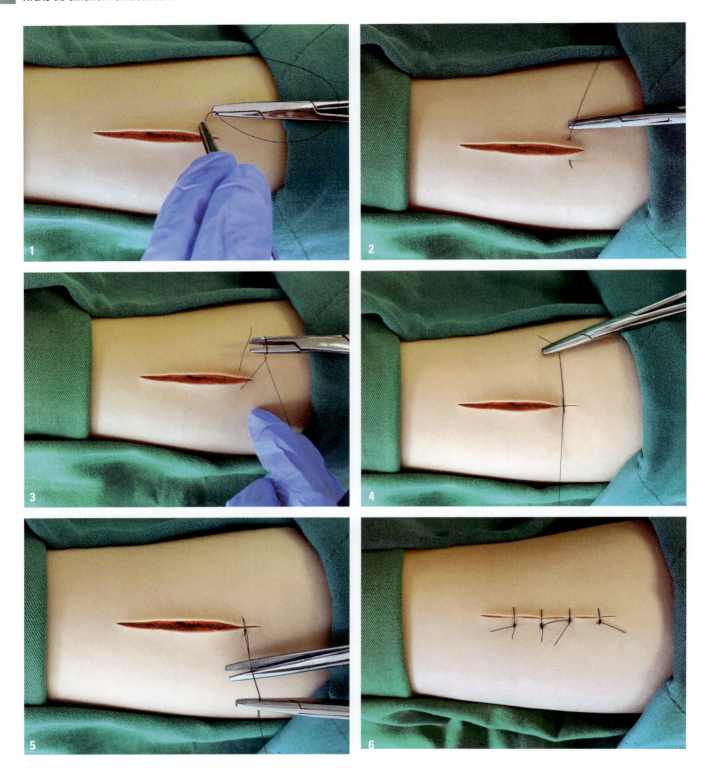

▲ **Figura 5.14 Sutura interrompida com pontos simples.** **(1)** A pinça com dente segura a pele e a agulha é passada em sentido perpendicular à incisão. **(2)** Saída da agulha na outra borda da ferida. **(3)** O fio é amarrado com o porta-agulha ou manualmente. **(4)** O nó não deve ter tensão excessiva. **(5)** As duas extremidades do fio são cortadas com tesoura. **(6)** São realizados múltiplos pontos que aproximem as bordas da ferida, com mesma distância entre eles e entre as bordas. A aproximação não deve ter tensão.

FIOS, SUTURAS E NÓS

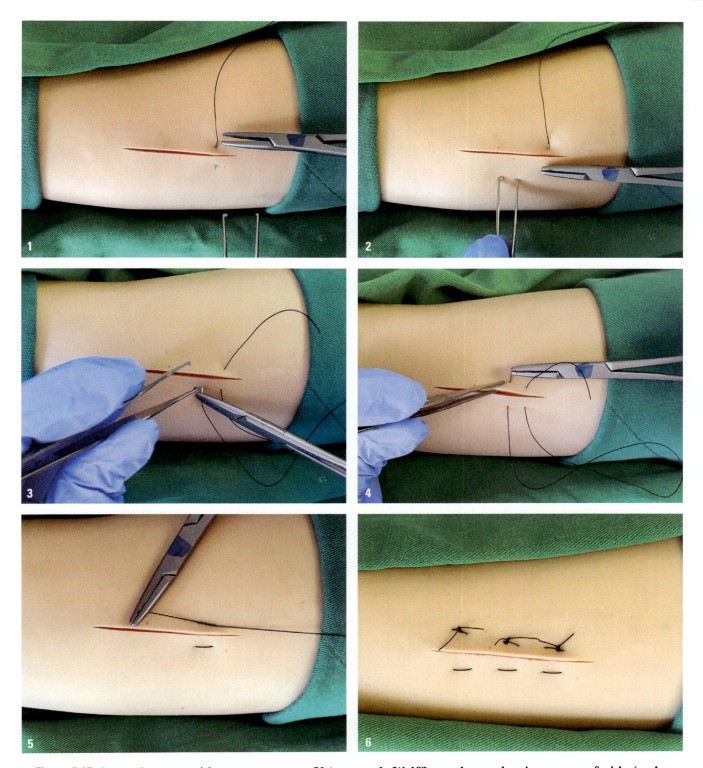

▲ **Figura 5.15 Sutura interrompida com pontos em U (pontos de Wolff), usados em locais em que a ferida é submetida a maiores forças de tensão.** **(1)** A pinça com dente segura a pele e a agulha é passada em sentido perpendicular à incisão. **(2)** Saída da agulha na outra borda da ferida. **(3)** Vira-se a agulha, que é passada na mesma borda. **(4)** A agulha se exterioriza do outro lado. **(5)** O fio é amarrado com o porta-agulha ou manualmente. **(6)** São realizados múltiplos pontos que aproximem as bordas da ferida, com mesma distância entre eles e entre as bordas. A aproximação não deve ter tensão.

ATLAS DE CIRURGIA GINECOLÓGICA

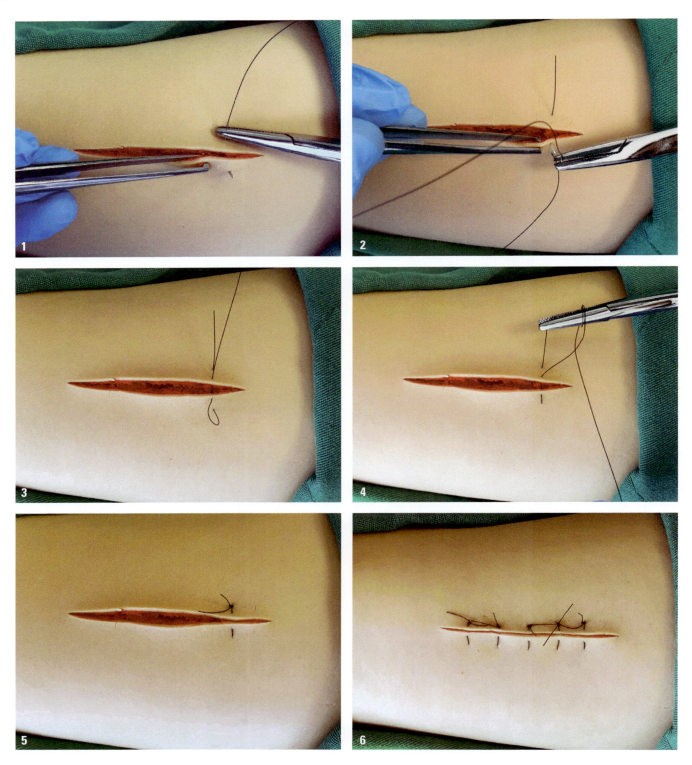

▲ **Figura 5.16 Sutura interrompida com pontos de Donnatti.** (1) A pinça com dente segura a pele e a agulha é passada em sentido perpendicular à incisão, distando cerca de 0,5 cm da borda, se exteriorizando também a cerca de 0,5 cm da outra borda. (2) Vira-se a agulha, que é passada na mesma borda, entrando na pele rente à incisão e também se exteriorizando rente à borda contralateral. (3) Observa-se o ponto passado pelas duas bordas da ferida. (4) O fio é amarrado com o porta-agulha ou manualmente. (5) Observam-se pontos dados "longe-longe-perto-perto". (6) São realizados múltiplos pontos que aproximem as bordas da ferida, com mesma distância entre eles e entre as bordas.

FIOS, SUTURAS E NÓS

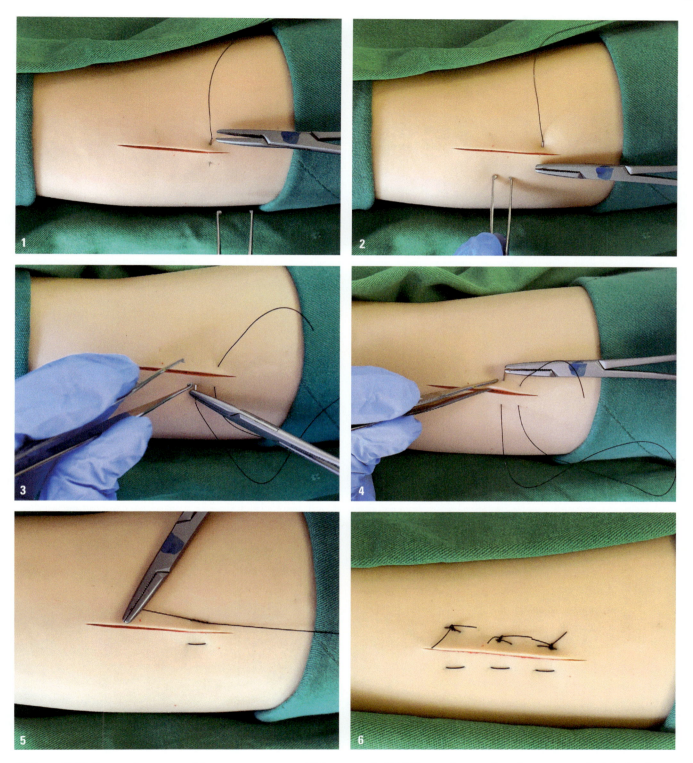

▲Figura 5.15 **Sutura interrompida com pontos em U (pontos de Wolff), usados em locais em que a ferida é submetida a maiores forças de tensão.** (1) A pinça com dente segura a pele e a agulha é passada em sentido perpendicular à incisão. (2) Saída da agulha na outra borda da ferida. (3) Vira-se a agulha, que é passada na mesma borda. (4) A agulha se exterioriza do outro lado. (5) O fio é amarrado com o porta-agulha ou manualmente. (6) São realizados múltiplos pontos que aproximem as bordas da ferida, com mesma distância entre eles e entre as bordas. A aproximação não deve ter tensão.

ATLAS DE CIRURGIA GINECOLÓGICA

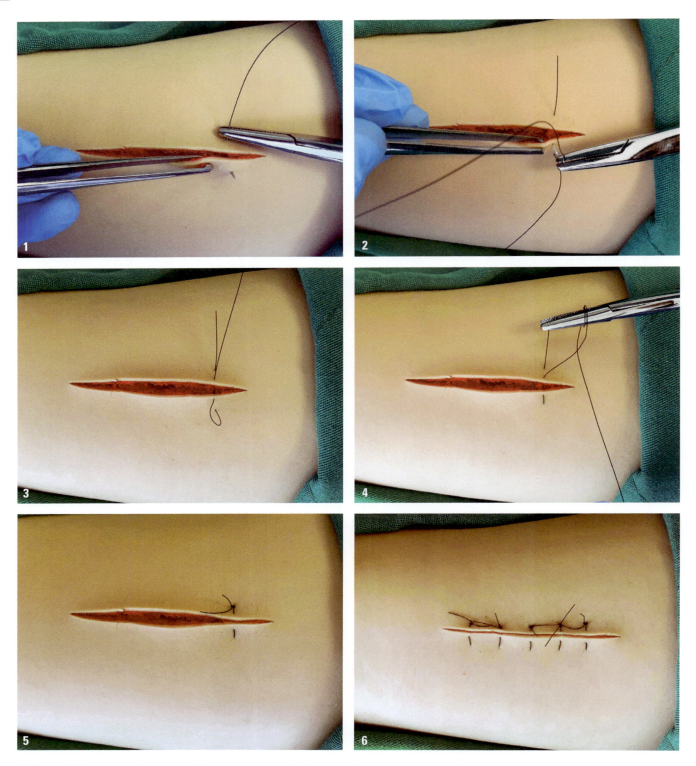

▲ **Figura 5.16 Sutura interrompida com pontos de Donnatti.** (1) A pinça com dente segura a pele e a agulha é passada em sentido perpendicular à incisão, distando cerca de 0,5 cm da borda, se exteriorizando também a cerca de 0,5 cm da outra borda. (2) Vira-se a agulha, que é passada na mesma borda, entrando na pele rente à incisão e também se exteriorizando rente à borda contralateral. (3) Observa-se o ponto passado pelas duas bordas da ferida. (4) O fio é amarrado com o porta-agulha ou manualmente. (5) Observam-se pontos dados "longe-longe-perto-perto". (6) São realizados múltiplos pontos que aproximem as bordas da ferida, com mesma distância entre eles e entre as bordas.

FIOS, SUTURAS E NÓS

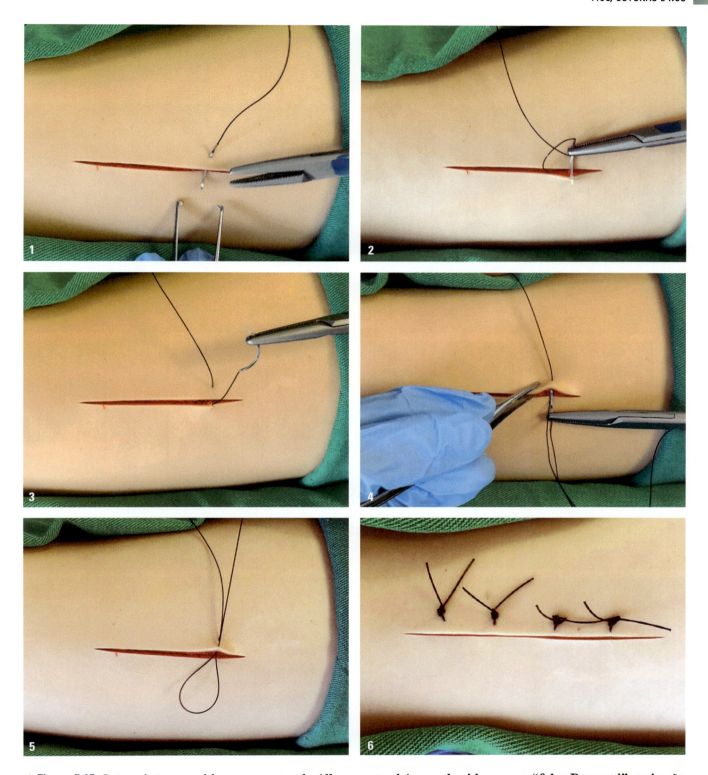

▲ **Figura 5.17** Sutura interrompida com pontos de Allgower, também conhecidos como "falso-Donnatti", pois não há exteriorização do ponto em uma das bordas. **(1)** A pinça com dente segura a pele e a agulha é passada no sentido perpendicular à incisão, distando cerca de 0,5 cm da borda. **(2)** A agulha é passada na derme da borda contralateral, em sentido perpendicular à pele, sem transfixá-la. **(3)** Observa-se que o fio não se exterioriza na pele. **(4)** A agulha transfixa a pele contralateral rente à incisão. **(5)** Observa-se o ponto passado pelas duas bordas da ferida. **(6)** São realizados múltiplos pontos que aproximem as bordas da ferida, com a mesma distância entre eles e entre as bordas.

CAPÍTULO 5

Para ligaduras teciduais, como ligamentos ou pedículos vasculares, podem ser utilizados pontos em U (Figura 05-18) ou os pontos de Heaney, também conhecidos como pontos de Te Linde, autor que divulgou o ponto em histerectomias (Figura 05-19).

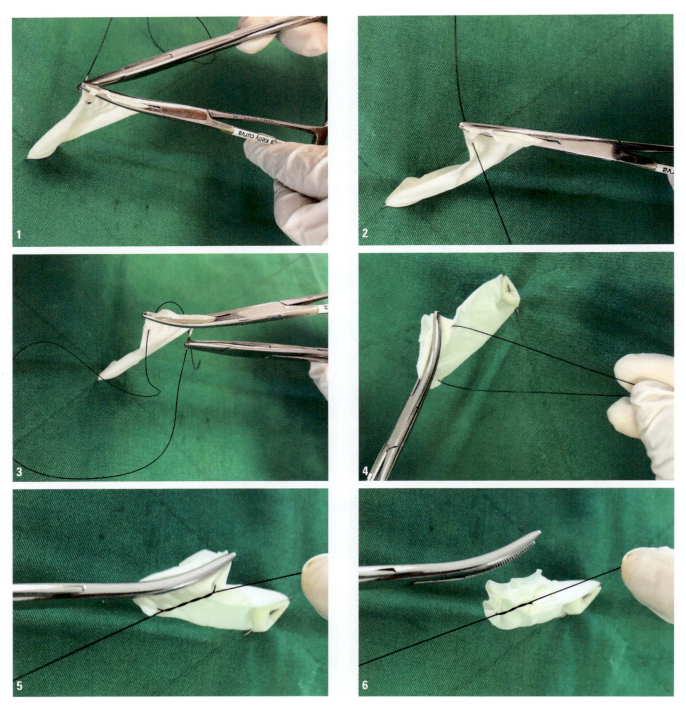

▲ **Figura 5.18 Ponto em U. (1)** A estrutura a ser ligada é apreendida com instrumento de apreensão. Passa-se a agulha rente e abaixo da extremidade distal da pinça. **(2)** Todo o tecido é transfixado. **(3)** Transfixa-se o pedículo abaixo da extremidade proximal da pinça, no sentido inverso ao da primeira passagem da agulha. **(4)** Observa-se o ponto logo antes de ser amarrado. **(5)** O nó é amarrado com o primeiro seminó. **(6)** A pinça de apreensão é removida pouco antes da finalização do primeiro seminó, seguindo-se os demais seminós.

FIOS, SUTURAS E NÓS

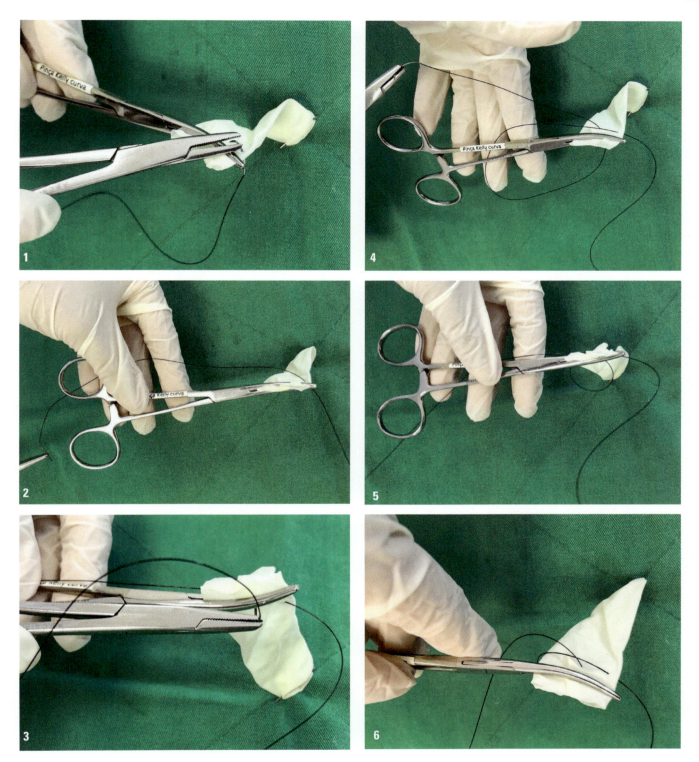

▲ **Figura 5.19 Ponto de Heaney ou de Te Linde.** **(1)** A estrutura a ser ligada é apreendida com instrumento de apreensão. Passa-se a agulha rente e abaixo da extremidade distal da pinça. **(2)** O porta-agulha traciona o fio por baixo da pinça, fazendo uma alça de fio ao redor do pedículo a ser ligado. **(3)** Transfixa-se o pedículo abaixo da região central da pinça, no mesmo sentido da primeira passagem da agulha. **(4)** Observa-se o ponto logo após a segunda passagem da agulha. O fio passa por baixo da alça criada anteriormente. **(5)** O fio passa novamente por baixo da pinça de apreensão. **(6)** Observa-se o ponto logo antes de ser amarrado.

(*Continua*) ▶

CAPÍTULO 5

ATLAS DE CIRURGIA GINECOLÓGICA

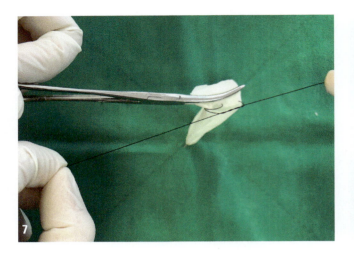
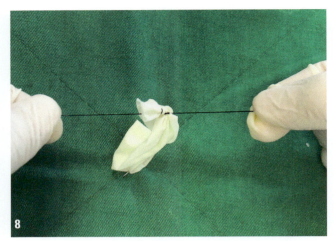

▲ **Figura 5.19** **Ponto de Heaney ou de Te Linde.** (*Continuação*) **(7)** O nó é amarrado com o primeiro seminó. **(8)** A pinça de apreensão é removida pouco antes da finalização do primeiro seminó, seguindo-se os demais seminós.

TIPOS DE NÓS

O nó consiste no entrelaçamento das extremidades de um fio de sutura com finalidade de uni-las ou fixá-las. Entre as características ideiais, o nó cirúrgico deve ter mínimo de volume e ser firme. O nó cirúrgico é composto por uma alça e seminós de contenção, de fixação e de segurança, de forma subsequente. O dedo indicador é fundamental na condução dos seminós até os pontos de contenção e fixação.

Os nós podem ser realizados de forma manual, instrumental ou mista. Os nós manuais mais conhecidos são os do cirurgião, de sapateiro e quadrado. O nó de roseta é um tipo especial para ser usado como ponto de apoio para a extremidade de um fio de sutura contínua (Figuras 5.20 a 5.23).

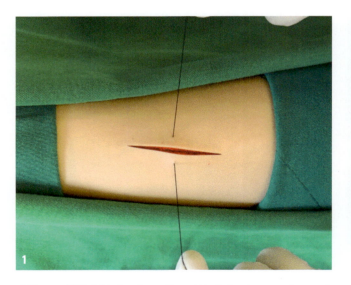
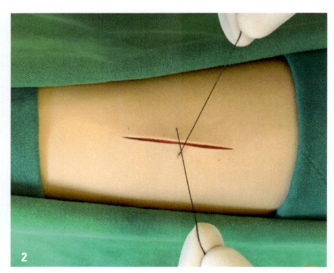

▲ **Figura 5.20** **Nó de cirurgião.** **(1)** O fio é passado nas bordas da incisão. **(2)** Cruzamento dos fios para início do nó, evitando que fique cruzado.

(*Continua*) ▶

FIOS, SUTURAS E NÓS

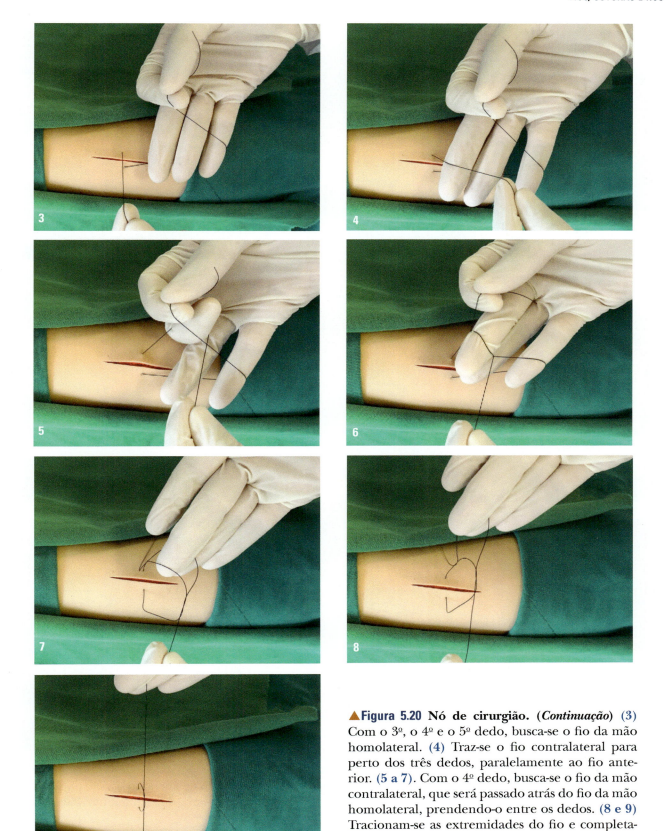

▲Figura 5.20 Nó de cirurgião. (*Continuação*) (3) Com o 3º, o 4º e o 5º dedo, busca-se o fio da mão homolateral. (4) Traz-se o fio contralateral para perto dos três dedos, paralelamente ao fio anterior. (5 a 7). Com o 4º dedo, busca-se o fio da mão contralateral, que será passado atrás do fio da mão homolateral, prendendo-o entre os dedos. (8 e 9) Tracionam-se as extremidades do fio e completa-se o primeiro seminó. Para finalizar, realizam-se pelo menos três seminós.

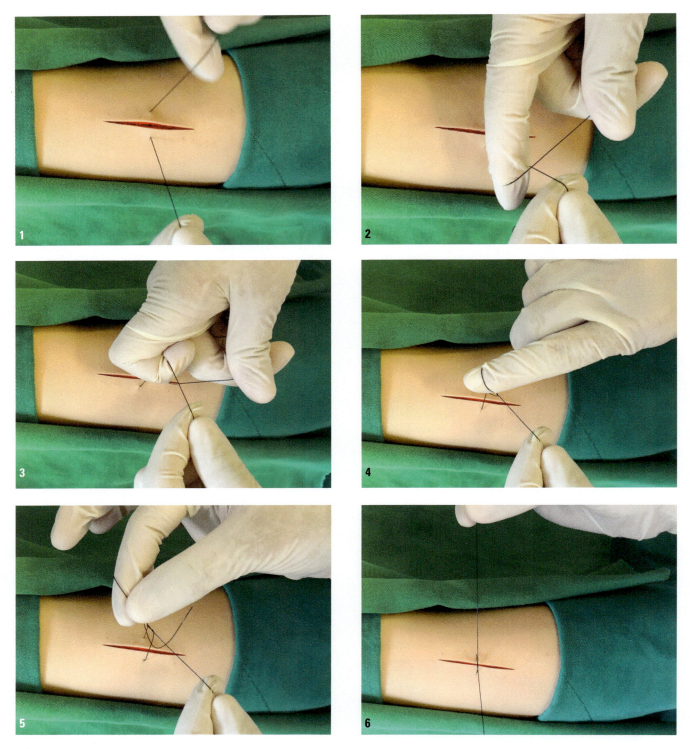

▲ **Figura 5.21 Nó de sapateiro.** **(1)** O fio é passado nas bordas da incisão. **(2 e 3)** Com o dedo indicador, leva-se o fio homolateral buscando o fio contralateral, que é tracionado fazendo uma alça. **(4 e 5)** O fio é passado por dentro da alça com o mesmo dedo. **(6)** Tracionam-se as extremidades do fio e completa-se o primeiro seminó. Para finalizar, realizam-se pelo menos três seminós.

FIOS, SUTURAS E NÓS

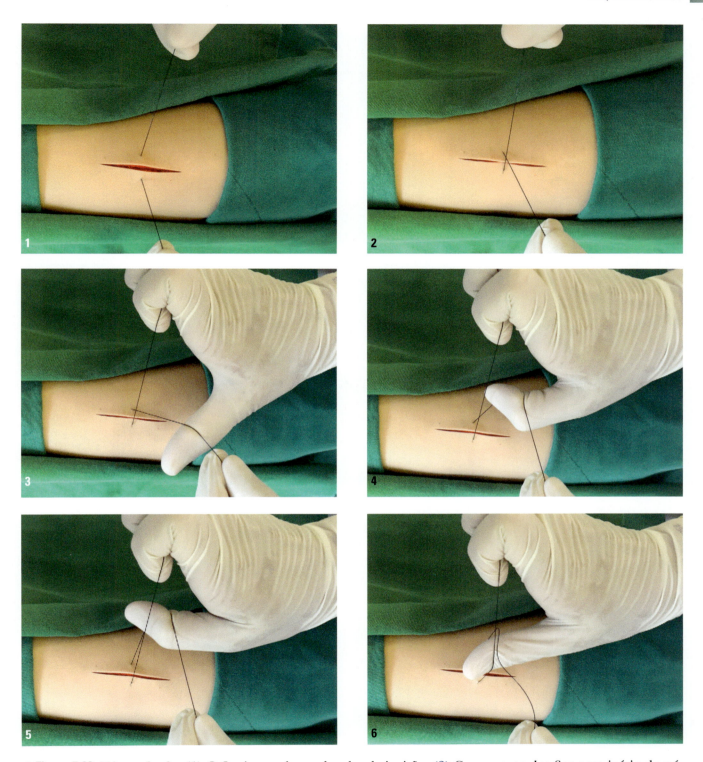

▲ **Figura 5.22 Nó quadrado.** **(1)** O fio é passado nas bordas da incisão. **(2)** Cruzamento dos fios para início do nó, evitando que fique cruzado. **(3)** Com o polegar, busca-se o fio da mão contralateral. **(4 e 5)**. Com o polegar, traciona-se esse fio até ultrapassar a outra extremidade. **(6)** Cria-se, assim, uma alça com a primeira extremidade do fio.

(*Continua*) ▶

CAPÍTULO 5

113

ATLAS DE CIRURGIA GINECOLÓGICA

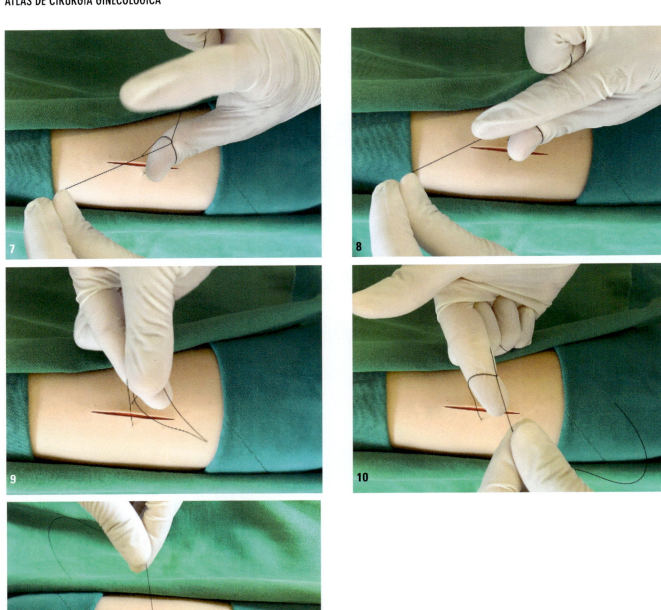

▲ **Figura 5.22 Nó quadrado.** (*Continuação*) **(7 a 9)** Com o dedo indicador, passa-se a extremidade solta do fio pela alça. **(10 e 11)** Conclui-se o primeiro seminó, aproximando as bordas da incisão. Para finalizar, realizam-se pelo menos três seminós.

FIOS, SUTURAS E NÓS

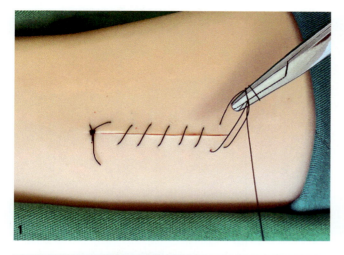
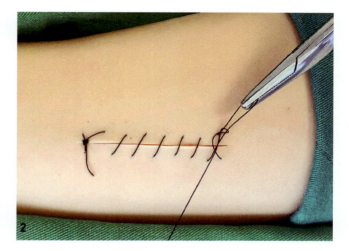
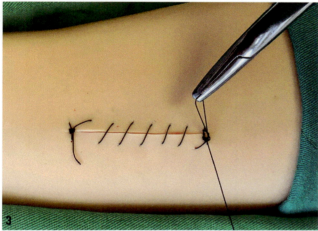

▲ **Figura 5.23 Nó de roseta. (1)** Ao final da sutura contínua, o porta-agulha faz duas voltas na extremidade do fio sem a alça e, em seguida, apreende a alça. **(2)** Traciona-se a alça por dentro das duas voltas do fio dadas no porta-agulha, realizando-se o primeiro seminó. **(3)** Tracionam-se as extremidades do fio e completa-se o primeiro seminó. Para finalizar, realizam-se pelo menos três seminós.

COMENTÁRIOS DOS EDITORES

A sutura ideal é aquela que aproxima as bordas da ferida operatória sem tensão excessiva, sem espaço morto, simétrica e de duração adequada ao tempo de cicatrização daquele tecido. A tensão excessiva dos nós leva a menor fluxo sanguíneo, dificultando a cicatrização. A tensão insuficiente, por outro lado, pode levar a espaços mortos, com formação de seromas ou hematomas, aumentando os riscos de infecção cirúrgica.

A perda de força tênsil do fio deve ocorrer somente quando o tecido suturado já tiver resistência suficiente para se manter unido. O fio escolhido deve ter a mesma firmeza que o tecido suturado. Portanto, o cirurgião deve conhecer não apenas os atributos dos fios escolhidos, mas também as características do leito cirúrgico.

CAPÍTULO 5   115

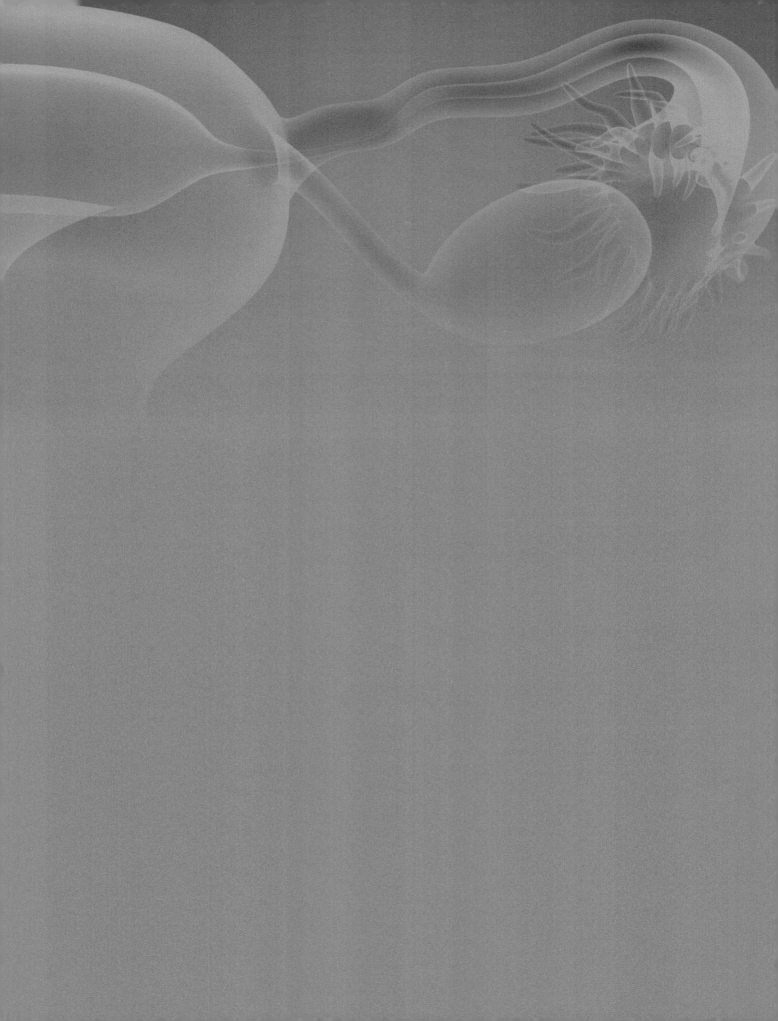

capítulo 6

AGENTES HEMOSTÁTICOS E SELANTES

I

INTRODUÇÃO

Obter hemostasia adequada é passo fundamental em qualquer procedimento cirúrgico, e, para auxiliar nessa tarefa, existem agentes tópicos com diferentes propriedades hemostáticas e possibilidades de uso. Os agentes selantes, por exemplo, também conhecidos como vedantes ou adesivos, são empregados para unir tecidos e prevenir aderências, além das propriedades hemostáticas.

Neste capítulo, serão discutidos os principais produtos disponíveis, seus mecanismos de ação e suas indicações de uso.

DEFINIÇÃO E APLICABILIDADE

Denomina-se hemostasia o conjunto de fenômenos biológicos em imediata resposta à lesão vascular, que permite cessar o sangramento. O mecanismo hemostático inclui três processos: hemostasia primária, hemostasia secundária (coagulação) e fibrinólise.

A hemostasia primária surge com a lesão vascular, quando fatores locais determinam a vasoconstrição e a adesão progressiva de plaquetas, iniciando-se o trombo plaquetário. Já a hemostasia secundária é caracterizada pela formação do coágulo sanguíneo, que contém demais elementos do sangue. A ativação da cascata de coagulação pode ser iniciada por via intrínseca ou extrínseca, sendo que ambas resultam em uma via comum que ativa a trombina e converte o fibrinogênio em fibrina, a qual, por sua vez, organiza e consolida o coágulo sanguíneo (Figura 6.1)

ATLAS DE CIRURGIA GINECOLÓGICA

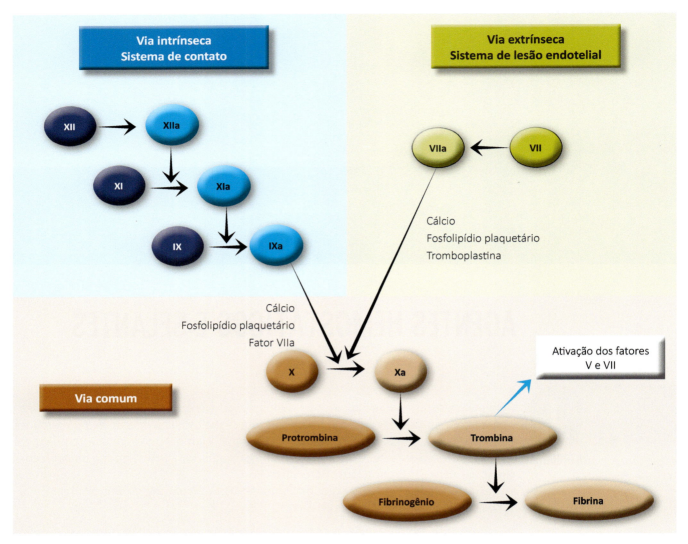

▲ **Figura 6.1 Coagulação.** A via extrínseca é iniciada pelo contato do sangue com o fator tecidual liberado pelo endotélio vascular, ativando o fator VII em VIIa, que, na presença de cálcio e fator tecidual ou tromboplastina, ativa o fator X em Xa (via comum). A via intrínseca, também chamada de ativação por sistema de contato, inicia pelo contato do sangue com superfícies de cargas negativas, como o colágeno. Há ativação do fator XII em XIIa, que ativa o fator XI em XIa, que ativa o fator IX em IXa. O fator IXa, na presença do fator VIIIa, ativa o Fator X em Xa, chegando à via comum, onde o fator Xa converte a protrombina em trombina, que ativa os fatores V e VII e converte o fibrinogênio em fibrina, organizando o coágulo.

Por fim, a fibrinólise ocorre após a coagulação completa, quando o coágulo é reabsorvido pela ação do plasminogênio e a vascularização afetada é permeabilizada novamente.

Os agentes hemostáticos e selantes podem ser amplamente utilizados em procedimentos cirúrgicos, minimizando a perda sanguínea e facilitando a visualização adequada do campo operatório. Com isso, há redução do tempo cirúrgico e da necessidade de transfusões sanguíneas. São particularmente úteis nos procedimentos cirúrgicos de pacientes de maior risco hemorrágico, como aquelas em uso de anticoagulantes.

Existem vários agentes hemostáticos disponíveis, com propriedades diferentes e indicações próprias de uso. A hemostasia pode ser obtida por meio de ativação plaquetária, vasoconstrição, ativação da cascata de coagulação ou por ação mecânica. Esses agentes podem ser classificados em hemostáticos passivos, ativos ou selantes e adesivos teciduais (Tabelas 6.1 e 6.2).

AGENTES HEMOSTÁTICOS E SELANTES

TABELA 6.1 Agentes hemostáticos e adesivos.

Tipo de agente	Ação	Exemplos
Hemostáticos mecânicos	Criam um arcabouço para agregação das plaquetas, promovendo barreira mecânica ao sangramento	Celulose oxidada Gelatinas Colágeno Polissacarídeos
Hemostáticos químicos	Criam um arcabouço para agregação das plaquetas e ativam a conversão de fibrinogênio em fibrina	Trombina Trombina + gelatina Trombina + colágeno
Selantes (adesivos)	Permitem que os tecidos fiquem ligados entre si, como em anastomoses ou na pele, e formam fibrina (biológicos) ou polímeros (sintéticos)	Fibrina Polietilenoglicol Glutaraldeído + albumina Cianoacrilato

TABELA 6.2 Agentes hemostáticos e selantes.

Agente	Exemplos de nomes comerciais (fabricante) com registro vigente na Anvisa[#]	Características
Celulose oxidada regenerada	Gelita-cel® (Gelita Medical) Interceed® (Ethicon) Surgicel Fibrillar® (Ethicon) Surgicel Nu-Knit® (Ethicon) Surgicel Original® (Ethicon) Surgicel Snow® (Ethicon)	▪ São aplicados diretamente no local do sangramento ▪ Formam matriz física para a agregação plaquetária e ativam a coagulação ▪ Há necessidade de sangue fluindo ativamente para sua ação ▪ Podem ter efeito bactericida
Gelatinas	Gelfoam® (Wyeth) Gelita-spon® (Gelita Medical) Spongostan® (Ethicon) Sangustop® (B.Braun) Hemopatch® (Baxter) Hemospon® (Maquira) Curaspon® (Curamedical)	▪ São aplicados diretamente no local de sangramento, mesmo em cavidades irregulares ▪ Formam matriz física para a constituição do coágulo ▪ Aumentam muito de volume, exercendo tamponamento tecidual
Gelatina com trombina	FloSeal® (Baxter) Surgiflo® (Ethicon)	▪ A combinação com trombina ativa a cascata de coagulação, com conversão de fibrinogênio em fibrina
Colágeno	Avitene® microfibrilar (Bard) Avitene® pó (Bard) Avitene® ultrafoam (Bard) Helitene® (Dabasons) Instat® (Ethicon) Instat® microfibrilar (Ethicon)	▪ São aplicados no local de sangramento ▪ Formam matriz para agregação plaquetária
Polissacarídeo vegetal	Arista AH® (Bard) Bleed STP® (DMC)	▪ As partículas do pó de polissacarídeo aglutinam elementos sanguíneos, formando matriz gelatinosa que barra o sangramento
Selantes de fibrina	Evicel® (Ethicon) Tisseel® (Baxter) Beriplast® (CSL Behring) Tachisil® (Takeda)	▪ Fazem a conversão de fibrinogênio em fibrina, formando o coágulo
Selantes sintéticos	BioGlue® (Cryolife) Dermabond® (Ethicon) CoSeal® (Baxter) Glubran® (GEM SRL Itália) PuraStat® (3-D Matrix Europe)	▪ São utilizados para aproximar órgãos, estruturas ou tecidos ou para prevenção de vazamento de líquidos, gases e sólidos dos locais cirúrgicos ▪ São aplicados em superfícies de tecido seco ou pinçado para criar barreira
Percloreto férrico/ sulfato férrico	Hemogin® (Magister)[*] Solução de Monsel[*]	▪ São aplicados no local de sangramento ▪ Promovem a aglutinação de proteínas nos capilares devido ao pH ácido, cessando o sangramento

Anvisa: Agência Nacional de Vigilância Sanitária.
Obs.: os produtos comerciais listados nesse quadro têm registro na Anvisa, mas não são necessariamente comercializados no Brasil. Consulte o hospital para verificar a disponibilidade comercial desses produtos.
[#] Os registros na Anvisa têm validade. Consulte a validade do registro nos sites: http://portal.anvisa.gov.br/consulta-produtos-registrados e https://www.smerp.com.br/anvisa/?ac=prodSearch.
[*] Produto manipulado, não registrado na Anvisa.

ATLAS DE CIRURGIA GINECOLÓGICA

PRINCIPAIS AGENTES HEMOSTÁTICOS E SELANTES

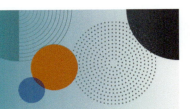

CELULOSE OXIDADA REGENERADA

Os agentes de celulose são obtidos pela dissolução da celulose, posteriormente regenerada em forma fibrilar ou filamentar. Podem cobrir áreas extensas de sangramento.

	MECANISMO DE AÇÃO	Os agentes hemostáticos à base de celulose atuam ativando a coagulação por contato com o local com sangramento ativo. Quando aplicados no tecido, diminuem o pH local, promovendo a vasocontrição de capilares e criando o coágulo em virtude da interação com as plaquetas e da ativação de fatores intrínsecos e extrínsecos da coagulação. Além disso, têm efeito mecânico de tamponamento e absorção do sangue, formando uma espécie de gel sobre a superfície de sangramento e criando um arcabouço de organização para as plaquetas.
	INDICAÇÕES DE USO	Podem ser aplicados em ginecologia como agentes de prevenção de aderências ou como hemostáticos. É possível utilizá-los em sangramentos oriundos de capilares ou veias, bem como em sangramentos arteriais em locais onde a ligadura ou a sutura são ineficazes ou impraticáveis. Por serem facilmente moldáveis, podem ser usados em cavidades irregulares nas quais a sutura é inacessível.
	PRODUTOS DISPONÍVEIS	Os agentes de celulose oxidada regenerada estão disponíveis em quatro apresentações, com ação bactericida ou não, em malha solta, densa, algodão ou camadas (Tabela 6.3).
	COMO APLICAR	A celulose oxidada em malha solta ou densa deve ser colocada ainda seca sobre o local desejado, tanto por laparoscopia quanto em cirurgias abertas. A malha solta deve cobrir o local desejado e, assim que estiver esticada e posicionada, pode ser molhada com solução fisiológica para melhor aderência local (Figura 6.3). Na maioria dos casos, não é necessário suturar a malha no tecido. Caso haja necessidade de sutura, a malha densa poderá ser escolhida. A celulose oxidada em formato de algodão pode ser aplicada em cavidades, pois é facilmente moldada. Na apresentação em camadas, cada camada deve ser individualizada e separada das demais, sendo aplicadas separadamente em superfícies planas, irregulares ou em cavidades.
	OBSERVAÇÕES SOBRE A CELULOSE OXIDADA REGENERADA	■ Tempo de reabsorção: 2 semanas ou mais, a depender da quantidade utilizada; ■ Não é pegajosa e não adere ao instrumental cirúrgico; ■ Pode ser moldada em diversos formatos; ■ Não adere aos instrumentos cirúrgicos e às luvas; ■ Como diminui o pH local, pode inativar a trombina; portanto, não deve ser usada em conjunto com outros agentes hemostáticos biológicos; ■ O pH ácido também pode aumentar o processo inflamatório local e atrasar a cicatrização; ■ Não deve ser molhada antes da aplicação no local desejado; ■ Pode criar imagens anormais em exames de imagens realizados no pós-operatório.

AGENTES HEMOSTÁTICOS E SELANTES

TABELA 6.3 Agentes hemostáticos de celulose oxidada regenerada.

Apresentação	Exemplos de nomes comerciais
■ Malha solta, que pode ser aplicada na superfície e moldada de acordo com o formato do local (Figura 6.2-1)	Surgicel Original® Interceed®
■ Malha densa, que permite ser suturada (Figura 6.2-2)	Surgicel Nu-Knit®
■ Malha em formato de algodão, que se adapta bem a locais mais profundos ou irregulares e a cavidades (Figura 6.2-3)	Surgicel Snow®
■ Malha em camadas, que pode ser usada em vários locais, como superfícies regulares ou cavidades irregulares (Figura 6.2-4)	Surgicel Fibrillar®

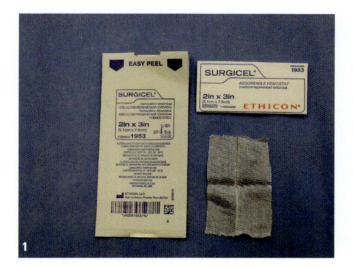
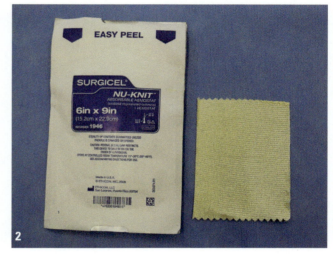
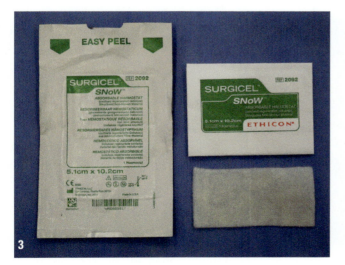
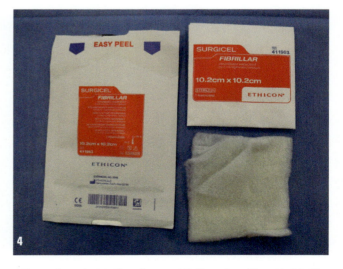

▲**Figura 6.2 Exemplo de celulose oxidada regenerada. (1)** Malha solta. **(2)** Malha densa. **(3)** Em algodão. **(4)** Malha em camadas.

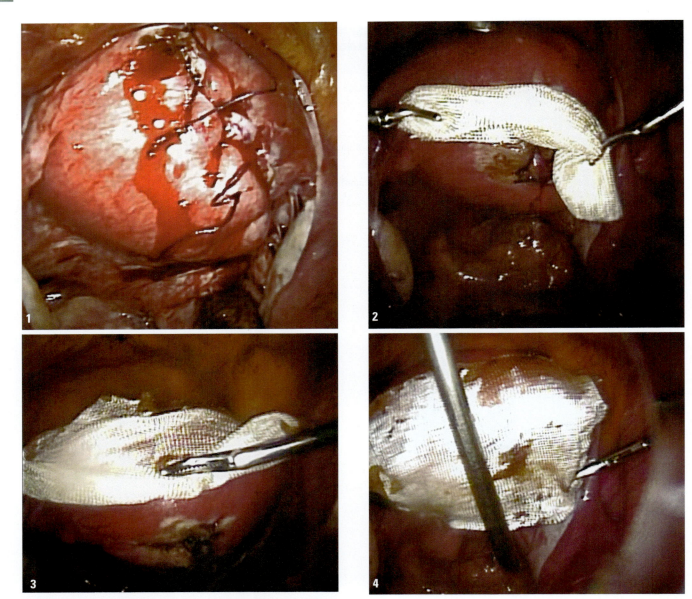
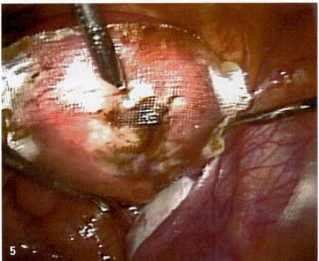

◀ **Figura 6.3 Colocação da celulose oxidada regenerada em malha solta por laparoscopia após miomectomia.** **(1)** Aspecto do útero imediatamente ao término da sutura uterina após miomectomia. Observa-se que há um discreto sangramento e que a sutura atinge 2/3 da parede posterior do útero. **(2)** A malha de celulose oxidada é enrolada no sentido longitudinal e inserida pelo trocater esquerdo. **(3)** e **(4)** Com auxílio das pinças, a malha é desenrolada e posicionada cobrindo toda a extensão da sutura uterina. **(5)** A malha é umedecida com solução fisiológica.

AGENTES HEMOSTÁTICOS E SELANTES

GELATINAS

São compostos originados de colágeno suíno, ovino ou bovino, em formato de pó, esponja ou espuma. A proteína hemostática purificada é obtida por hidrólise do colágeno animal. Os produtos de gelatina estão disponíveis também em associação com trombina ou glutaraldeído, associando o efeito mecânico ao efeito químico na hemostasia.

	MECANISMO DE AÇÃO	As gelatinas aderem ao local de sangramento, formando uma matriz física para agregação plaquetária e organizando a formação do coágulo. Ao serem inseridas, as gelatinas se expandem em até 200% do seu volume, em virtude da absorção de água e sangue, causando um tamponamento local. As gelatinas em associação com trombina, além do efeito mecânico, promovem ativação do fibrinogênio em fibrina, ativando quimicamente a coagulação.
	INDICAÇÕES DE USO	Podem ser utilizadas em sangramentos oriundos de capilares ou veias, bem como em sangramentos arteriais em locais onde a ligadura ou sutura são ineficazes ou impraticáveis. São úteis em cavidades irregulares ou profundas, ou locais de difícil acesso. Como exemplos, citam-se as miomectomias abertas ou por videolaparoscopia.
	PRODUTOS DISPONÍVEIS	As gelatinas são disponibilizadas em apresentações em pó, ou em esponja ou placas (Tabela 6.4). A associação de gelatina com fibrina, preparada no momento do uso, apresenta-se como espuma (Figura 6.4).
	COMO APLICAR	A esponja deve ser desembalada, cortada no tamanho adequado e simplesmente colocada sobre o local desejado. As gelatinas associadas à trombina são disponibilizadas separadamente. No momento do uso, devem ser misturadas para a ativação da função hemostática, tanto na apresentação em pó quanto na apresentação em espuma (Figura 6.5). A aplicação do produto deve ser feita na base da lesão, onde um coágulo estável será formado. Após cerca de 10 min, o local deve ser irrigado suavemente para a retirada do excesso do produto (Figura 6.6).
	OBSERVAÇÕES SOBRE A CELULOSE OXIDADA REGENERADA	▪ A absorção ocorre em 4-6 semanas; ▪ Deve-se ter cuidado na aplicação em espaços confinados, pois a grande expansão volumétrica das gelatinas pode causar complicações de origem compressiva; ▪ São úteis para ferimentos perfurantes em órgãos sólidos; ▪ Têm pH neutro, podendo ser usadas em conjunto com outros agentes hemostáticos, como a trombina; ▪ Podem criar imagens anormais em exames de imagens realizados no pós-operatório; ▪ Podem aderir aos instrumentos cirúrgicos; ▪ Esponjas podem sair do local em que foram colocadas, por não aderirem firmemente a locais com sangue.

TABELA 6.4 Agentes hemostáticos de gelatina.

Apresentação	Exemplos de nomes comerciais
Pó	Spongostan pó® Gelita-Spon pó®
Esponja ou placas	Gelfoam® Gelitaspom® Spongostan® Sangustop® Hemopatch®
Espumas (gelatina com trombina)	FloSeal® Surgiflo®

CAPÍTULO 6

ATLAS DE CIRURGIA GINECOLÓGICA

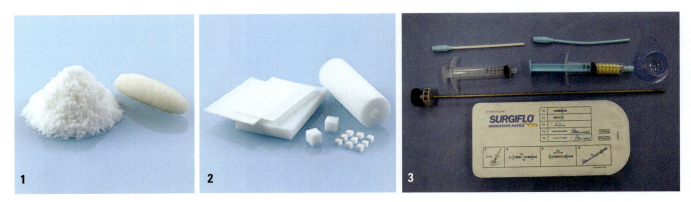

◀ **Figura 6.4 Exemplo de gelatina. (1)** Em pó. **(2)** Em placas ou esponja. **(3)** Associada à trombina em forma de espuma, que pode ser aplicada, por meio de aplicadores longos, na videolaparoscopia, ou por aplicadores flexíveis, em cirurgias abertas ou vaginais.
Fonte das fotos 1 e 2: imagens retirada do catálogo do fabricante Gelita)

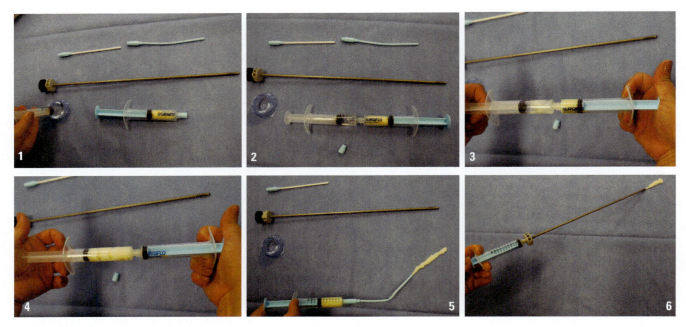

▲ **Figura 6.5 Preparação da gelatina associada à trombina. (1)** Utiliza-se a seringa vazia para aspirar a trombina. **(2)** As seringas contendo a trombina (transparente) e a gelatina (amarela) são acopladas. **(3)** e **(4)** Os êmbolos das seringas são empurrados para misturar o conteúdo das duas seringas, até se obter uma espuma homogênea. **(5)** Aspecto da espuma ao sair do aplicador flexível. **(6)** Aspecto da espuma ao sair do aplicador laparoscópico.

AGENTES HEMOSTÁTICOS E SELANTES

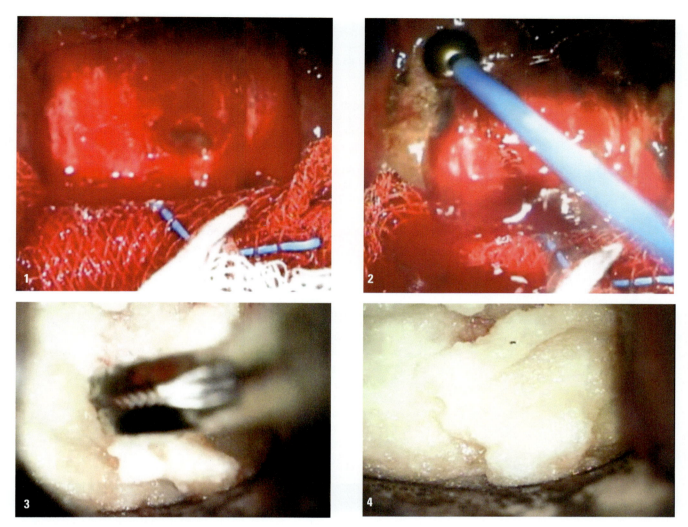

▲Figura 6.6 **Exemplo de aplicação de gelatina associada à trombina em espuma.** (1) Observa-se, por visão colposcópica, o colo uterino imediatamente após cirurgia de alta frequência com retirada da zona de transformação. (2) Realiza-se cauterização elétrica, porém o sangramento ainda está presente. (3) Colocação de gelatina associada à trombina já preparada sobre a superfície sangrante. (4) A gelatina se expande rapidamente e cobre todo o colo uterino, obtendo-se adequada hemostasia.

COLÁGENO MICROFIBRILAR

O colágeno microfibilar é produzido pela purificação de proteínas bovinas, caprinas ou ovinas. As fibras de colágeno animal são purificadas, ressecadas e formatadas em pó, esponja ou placas.

	MECANISMO DE AÇÃO	O colágeno microfibrilar ativa a via intrínseca da cascata de coagulação e tem intensa e imediata adesão às superfícies sangrantes, promovendo fechamento mecânico dos vasos. Em contato com o sangue, favorece a aderência plaquetária, liberando fatores de coagulação e formando o coágulo em 2-5 min, sem aumentar de volume.
	INDICAÇÕES DE USO	É indicado em casos de sangramento ativo em superfícies amplas e pode ser usado em cavidades profundas. Como não aumenta de volume, pode ser utilizado em locais onde a compressão de outras estruturas deve ser evitada.
	PRODUTOS DISPONÍVEIS	O colágeno é disponibilizado em formato de pó, esponja ou placas (Tabela 6.5 e Figura 6.7).
	COMO APLICAR	Deve ser aplicado sobre o local sangrante com instrumento seco, de preferência sem encostar nas luvas cirúrgicas, pois pode ficar aderido. É ideal que o local do sangramento seja seco imediatamente antes da aplicação do colágeno.
	OBSERVAÇÕES SOBRE A CELULOSE OXIDADA REGENERADA	■ Absorção em cerca de 2-3 meses; ■ Deve-se ter cuidado em sangramentos profundos, já que a alta capacidade de aderência e vedação pode acarretar a formação de hematomas subjacentes; ■ Não tem boa ação em pacientes com plaquetopenia grave; ■ Tem ação adequada em pacientes heparinizados; ■ Deve-se retirar o excesso do produto após a hemostasia, para evitar sua ligação com outras estruturas, como fibras nervosas; ■ Em casos de sangramento mais intenso, pode ser necessária compressão mecânica por 1-3 min.

TABELA 6.5 Agentes hemostáticos de colágeno.

Apresentação	Exemplos de nomes comerciais
Pó	Avitene® Helitene®
Esponja	Instat® Avitene®

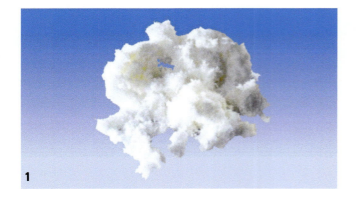 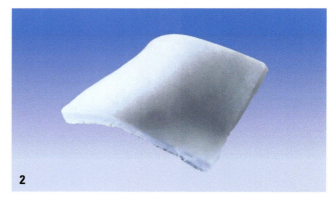

▲**Figura 6.7 Exemplos de colágeno microfibrilar.** (1) Em pó. (2) Em esponja.
Fonte: imagens retirada do catálogo do fabricante Bard.

AGENTES HEMOSTÁTICOS E SELANTES

POLISSACARÍDEOS

Os polissacarídeos são agentes hemostáticos de origem vegetal, em forma de microesferas hidrofílicas em pó (absorvíveis).

	MECANISMO DE AÇÃO	As partículas de polissacarídeos atuam aumentando a concentração de elementos sanguíneos e formando uma barreira ao sangramento. Aumentam de volume em até 500%, exercendo tamponamento na região do sangramento.
	INDICAÇÕES DE USO	São indicados em casos de sangramento ativo em locais abertos, já que o aumento de volume pode exercer efeito compressivo em estruturas adjacentes.
	PRODUTOS DISPONÍVEIS	As microesferas de polissacarídeos estão disponíveis em formato de pó (Tabela 6.6 e Figura 6.8).
	COMO APLICAR	Seca-se o local de sangramento e aplica-se o produto em todos os pontos de sangramento. Pode-se aplicar pressão manual diretamente sobre o local por 1-2 min e observar se o controle de sangramento. O excesso do produto deve ser retirado por irrigação e aspiração.
	OBSERVAÇÕES SOBRE A CELULOSE OXIDADA REGENERADA	<ul><li>Absorção em 24-48 h;</li><li>Não apresentam componentes de origem animal (somente vegetal);</li><li>Não funcionam adequadamente em pacientes com alterações de atividade plaquetária ou distúrbios de coagulação;</li><li>Não devem ser usados em cirurgias oftalmológicas e neurológicas.</li></ul>

TABELA 6.6 Agentes hemostáticos de polissacarídeos.

Apresentação	Exemplos de nomes comerciais
Pó	Arista AH® Bleed STP®

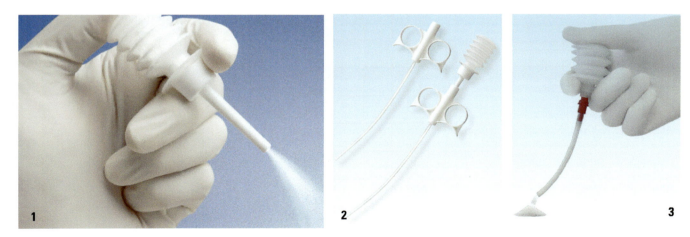

▲**Figura 6.8 Exemplos de polissacarídeos em pó.** (1) Arista AH®. (2) Modelos de aplicadores do Arista AH®. (3) Bleed STP®.
Fonte: imagens retiradas dos catálogos dos fabricantes Bard e DMC.

SELANTES DE FIBRINA

Os selantes de fibrina são compostos por fibrinogênio humano associado com trombina bovina ou humana. Há compostos que também associam o fator XII ou a aprotinina.

	MECANISMO DE AÇÃO	A combinação dos componentes apenas no momento da aplicação proporciona a formação de um coágulo de fibrina. Funciona, ainda, como um adesivo (cola) biológico potente.
	INDICAÇÕES DE USO	Podem ser usados para hemostasia em sangramento difuso, vedação de anastomoses e para prevenção de aderências. Como exemplo, cita-se a aplicação sobre a cúpula vaginal após a histerectomia total, aberta ou por videolaparoscopia, ou amplas dissecções de aderências, como na endometriose pélvica.
	PRODUTOS DISPONÍVEIS	Os selantes de fibrina disponíveis variam em sua composição quanto aos fatores associados ao fibrinogênio e à fibrina (Tabela 6.7). A mistura dos componentes é realizada no momento da aplicação.
	COMO APLICAR	A maioria dos selantes de fibrina humana é disponibilizada em unidades separadas que são misturadas para produção da fibrina somente no momento do uso (Figura 6.9). Há apresentação em dois frascos de soluções, um contendo fibrinogênio e outro contendo trombina (Evicel® e Tisseel®), ou em dois conjuntos, sendo um com pó de fibrinogênio e fator VII mais a solução de aprotinina e outro com pó de trombina mais a solução de cloreto de cálcio (Beriplast®). Outra apresentação disponível é a de esponja seca contendo fibrinogênio e trombina, que são ativados ao entrar em contato com o sangue (TachoSil®). Os componentes são misturados no momento do uso com um dispositivo próprio para cada marca comercial, formando a fibrina biologicamente ativa. A substância final misturada é aplicada no local desejado utilizando-se aplicadores curtos ou longos, ou por laparoscopia, dependendo da profundidade do local, ou em gotejamento direto sobre a superfície; e podem também ser administrados em *spray*. Deve-se secar o local para a aplicação do produto
	OBSERVAÇÕES SOBRE A CELULOSE OXIDADA REGENERADA	▪ Não apresentam componentes de origem animal; ▪ Seu preparo é rápido; ▪ Por se tratar de produtos que contém proteínas, podem ocorrer reações de hipersensibilidade; ▪ Há risco teórico de transmissão de vírus não-envelopados por produtos que contém derivado de sangue humano.

TABELA 6.7 Selantes de fibrina.

Composição	Exemplos de nomes comerciais
Fibrinogênio, trombina, cloreto de cálcio	Evicel®
Fibrinogênio, aprotinina, trombina	Tisseel®
Fibrinogênio, fator XIII, aprotinina, trombina e cloreto de cálcio	Beriplast®
Fibrinogênio, trombina, colágeno	TachoSil®

AGENTES HEMOSTÁTICOS E SELANTES

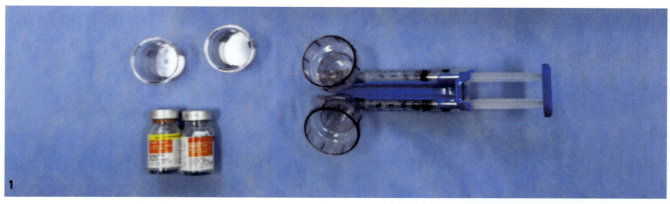

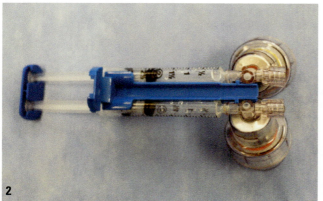

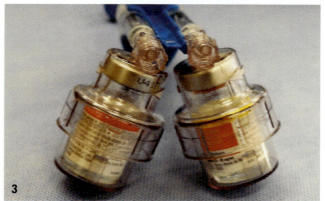

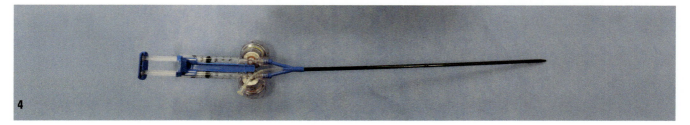

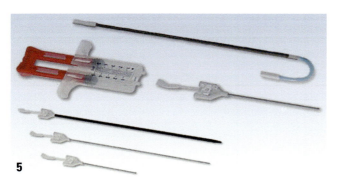

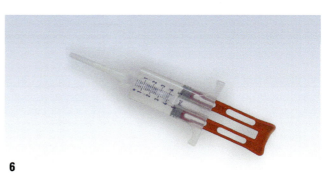

▲Figura 6.9 **Exemplos de selante de fibrina.** (1) Componentes do selante Evicel®, em sentido horário: frascos de adaptação, seringa dupla, frascos com substâncias ativas. (2) Seringa dupla acoplada aos frascos com substâncias ativas. (3) Detalhe dos frascos contendo as substâncias ativas. (4) Seringa acoplada ao aplicador longo. (5) Componentes do selante Tisseel®, seringa dupla contendo as substâncias ativas vários modelos de aplicadores. (6) Detalhe da seringa dupla do selante Tisseel®.
Fonte: Imagens 5 e 6 retiradas do catálogo do fabricante Baxter.

CAPÍTULO 6   129

SELANTES SINTÉTICOS

São disponibilizados para uso como selante de anastomoses e para fechamento de feridas de pele. Também são conhecidos como colas ou adesivos cirúrgicos.

	MECANISMO DE AÇÃO	São compostos sintéticos que atuam pela formação de uma barreira física para selar o tecido mecanicamente (Figura 6.10).
	INDICAÇÕES DE USO	Podem ser usados na vedação de suturas, particularmente para impedir vazamentos de sólidos, gazes ou líquidos de linhas de sutura, bem como para prevenção de aderências. São empregados com sucesso também no fechamento da pele, pois, além de coaptarem as bordas, formam barreira impermeável e antimicrobiana, dispensando uso de curativos.
	PRODUTOS DISPONÍVEIS	Os selantes sintéticos estão disponíveis para procedimentos cirúrgicos e para aplicação na pele (Tabela 6.8).
	COMO APLICAR	Os selantes usados em anastomoses são aplicados após a sutura completa. Os dois componentes de cada produto disponível são misturados no momento da aplicação e espalhados sobre a linha de sutura, por meio de aplicadores curtos ou endoscópicos. O produto de polietilenoglicol aumenta de volume, podendo causar efeito compressivo. Os adesivos devem ser aplicados na pele seca, sem sangramento ativo, após adequada aproximação do tecido subcutâneo e sutura da pele. Os resultados são melhores em incisões feitas em locais sujeitos a baixas forças de tensão, como incisões transversas suprapúbicas (Figura 6.11).
	OBSERVAÇÕES SOBRE A CELULOSE OXIDADA REGENERADA	▪ Não apresentam componentes de origem animal; ▪ São fortes selantes; ▪ Apresentam mínima reação tecidual; ▪ Absorção em 1-2 semanas.

TABELA 6.8 Selantes sintéticos.

Composição	Exemplos de nomes comerciais
Para procedimentos cirúrgicos:	
▪ Polietilenoglicois sintéticos	▪ CoSeal®
▪ Glutaraldeido e albumina bovina	▪ BioGlue®
Para a pele:	
▪ Cianoacrilato	▪ Dermabond Mini® ▪ Glubran®
▪ Cianoacrilato e tela de poliéster	▪ Dermabond Prineo®

AGENTES HEMOSTÁTICOS E SELANTES

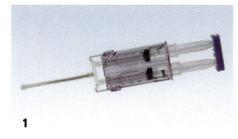
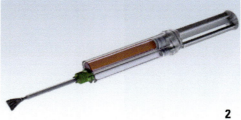
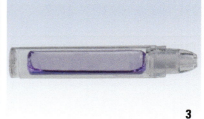
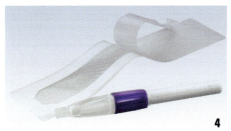

▲**Figura 6.10 Exemplos de selantes sintéticos ou adesivos.** **(1)** Detalhe da seringa dupla do selante CoSeal®. Pode ser utilizado para reforço de suturas de anastomoses. **(2)** Adesivo BioGlue®, mais usado na pele. **(3)** Dermabond®, em que a ponta do aplicador, ao ser quebrada, libera o adesivo que deve ser colocado imediatamente sobre a incisão da pele previamente suturada com fio. **(4)** Dermabond Prineo®, que contém, além do adesivo líquido, malha de poliéster autoadesiva.
Fonte: Imagens retiradas dos catálogos dos fabricantes.

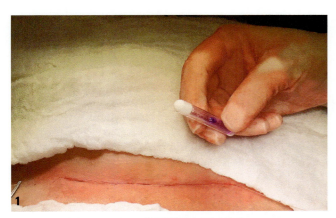
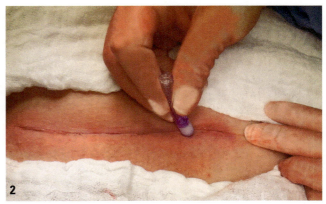
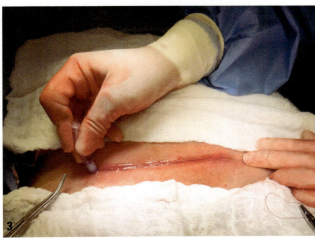
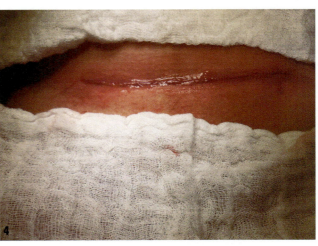

▲**Figura 6.11 Aplicação de Dermabond®. (1)** A pele é aproximada com pontos de subcutâneo e sutura intradérmica de fio absorvível. A ampola do selante é pressionada vigorosamente para ativação da cola. **(2)** A cola é passada sobre a incisão. **(3)** É necessária apenas uma camada da cola cobrindo toda a incisão com margens. **(4)** Aspecto final da aplicação da cola. Não é necessário curativo oclusivo.

CAPÍTULO 6

ATLAS DE CIRURGIA GINECOLÓGICA

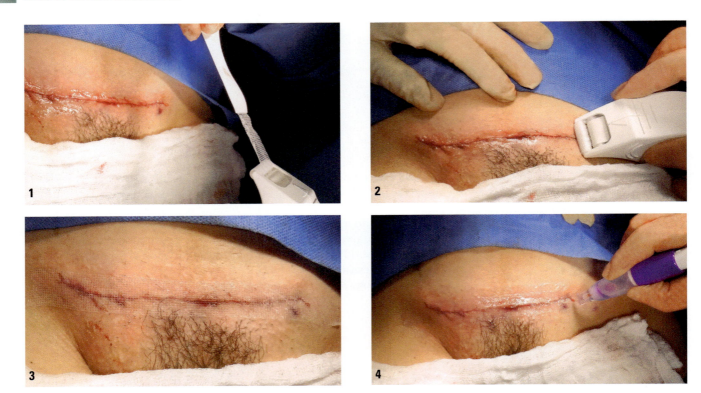

▲ **Figura 6.12** **Aplicação de Dermabond Prineo®.** **(1)** A pele foi aproximada com pontos de subcutâneo e com sutura intradérmica de fio absorvível. A tela adesiva de poliéster do Dermabond Prineo® é preparada para ser colocada sobre a incisão. **(2)** Aplicação da tela de poliéster pelo deslizamento do aplicador sobre a incisão. **(3)** Observa-se o aspecto da incisão recoberta pela tela de poliéster. **(4)** A ampola do selante é torcida para ativação da cola, com cuidado para evitar o extravasamento. A cola é passada sobre a tela deixando-se sempre margem de 1 cm a mais de cola além de todas as bordas da tela de poliéster.

PERCLORETO FÉRRICO/SULFATO FÉRRICO		
	MECANISMO DE AÇÃO	São substâncias de pH ácido que promovem desnaturação e aglutinação proteica, envolvendo particularmente o fibrinogênio e favorecendo a oclusão de pequenos vasos.
	INDICAÇÕES DE USO	Em ginecologia, os sais de ferro são utilizados somente para hemostasia em biópsias de colo uterino ou vagina, após conização ou após cirurgia de alta frequência.
	PRODUTOS DISPONÍVEIS	Os produtos disponíveis de percloreto férrico/sulfato férrico são apresentados na Tabela 6.9.
	COMO APLICAR	A substância deve ser aplicada no local sangrante, direta e repetidamente, com haste de ponta de algodão embebida na solução, até se obter a hemostasia desejada (Figura 6.13).
	OBSERVAÇÕES SOBRE A CELULOSE OXIDADA REGENERADA	▪ Não é utilizado como hemostático em cirurgias por laparotomia ou laparoscopia; ▪ Em ginecologia, seu uso é restrito aos procedimentos de colo uterino ou vagina.

TABELA 6.9 Selantes de percloreto férrico/sulfato férrico.	
Composição	Exemplos de nomes comerciais
Percloreto férrico	Hemogin®
Sulfato férrico	Solução de Monsel

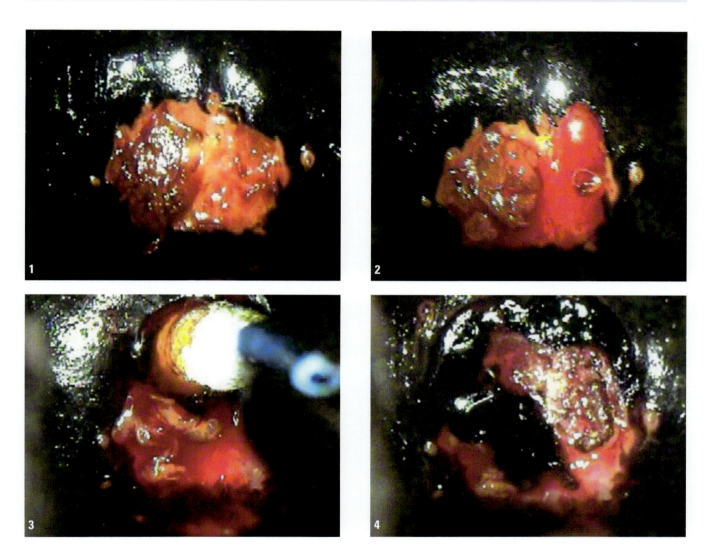

▲ **Figura 6.13 Exemplo de aplicação de percloreto férrico após biópsia de colo do útero. (1)** Aspecto colposcópico evidenciando área a ser biopsiada. **(2)** Sangramento após biópsia de colo. **(3)** Aplicação de percloreto férrico com haste flexível com ponta de algodão embebida na solução. **(4)** Aspecto final. Observa-se formação de hemossiderina e obtenção hemostasia.

COMENTÁRIOS DOS EDITORES

Os agentes hemostáticos são produtos extremamente úteis, podendo ser usados em diversos procedimentos cirúrgicos em ginecologia. É importante que o cirurgião conheça e saiba usar esses produtos.

Contudo, deve-se ter em mente que os agentes hemostáticos e os selantes não substituem as suturas e anastomoses, que devem seguir rigidamente os preceitos hemostáticos e cirúrgicos. Esses produtos são empregados nos casos em que as suturas são tecnicamente impraticáveis ou inefetivas, como em sangramentos difusos ou cavidades profundas.

É recomendável que todo cirurgião conheça os produtos disponíveis no centro cirúrgico do hospital em que a cirurgia será realizada, para que em caso de sangramento difícil durante o ato operatório, possa ter acesso ao agente hemostático ou selante com brevidade.

capítulo 7

INCISÕES CIRÚRGICAS EM GINECOLOGIA

INTRODUÇÃO

Neste capítulo serão descritas as incisões cirúrgicas mais utilizadas em ginecologia, tanto laparotômicas, entre as quais se destacam as suprapúbicas transversas (Pfannenstiel, Cherney, Maylard) e as longitudinais medianas, quanto laparoscópicas.
Cada incisão é descrita desde a abertura da pele até a cavidade peritoneal, seguida de informações sobre seu fechamento, cuidados com os curativos e recomendações pós-operatórias.

TÉCNICAS CIRÚRGICAS

Incisão de Pfannenstiel

É a incisão abdominal mais utilizada em ginecologia e obstetrícia, pois permite boa exposição pélvica e apresenta resultado estético satisfatório. No entanto, requer maior área de dissecção e não é adequada para acessar o andar superior do abdome.

Esta técnica obedece às seguintes etapas:

1. A incisão arciforme é feita com bisturi frio entre 2 e 5 cm acima da sínfise púbica, com 10 a 15 cm de extensão, na pele e no tecido celular subcutâneo (Figura 7.1-1 e 7.1-2).

2. O tecido celular subcutâneo é incisado com bisturi frio ou elétrico até a exposição da aponeurose do reto abdominal (Figura 7.1-3). Este tecido é composto por duas camadas, sendo uma superficial, composta predominantemente por tecido adiposo (Camper), e outra profunda, composta por tecido conjuntivo fibroso, mais densa, com fibras elásticas e sem tecido adiposo (Scarpa; Figura 7.1-3).

3. A hemostasia é feita simultaneamente à abertura do tecido, por meio de cauterização elétrica ou ligadura com fio absorvível, se necessário, em vasos de maior calibre.

4. Ao atingir a aponeurose do reto abdominal, inicia-se incisão a partir do centro, no sentido transversal para as laterais, também com bisturi frio ou elétrico, expondo o plano muscular (Figura 7.1-4). Ao abrir a aponeurose, é comum encontrar a inserção dos músculos piramidais.

5. Prossegue-se a secção da aponeurose lateralmente aos músculos piramidais, onde a aponeurose do reto abdominal é composta por duas camadas distintas: a aponeurose do músculo oblíquo externo e as aponeuroses combinadas dos músculos oblíquo interno e transverso do abdome (Figura 7.1-5). Nos casos sem incisão prévia, é possível identificar essas duas fáscias, que devem ser cortadas separadamente, com bisturi frio ou elétrico ou com tesoura Metzenbaum, seguindo o sentido das fibras. A colocação de uma pinça Kelly curva sob a aponeurose do oblíquo externo auxilia na identificação e na secção da aponeurose subjacente (Figura 7.1-6).

6. O passo seguinte é separar a aponeurose dos músculos reto abdominais, piramidais e oblíquos externos subjacentes, cranial e caudalmente à incisão. As bordas superiores da fáscia são tracionadas por uma pinça Kocher a cada lado da linha média e o músculo é separado da fáscia por meio de dissecção romba ou cortante (Figura 7.1-7). Em geral, é necessário usar a dissecção cortante na linha média, enquanto nas laterais é possível divulsionar os tecidos sem corte.

7. No sentido cranial, o descolamento deve atingir, no máximo, a altura da cicatriz umbilical, mas pode ser menor, dependendo da cirurgia a ser realizada. O mesmo é feito na direção caudal. Os músculos piramidais podem ser deixados sobre os músculos reto abdominais ou ficar atados à face posterior da aponeurose. Deixá-los sobre os músculos reto abdominais geralmente minimiza sangramento. Nesse sentido, a dissecção se dá até a sínfise púbica.

8. Vários feixes vásculo-nervosos perfurantes atravessam o músculo e a aponeurose, devendo ser preservados sempre que possível. Caso ocorra sangramento, ou dificultem a separação entre aponeurose e músculo são ligados com fio absorvível ou cauterizados com bisturi elétrico (Figura 7.1-8).

9. Os músculos reto abdominais são, então, apreendidos com pinças Allis para identificação da linha média (Figura 7.1-9). A localização da junção dos músculos piramidais permite encontrar facilmente a linha média. Os músculos reto abdominais são usualmente separados por divulsão romba, exceto na inserção dos músculos piramidais, quando muitas vezes é feita dissecção cortante. Assim, fáscia posterior do músculo reto abdominal e o peritônio parietal ficam expostos (Figura 7.1-10).

10. A abertura do peritônio parietal é iniciada no ponto mais cranial a fim de minimizar o risco de abertura inadvertida da bexiga. Faz-se o pinçamento do peritônio com duas pinças Kelly curvas, que tracionam o tecido (Figura 7.1-11).

11. Cuidadosamente, faz-se uma pequena incisão no peritônio com tesoura curva Metzembaum, observando se há alças intestinais ou omento logo abaixo do peritônio. Isso permite desfazer a pressão negativa do interior da cavidade peritoneal e afasta as alças intestinais. Em casos de cirurgias abdominais anteriores, é comum haver aderências entre omento ou alças no peritônio parietal, o que exige maior cautela ao abrir a cavidade. Recomenda-se proteger manualmente as estruturas intraperitoneais enquanto se faz a secção do peritônio.

12. Prossegue-se a secção do peritônio no sentido longitudinal até a reflexão peritoneal sobre a bexiga. Caso haja necessidade de ampliar a incisão, pode-se abrir o peritônio também no sentido transversal, visando evitar lesão vesi-

cal (Figura 7.1-12). Procede-se, então, à cirurgia pélvica.

13. Após terminada a cirurgia proposta, prossegue-se com o fechamento da incisão por planos após hemostasia rigorosa:
    - Peritônio parietal: sutura contínua com fio absorvível 0 ou 2-0. (Figura 7.1-13). Pode-se fazer hemostasia dos bordos do peritônio parietal sem usar fios de sutura;
    - Músculos reto abdominal e piramidais: pontos separados de fio absorvível (p. ex., poligalactina), 2-0 ou 0, sem tensão excessiva (Figura 7.1-14);
    - Aponeurose do reto abdominal: sutura contínua, simples ou ancorada, com fio inabsorvível ou de absorção tardia (preferível) 0 ou 1 (Figura 7.1-15);
    - Tecido celular subcutâneo: pontos separados com fio absorvível 0, 2-0 ou 3-0, tomando-se o cuidado de incluir a fáscia de Scarpa (Figura 7.1-16);
    - Pele: sutura intradérmica com fio absorvível 3-0 ou 4-0, sempre que possível (Figura 7.1-17 e 7.1-18). Pode-se utilizar nylon 3-0 ou 4-0 em sutura intradérmica ou pontos separados. Há também a opção de utilizar cola biológica após a sutura intradérmica;
    - Curativo: curativos adesivos podem ser utilizados para diminuir a tensão sobre a pele. Em geral, são mantidos até o 7º dia de pós-operatório. A oclusão da ferida operatória pode ser mantida com um segundo curativo por até 24 h (Figura 7.1-19 e 7.1-20).

ORIENTE-SE ESPACIALMENTE

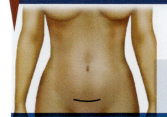

POSIÇÃO DA PACIENTE NAS IMAGENS 7.1-1 A 7.1-22

 FIGURA 7.1 | INCISÃO DE PFANNENSTIEL

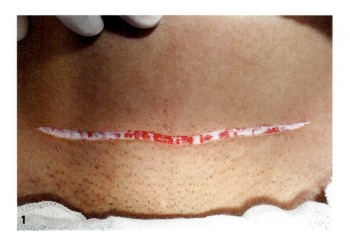

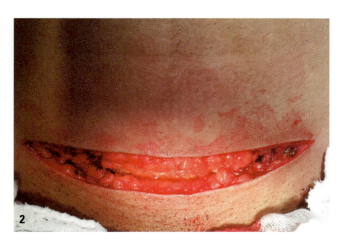

▲**Figura 7.1 Incisão de Pfannenstiel.** (1) Incisão transversa arciforme na pele, 3 cm acima da sínfise púbica. (2) Incisão do tecido celular subcutâneo. *(Continua)* ▶

ATLAS DE CIRURGIA GINECOLÓGICA

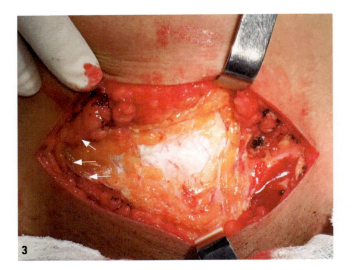
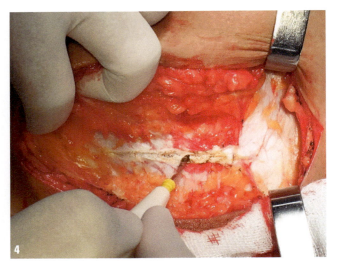
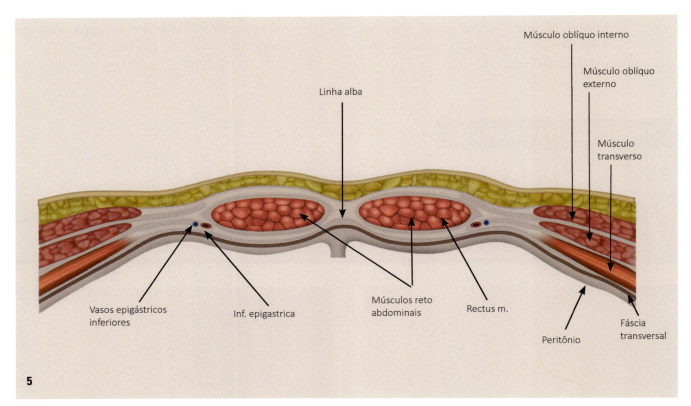

▲ **Figura 7.1 Incisão de Pfannenstiel.** (*Continuação*) **(3)** A incisão é aprofundada até expor a aponeurose do músculo reto abdominal (*). Nota-se a camada mais profunda do tecido celular subcutâneo, seccionada, conhecida como fáscia de Scarpa (setas). **(4)** A aponeurose do músculo reto abdominal é incisada com bisturi elétrico a partir do centro da incisão. **(5)** Esquema da secção transversa da parede abdominal na altura da incisão de Pfannenstiel. Observa-se a disposição das aponeuroses dos respectivos músculos abdominais. (*Continua*) ▶

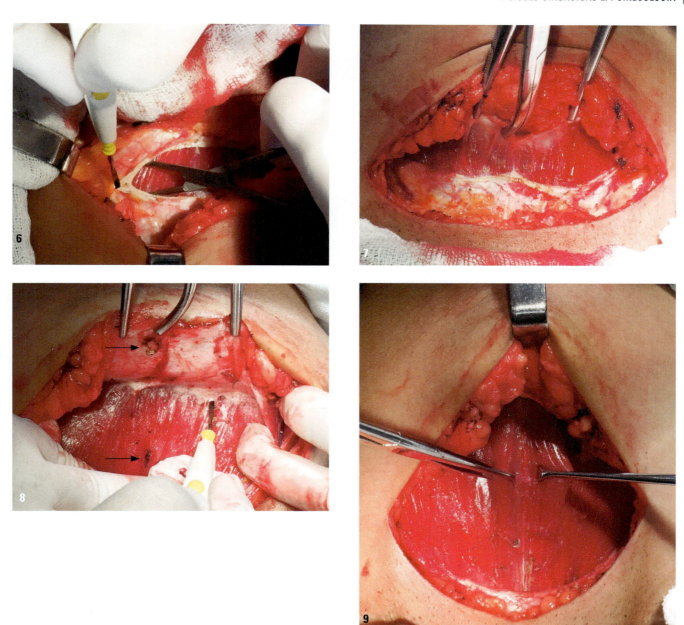

▲ **Figura 7.1 Incisão de Pfannenstiel.** (*Continuação*) **(6)** A secção da aponeurose prossegue em direção lateral. O uso de pinça Kelly curva sob a aponeurose facilita a incisão e protege o músculo subjacente. **(7)** As bordas superiores da fáscia são tracionadas por uma pinça Kocher a cada lado da linha média e o músculo é separado da fáscia por meio de dissecção romba ou cortante. **(8)** Separação da aponeurose do músculo com utilização de bisturi elétrico. As setas mostram locais de cauterização de vasos perfurantes. **(9)** Músculos reto abdominais apreendidos com pinças Allis para identificação da linha média.

(*Continua*) ▶

ATLAS DE CIRURGIA GINECOLÓGICA

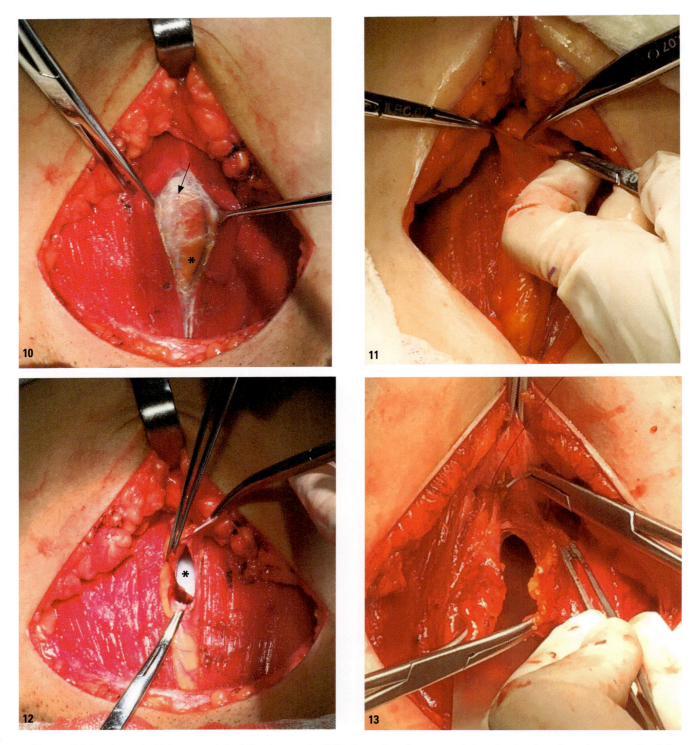

▲ **Figura 7.1 Incisão de Pfannenstiel.** (*Continuação*) (10) Os músculos reto abdominais são afastados por divulsão romba; fáscia posterior do reto abdominal (seta) e peritônio parietal (*) ficam expostos. (11) O peritônio parietal é pinçado e tracionado com duas pinças Kelly curvas. O cirurgião faz uma pequena incisão no peritônio a fim de desfazer a pressão negativa intrabdominal e afastar as alças intestinais. (12) O peritônio aberto permite observar, neste caso, estrutura branca intraperitoneal que corresponde a um tumor de ovário (*), indicação desta cirurgia. Nota-se a criação de um espaço entre o peritônio e o tumor pélvico. (13) Sutura contínua do peritônio parietal. Apreende-se com pinça dente de rato a extremidade superior do peritônio, passando-se o fio e amarrando-se o primeiro nó. Observa-se a sapata sob o peritônio, protegendo as alças intestinais.

(*Continua*) ▶

INCISÕES CIRÚRGICAS EM GINECOLOGIA

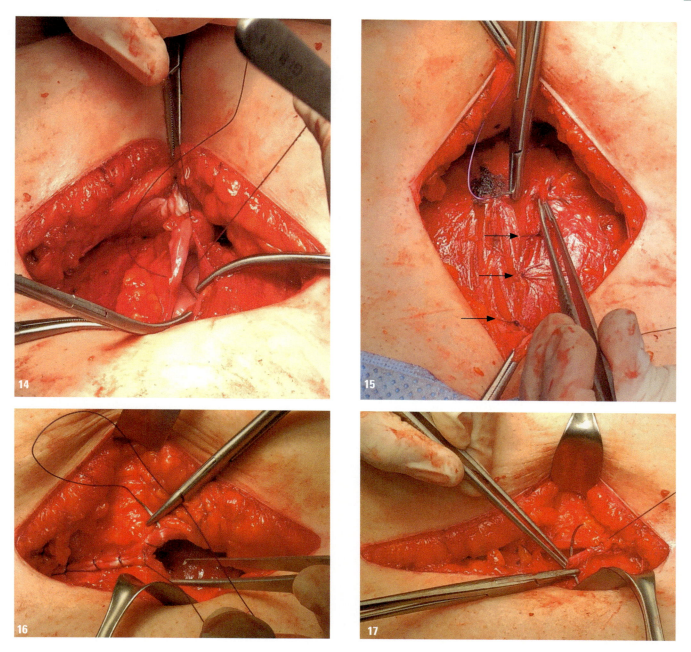

▲Figura 7.1 Incisão de Pfannenstiel. (*Continuação*) (14) Prossegue-se o fechamento do peritônio em sutura contínua até a extremidade distal da incisão, com cuidado de não passar o fio na bexiga. (15) A sutura do plano muscular é feita com pontos simples (setas), não demasiadamente apertados, aproximando os músculos reto abdominais. (16) Sutura contínua da aponeurose do reto abdominal, iniciando-se pelo lado esquerdo e seguindo até o meio da incisão, quando o fio é amarrado. (17) Continua-se a sutura da aponeurose pela extremidade direita da incisão, até o meio, fechando-se a aponeurose.

(*Continua*) ▶

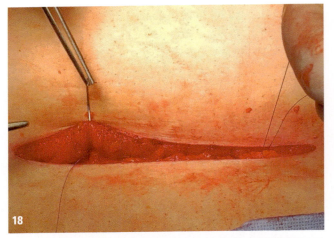
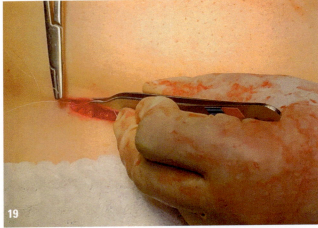
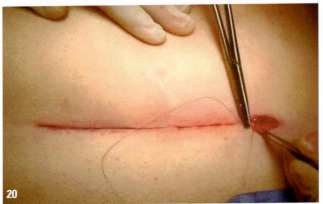
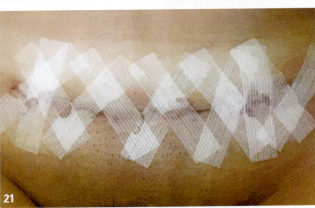
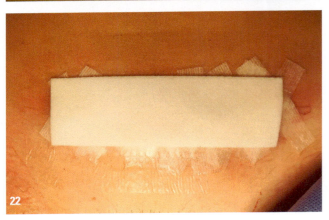

▲**Figura 7.1 Incisão de Pfannenstiel.** (*Continuação*) **(18)** Sutura do tecido celular subcutâneo com pontos separados de fio absorvível, aproximando as bordas da pele. **(19)** Sutura contínua intradérmica da pele (a agulha é passada na região da derme, sem transfixar a pele). **(20)** Fim do fechamento da incisão com pontos intradérmicos na pele. O fio é amarrado ao final da sutura. **(21)** Curativo adesivo sobre a incisão, para diminuir a tensão da sutura. **(22)** Curativo oclusivo.

Incisão de Cherney

Esta incisão abdominal tem vantagem estética similar à da incisão de Pfannenstiel, mas proporciona maior campo operatório ao seccionar os músculos reto abdominais e piramidais perto de sua inserção na sínfise púbica.

Esta técnica obedece às seguintes etapas:

1. A incisão é exatamente igual à de Pfannenstiel até a abertura da aponeurose e a exposição dos músculos reto abdominais, oblíquos externos e piramidais (passos 1 a 5 da incisão de Pfannenstiel).
2. Neste momento, separa-se a aponeurose dos músculos apenas no sentido caudal, até a sínfise púbica. Os músculos reto abdominais não são separados da aponeurose no sentido cranial.
3. Identifica-se a inserção dos músculos reto abdominais na pube. Em geral, o músculo tem consistência mais fibrosa e tendinosa nessa região. Perfura-se a fáscia transversal entre os músculos reto abdominais (Figura 7.2-1), abrindo espaço para que o cirurgião possa introduzir o dedo.
4. O cirurgião, então, passa o dedo por trás dos tendões dos músculos reto abdominal e piramidais, em cada lado da linha média, separando-os da fáscia e do peritônio subjacentes por divulsão romba (Figura 7.2-2).
5. Com o dedo protegendo o peritônio, incisa-se o tendão muscular a cerca de 0,5 cm do osso púbico, e não rente a ele, para que haja tecido suficiente para realizar hemostasia caso ocorra sangramento, que é muito mais difícil de controlar quando oriundo do periósteo. A secção do músculo é preferencialmente realizada com bisturi elétrico, mantendo-se o dedo do cirurgião por trás para evitar lesão da bexiga logo abaixo (Figura 7.2-3 e 7.2-4).
6. A abertura do peritônio parietal é feita com o cuidado de não lesar a bexiga. Também são utilizadas duas pinças Kelly curvas para tracionar o peritônio e realiza-se pequena incisão com tesoura Metzembaum, como em qualquer incisão abdominal (ver Figura 7.1-11).
7. Na incisão Cherney, o peritônio é aberto no sentido transversal. Portanto, há risco de lesão dos vasos epigástricos nas laterais da incisão. Na maioria das vezes é necessário identificá-los, pinçá-los, seccioná-los e ligá-los com fio de absorção tardia, a fim de evitar lesão inadvertida e ampliar o campo cirúrgico (Figura 7.2-5 a 7.2-8).
8. Após terminada a cirurgia proposta, prossegue-se com o fechamento da incisão conforme as recomendações a seguir:
    - Peritônio parietal: sutura contínua com fio absorvível 0 ou 2-0 (Figura 7.2-9 e 7.2-10). Pode-se optar por hemostasia rigorosa das bordas e pela não realização da sutura;
    - Músculo reto abdominal: deve ser reinserido na face posterior da aponeurose próxima à pube por meio de pontos separados em U com fio absorvível 0 ou 1 (Figura 7.2-11 a 7.2-15);
    - Aponeurose do reto abdominal: sutura contínua, simples ou ancorada, com fio inabsorvível ou de absorção tardia (preferível) 0 ou 1;
    - Tecido celular subcutâneo: pontos separados com fio absorvível 0, 2-0 ou 3-0, tomando-se o cuidado de incluir a fáscia de Scarpa;
    - Pele: sutura intradérmica com fio absorvível 3-0 ou 4-0, sempre que possível. Pode-se utilizar nylon 3-0 ou 4-0 em pontos intradérmicos ou separados.

ORIENTE-SE ESPACIALMENTE

POSIÇÃO DA PACIENTE NAS IMAGENS 7.2-1 A 7.2-15

FIGURA 7.2 INCISÃO DE CHERNEY

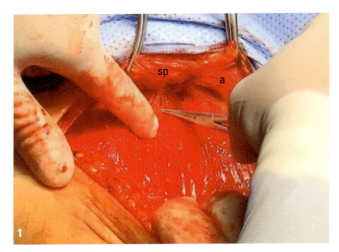
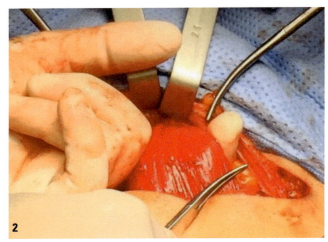
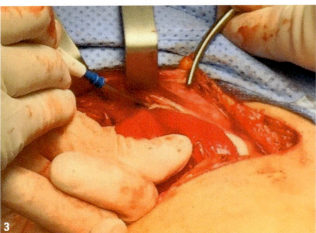
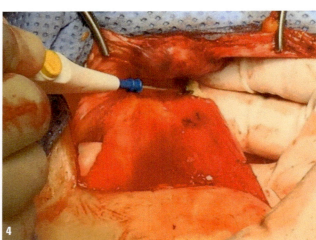

▲**Figura 7.2 Incisão de Cherney.** (**1**) A pele, o tecido celular subcutâneo e a aponeurose do músculo reto abdominal são abertas no sentido transversal. Os músculos reto abdominais são separados da aponeurose (a) no sentido caudal até a sínfise púbica (sp). Observa-se a pinça Kelly sendo introduzida na fáscia transversal entre os músculos reto abdominais na linha média. (**2**) Após a abertura da fáscia transversal entre os músculos reto abdominais, o cirurgião introduz o dedo indicador entre o músculo e o peritônio, expondo toda a largura do feixe muscular. (**3**) O músculo é incisado a cerca de 0,5 cm de sua inserção na pube, em sentido transversal. Observa-se que o dedo do cirurgião é mantido atrás do músculo durante a secção, a fim de evitar lesão da bexiga, que está situada logo abaixo.

(*Continua*) ▶

INCISÕES CIRÚRGICAS EM GINECOLOGIA

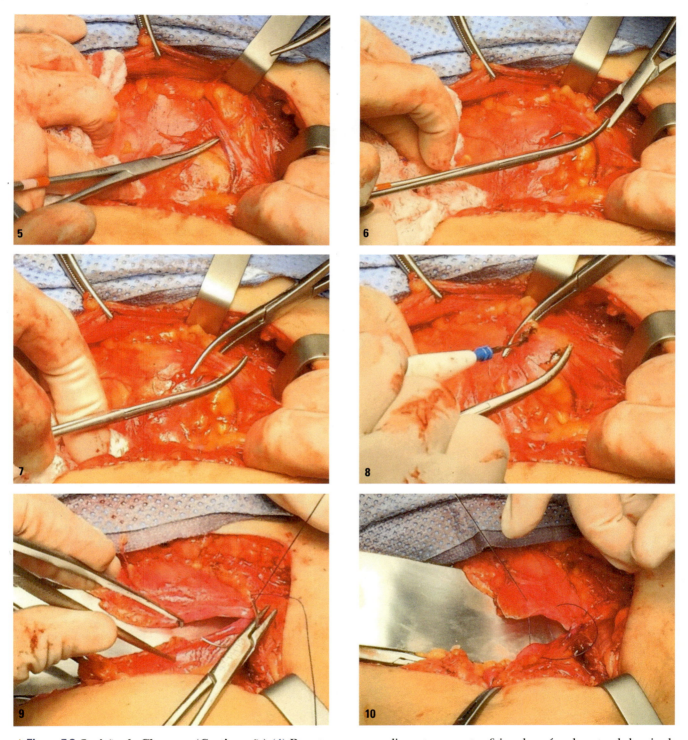

▲ **Figura 7.2 Incisão de Cherney**. (*Continuação*) **(4)** Repete-se o procedimento no outro feixe do músculo reto abdominal. **(5)** Uma pinça Kelly é passada por baixo dos vasos epigástricos superficiais, expondo-os para serem pinçados por uma segunda pinça. **(6)** Uma pinça Kelly é passada por baixo dos vasos epigástricos superficiais, expondo-os para serem pinçados por uma segunda pinça. **(7)** As pinças Kelly pinçam os vasos epigástricos, deixando um espaço de cerca de 1 cm entre elas. **(8)** Utiliza-se o bisturi elétrico para seccionar os vasos entre as pinças Kelly. Ambas as extremidades são ligadas com fios absorvível (poligalactina 0) ou inabsovível (algodão 2-0). **(9)** Fechamento do peritônio parietal no sentido transversal com fio de poligalactina em sutura contínua. **(10)** Observa-se a sapata abaixo do peritônio para proteção contra lesão de alças intestinais.

(*Continua*) ▶

CAPÍTULO 7   145

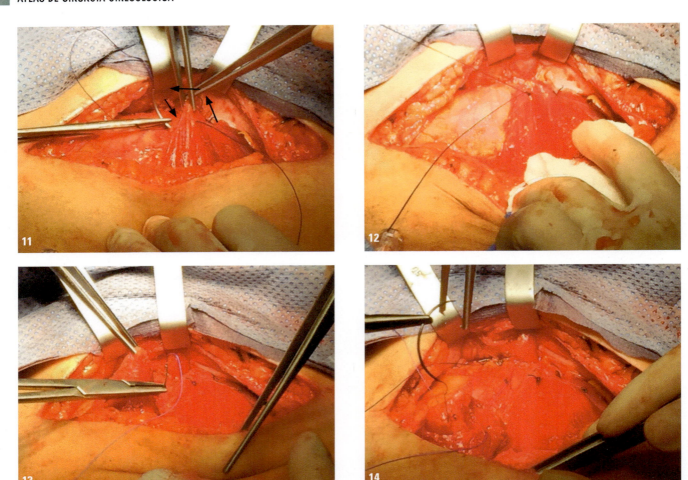
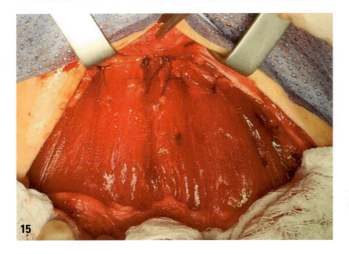

▲ **Figura 7.2** **Incisão de Cherney**. (*Continuação*) **(11)** Reinserção dos músculos reto-abdominais na sínfise púbica, por meio de passagem do ponto de poligalactina no corpo muscular e, em seguida, na inserção tendínea, novamente na inserção tendínea, retornando ao corpo muscular, conforme mostrado pelas setas (ponto em U). **(12)** Ponto amarrado. Observa-se a aproximação do corpo muscular à sua inserção tendínea na sínfise púbica. **(13)** Mesmo procedimento no outro lado. O ponto é passado no corpo muscular, e a pinça segura a aponeurose com o tendão muscular seccionado. **(14)** O fio é passado novamente no corpo muscular, terminando o ponto em U. **(15)** Aspecto final da sutura muscular. Em seguida, fechamento da parede, similar ao descrito nas incisões de Pfannenstiel e de Maylard.

Incisão de Maylard ou Mackenrodt

Esta incisão permite amplo campo cirúrgico, mas tem maior potencial de sangramento. Pode ser realizada em qualquer altura no abdome, por seccionar transversalmente os músculos reto abdominais. Em ginecologia, costuma ser realizada na altura das espinhas ilíacas superiores.

Esta técnica obedece às seguintes etapas:

1. A incisão da pele é feita no sentido transversal, geralmente na altura das espinhas ilíacas superiores, e se estende até um ponto 5 cm medial a elas, para que se obtenha ampla exposição abdominal. No entanto, a incisão pode ser feita a qualquer altura da parede abdominal abaixo da cicatriz umbilical (Figura 7.3-1). Se houver cicatriz anterior, esta poderá ser ressecada (Figura 7.3-2).
2. A incisão do tecido celular subcutâneo e da aponeurose do músculo reto abdominal é similar à da incisão de Pfannenstiel (Figura 7.3-3 e 7.3-4).
3. Logo após a incisão da aponeurose no sentido transversal, os músculos reto abdominais são dissecados da aponeurose cranial e caudal, em extensão de apenas 2 a 3 cm, a fim de criar o espaço necessário para serem incisados (a dissecção não é ampla e extensa como a de Pfannenstiel). O cirurgião afasta os músculos reto abdominais direito e esquerdo na linha média e insere o dedo ou uma pinça curva (p. ex., pinça Kelly) por baixo do corpo muscular, separando-o do peritônio subjacente (Figura 7.3-5).
4. A secção do músculo é feita no sentido transverso, preferencialmente com eletrocautério, visando a minimizar o sangramento. O mesmo é feito no músculo contralateral (Figura 7.3-6 a 7.3-9).
5. A incisão transversa dos músculos reto abdominais é feita a cerca de 3 cm da sua inserção tendínea na sínfise púbica. Essa altura da secção muscular diferencia a incisão de Maylard da incisão de Cherney.
6. Na porção lateral do músculo, é necessário tomar cuidado com artéria e veia epigástricas inferiores, que podem ser lesadas nesse momento da incisão. Frequentemente são necessárias a ligadura e a secção desses vasos, os quais podem ser localizados por meio da retração delicada da borda lateral do músculo reto abdominal a cada lado, com atenção especial aos numerosos ramos deles oriundos. Por vezes, é necessário separar os músculos do peritônio por dissecção romba ou digital para a adequada ligadura dos vasos epigástricos (Figura 7.3-10).
7. A abertura do peritônio parietal é feita com o cuidado de não lesar a bexiga e os órgãos intraperitoneais. Também são utilizadas duas pinças Kelly curvas para tracionar o peritônio e realiza-se pequena incisão com tesoura Metzembaum. O peritônio é aberto no sentido transversal. A mão do cirurgião pode ser inserida abaixo do peritônio para proteger as vísceras enquanto ele é incisado com eletrocautério (Figura 7.3-11).
8. Para adequada exposição do campo operatório, podem ser dados pontos temporários entre a borda inferior do peritônio e o tecido celular subcutâneo em sua porção suprapúbica (Figura 7.3-12).
9. Depois de terminada a cirurgia proposta, prossegue-se com o fechamento da incisão por planos:
   - Peritônio parietal: sutura contínua com fio absorvível ou de absorção tardia 0 ou 2-0 (Figura 7.3-13 e 7.3-14). Pode-se optar por hemostasia rigorosa das bordas e pela não realização de sutura;
   - Músculo reto abdominal: as extremidades musculares são aproximadas com pontos separados em formato de U, com fio absorvível 2-0 (Figura 7.3-15 e 7.3-16). Como os músculos não foram separados da aponeurose, essa etapa pode ser substituída pela sutura da aponeurose, o que automaticamente aproxima os cotos musculares sem necessidade de sutura;
   - Aponeurose do reto abdominal: sutura contínua, simples ou ancorada, com fio inabsorvível ou de absorção tardia (preferível) 0 ou 1. A sutura da aponeurose mantém as extremidades musculares unidas (Figura 7.3-17);
   - Tecido celular subcutâneo: pontos separados com fio absorvível 0, 2-0 ou 3-0, tomando-se o cuidado de incluir a fáscia de Scarpa (Figura 7.3-18)
   - Pele: sutura intradérmica com fio absorvível 3-0 ou 4-0, sempre que possível. Pode-se utilizar nylon 3-0 ou 4-0 em pontos intradérmicos ou separados (Figura 7.3-19).

ATLAS DE CIRURGIA GINECOLÓGICA

ORIENTE-SE ESPACIALMENTE

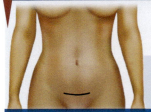

POSIÇÃO DA PACIENTE NAS IMAGENS 7.3-1 A 7.3-19

 FIGURA 7.3 INCISÃO DE MAYLARD

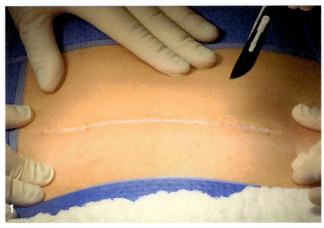

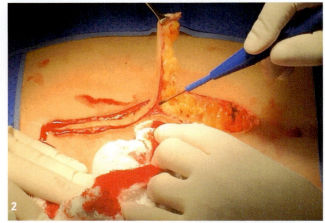

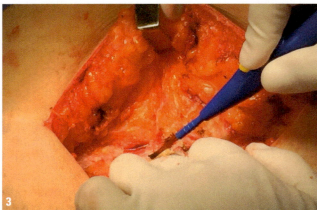

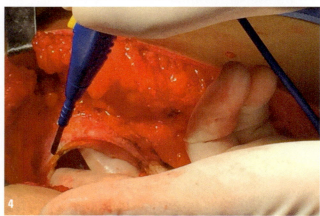

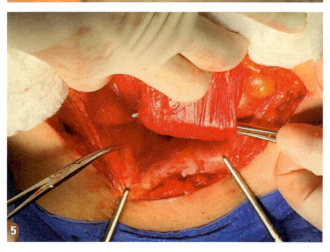

▲ **Figura 7.3 Incisão de Maylard.** (1) Incisão na pele em sentido transversal, na altura das espinhas ilíacas superiores. (2) Resseção de cicatriz anterior, com auxílio do bisturi elétrico. Deve-se retirar toda a largura da cicatriz prévia para se obter melhor cicatrização. (3) Após a abertura do tecido celular subcutâneo, o cirurgião utiliza o bisturi elétrico para iniciar a abertura da aponeurose no sentido transversal. (4) Os dedos do cirurgião protegem o músculo subjacente à aponeurose durante o corte. (5) Após separar os músculos reto abdominais à direita e à esquerda, o cirurgião introduz uma pinça Kelly entre o músculo e o peritônio subjacente.

(*Continua*) ▶

148 CAPÍTULO 7

INCISÕES CIRÚRGICAS EM GINECOLOGIA

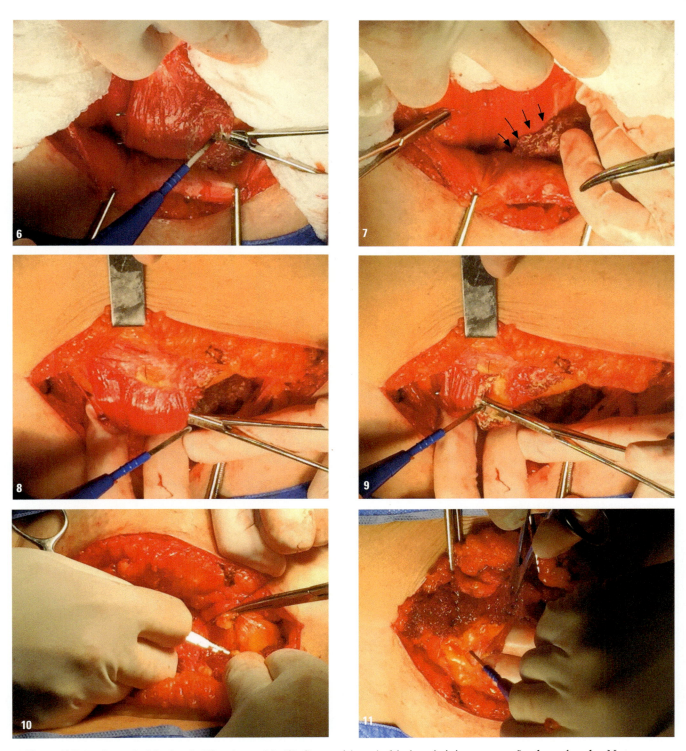

▲ **Figura 7.3** **Incisão de Maylard**. (*Continuação*) **(6)** Com o bisturi elétrico, inicia-se a secção do músculo. Nota-se que o corte é feito a cerca de 3 cm da sínfise púbica. **(7)** Observa-se o coto muscular seccionado (setas). O uso do bisturi elétrico minimiza o sangramento muscular. **(8)** A seguir, coloca-se a pinça Kelly sob o músculo contralateral. **(9)** Secciona-se o músculo contralateral com bisturi elétrico. **(10)** Ligadura dos vasos epigástricos com fio de absorção tardia, após pinçamento e secção. **(11)** O peritônio é aberto cuidadosamente após ser tracionado com pinças para evitar lesão de estruturas intrabdominais. Os dedos do cirurgião protegem os órgãos intraperitoneais durante a abertura do peritônio parietal.

(*Continua*) ▶

ATLAS DE CIRURGIA GINECOLÓGICA

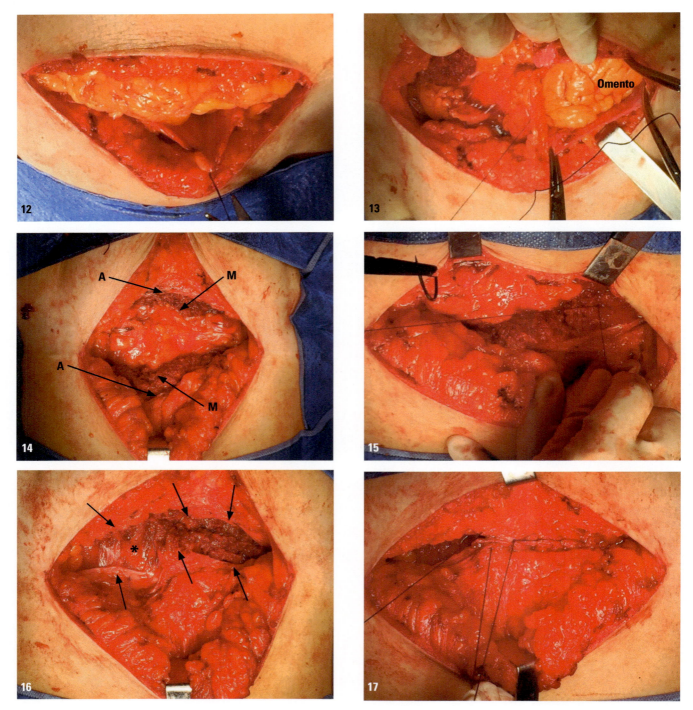

▲**Figura 7.3 Incisão de Maylard**. (*Continuação*) **(12)** Pontos temporários são dados entre a borda inferior do peritônio e a face posterior da aponeurose junto à sínfise púbica, ampliando o campo operatório. Esses pontos serão removidos quando o procedimento cirúrgico estiver completo. **(13)** Fechamento do peritônio parietal com sutura contínua com fio de absorção tardia 2-0. Observa-se o omento abaixo do peritônio na porção ainda não suturada. **(14)** Aspecto da incisão após o fechamento do peritônio parietal. Observam-se os cotos musculares (**M**) junto com as bordas da aponeurose (**A**). **(15)** Aproximação dos músculos seccionados. São dados pontos em U entre os cotos musculares para aproximação. **(16)** Músculos parcialmente aproximados. Após o fechamento da aponeurose, as extremidades musculares ficam sobrepostas. As setas mostram as bordas da aponeurose, o asterisco marca o músculo. **(17)** Fechamento da aponeurose com sutura contínua ancorada e fio de absorção tardia número 0. (*Continua*) ▶

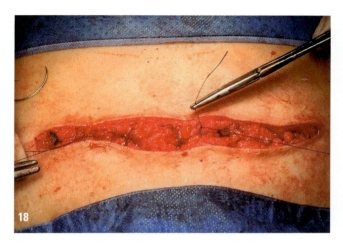
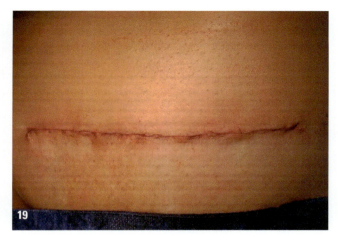

▲Figura 7.3 **Incisão de Maylard**. (*Continuação*) (18) Fechamento do tecido celular subcutâneo com pontos separados de fio de absorção tardia número 3-0. (19) Fechamento da pele. Aspecto final da sutura intradérmica.

Incisão longitudinal mediana

Incisão abdominal que permite acesso amplo a toda a cavidade peritoneal, particularmente quando é necessário acessar o andar superior do abdome. A incisão no sentido vertical minimiza o sangramento porque ocasiona dissecção e lesão vascular menores. Além disso, em casos de cirurgias de urgência, possibilita acesso muito rápido à cavidade peritoneal.

Esta técnica obedece às seguintes etapas:

1. Para a simetria da incisão, pode-se marcar a pele com caneta de marcação cirúrgica ou pressionando-se um fio cirúrgico 1 (Figura 7.4-1). A incisão é feita com bisturi frio, na linha média do abdome, em sentido longitudinal, entre a pube e a cicatriz umbilical (Figura 7.4-2).

2. Se houver necessidade de maior exposição, pode-se avançar a incisão superiormente à cicatriz umbilical, a qual pode ser contornada ou dividida ao meio, sendo ambas as opções viáveis e adequadas. (Figura 7.4-3). Pode-se usar uma pinça Allis para tracionar a pele da cicatriz umbilical quanto se opta por contorná-la.

3. Em seguida, a incisão do tecido celular subcutâneo é feita com bisturi elétrico na função corte ou com bisturi frio, fazendo-se a hemostasia necessária com cauterização ou ligaduras, até atingir a aponeurose do músculo reto abdominal (Figuras 7.4-4 e 7.4-5).

4. Inicia-se a abertura da aponeurose em topografia inferior à cicatriz umbilical. Nesse local, a linha alba é mais fina e frequentemente a abertura dessa aponeurose atinge o próprio músculo reto abdominal, como se fosse uma incisão paramediana. Quando isso acontece, direciona-se a incisão para a linha alba, desviando-se do fascículo muscular. Amplia-se a incisão da aponeurose superior e inferiormente em toda extensão da incisão da pele até que a fáscia transversal e o peritônio parietal estejam expostos (Figuras 7.4-6 e 7.4-7).

5. O peritônio é, então, pinçado logo abaixo da cicatriz umbilical com pinça Kelly, elevado e incisionado com bisturi ou tesoura em uma pequena abertura. Com isso, desfaz-se a pressão negativa intrabdominal e as alças se afastam, permitindo a ampliação da incisão peritoneal com segurança, superior e inferiormente. Observa-se a presença ou não de aderências de omento ou alças, que devem ser desfeitas com cuidado. A incisão peritoneal é ampliada cranial e distalmente. Atenção especial deve ser tomada na parte inferior da incisão, onde está a reflexão vesical, a fim de evitar lesão da bexiga (Figura 7.4-8 e 7.4-9).

6. A incisão longitudinal permite ampla exposição das estruturas intraperitoneais, sendo muito utilizada nas cirurgias oncológicas pélvicas e em tumores benignos volumosos (Figura 7.4-10).

7. Após terminada a cirurgia proposta, prossegue-se com o fechamento da incisão por planos:
   - Peritônio parietal (tempo opcional): sutura contínua com fio absorvível 0 ou 2-0;

- Pontos subtotais (Smead-Jones – "longe--perto/perto-longe"): pontos com fio inabsorvível como o polipropileno 0, que envolvem a espessura da parede abdominal (subcutâneo e aponeurose), utilizados para diminuir a tensão sobre a linha de sutura em casos especiais. Os pontos são dados ao longo da incisão, em intervalo de 2 a 3 cm, e amarrados somente no final do fechamento completo da aponeurose (Figura 7.4-11);

- Aponeurose do reto abdominal: sutura contínua, simples ou ancorada, com fio inabsorvível ou de absorção tardia (preferível) 0 ou 1 (Figura 7.4-12);
- Tecido celular subcutâneo: pontos separados com fio absorvível 0, 2-0 ou 3-0, tomando-se o cuidado de incluir a fáscia de Scarpa;
- Pele: pontos separados de fio inabsorvível, como mononylon 4-0;
- Curativo: a oclusão da ferida operatória deve ser mantida por até 24 h (Figura 7.4-13).

ORIENTE-SE ESPACIALMENTE

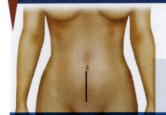

POSIÇÃO DA PACIENTE NAS IMAGENS 7.4-1 A 7.4-12

 FIGURA 7.4 INCISÃO MEDIANA INFRAUMBILICAL

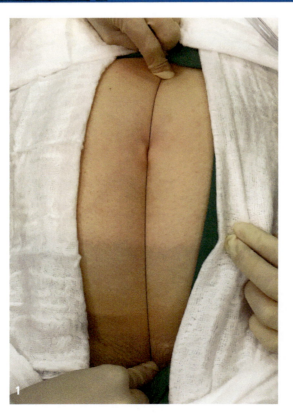
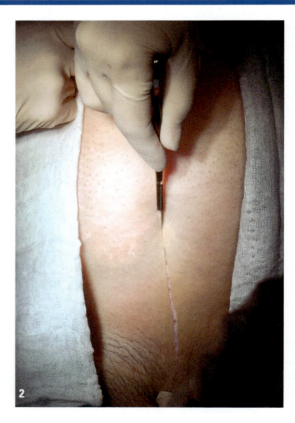

▲**Figura 7.4 Incisão mediana infraumbilical. (1)** Marcação da incisão com fio cirúrgico. Também pode ser utilizada caneta de marcação cirúrgica. **(2)** Incisão longitudinal feita com bisturi frio, da pube em direção à cicatriz umbilical.

(*Continua*) ▶

INCISÕES CIRÚRGICAS EM GINECOLOGIA

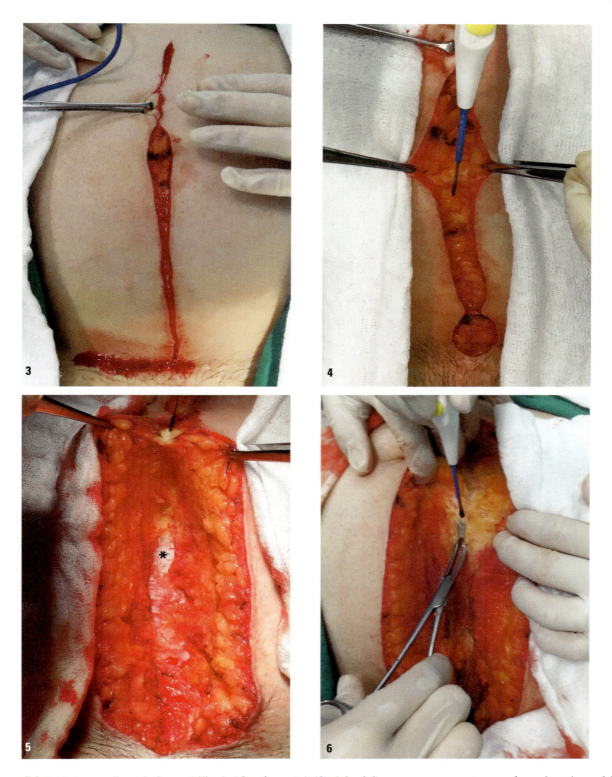

▲ **Figura 7.4 Incisão mediana infraumbilical.** (*Continuação*) **(3)** A incisão prossegue contornando a cicatriz umbilical e é aprofundada até atingir o tecido celular subcutâneo. A pinça Allis auxilia na tração da pele. **(4)** O tecido celular subcutâneo é incisado com bisturi elétrico. **(5)** Exposição da aponeurose do músculo reto abdominal, com seu característico aspecto esbranquiçado (*). **(6)** A aponeurose do reto abdominal é incisada com bisturi elétrico a partir da pube em direção à cicatriz umbilical.

(*Continua*) ▶

ATLAS DE CIRURGIA GINECOLÓGICA

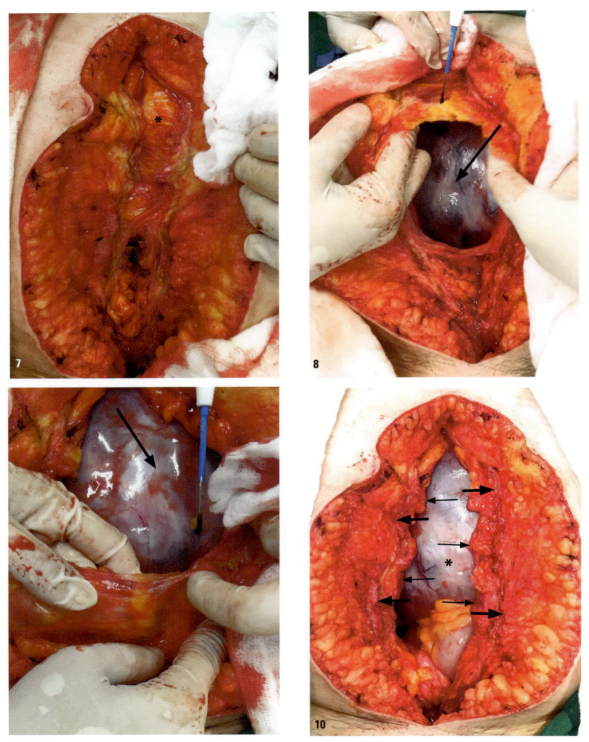

▲ **Figura 7.4 Incisão mediana infraumbilical.** (*Continuação*) (7) Abertura completa da aponeurose, evidenciando o peritônio parietal (indicado pelo asterisco). (8) A incisão peritoneal é ampliada em direção cranial, protegendo-se as estruturas intraperitoneais. A seta mostra volumoso tumor abdominal. (9) A incisão peritoneal é ampliada em direção distal. Nota-se que o dedo indicador do cirurgião pode ser visto abaixo do peritônio, por transparência, garantindo que a bexiga não está no local a ser seccionado. Pode-se visualizar um volumoso tumor na cavidade abdominal (seta). (10) Abertura completa da parede abdominal. Observa-se o volumoso tumor na cavidade abdominopélvica. As setas grossas mostram as bordas da aponeurose do reto abdominal; as setas finas, as bordas do peritônio; e o asterisco, o tumor intraperitoneal.

(*Continua*) ▶

INCISÕES CIRÚRGICAS EM GINECOLOGIA

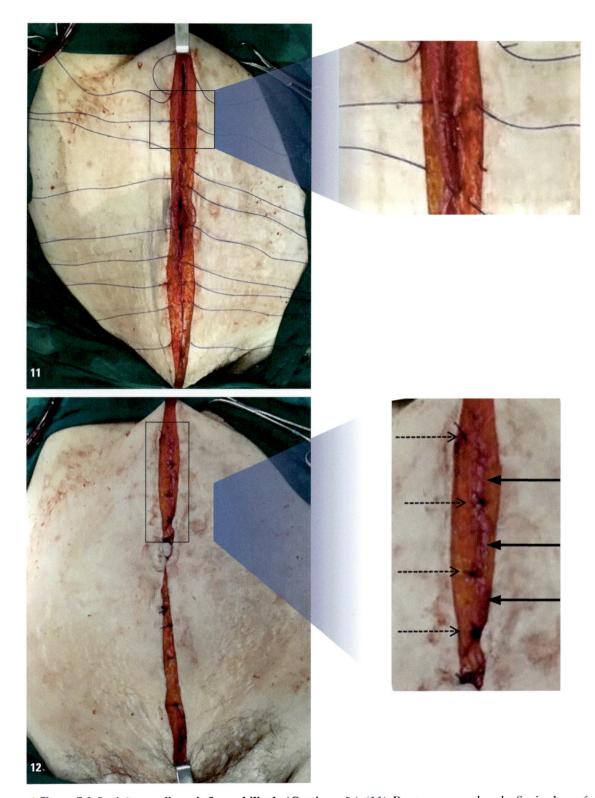

▲ **Figura 7.4** **Incisão mediana infraumbilical.** (*Continuação*) **(11)** Pontos separados de fio inabsorvível passando pela aponeurose e pelo tecido celular subcutâneo (detalhe). Esses pontos serão amarrados após a sutura da aponeurose, a fim de diminuir a tensão sobre essa sutura. **(12)** Pontos subtotais amarrados após a sutura completa da aponeurose. No detalhe, sutura contínua na aponeurose (setas grossas) e pontos de reforço amarrados (setas pontilhadas).

Incisões para laparoscopia

A cirurgia laparoscópica é fundamental em Ginecologia. Neste capítulo, são descritas as técnicas de pneumoperitônio e punções abdominais utilizadas nas cirurgias dessa especialidade.

A paciente é colocada em posição semiginecológica, com os membros inferiores levemente fletidos e abduzidos, permitindo acesso adequado à região perineal. O cirurgião fica à esquerda da paciente e o auxiliar à direita. O equipamento de laparoscopia (sistema de imagem, monitor, vídeo, fonte de luz e insuflador) é posicionado de modo a permitir que o cirurgião o observe constantemente, em geral próximo aos pés da paciente. Os cabos (fibra ótica e tubos de insuflação) correm à direita. Fios de eletrocautério, tubo de aspiração e irrigação, ficam eventualmente à esquerda. Caso haja um segundo assistente, este poderá ficar ao lado direito do cirurgião, próximo à cabeceira da mesa cirúrgica, e operar a câmera.

O instrumentador fica ao lado esquerdo do cirurgião, com a mesa de instrumentação próxima. O anestesista deve ter acesso e controle dos parâmetros vitais da paciente – os campos cirúrgicos e o posicionamento da equipe cirúrgica não podem limitar esse acesso.

Cirurgiões canhotos ficam mais confortáveis quando todas essas posições são invertidas (ver Capítulo 2 | Preparação para Cirurgia).

As incisões para laparoscopia obedecem às seguintes etapas:

1. Instalação do pneumoperitônio:
   a) É feita uma incisão na cicatriz umbilical, que pode ser longitudinal ou arciforme, inferior ou superior, dependendo do formato do umbigo (Figura 7.5-1). Divulsiona-se a pele e o tecido subcutâneo com uma pinça Kelly até expor a aponeurose (Figura 7.5-2). Nesse passo, deve-se ter o cuidado de identificar a aponeurose, detectando possíveis hérnias umbilicais;
   b) Eleva-se a parede abdominal, segurando com a mão esquerda uma prega de pele logo abaixo da cicatriz umbilical (Figura 7.5-3). Essa elevação pode ser feita também por tração da aponeurose com pinças Kocher (Figura 7.5-4);
   c) Para a realização do pneumoperitôneo pela técnica fechada, utiliza-se a agulha Verres, que é inserida no sentido perpendicular à aponeurose na incisão da cicatriz umbilical (Figura 7.5-4 e 7.5-5);
   d) Para verificar o correto posicionamento da agulha, injeta-se soro fisiológico por ela, e este não deve ser recuperado por aspiração (Figura 7.5-6);
   e) Conecta-se o insuflador à agulha, com fluxo baixo de gás (cerca de 1 L/min), o que deve gerar registro de pressão abdominal baixa (em média 4 mmHg), indicando que há difusão homogênea do gás pela cavidade. É importante manter a parede elevada (Figura 7.5-7);
   f) Mantém-se o fluxo de gás em 1 L/min, até que se registre cerca de 1 L de gás infundido, quando se pode soltar a prega abdominal e aumentar o fluxo de gás para 10 mL/min. É necessário certificar-se de que a difusão do gás é homogênea, por meio de percussão abdominal e simetria da distensão abdominal (Figura 7.5-8).

2. Instalação do primeiro trocarte:
   g) Espera-se atingir pressão abdominal em torno de 15 a 20 mmHg para retirar a agulha e inserir o trocarte de 10/11 mm pela cicatriz umbilical. O trocarte é passado às cegas. Deve-se pressionar a região supraumbilical com a mão esquerda e posicionar o trocarte com a mão direita, perpendicular à aponeurose, até transfixar o peritônio. A válvula do trocarte deve estar aberta durante a inserção, indicando saída do gás quando transfixar toda a parede abdominal (Figura 7.5-9);
   h) Nesse momento, fecha-se a válvula, retira-se o mandril (mantendo a bainha externa conectada ao gás com a válvula fechada) e introduz-se a ótica na bainha. Também se deve regular os parâmetros do insuflador, com manutenção da pressão intracavitária em 12 a 15 mmHg (Figura 7.5-10). Inspeciona-se a área imediatamente abaixo do local da punção a fim de verificar se há lesões e observa-se todo o abdome superior, ainda com a paciente em decúbito dorsal.

A seguir, adota-se a posição de Trendelemburg com aproximadamente 15° a 30° de inclinação para adequada inspeção da pelve.

i) Alternativamente, pode-se fazer o pneumoperitônio e a inserção de trocarte no ponto de Palmer, que está situado no hipocôndrio esquerdo, na linha hemiclavicular e 2 cm abaixo do rebordo costal e 2 cm lateral à bainha do reto abdominal (Figura 7.5-11);

3. Punções auxiliares

j) Não há limite para o número de punções auxiliares, devendo estas ser adequadas ao procedimento a ser realizado. Em geral, costumam ser feitas de duas a três punções auxiliares de 5 mm. A distância entre as punções deve ser de ao menos 8 a 10 cm, em triangulação a partir da cicatriz umbilical (Figura 7.5-12);

k) As punções laterais devem ser feitas na altura da crista ilíaca anterossuperior direita e esquerda, externamente à bainha dos músculos reto abdominais, junto às linhas hemiclaviculares. Desvia-se, assim, das artérias epigástricas, o que é facilitado por meio da transiluminação feita pela ótica logo abaixo da pele (Figuras 7.5-13 e 7.5-14);

l) Os trocartes de 5 mm são introduzidos pela incisão, sob visão laparoscópica, para evitar lesão de órgãos subjacentes (Figuras 7.5-15 e 7.5-16);

m) Após terminada a cirurgia proposta, prossegue-se com o fechamento das incisões conforme a recomendação a seguir:

• A aponeurose deve ser suturada na incisão umbilical e nas incisões acessórias maiores que 10 mm. Utiliza-se a extremidade proximal de uma pinça anatômica colocada logo abaixo da aponeurose para proteger alças intestinais (Figuras 7.5-17 e 7.5-18). A aponeurose é exposta com auxílio de afastador Farabeuf e faz-se a sutura contínua diretamente nas bordas expostas. Pode-se, ainda, pinçar as bordas da aponeurose com pinças Kocher para a passagem dos pontos;

• O peritônio parietal é suturado apenas em incisões ampliadas, com sutura contínua com fio absorvível ou de absorção tardia 0 ou 2-0;

• A pele da incisão umbilical pode ser suturada com pontos intradérmicos de fio absorvível 4-0. As demais incisões podem ser fechadas por sutura intradérmica (Figura 7.5-19) ou com cola.

ATLAS DE CIRURGIA GINECOLÓGICA

ORIENTE-SE ESPACIALMENTE

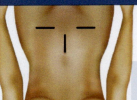

POSIÇÃO DA PACIENTE NAS IMAGENS 7.5-1 A 7.5-10 E 7.5-13 A 7.5-19

 FIGURA 7.5 : INCISÃO PARA LAPAROSCOPIA

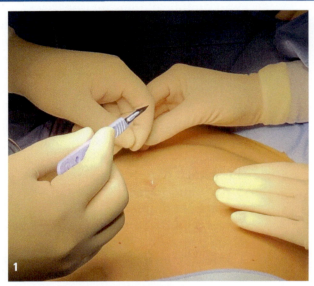
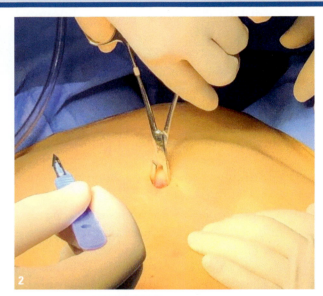
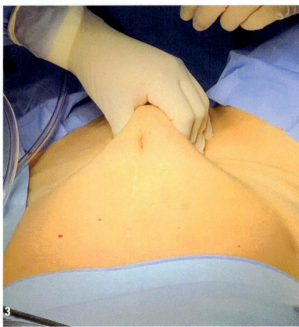
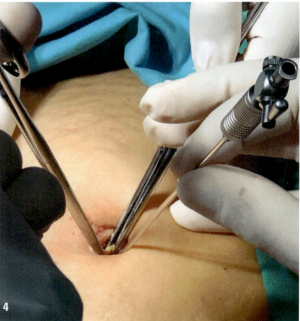

▲**Figura 7.5 Incisões para laparoscopia.** (1) O cirurgião se prepara para realizar a incisão umbilical com bisturi, de acordo com o formato do umbigo. (2) Após incisar a pele do umbigo no sentido longitudinal, utiliza-se uma pinça Kelly para divulsão até atingir a aponeurose. (3) O cirurgião apreende uma prega da parede abdominal, logo abaixo da cicatriz umbilical e a eleva. A parede deve ficar elevada até o inicio do pneumoperitônio. (4) Exemplo de inserção da agulha Verres com elevação da aponeurose por pinças Kocher, *(Continua)* ▶

INCISÕES CIRÚRGICAS EM GINECOLOGIA

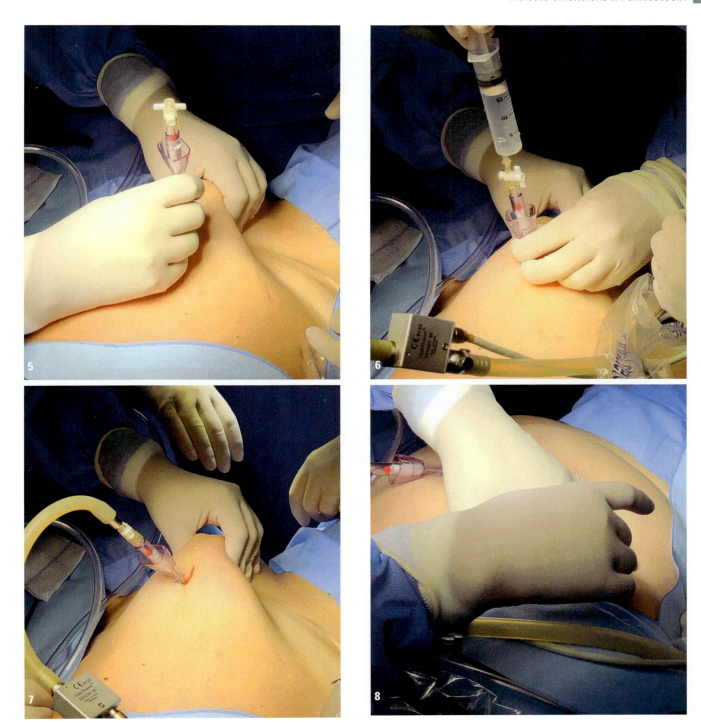

▲ **Figura 7.5 Incisões para laparoscopia.** (*Continuação*) **(5)** Exemplo de inserção da agulha Verres com elevação da parede abdominal manualmente. A agulha é inserida perpendicularmente à aponeurose, até sentir a perda de resistência, indicando penetração do peritônio. **(6)** Para confirmar a localização da agulha na cavidade peritoneal, injeta-se cerca de 10 mL de solução fisiológica pela agulha Verres e aspira-se em seguida. Se o líquido não retornar à seringa, significa que houve dispersão dentro do abdome. **(7)** Assim que se verifica o correto posicionamento da agulha, conecta-se o insuflador de gás à agulha mantendo-se a prega de parede abdominal elevada. **(8)** Após a infusão de cerca de 1L de gás, pode-se soltar a prega abominal. O cirurgião faz percussão de todo abdome, observando perda de macicez igualmente distribuída, o que reflete adequada dispersão do gás na cavidade peritoneal.

(*Continua*) ▶

CAPÍTULO 7

ATLAS DE CIRURGIA GINECOLÓGICA

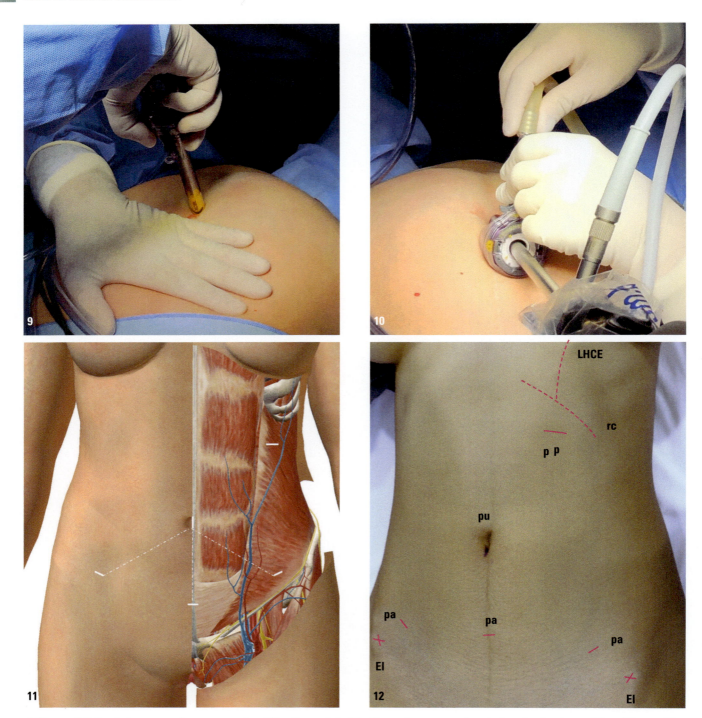

▲ **Figura 7.5 Incisões para laparoscopia.** (*Continuação*) **(9)** Quando a pressão abdominal atinge 15 a 20 mmHg, retira-se a agulha e insere-se o trocarte de 10/11mm. O cirurgião pressiona a região supraumbilical com a mão esquerda e com a mão direita insere o trocarte perpendicularmente à aponeurose. **(10)** Com o trocarte em sua posição correta, a ótica é inserida e conecta-se a mangueira do insuflador. **(11)** Representação esquemática dos locais de incisões laparoscópicas: as linhas cheias mostram os locais de incisão, sendo a punção umbilical e 3 auxiliares abaixo. A incisão mostrada acima da cicatriz umbilical foi feita no ponto de Palmer. A distância entre as incisões deve ser de cerca de 8 a 10cm, mostrada pelas linhas pontilhadas. Observa-se a proximidade das incisões laterais com os vasos epigástricos. **(12)** Marcação das incisões laparoscópicas. LHCE = linha hemclavicular esquerda); rc = rebordo costal; pP = ponto da punção de Palmer; pu = ponto da punção umbilical; pa = pontos de punções auxiliares; EI = espinha ilíaca

(*Continua*) ▶

160 CAPÍTULO 7

INCISÕES CIRÚRGICAS EM GINECOLOGIA

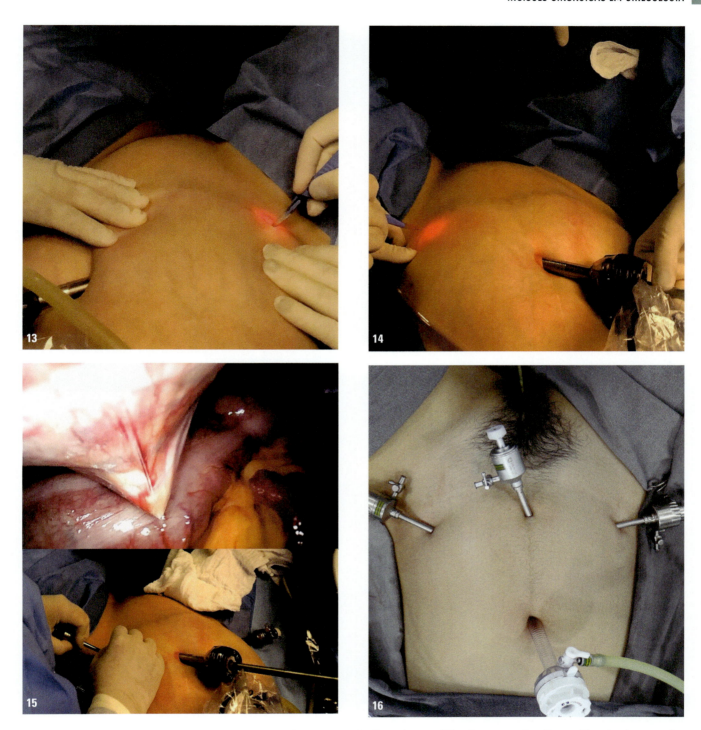

▲ Figura 7.5 Incisões para laparoscopia. (*Continuação*) (13) Punção auxiliar à esquerda. O auxiliar incisa a pele, observando o trajeto dos vasos por transiluminação, gerada pela fonte de luz da ótica colocada logo abaixo da pele pelo cirurgião. (14) O mesmo é feito à direita, invertendo-se os papéis do cirurgião, que incisa a pele, e do auxiliar, que maneja a ótica. (15) Inserção do trocarte de 5mm à esquerda. Observa-se no monitor a imagem laparoscópica mostrando a extremidade cortante do trocarte entrando pelo peritônio, longe de alças intestinais. (16) Trocartes posicionados na incisão umbilical (descartável de 10mm) e auxiliares (permanentes de 5 mm). (*Continua*) ▶

ATLAS DE CIRURGIA GINECOLÓGICA

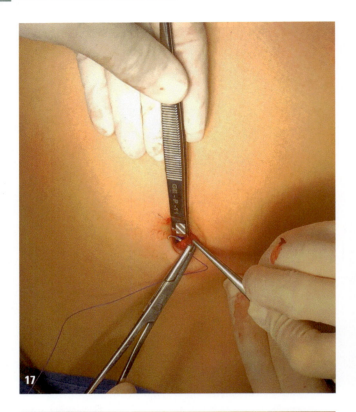

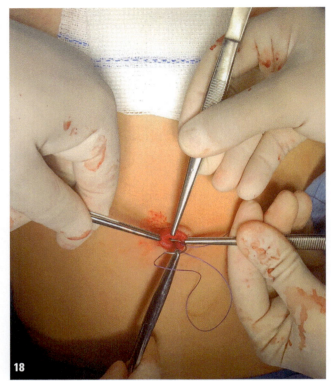

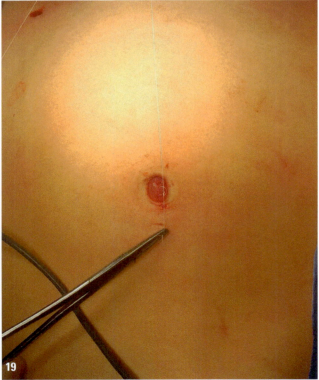

▲ **Figura 7.5 Incisões para laparoscopia.** (*Continuação*) **(17)** Fechamento da aponeurose. A extremidade de uma pinça anatômica foi colocada abaixo da aponeurose, que está sendo apreendida com pinça dente de rato. O ponto de poligalactina 0 é passado com segurança na borda da aponeurose. **(18)** A outra borda da aponeurose está sendo transfixada pelo ponto, que será amarrado a seguir. Serão dados tantos pontos quantos necessários para fechamento completo. **(19)** Sutura intradérmica com fio absorvível 4-0 em uma das incisões auxiliares e na incisão umbilical. O mesmo é feito nas demais incisões que houver.

CUIDADOS PÓS-OPERATÓRIOS

Recomenda-se manter o curativo oclusivo estéril por 24 h. Se houver curativos adesivos em treliça, estes devem ser mantidos por 7 a 10 dias. A retirada de pontos, se houver, deve ser feita em 7 a 10 dias.

A ferida deve ser mantida limpa e seca, não sendo necessário o uso de solução antisséptica. A limpeza com água morna e sabonete é recomendada, e são contraindicadas soluções alcoólicas ou iodadas, para evitar danos às células de reparação.

A paciente deve ser orientada a observar o aparecimento de secreção purulenta, vermelhidão ou dor, e, se isso acontecer, a equipe médica deverá ser contatada. Deve também evitar grandes esforços físicos por 30 dias, particularmente nos casos de incisões longitudinais.

Para profilaxia de cicatriz hipertrófica, pode-se usar de gel de silicone 2 vezes/dia ou fita de silicone por pelo menos 12 h/dia, iniciando-se após 10 a 15 dias da cirurgia e mantendo por 2 meses. A oclusão e a hidratação propiciada pelo silicone auxiliam a evitar o surgimento de cicatrizes hipertróficas.

COMENTÁRIOS DOS EDITORES

A escolha da incisão cirúrgica é fundamental para o sucesso da cirurgia. Sempre que possível, devem-se escolher incisões esteticamente aceitáveis, desde que isso não prejudique o acesso cirúrgico.

Cirurgias oncológicas, que indiquem acesso à cadeia de linfonodos periaórticos, não devem ser realizadas com incisão de Pfannenstiel.

As incisões de laparoscopia ginecológica geralmente são feitas em posições mais inferiores que aquelas realizadas em cirurgias do trato gastrintestinal; porém, dependendo do tipo de cirurgia, podem ser realizadas mais superiormente (p. ex., órgãos pélvicos muito aumentados, que ultrapassam a pelve, podem requerer incisões mais altas).

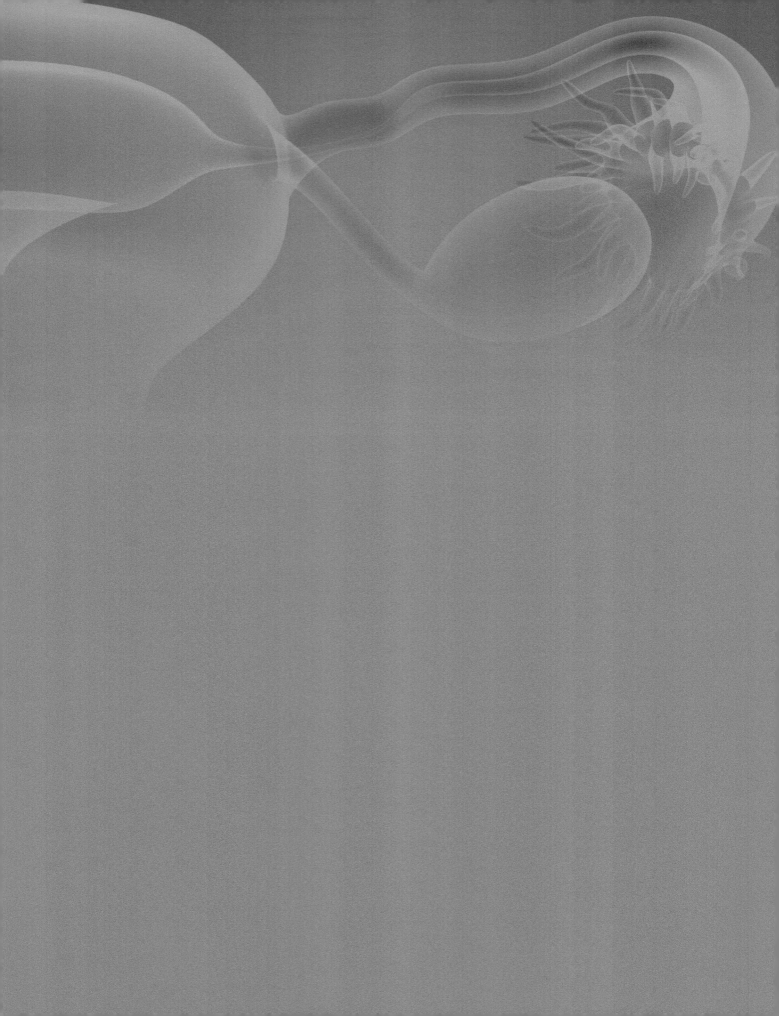

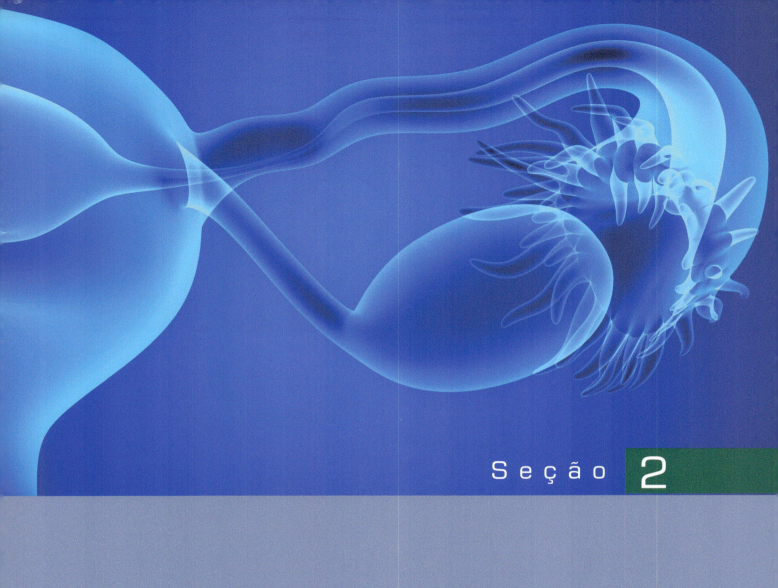

SEÇÃO 2

PROCEDIMENTOS CIRÚRGICOS EM GINECOLOGIA

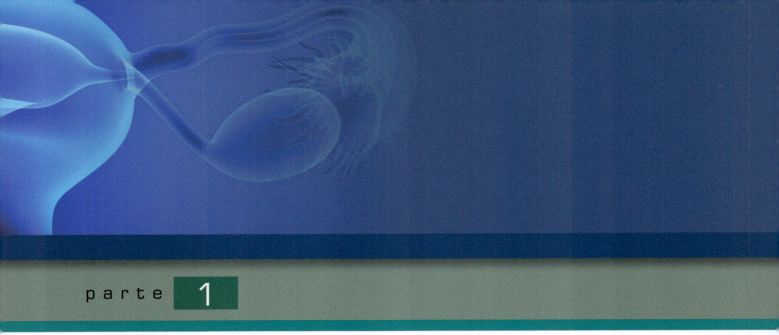

parte 1

VULVA

▶	Capítulo 8	Biópsia, exérese ou vaporização de lesões de vulva
▶	Capítulo 9	Cirurgias do cisto do ducto da glândula de Bartholin
▶	Capítulo 10	Clitoroplastia
▶	Capítulo 11	Cirurgias de pequenos lábios
▶	Capítulo 12	Vulvectomias

capítulo 8

BIÓPSIA, EXÉRESE OU VAPORIZAÇÃO DE LESÕES DE VULVA

I INTRODUÇÃO

A biópsia ou retirada de lesão da vulva deve ser feita em casos de suspeita de malignidade ou quando os exames clínicos e laboratoriais não forem suficientes para o esclarecimento do diagnóstico.

A vaporização ou cauterização pode ser realizada após o correto diagnóstico da lesão, devendo ser biopsiadas aquelas que apresentam relevo, pigmentação ou variação de cor, além de aspecto verrucoso, prurido crônico, assimetrias e bordas irregulares, ulceradas ou sangrantes. Dependendo da lesão, pode-se, por ressecção ou cauterização, extirpá-la completamente.

TÉCNICAS CIRÚRGICAS

Biópsia de vulva

1. A paciente deve ser colocada em posição ginecológica, realizada a assepsia da região vulvar. Se houver suspeita de infecção por HPV, o exame da vulva deverá ser realizado com o colposcópio e com aplicação do ácido acético a 5% (Figura 8.1-1).
2. Para outros tipos de lesão, não é necessário o uso do colposcópio, apenas uma boa iluminação da região que, preferencialmente, deve estar com os pelos aparados ou tricotomizada.

ATLAS DE CIRURGIA GINECOLÓGICA

3. Identificada a lesão, realiza-se anestesia local com lidocaína a 2% com seringa e agulha de insulina ou seringa e agulha de carpule (Figura 8.1-2).
4. Após cerca de um minuto, deve-se apreender a lesão com pinça saca-bocado, do tipo Gaylor-Medina de 3 a 5 mm, fazendo rotação da mesma para a exérese da lesão (Figuras 8.1-3 a 8.1-4). Também poderá ser utilizada uma pinça do tipo punch dermatológico e, ao final, a área pseudo-polipoide formada terá que ser cortada com tesoura.

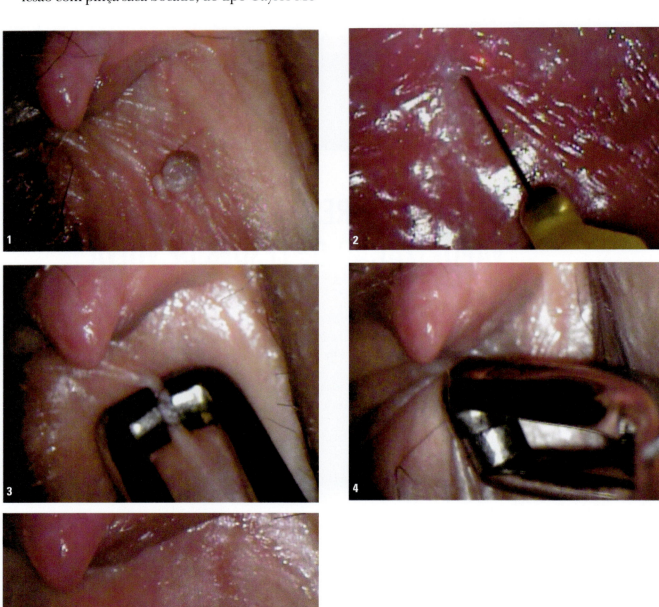

◀ **Figura 8.1 Biópsia de vulva sob visão colposcópica.** (1) Identificação de condiloma em região perianal. (2) Anestesia local com lidocaína a 2% com agulha de carpule. (3) Apreensão da lesão com pinça de biópsia. (4) Rotação da pinça de biópsia com a lesão apreendida para ressecção. (5) Aspecto da área após a biópsia.

5. A biópsia deve atingir a profundidade do estroma, o que é comprovado pela presença de sangramento que cessa rapidamente (Figura 8.1-5). Se o sangramento se mantiver após um minuto, pode ser colocado solução hemostática com swab de percloreto férrico ou ácido metacresol sulfônico. Não é necessário suturar o leito da biópsia.

Extirpação de lesão de vulva

Lesões maiores, pediculadas ou sésseis podem ser ressecadas por incisão e dissecção ou por ligadura do pedículo vascular, caso presente (Figuras 8.2-1 e 8.2-3).

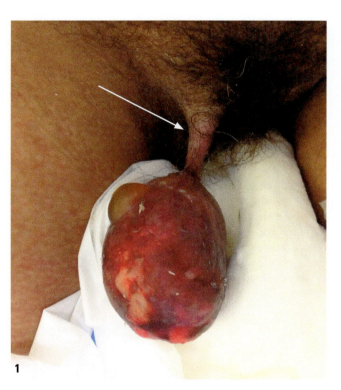
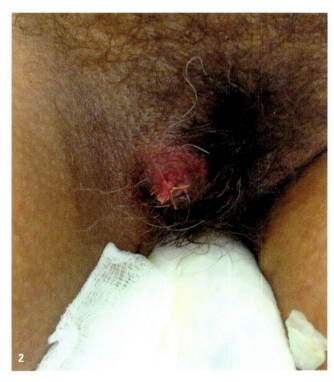

▲ **Figura 8.2 Tumor pediculado de vulva (grande lábio direito).** (1) Longo pedículo (seta), que será pinçado com pinças hemostáticas, seccionado com tesoura e ligado com fio absorvível ou de absorção tardia. (2) Aspecto final da sutura do pedículo com fio absorvível após remoção da lesão.

Vaporização de lesão de vulva com *laser*

1. Realiza-se vulvoscopia com ácido acético a 5% com o intuito de delimitação da lesão (Figura 8.3-1). Na vulva, é necessário fazer um botão anestésico com solução de lidocaína a 2% imediatamente antes do procedimento, utilizando agulha fina, do tipo carpule. É importante anestesiar todas as bordas da lesão previamente identificada pela colposcopia, com margens de cerca de 10 mm.

2. O equipamento a *laser* de CO_2 é configurado na potência 10W em modo contínuo ou pulsado, e com o raio desfocalizado. O feixe do *laser* é passado sobre toda a lesão, dando margem de segurança de 2 a 5 mm. Na pele, a profundidade é de 3 mm, equivalentes a duas ou três passadas do feixe. Após a passagem do *laser*, será possível identificar o estroma de coloração mais avermelhada, sem tecidos carbonizados (Figura 8.3-2).

3. Após destruição completa da lesão, deve-se embeber algodão em solução fisiológica e friccionar sobre a área tratada, para retirar o tecido desnaturado. O estroma fica exposto, ocorrendo cicatrização completa após 30 dias (Figura 8.3-3).

ATLAS DE CIRURGIA GINECOLÓGICA

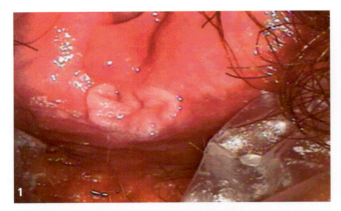
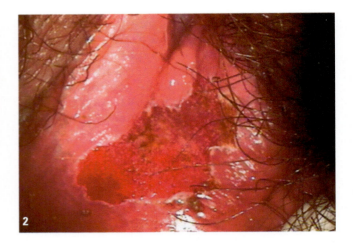
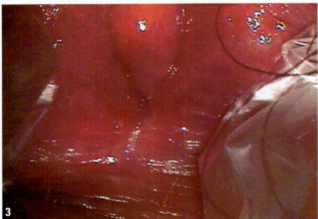

◀ **Figura 8.3 Vaporização de lesão vulvar com *laser*. (1)** A vulvoscopia é realizada para identificação da lesão. Sob visão colposcópica com aumento de 10 vezes, passa-se o ácido acético a 5%, identificando-se lesão acetobranca com relevo em região de fúrcula. **(2)** Aspecto da lesão após a vaporização com *laser*. Observam-se exposição do estroma avermelhado e ausência de tecidos carbonizados. **(3)** Aspecto do local da vaporização com *laser* após 30 dias.

CUIDADOS PÓS-OPERATÓRIOS

Recomenda-se abstinência sexual até a cicatrização completa da área. Para pequenas biópsias com pinça ou *punch*, esse tempo é de cerca de 3 dias; já para áreas mais extensas, pode chegar a 3 ou 4 semanas. Orienta-se ainda tomar banho com sabonete neutro e evitar roupas apertadas.

Caso a área cruenta seja muito extensa, pode-se usar anestésico tópico ou compressas geladas de chá de camomila para auxiliar na diminuição do edema local.

BIÓPSIA, EXÉRESE OU VAPORIZAÇÃO DE LESÕES DE VULVA

MODELO DE DESCRIÇÃO DA CIRURGIA

HOSPITAL
DESCRIÇÃO DE CIRURGIA

DATA

HORÁRIO DE INÍCIO

HORÁRIO DE TÉRMINO

NOME DO PACIENTE...PRONTUÁRIO...

CIRURGIÃO..CRM..
1º auxiliar..CRM..
2º auxiliar..CRM..
3º auxiliar..CRM..
Anestesista..CRM..
Instrumentador..

DIAGNÓSTICO PRÉ-OPERATÓRIO

Tumor de vulva

CIRURGIA PROPOSTA

Ressecção de tumor de vulva

DIAGNÓSTICO PÓS-OPERATÓRIO

O mesmo

DESCRIÇÃO DA CIRURGIA

1. Paciente em posição ginecológica, sob anestesia ....
2. Antissepsia e assepsia com .... e colocação de campos estéreis.
3. Passagem de sonda vesical de alívio número ....
4. Observa-se formação arredondada, pediculada, originada no grande lábio direito, medindo cerca de 10 cm de diâmetro, com superfície lisa e algumas áreas císticas.
5. Identificado pedículo da lesão.
6. Pinçado o pedículo com duas pinças Faure.
7. Seccionado o pedículo entre as pinças.
8. Ligadura do pedículo com ponto simples com fio absorvível.
9. Revisão de hemostasia.
10. Paciente encaminhada para a recuperação pós-anestésica.

CAPÍTULO 8

171

COMENTÁRIOS DOS EDITORES

A biópsia de vulva é um procedimento simples e que, quando bem indicado, auxilia no esclarecimento de diversas doenças vulvares, em particular o câncer da vulva.

Recomenda-se realizar esse procedimento com anestesia local, a princípio com gel (p. ex., prilocaína) e, em seguida, com infiltração anestésica.

A infecção local é muito rara, não sendo necessária a antibioticoprofilaxia em casos de lesões pequenas.

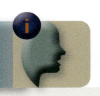

INFORMAÇÕES SUPLEMENTARES

As Tabelas 8.1 a 8.3 a seguir mostram os códigos, valores, número de auxiliares e porte anestésico dos procedimentos descritos nesse capítulo, pelo SUS (Sistema Único de Saúde), pela AMB (Associação Médica Brasileira) e pela CBHPM (Classificação Brasileira Hierarquizada de Procedimentos Médicos).

Os valores estão em reais e variam de acordo com a tabela de pagamento. Assim, pelo SUS (a) incluem todos os honorários médicos e todas as despesas hospitalares ou ambulatoriais; pela AMB (b) incluem apenas o valor dos honorários do cirurgião, em número de CH (coeficiente de honorários) e pela CBHPM (c) incluem apenas o valor dos honorários do cirurgião, em reais, de acordo com o porte cirúrgicos (valores aferidos em setembro de 2021). Para mais informações sobre como calcular os valores de honorários da equipe cirúrgica, consulte o ANEXO 1.

TABELA 8.1 Valores para a realização de biópsia de vulva.

Tabela	Código	Valor	Porte	Custo operacional	Número de auxiliares	Porte anestésico
SUS	02.01.01.051-8	R$ 18,33[a]	—	—	—	—
AMB	45.03.022-2	100 CH[b]	—	—	—	—
CBHPM	3.13.01.02-9	R$ 224,90[c]	2B	—	—	1

TABELA 8.2 Valores para a realização de exérese de lesão da vulva ou da períneo (até 5 lesões).

Tabela	Código	Valor total*	Porte	Custo operacional	Nº auxiliares	Porte anestésico
SUS	04.09.07.016-5	R$ 13,54[a]	—	—	—	—
AMB	45.03.007-3	150 CH[b]	—	—	—	—
CBHPM	3.13.01.08-8	R$ 306,61[c]	2C	—	—	3

TABELA 8.3 Valores para a realização de cauterização de lesão da vulva ou da períneo (até 5 lesões).

Tabela	Código	Valor total*	Porte	Custo operacional	Nº auxiliares	Porte anestésico
SUS	04.09.07.016-5	R$ 13,54[a]	—	—	—	—
AMB	45.02.009-4	100 CH[b]	—	—	—	—
CBHPM	3.13.01.03-7	R$ 224,90[c]	2B	—	—	0

capítulo 9

CIRURGIAS DO CISTO DO DUCTO DA GLÂNDULA DE BARTHOLIN

INTRODUÇÃO

O cisto do ducto da Glândula de Bartholin é um tumor da vulva que se desenvolve no trajeto do ducto glandular. A contínua produção de muco por essa glândula e a consequente obstrução do ducto fazem com que este se dilate. Portanto, trata-se de um cisto do ducto da glândula de Bartholin, e não da própria glândula.

Embora seja uma lesão benigna, está associada a desconforto significativo das pacientes e a risco de infecção e formação de abscesso. O principal sintoma é nódulo palpável, que pode aumentar e diminuir de tamanho. Quando infectado, este nódulo aumenta de tamanho e causa dor importante, que piora quando a paciente anda ou se senta e impossibilita a relação sexual.

Há diversas opções para tratamento dos cistos e abscessos do ducto da glândula de Bartholin, incluindo drenagem, marsupialização e excisão do cisto. As técnicas podem ser realizadas com lâmina de bisturi ou com eletrocirurgia ablativa (*laser* de CO_2 ou radiofrequência).

TÉCNICAS CIRÚRGICAS

Drenagem de abscesso de Bartholin

1. Coloca-se a paciente em posição ginecológica, com membros inferiores em leve abdução, e realiza-se assepsia com solução de iodopovidona ou clorexidine.
2. Pode-se utilizar anestesia local com lidocaína a 2% (mais comum) ou bloqueio locorregional (raramente).

3. Com bisturi frio ou elétrico na função de corte, realiza-se incisão longitudinal na transição da pele e mucosa até abrir a cápsula do cisto (Figura 9.1-1), quando ocorre a drenagem de todo o seu conteúdo (Figura 9.1-2). Não são realizados pontos de sutura.

Marsupialização

1. Pode ser realizada com eletrocirurgia (*laser* de CO_2 ou cirurgia de alta frequência) ou bisturi. Em ambas as opções cirúrgicas, a paciente é colocada em posição ginecológica e realiza-se assepsia com solução de iodopovidona ou clorexidine tópica. É feita também anestesia local da área afetada com lidocaína a 2% com vasoconstritor.

2. Com o *laser* de CO_2 na potência de 10W a 25W, utilizado de modo contínuo e acoplado ao colposcópio, realiza-se incisão longitudinal na face interna do pequeno lábio com o feixe de *laser* com raio focalizado, de modo a abrir a cápsula do cisto e drenar seu conteúdo (Figuras 9.2-1 e 9-2-2). As bordas laterais da incisão são mantidos em tração com pinças, a fim de expor a cavidade do cisto, com subsequente drenagem de seu conteúdo e lavagem do interior com solução salina estéril (Figura 9.2-3). Em seguida, utilizando o feixe de *laser* desfocalizado, promove-se a destruição do tecido capsular com vaporização (Figura 9.2-4). Não são realizados pontos de sutura e não há necessidade de internação hospitalar.

3. Utilizando a radiofrequência ablativa sob anestesia local, realiza-se incisão na mucosa vaginal e na parede do cisto com ponteira configurada na função corte, modo *SURGERY*, potência 14W, drenando o conteúdo intracístico (Figuras 9.3-1 e 9.3-2). Complementa-se a anestesia local no interior do cisto drenado. O eletrodo em bola é utilizado para cauterização das paredes internas do cisto, na função *Blend* 1 ou 2, modo *SURGERY*, potência de 12W. Não há necessidade de pontos de sutura.

4. Caso a marsupialização seja realizada com bisturi frio, realiza-se incisão longitudinal na transição da pele e da mucosa, de comprimento similar ao diâmetro do cisto, abrindo a mucosa até atingir a cápsula, que também é incisada. As bordas laterais da incisão são tracionadas com pinças para exposição da cavidade do cisto, com subsequente drenagem do conteúdo e lavagem do interior com solução salina estéril (Figuras 9.3-3 e 9.3-4). Com o bisturi elétrico, faz-se a cauterização da parede interna do cisto (Figura 9.3-5). São realizados 4 a 6 pontos entre as bordas da parede do cisto e da mucosa, a fim de mantê-las evertidas e deixar a cavidade do cisto exposta.

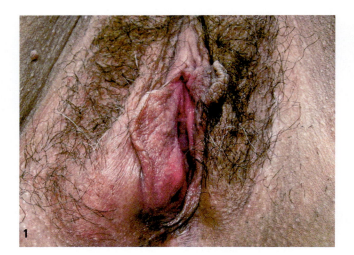
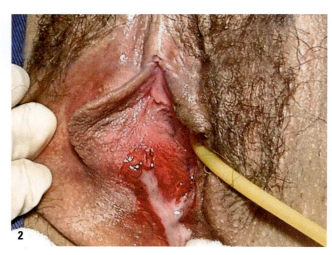

▲ **Figura 9.1 Drenagem de abscesso do cisto do ducto da glândula de Bartholin. (1)** Abaulamento vulvar em topografia do ducto da glândula de Bartholin direita. **(2)** Incisão longitudinal de cerca de 1 cm na face interna do pequeno lábio direito. Observa-se a saída de grande quantidade de secreção purulenta.

CIRURGIAS DO CISTO DO DUCTO DA GLÂNDULA DE BARTHOLIN

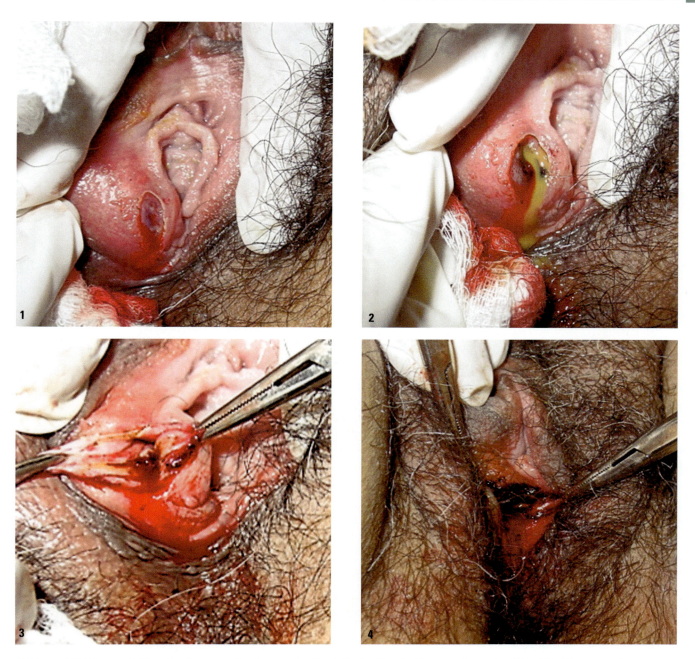

▲ **Figura 9.2** **Marsupialização do cisto do ducto da glândula de Bartholin com *laser* de CO_2.** (1) Abertura da mucosa da face interna do pequeno lábio direito sobre o cisto do ducto da glândula de Bartholin. (2) Saída de material purulento pelo orifício de drenagem. (3) Paredes do cisto são apreendidas com pinças e cavidade do cisto lavada com solução salina. (4) Paredes internas do cisto cauterizadas com feixe de *laser* desfocalizado. Não são realizados pontos de sutura.

ATLAS DE CIRURGIA GINECOLÓGICA

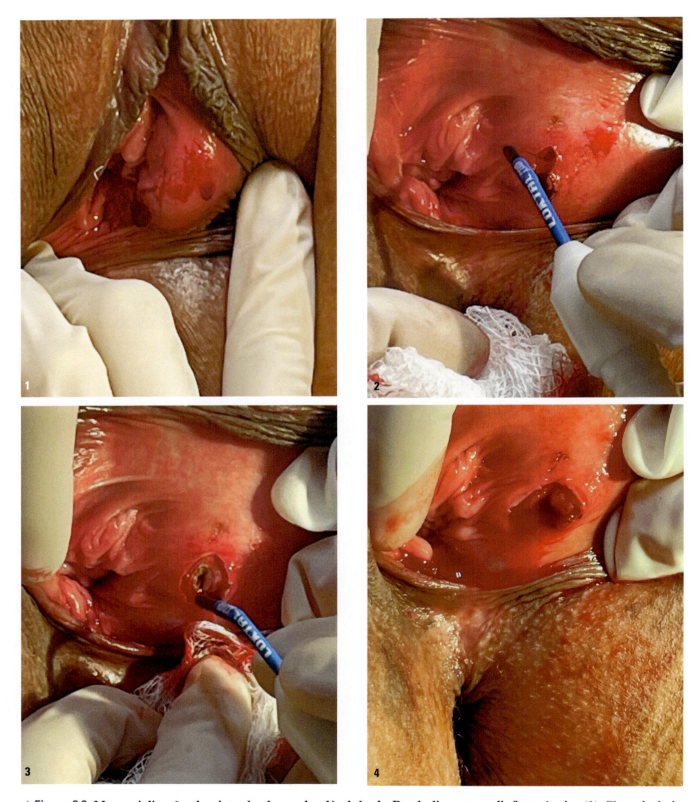

▲ **Figura 9.3 Marsupialização do cisto do ducto da glândula de Bartholin com radiofrequência.** (1) Cisto do lado esquerdo em que foi aplicado anesesia local (ponto sangrante) (2) Com eletrodo de corte, inicia-se a incisão da mucosa sobre o cisto (3) Observa-se a mucosa e a cápsula do cisto incisadas (4) O conteúdo do cisto foi drenado.

(*Continua*) ▶

CIRURGIAS DO CISTO DO DUCTO DA GLÂNDULA DE BARTHOLIN

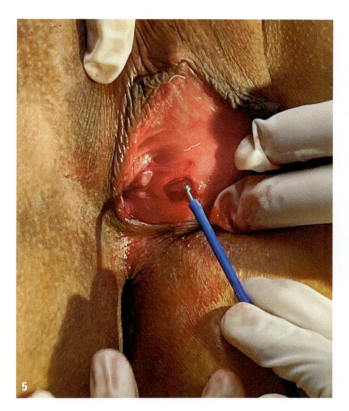 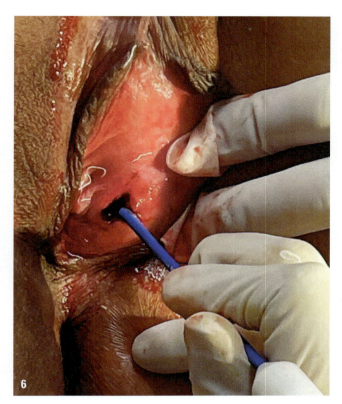

▲ **Figura 9.3** Marsupialização do cisto do ducto da glândula de Bartholin com radiofrequência. (*Continuação*) (5 e 6) Eletrodo bola usado para cauterizar as paredes internas do cisto. Não é necessário suturar as bordas.

Exérese de cisto do ducto da glândula de Bartholin

1. Sob anestesia regional, a paciente deve ser colocada em posição ginecológica, com membros inferiores em leve abdução. Realiza-se assepsia das regiões perineal, suprapúbica e parte proximal das coxas e colocam-se os campos estéreis. A sonda vesical deve ser colocada, pelo cirurgião já paramentado, com os campos posicionados. Deve-se escolher a sonda de 12F ou 14F com balão inflado de acordo com as especificações.
2. Em seguida, expõe-se a face interna do cisto, na face interna do pequeno lábio (Figura 9.4-1).
3. Faz-se uma incisão longitudinal na mucosa de tamanho suficiente para retirar o cisto (Figura 9.4-2).
4. Por meio de dissecção romba e com tesoura curva, separa-se a mucosa da parede do cisto, circundando-o completamente (Figuras 9.4-3).
5. Na parte profunda, superior, espera-se encontrar os vasos que nutrem a glândula de Bartholin, os quais devem ser cauterizados ou pinçados, seccionados e ligados com ponto de fio absorvível, preferencialmente poliglactina 2-0, no caso dos mais calibrosos (Figuras 9.4-4 a 9.4-6).
6. Retira-se o cisto e inspeciona-se a loja para hemostasia. Pode ser necessário utilizar pontos hemostáticos ou eletrocautério (Figuras 9.4-7 e 9.4-8).
7. Caso a área dissecada seja ampla, maior que 3 a 4 cm, pode-se aproximar as paredes com pontos, para evitar a formação de espaço morto (Figura 9.4-9), ou mesmo colocar um dreno do tipo penrose fino por 24 h.
8. Resseca-se a mucosa que estiver redundante e aplicam-se pontos separados de fio absorvível (categute 2-0 ou poliglactina 2-0; Figuras 9.4-10 a 9.4-12).

ATLAS DE CIRURGIA GINECOLÓGICA

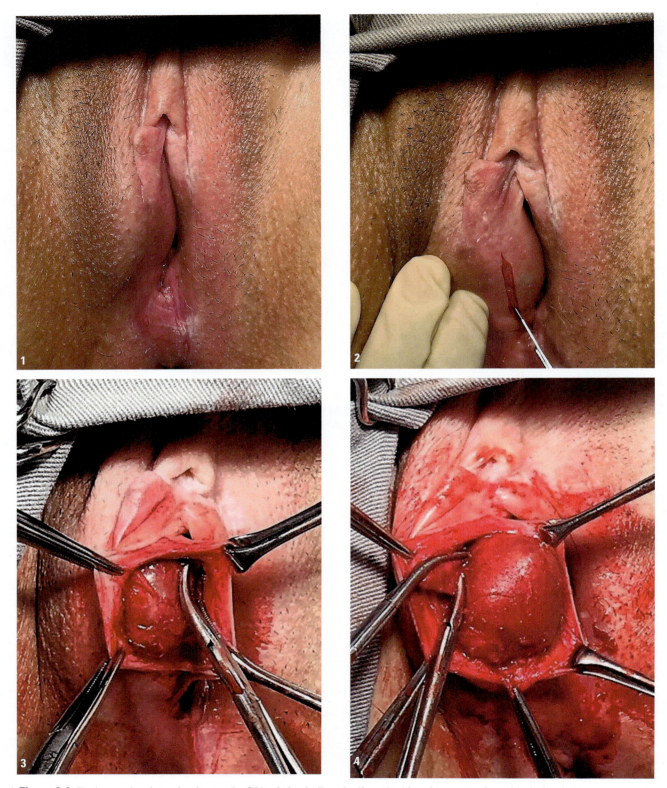

▲ **Figura 9.4 Exérese do cisto do ducto da Glândula de Bartholin**. **(1)** Abaulamento da vulva à direita, correspondendo ao cisto do ducto da glândula de Bartholin. **(2)** Incisão longitudinal com bisturi na mucosa, até atingir a parede do cisto. **(3)** Por meio de dissecção romba, separa-se a mucosa da parede do cisto. Pinças Kelly e Allis tracionam as bordas da mucosa. **(4)** Pedículo vascular pinçado com duas pinças Kelly, realizando sua secção entre as pinças.

(*Continua*) ▶

CIRURGIAS DO CISTO DO DUCTO DA GLÂNDULA DE BARTHOLIN

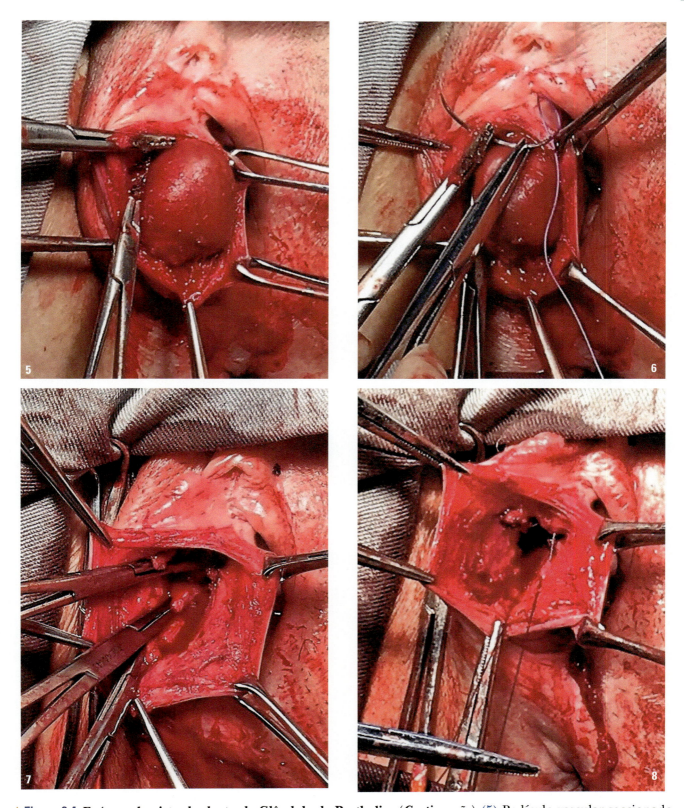

▲ **Figura 9.4 Exérese do cisto do ducto da Glândula de Bartholin.** (*Continuação*) **(5)** Pedículo vascular seccionado com bisturi elétrico. **(6)** Ligadura dos vasos feita com fio de poliglactina 2-0, com ponto em U. **(7)** Cisto retirado e pinças Kelly colocadas em vasos que serão ligados ou cauterizados. **(8)**. A hemostasia realizada com pontos. As paredes da loja onde estava o cisto são aproximadas com pontos.

(*Continua*) ▶

ATLAS DE CIRURGIA GINECOLÓGICA

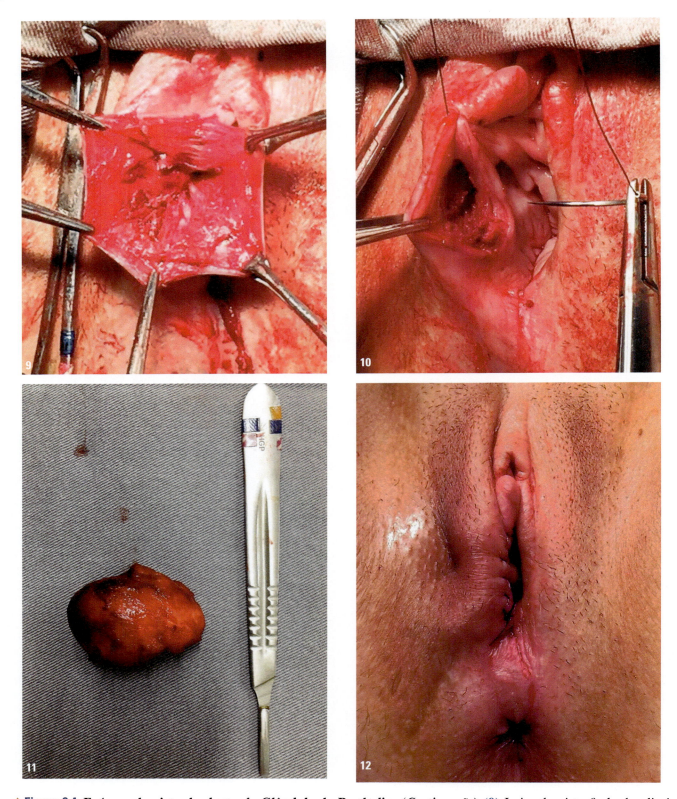

▲Figura 9.4 Exérese do cisto do ducto da Glândula de Bartholin. (*Continuação*) (9) Loja do cisto fechada, diminuindo a formação de espaço morto no local da cirurgia. (10) Sutura da mucosa vaginal feita com fio absorvível. (11) Peça cirúrgica que será encaminhada ao exame anatomopatológico. (12) Aspecto final da vulva após a sutura da incisão na mucosa com fio absorvível.

CIRURGIAS DO CISTO DO DUCTO DA GLÂNDULA DE BARTHOLIN

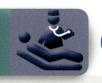

CUIDADOS PÓS-OPERATÓRIOS

Orienta-se a aplicação de compressas frias no local, 3 a 4 vezes/dia, por 2 a 3 dias e abstinência sexual por 3 semanas. Quando se faz a marsupialização, orienta-se realizar banhos de assento com solução de iodopovidina diluída em água, 3 vezes/dia, além de abstinência sexual por 3 semanas.

São prescritos analgésicos e anti-inflamatórios por 3 a 5 dias. O uso de antibióticos é indicado para pacientes que apresentam sinais de infecção.

MODELO DE DESCRIÇÃO DA CIRURGIA

HOSPITAL
DESCRIÇÃO DE CIRURGIA

DATA

HORÁRIO DE INÍCIO

HORÁRIO DE TÉRMINO

Nome do paciente .... Prontuário ....
Cirurgião.. CRM ....
1o auxiliar.. CRM ....
2o auxiliar.. CRM ....
3o auxiliar.. CRM ....
Anestesista... CRM ....
Instrumentador...

DIAGNÓSTICO PRÉ-OPERATÓRIO
Cisto do ducto da glândula de Bartholin

CIRURGIA PROPOSTA
Exérese de cisto do ducto da glândula de Bartholin

DIAGNÓSTICO PÓS-OPERATÓRIO
O mesmo

DESCRIÇÃO DA CIRURGIA

1. Paciente em posição ginecológica, sob anestesia ....
2. Antissepsia e assepsia com .... e colocação de campos estéreis.
3. Passagem de sonda vesical de demora número ....
4. Incisão longitudinal na mucosa de .... cm com bisturi e exposição da cápsula do cisto.
5. Dissecção da parede do cisto com tesoura curva, circundando-o completamente.
6. Vasos do pedículo pinçados seccionados e ligados com fio .... e retiradao do cisto, que foi encaminhado para exame anatomopatológico.

CAPÍTULO 9

ATLAS DE CIRURGIA GINECOLÓGICA

COMENTÁRIOS DOS EDITORES

Simplificadamente, as cirurgias apresentadas são denominadas drenagem ou exérese do cisto de Bartholin. Na verdade, porém, trata-se do tratamento cirúrgico do cisto do ducto da glândula de Bartholin. As cirurgias aqui descritas atingem apenas o ducto da glândula, que é longo. A glândula de Bartholin propriamente dita não é manipulada durante as cirurgias.

A realização de apenas drenagem do cisto do ducto da glândula de Bartholin, procedimento indicado nos processos infecciosos, aumenta o risco de recorrência, ao passo que os procedimentos de marsupialização oferecem menos riscos de complicações do que a exérese do cisto. A marsupialização, vem sendo cada vez mais indicada, particularmente com uso de eletrocirurgia, que cauteriza todo o leito do cisto, minimizando a recidiva.

Os cistos maiores e não infectados, por sua vez, podem ser ressecados, mas há probabilidade de cursarem com complicações graves, como hematomas perineais e infecções. Assim, é fundamental realizar a ligadura adequada do pedículo vascular. O sangramento não identificado pode provocar infiltração de sangue no tecido conjuntivo e adiposo na região dos grandes lábios e do períneo, muitas vezes de grandes proporções e difícil tratamento. Por outro lado, cistos infectados podem evoluir com infecção grave, até mesmo com síndrome de Fournier (fasceíte necrotizante perineal).

Recomenda-se sempre verificar se houve transfixação da pele vulvar ao realizar a aproximação das paredes e fechamento do espaço morto, retirando-se o ponto caso isso tenha acontecido.

Conclui-se, então, que hemostasia e antibioticoprofilaxia adequadas são essenciais nas cirurgias do cisto do ducto da glândula de Bartholin.

INFORMAÇÕES SUPLEMENTARES

As Tabelas 9.1 a 9.3 a seguir mostram os códigos, valores, número de auxiliares e porte anestésico dos procedimentos descritos nesse capítulo, pelo SUS (Sistema Único de Saúde), pela AMB (Associação Médica Brasileira) e pela CBHPM (Classificação Brasileira Hierarquizada de Procedimentos Médicos).

Os valores estão em reais e variam de acordo com a tabela de pagamento. Assim, pelo SUS (a) incluem todos os honorários médicos e todas as despesas hospitalares ou ambulatoriais; pela AMB (b) incluem apenas o valor dos honorários do cirurgião, em número de CH (coeficiente de honorários) e pela CBHPM (c) incluem apenas o valor dos honorários do cirurgião, em reais, de acordo com o porte cirúrgico (valores aferidos em setembro de 2021). Para mais informações sobre como calcular os valores de honorários da equipe cirúrgica, consulte o ANEXO 1.

TABELA 9.1 Incisão/drenagem da glândula de Bartholin.

Tabela	Código	Valor	Porte	Custo operacional	Número de auxiliares	Porte anestésico
SUS	04.09.07.012-2	R$ 12,97[a]	—	—	—	—
AMB	45.03.009-0	120 CH[b]	—	—	1	—
CBHPM	3.13.01.10-0	R$ 224,90[c]	2B	—	—	1

TABELA 9.2 Marsupialização da glândula de Bartholin.

Tabela	Código	Valor total*	Porte	Custo operacional	Nº auxiliares	Porte anestésico
SUS	04.09.07.019-0	R$ 139,96[a]	—	—	—	—
AM	45.03.010-3	150 CH[b]	—	—	1	1
CBHPM	3.13.01.11-8	R$ 704,62[c]	3C	—	1	1

TABELA 9.3 Bartholinectomia unilateral.

Tabela	Código	Valor total	Porte	Custo operacional	Nº auxiliares	Porte anestésico
SUS	04.09.07.015-7	R$ 224,68[a]	—	—	—	—
AMB	45.03.001-4	200 CH[b]	—	—	1	1
CBHPM	3.13.01.01-0	R$ 969,96[c]	4B	—	1	1

capítulo 10

CLITOROPLASTIA

I

INTRODUÇÃO

Este procedimento é realizado nos casos de hipertrofia do clitóris, condição muitas vezes decorrente da virilização genital por exposição aumentada a andrógenos endógenos ou exógenos.

TÉCNICA CIRÚRGICA

Clitoroplastia

1. Incisão circular na formação clitoriforme e disseca-se o prepúcio até sua base, mantendo a placa uretral (anterior) íntegra.
2. Dissecção cuidadosa do feixe vásculo-nervoso, isolando-o dos corpos cavernosos.
3. Em seguida, secção da porção distal dos corpos cavernosos, mantendo a glande irrigada e inervada pelo feixe vásculo-nervoso anteriormente preservado.
4. Secção proximal dos corpos cavernosos na região de sua bifurcação. Os cotos dos corpos cavernosos (distal e proximal) são suturados com fio absorvível a fim de garantir a hemostasia.
5. Redução em cunha de glande.
6. Incisão longitudinal de prepúcio para confecção de pequenos lábios.
7. Sutura dos pequenos lábios na glande com fio absorvível, mantendo-a parcialmente encoberta. Os pequenos lábios são suturados medialmente na placa uretral com fio absorvível.
8. Ressecção de formação lábio-escrotal, quando houver necessidade de diminuição da rugosidade, para a confecção dos grandes lábios.

ATLAS DE CIRURGIA GINECOLÓGICA

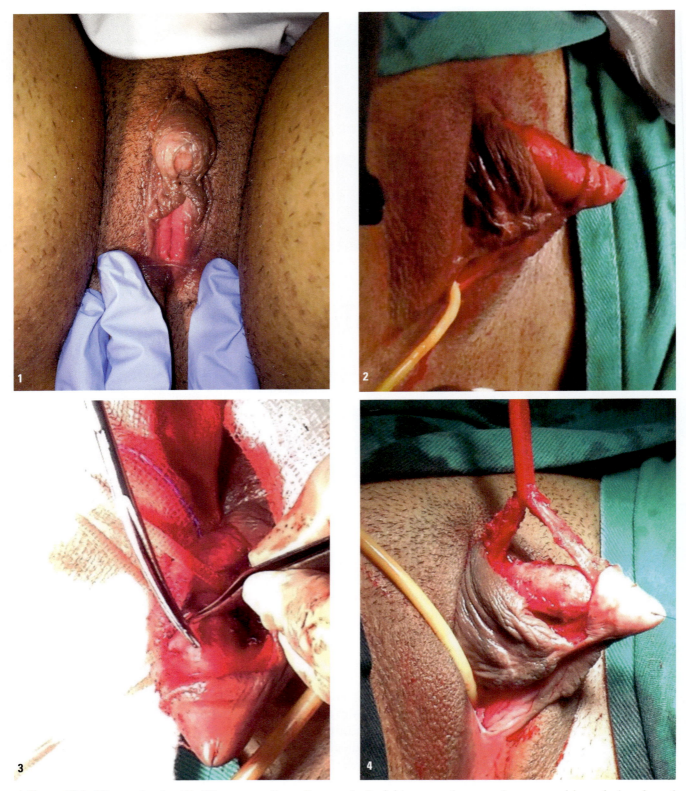

▲Figura 10.1 Clitoroplastia. (1) Clitoromegalia e discreta fusão labioescrotal em paciente com hiperplasia adrenal congênita. (2) Incisão circular na transição mucocutânea da formação clitoriforme e dissecção do prepúcio até sua base, mantendo a placa uretral (anterior) íntegra. (3) Dissecção cuidadosa do feixe vásculo-nervoso, separando-o do corpo cavernoso. (4) Feixe vásculo-nervoso reparado com fita cirúrgica, isolado dos corpos cavernosos. (*Continua*) ▶

CLITOROPLASTIA

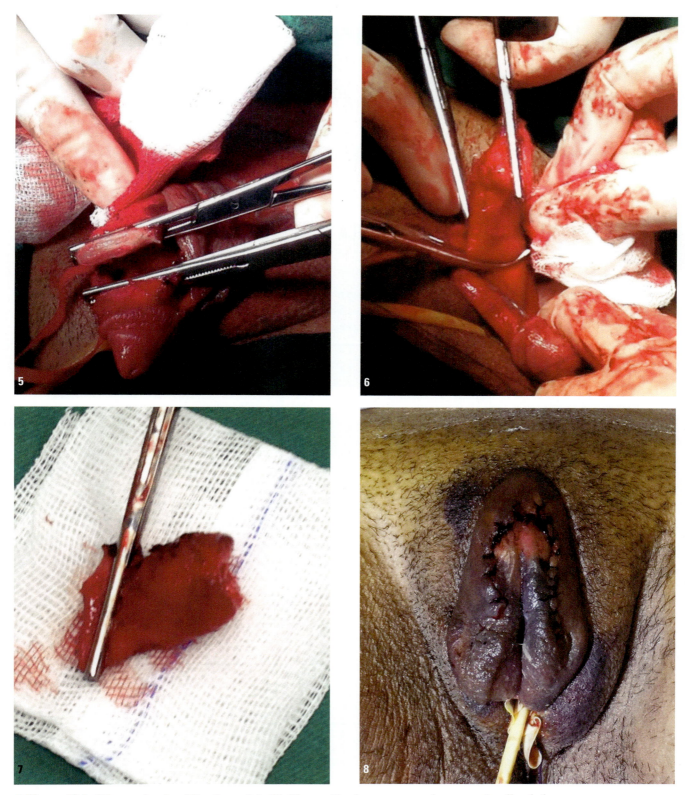

▲ **Figura 10.1 Clitoroplastia.** (*Continuação*) **(5)** Pinças Kocher mostrando a secção distal dos corpos cavernosos. **(6)** Início da secção proximal dos corpos cavernosos na região de sua bifurcação. **(7)** Peça cirúrgica – produto da ressecção dos corpos cavernosos. **(8)** Resultado após 5 dias de cirurgia.

ATLAS DE CIRURGIA GINECOLÓGICA

CUIDADOS PÓS-OPERATÓRIOS

A vulva deve ser coberta com curativo oclusivo, que será mantido por 3 dias, quando acontecerá o primeiro retorno da paciente.

Sonda vesical de demora e antibioticoterapia devem ser mantidas por 1 semana. Banhos de imersão devem ser evitados até a cicatrização completa

MODELO DE DESCRIÇÃO CIRÚRGICA

HOSPITAL
DESCRIÇÃO DE CIRURGIA

DATA

HORÁRIO DE INÍCIO

HORÁRIO DE TÉRMINO

NOME DO PACIENTE...PRONTUÁRIO..

CIRURGIÃO..CRM..
1º auxiliar..CRM..
1º auxiliar..CRM..
1º auxiliar..CRM..
Anestesista..CRM..
Instrumentador...

DIAGNÓSTICO PRÉ-OPERATÓRIO

Hipertrofia de clitóris

CIRURGIA PROPOSTA

Clitoroplastia

DIAGNÓSTICO PÓS-OPERATÓRIO

O mesmo

CLITOROPLASTIA

DESCRIÇÃO DA CIRURGIA

1. Paciente em posição ginecológica, sob anestesia..............
2. Antissepsia e assepsia com .... e colocação de campos estéreis.
3. Incisão circular na transição mucocutânea e dissecção do prepúcio até sua base.
4. Separação do feixe vásculo-nervoso dos corpos cavernosos.
5. Pinçamento proximal e distal dos corpos cavernosos com pinças Kocher, ressecando-os parcialmente.
6. Sutura das extremidades dos corpos cavernosos com ponto de fio..........
7. Ressecção em cunha de glande.
8. Incisão longitudinal de prepúcio e sutura com pontos separados de fio absorvível.
9. Sutura dos pequenos lábios à glande com fio absorvível, mantendo-a parcialmente encoberta.
10. Sutura dos pequenos lábios na placa uretral com fio absorvível.
11. Colocação de curativo oclusivo.

COMENTÁRIOS DOS EDITORES

A dissecção do feixe vásculo-nervoso deve ser cuidadosa.

A fixação dos retalhos de prepúcio na glande, na tentativa de deixá-la encoberta, é fundamental para um bom resultado estético.

INFORMAÇÕES SUPLEMENTARES

A Tabela 10.1 a seguir mostra os códigos, valores, número de auxiliares e porte anestésico dos procedimentos descritos nesse capítulo, pelo SUS (Sistema Único de Saúde), pela AMB (Associação Médica Brasileira) e pela CBHPM (Classificação Brasileira Hierarquizada de Procedimentos Médicos).

Os valores estão em reais e variam de acordo com a tabela de pagamento. Assim, pelo SUS (a) incluem todos os honorários médicos e todas as despesas hospitalares ou ambulatoriais; pela AMB (b) incluem apenas o valor dos honorários do cirurgião, em número de CH (coeficiente de honorários) e pela CBHPM (c) incluem apenas o valor dos honorários do cirurgião, em reais, de acordo com o porte cirúrgico (valores aferidos em setembro de 2021). Para mais informações sobre como calcular os valores de honorários da equipe cirúrgica, consulte o ANEXO 1

TABELA 10.1 Valores para a realização de clitoroplastia.

Tabela	Código	Valor	Porte	Custo operacional	Número de auxiliares	Porte anestésico
SUS	04.09.05.013-0[#]	R$ 398,05[a]	—	—	—	—
AMB	53.02.001-4	1200 CH[b]	—	—	2	5
CBHPM	3.13.01.05-3	R$ 1765,97[c]	6B	—	1	4

[#] No processo de redesignação sexual.

capítulo 11

CIRURGIAS DE PEQUENOS LÁBIOS

I INTRODUÇÃO

Na presença de pequenos lábios hipertrofiados ou assimétricos, que causem desconforto à paciente, está indicada a correção cirúrgica, conhecida como ninfoplastia, a qual pode ser realizada com bisturi, *laser* ou radiofrequencia ablativa.

A coalescência de pequenos lábios é mais comum em crianças, em virtude do hipoestrogenismo, mas pode acometer também mulheres na pós-menopausa ou aquelas com doenças crônicas vulvares, como líquen escleroso.

O tratamento é clínico, mas pode haver a necessidade de abertura cirúrgica dos lábios. Neste capítulo, serão descritas as cirurgias para tratar essas alterações.

TÉCNICAS CIRÚRGICAS

Correção de hipertrofia dos pequenos lábios (ninfoplastia)

Ninfoplastia com bisturi

1. Com a paciente em posição ginecológica, deve-se fazer a assepsia, colocar os campos estéreis e passar a sonda vesical de demora número 12 ou 14. Em geral, a anestesia é feita por bloqueio raquimedular com sedação.
2. Pinças Allis são utilizadas para tracionar os pequenos lábios, expondo a pele a ser demarcada para excisão. Com caneta marcadora ou aplicador de azul de metileno, desenha-se a linha de corte nos pequenos lábios, delimitando o excesso a ser retirado (Figura 11.1-1).

3. Infiltra-se a região a ser incisada com solução de lidocaína a 2% com vasoconstritor, diluída em solução fisiológica na proporção de 1:5, a fim de diminuir o sangramento da cirurgia e facilitar a incisão (Figura 11.1-2).
4. Com bisturi, tesoura curva ou bisturi elétrico na função de corte, incisa-se a pele do pequeno lábio, ressecando o excesso (Figura 11.1-3).
5. O mesmo procedimento é realizado no outro lábio, se necessário (Figura 11.1-4). Desse modo, obtém-se simetria adequada entre os pequenos lábios.
6. Realiza-se hemostasia criteriosa com eletrocautério, com cuidado para não desvitalizar o delicado tecido, especialmente na borda da mucosa perto do tecido a ser suturado (Figura 11.1-5).
7. São dados pontos separados com fio absorvível (p. ex., poliglactina 3-0 ou 4-0) aproximando as bordas da incisão. Os pontos devem ser dados sem excessiva tensão e com distância entre eles de no máximo 5 mm. Em geral, inicia-se a sutura pela extremidade superior dos lábios, em direção à fúrcula (Figuras 11.1-6 a 11.1-10).

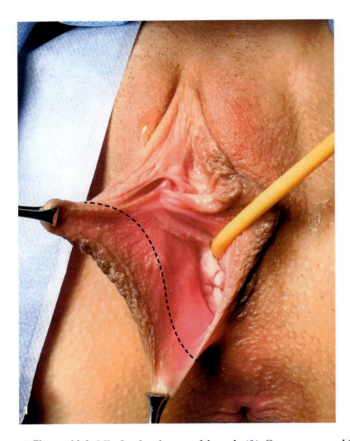 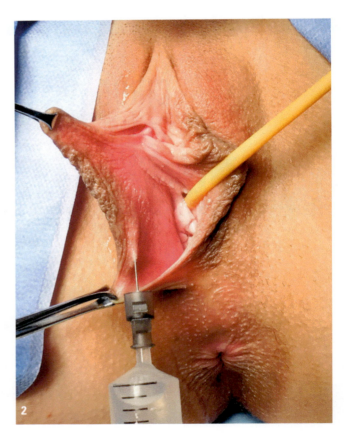

▲ **Figura 11.1** **Ninfoplastia com bisturi.** **(1)** Os pequenos lábios são tracionados pela pinça Allis e marca-se uma linha delimitando a área de pele a ser retirada. **(2)** Infiltração com solução de lidocaína na região a ser incisada. Nota-se a localização da agulha logo abaixo da pele.

(*Continua*) ▶

CIRURGIAS DE PEQUENOS LÁBIOS

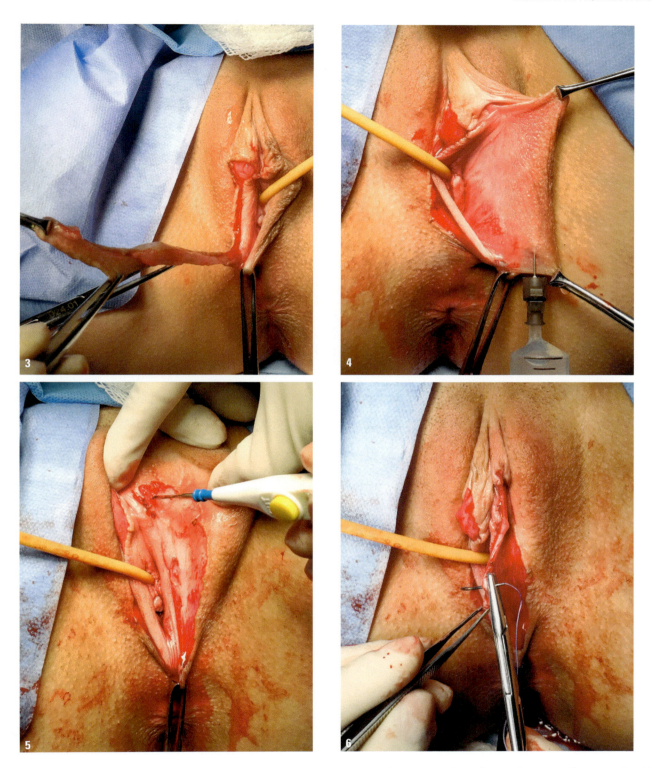

▲Figura 11.1 Ninfoplastia com bisturi. (*Continuação*) (3) Ressecção do excesso de pele previamente demarcado. (4) O procedimento é realizado no pequeno lábio contralateral. Inicia-se com infiltração com solução de lidocaína e resseca-se o excesso de tecido. (5) Utiliza-se o eletrocautério para hemostasia, com cuidado para evitar o uso excessivo dessa forma de energia, que pode causar isquemia e necrose tecidual. Seu uso diretamente sobre a pele ou mucosa também deve ser evitado. (6) Sutura das bordas da incisão em sentido craniocaudal em direção à fúrcula vaginal.

(*Continua*) ▶

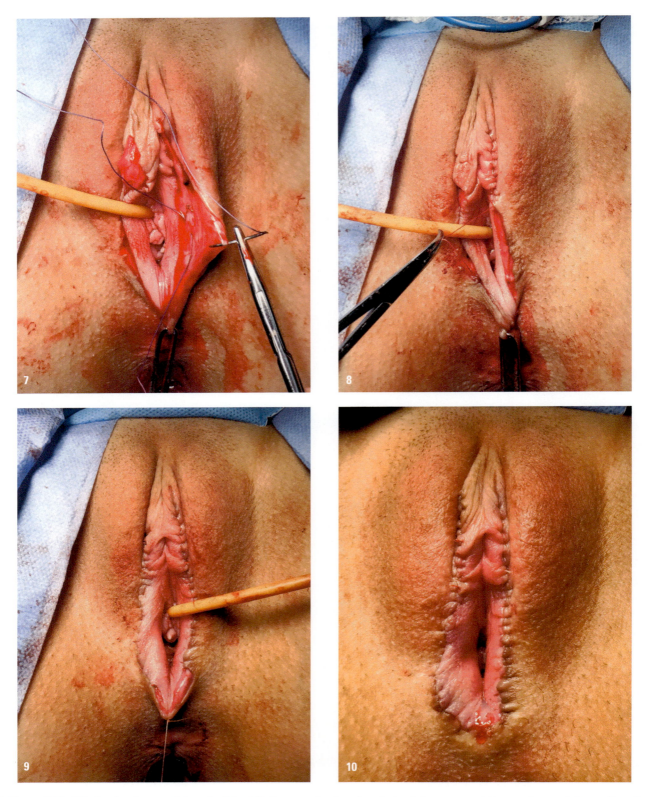

▲ **Figura 11.1 Ninfoplastia com bisturi.** **(7)** a **(9)** Sutura das bordas da incisão em sentido craniocaudal em direção à fúrcula vaginal. **(10)** Aspecto final da vulva.

CIRURGIAS DE PEQUENOS LÁBIOS

Ninfoplastia com *laser* CO$_2$ ou radiofrequência ablativa

1. Com a paciente em posição ginecológica, realiza-se a marcação da área exuberante do pequeno lábio a ser excisado com caneta cirúrgica ou violeta de genciana (Figuras 11.2-1 e 11.2-2) e faz-se a assepsia com solução não alcoólica.
2. Realiza-se anestesia local por meio de infiltração com lidocaína a 2% com vasoconstritor, diluída em solução fisiológica na proporção de 1:5 (Figura 11.2-3). Um volume de 10 mL da solução é injetada na linha demarcada, promovendo edema do tecido.
3. O *laser* CO$_2$ é configurado na potência de 12 W em modo pulsado. Caso se utilize radiofrequência, coloca-se o aparelho no modo cirurgia com potência de aproximadamente 15 W e escolhe-se uma ponteira delicada, fina e reta.
4. Realiza-se o corte utilizando a ponteira do *laser* (Figura 11.2-4) ou da radiofrequência, aplicada diretamente sobre o pequeno lábio, removendo-se o tecido demarcado. A hemostasia é feita com cautério convencional nos vasos mais calibrosos.
5. São dados pontos com fio absorvível 3.0 aproximando as bordas da ferida cirúrgica (Figura 11.2-5).

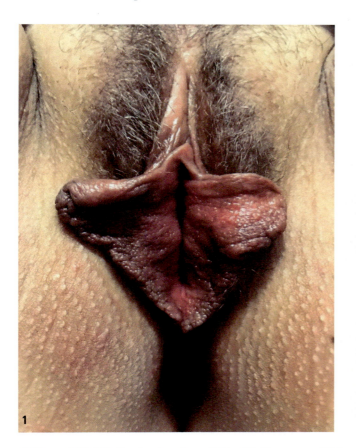
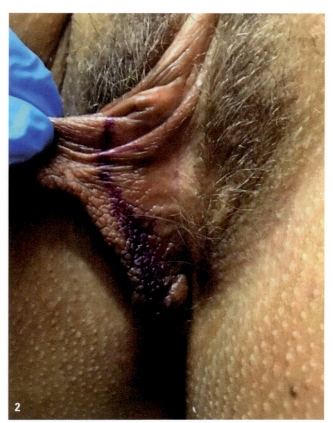

▲ **Figura 11.2** Ninfoplastia a *laser* CO$_2$. **(1)** Pequenos lábios hipertrofiados e preparação para ninfoplastia a *laser*. **(2)** Demarcação com caneta cirúrgica da área a ser incisada.

(*Continua*) ▶

CAPÍTULO 11

197

ATLAS DE CIRURGIA GINECOLÓGICA

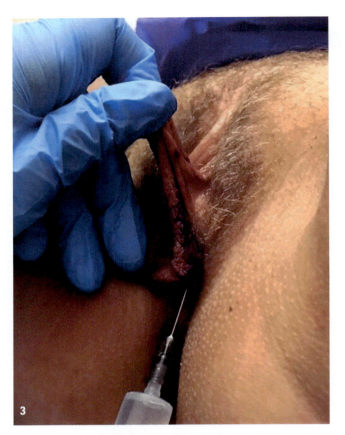

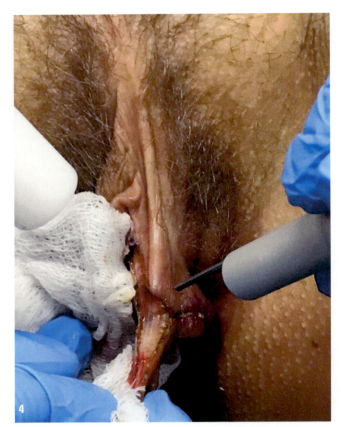

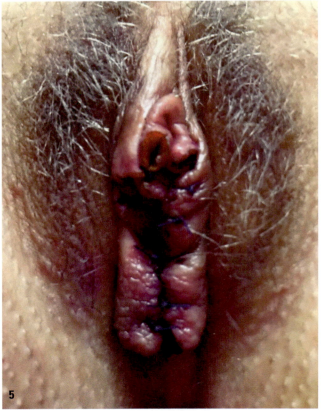

▲ **Figura 11.2 Ninfoplastia a *laser* CO$_2$.** (*Continuação*) **(3)** Infiltração do pequeno lábio com solução a 2% de lidocaína com vasoconstritor, diluída em solução fisiológica na proporção 1:5. **(4)** Com o aparelho de *laser* ajustado em modo pulsado em potência de 12 W, utiliza-se a ponteira aplicada diretamente no tecido a ser retirado. **(5)** Aspecto final da vulva após o procedimento.

Coalescência de pequenos lábios

Correção de coalescência de pequenos lábios com *laser*

1. O procedimento pode ser realizado com anestesia local, bloqueio regional ou sedação. Com a paciente em posição ginecológica, faz-se a assepsia e colocam-se os campos cirúrgicos.
2. Em geral, é possível observar a linha de fusão dos pequenos lábios, que será incisada com bisturi ou *laser* (Figuras 11.3-1 e 11.3-2).
3. O *laser* permite a abertura tecidual com mínima lesão, dispensando pontos. À medida que a incisão progride, o introito começa a ser exposto (Figura 11.3-3 e 11.3-4).
4. O aspecto final permite visualizar completamente a uretra e a região himenal (Figura 11.3-5).

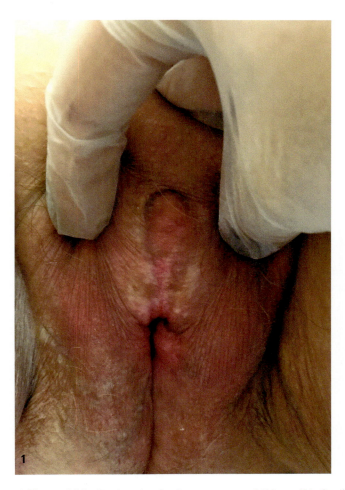
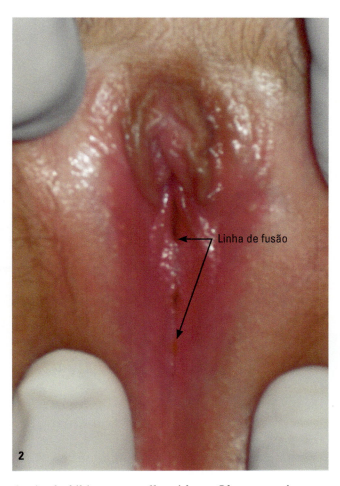

▲ **Figura 11.3 Coalescência de pequenos lábios.** (1) Coalescência de lábios em mulher idosa. Observa-se área esbranquiçada nos grandes lábios, sugestiva de líquen escleroso. (2) Coalescência parcial de pequenos lábios em menina de 10 anos de idade, possivelmente em decorrência de hipoestrogenismo. A fusão dos lábios dificultava a micção normal e não houve resolução do caso com uso de estrogênio tópico, sendo indicada a cirurgia.

(*Continua*) ▶

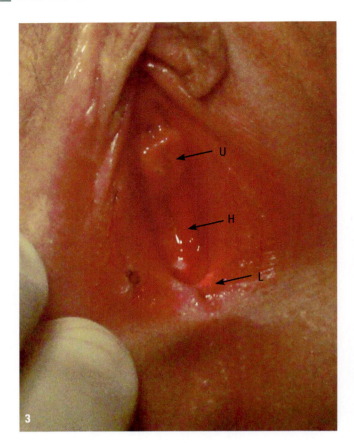 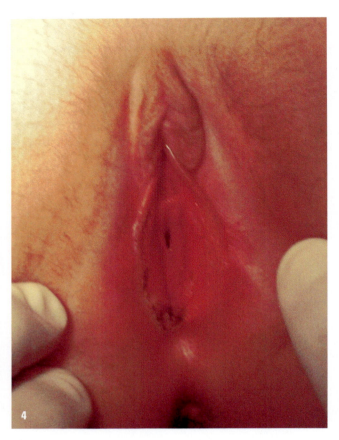

▲ **Figura 11.3 Coalescência de pequenos lábios.** (*Continuação*) **(3)** Separação dos lábios com mínima lesão tecidual e exposição completa da uretra (U) e do hímen (H). Observa-se o feixe de *laser* em cor vermelha (L). **(4)** Aspecto ao final do procedimento.

 ## CUIDADOS PÓS-OPERATÓRIOS

Em geral, são prescritos analgésicos para casos de dor. Limpeza local com água e sabonete neutro é suficiente para a adequada cicatrização.

Nos casos com nítida atrofia genital, o uso de estrogênio tópico é um importante auxiliar no processo de cicatrização e recuperação tecidual, especialmente nos casos de coalescência dos pequenos lábios pós-menopausa.

CIRURGIAS DE PEQUENOS LÁBIOS

 MODELO DE DESCRIÇÃO CIRÚRGICA

HOSPITAL
DESCRIÇÃO DE CIRURGIA

DATA

HORÁRIO DE INÍCIO

HORÁRIO DE TÉRMINO

NOME DO PACIENTE...PRONTUÁRIO..

CIRURGIÃO...CRM..
1º auxiliar..CRM..
1º auxiliar..CRM..
1º auxiliar..CRM..
Anestesista ....CRM..
Instrumentador..

DIAGNÓSTICO PRÉ-OPERATÓRIO

Hipertrofia de pequenos lábios

CIRURGIA PROPOSTA

Correção de hipertrofia de pequenos lábios

DIAGNÓSTICO PÓS-OPERATÓRIO

O mesmo

DESCRIÇÃO DA CIRURGIA

1. Paciente em posição ginecológica, sob anestesia....................
2. Antissepsia e assepsia com .... e colocação de campos estéreis.
3. Passagem de sonda vesical de demora número ....
4. Delimitação das áreas dos pequenos lábios a serem ressecadas com caneta marcadora.
5. Incisão da pele com bisturi na linha demarcada.
6. Ressecção do tecido com bisturi, complementada com tesoura.
7. Revisão da hemostasia.
8. Sutura da incisão com pontos separados de fio absorvível 3-0.
9. Encaminhamento da paciente à recuperação pós-anestésica.

CAPÍTULO 11

ATLAS DE CIRURGIA GINECOLÓGICA

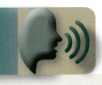

COMENTÁRIOS DOS EDITORES

A técnica excisional com *laser* CO_2 ou radiofrequência ablativa pode ser realizada em ambiente ambulatorial, não necessitando de internação, o que diminui os custos hospitalares.

O tratamento da coalescência de pequenos lábios pode ser feito com *laser* ou bisturi.

Cabe ressaltar que, na pós-menopausa, as lesões brancas de pele devem ser sempre biopsiadas, para o correto diagnóstico das doenças da vulva.

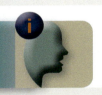

INFORMAÇÕES SUPLEMENTARES

A Tabela 11.1 a seguir mostra os códigos, valores, número de auxiliares e porte anestésico dos procedimentos descritos nesse capítulo, pelo SUS (Sistema Único de Saúde), pela AMB (Associação Médica Brasileira) e pela CBHPM (Classificação Brasileira Hierarquizada de Procedimentos Médicos).

Os valores estão em reais e variam de acordo com a tabela de pagamento. Assim, pelo SUS (a) incluem todos os honorários médicos e todas as despesas hospitalares ou ambulatoriais; pela AMB (b) incluem apenas o valor dos honorários do cirurgião, em número de CH (coeficiente de honorários) e pela CBHPM (c) incluem apenas o valor dos honorários do cirurgião, em reais, de acordo com o porte cirúrgicos (valores aferidos em setembro de 2021). Para mais informações sobre como calcular os valores de honorários da equipe cirúrgica, consulte o ANEXO 1

TABELA 11.1 Valores para a realização de correção de hipertrofia de pequenos lábios.

Tabela	Código	Valor total*	Porte	Custo operacional	Número de auxiliares	Porte anestésico
SUS	04.09.07.026-2 04.09.07.022-0[#]	R$ 119,35[a] R$ 119,35[a]	—	—	—	—
AMB	45.03.011-1	150 CH[b]	—	—	1	1
CBHPM	3.13.01.09-6	R$ 1102,63[c]	4C	—	1	1

#tratamento cirúrgico da coaptação de ninfas.

capítulo 12

VULVECTOMIAS

INTRODUÇÃO

Vulvectomia é a cirurgia de retirada da vulva, incluindo grandes e pequenos lábios, região perineal e, se necessário, o clitóris. As regiões da vulva a serem retiradas serão definidas a partir do tamanho e da localização da lesão.

Nas vulvectomias, a radicalidade do procedimento se dá ao atingir a fáscia profunda, ou fáscia superficial do períneo (fáscia de Colles). As vulvectomias radicais, em geral, são acompanhadas de linfadenectomia inguinal, superficial ou profunda ou de biópsia do linfonodo sentinela.

No caso de doenças benignas ou pré-malignas, pode-se abdicar da vulvectomia radical e realizar exérese ampliada da vulva ou vulvectomia simples ou, ainda, *skin* vulvectomia.

Tanto a vulvectomia simples quanto a vulvectomia radical podem ser parciais, como hemivulvectomias direita ou esquerda ou vulvectomia anterior ou posterior.

A vulvectomia superficial, conhecida como *skin* vulvectomia, está reservada para lesões intraepiteliais vulvares extensas multifocais ou grandes e confluentes.

Neste capítulo, serão descritas as vulvectomias radical e simples, além da *skin* vulvectomia.

TÉCNICAS CIRÚRGICAS

Vulvectomia radical

1. A vulvectomia radical, em geral, se acompanha da pesquisa do linfonodo sentinela e/ou de linfadenectomia inguinal superficial ou profunda (Figura 12.1). Nas lesões maiores e próximas da linha média, prefere-se a vulvectomia radical.

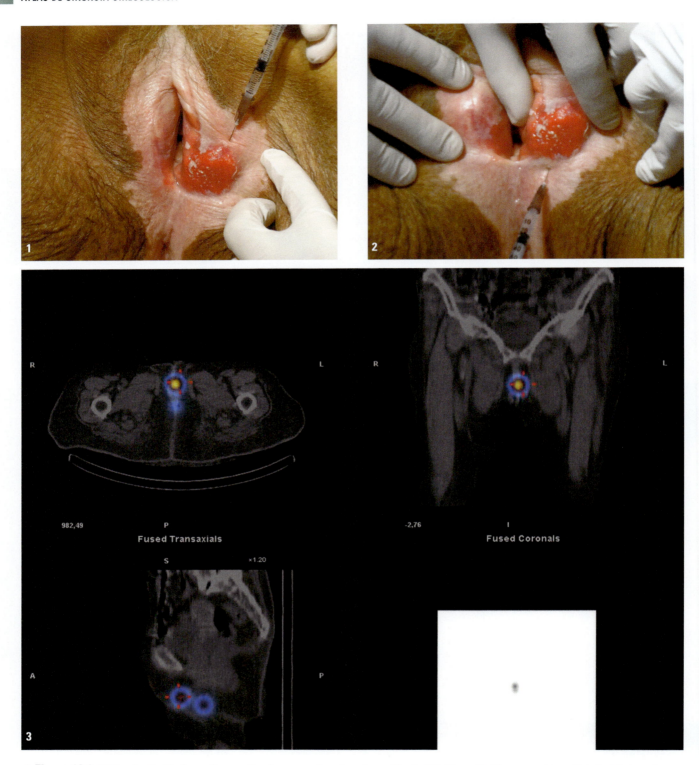

▲**Figura 12.1 Biópsia de linfonodo sentinela em vulvectomia radical.** **(1)** O radiofármaco (tecnécio) é injetado na posição 12 h, próximo à lesão. **(2)** O mesmo radiofármaco é injetado na posição 6 h, próximo à lesão. **(3)** Imagem feita pelo aparelho de medicina nuclear com a localização do linfonodo sentinela. Nas três incidências radiológicas, o linfonodo está identificado pelas marcas vermelhas.

(*Continua*) ▶

VULVECTOMIAS

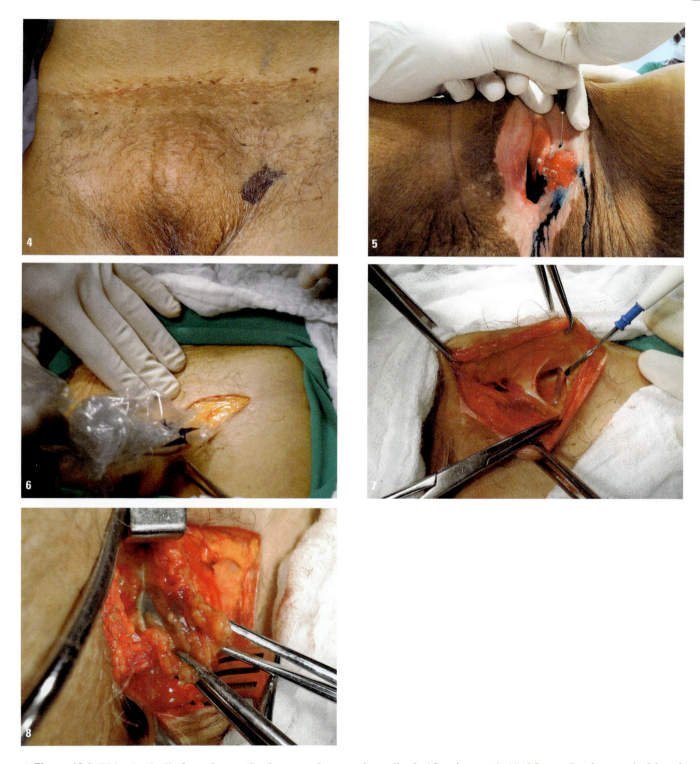

▲Figura 12.1 Biópsia de linfonodo sentinela em vulvectomia radical. (*Continuação*) (4) Marcação do possível local do linfonodo sentinela com caneta cirúrgica, a partir das imagens de medicina nuclear. (5) No centro cirúrgico, são feitas as injeções do corante azul patente nos pontos cardinais ao redor da lesão. (6) Incisão na região inguinal, paralela ao ligamento inguinal na linha imaginária que liga a pube à espinha ilíaca anterossuperior. Observa-se o probe revestido com capa plástica estéril, colocada na incisão para localizar o linfonodo sentinela. (7) Prossegue-se a dissecção da região inguinal superficial à procura do linfonodo sentinela. (8) O linfonodo sentinela (azulado) é identificado e será retirado.

ATLAS DE CIRURGIA GINECOLÓGICA

2. O procedimento pode incluir ressecção desde a região anterior pubiana e dos sulcos genitofemurais até o períneo, contornando o ânus, e envolver medialmente o vestíbulo vaginal, com ressecção dos músculos bulboesponjosos e clitoridiano (Figura 12.2). A extensão da cirurgia pode ser individualizada de acordo com a lesão. Em caso de lesões afastadas mais do que 2 cm da linha média, pode-se realizar hemivulvectomia radical (Figura 12.3).

3. Em caso de lesões anteriores ou posteriores, pode-se realizar hemivulvectomia anterior ou posterior (Figura 12.4). Se atingir a fáscia de Cooles profundamente, considera-se a cirurgia como vulvectomia radical.

4. A biópsia de linfonodo sentinela obedece as etapas cirúrgicas descritas a seguir.

Biópsia de linfonodo sentinela

1. É necessária a marcação prévia do linfonodo sentinela, com radiofármaco associado a corante, como azul patente, para que seja possível identificá-lo durante a cirurgia. Para marcação com radiofármaco, instila-se 0,5 mL de tecnécio às 12 h, 3 h, 6 h e 9 h ao redor da lesão, no Setor de Medicina Nuclear, em um período de 2 a 4 h antes da cirurgia (Figuras 12.1-1 e 12.1-2).

2. As imagens de medicina nuclear identificam a possível localização do linfonodo sentinela, documentada em imagens (Figura 12.1-3).

3. Marca-se o possível local do linfonodo sentinela na pele com caneta marcadora cirúrgica (Figura 12.1-4).

4. A paciente é anestesiada e colocada em posição semiginecológica, de modo a expor adequadamente a região inguinal. São realizadas assepsia, antissepsia, colocação dos campos estéreis e sondagem vesical com Foley 12 ou 14 Fr, preparando o campo para a vulvectomia, que será realizada após a biópsia do linfonodo.

5. Cerca de 15 a 30 min antes da incisão inguinal, deve-se instilar 2 mL de azul patente 1% nos mesmos pontos da lesão em que previamente foi injetado o tecnécio, a fim de aumentar a sensibilidade da detecção do linfonodo sentinela (Figura 12.1-5).

6. Realiza-se incisão inguinal homo ou bilateral à lesão, a depender do estadiamento, ou se o

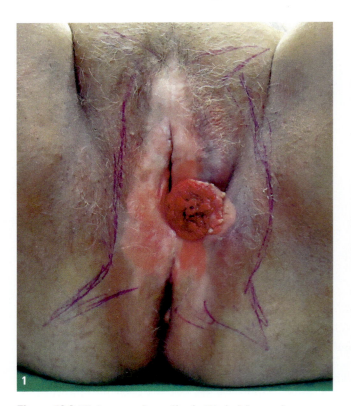 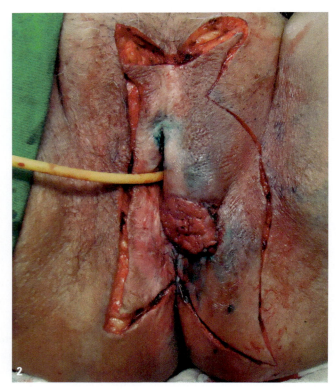

Figura 12.2 Vulvectomia radical. (**1**) A. Marcação com caneta cirúrgica ao redor da lesão, com margens, em formato de "Pikachu". (**2**) Incisão de pele e tecido celular subcutâneo.

(*Continua*) ▶

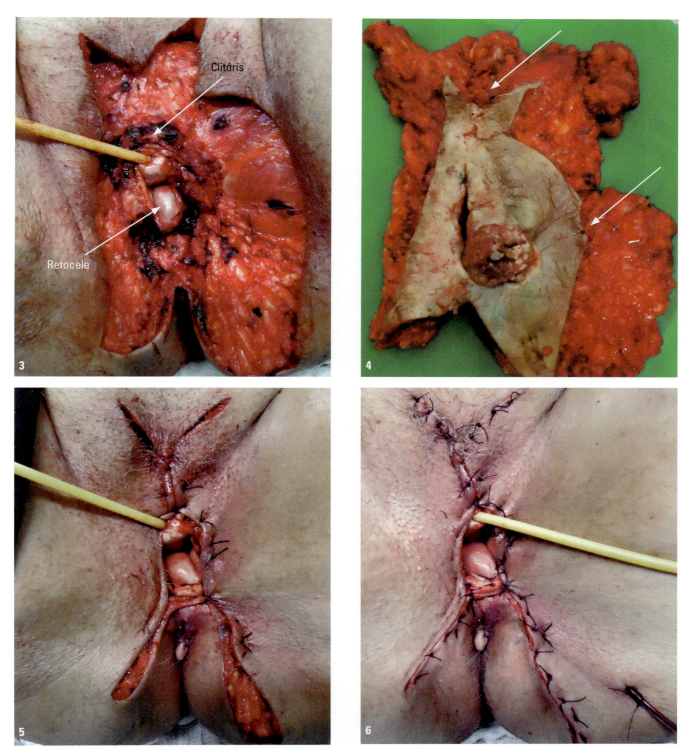

Figura 12.2 Vulvectomia radical. (*Continuação*) **(3)** A incisão atingiu a fáscia de Colles, ressecando a peça composta por grandes e pequenos lábios, preservando o clitóris. Observa-se a presença de procidência da parede vaginal posterior (retocele). **(4)** Peça cirúrgica removida que será encaminhada para exame anatomopatológico. A peça foi marcada com um fio cranial e dois fios na lateral esquerda (setas). **(5)** Pontos de suporte, tipo Donatti, dados com fio absorvível de poliglactina 0, aproximando as bordas da incisão a fim de diminuir a tensão e preparar para a sutura da pele. **(6)** Sutura da pele com pontos separados simples de fio absorvível de poliglactina 0. Observa-se o dreno à vácuo exteriorizado ao lado esquerdo da incisão, fixado com ponto de nylon 2-0.

tumor estiver na linha média ou próximo da mesma. Incisa-se o tecido subcutâneo, à procura do linfonodo sentinela corado em azul ou por meio do probe específico, que produz som característico ao localizar a área de captação concentrada do radiofármaco (Figuras 12.1-6 a 12.1-8).

7. Faz-se a exérese do linfonodo sentinela por meio de dissecção cortante associada a hemostasia com bisturi elétrico. O linfonodo é enviado para exame anatomopatológico em parafina, seguindo-se de revisão da hemostasia e sutura da incisão.
8. Prossegue-se com vulvectomia ou hemivulvectomia radical.

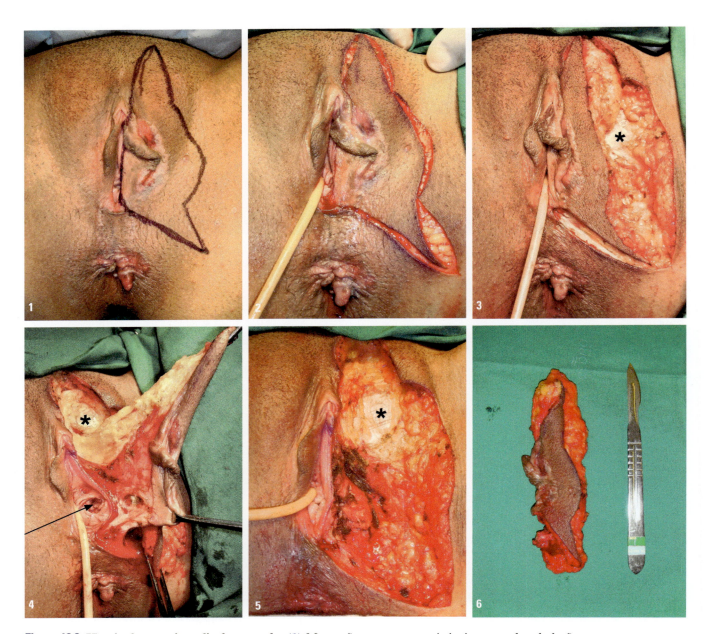

Figura 12.3 Hemivulvectomia radical esquerda. (1) Marcação com caneta cirúrgica ao redor da lesão, com margens, em formato de "hemi-Pikachu". (2) Incisão da pele e do tecido celular subcutâneo. (3) Incisão aprofundada até atingir a fáscia superficial do períneo (de Colles) (asterisco). (4) Peça separada da fáscia de Colles (asterisco) por dissecção cortante. Observa-se o introito vaginal preservado. (5) Peça retirada, expondo a fáscia de Colles (asterisco) e preservando lábios direitos, clitóris, uretra e introito vaginal. (6) Peça removida, antes de ser marcada espacialmente com fios.

(*Continua*) ▶

VULVECTOMIAS

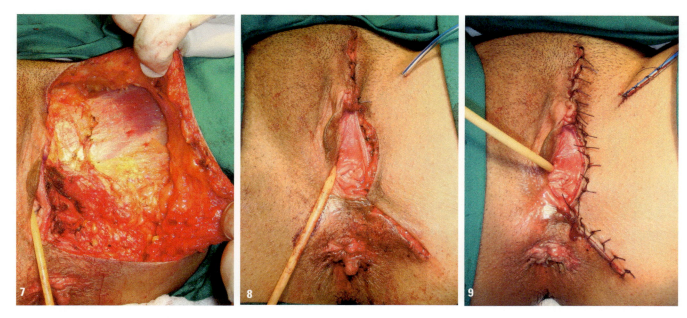

Figura 12.3 **Hemivulvectomia radical esquerda.** (*Continuação*) (7) Ampliação da dissecção à esquerda para mobilizar a pele e o subcutâneo para o fechamento da incisão sem tensão. (8) Pontos simples de suporte dados com fio absorvível de poliglactina 0 aproximando as bordas da incisão a fim de diminuir a tensão e preparar para a sutura da pele. (9) Pele suturada com pontos separados simples de fio absorvível de poliglactina. Observa-se o dreno a vácuo exteriorizado ao lado esquerdo da incisão, fixado com ponto de nylon 2-0.

Vulvectomia ou hemivulvectomia radical

1. Após a biópsia do linfonodo sentinela, a paciente é colocada em posição ginecológica para a cirurgia vulvar.
2. Identifica-se a lesão vulvar e marca-se a incisão com caneta específica ou azul de metileno. A marcação deve ser realizada utilizando preceitos oncológicos, incluindo margem de pelo menos 2 cm das bordas da lesão. Para melhor fechamento da pele, evitando a tensão da sutura e a necessidade de retalhos, utiliza-se ampliação das extremidades da incisão estilo "Pikachu" ou "hemi-Pikachu" (Figuras 12.2-1 e 12.3-1). Sempre que possível, deve-se evitar as incisões circulares ou elípticas, cujo fechamento primário sem tensão é mais difícil (Figura 12.4-1).
3. Realiza-se incisão de pele e subcutâneo de região genital de acordo com a marcação feita com bisturi frio (Figuras 12.2-2; 12.3-2; 12.4-2).
4. A incisão é aprofundada pelo subcutâneo até a fáscia superficial do períneo (fáscia de Colles), realizando hemostasia adequada (Figuras 12.02-03; 12.3-3; 12.4-3).
5. Realiza-se dissecção e desprendimento do tecido celular subcutâneo da fáscia de Cooles até exérese completa da peça (Figuras 12.2-4; 12.3-4 a 12.3-6; 12.4-4 e 12.4-5).
6. A peça deve ser marcada com fios inabsorvíveis para orientação espacial do patologista. Recomenda-se a marcação de pelo menos dois pontos, como superior (ou cranial) e lateral, informando ao patologista como foi feita a marcação (Figura 12.2-4).
7. Em caso de exérese de lesão próxima ao clitóris, deve-se identificar a base do mesmo e realizar clampeamento, secção e ligadura, para que seja removido.
8. Pode ser necessário dissecar um retalho de pele ou ampliar a incisão para permitir adequada mobilização dos tecidos e fechamento da incisão sem tensão (Figuras 12.3-7; 12.4-6 a 12.4-8).
9. Após adequada hemostasia, realiza-se o fechamento por planos, aproximando as bordas da pele com pontos separados de suporte nos ângulos da incisão com fio absorvível, como a poligalactina 0 ou PDS, para diminuir a tensão durante o fechamento da pele (Figuras 12.2-5; 12.3-8; 12.4-9 a 12.4-11).
10. Instala-se o dreno à vácuo no subcutâneo e prossegue-se com sutura com pontos simples

CAPÍTULO 12

ATLAS DE CIRURGIA GINECOLÓGICA

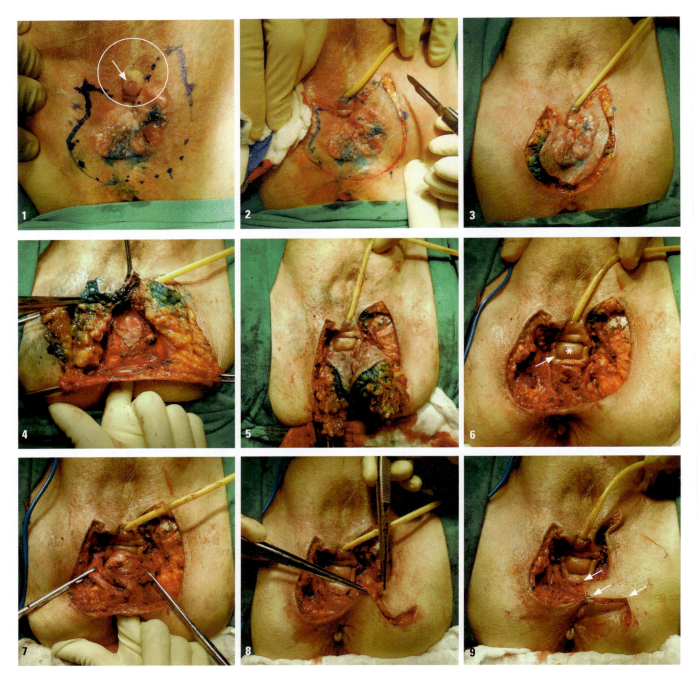

Figura 12.4 Hemivulvectomia radical posterior. (1) Marcação com azul de metileno ao redor da lesão, com margens. A paciente tinha antecedente de hemivulvectomia radical anterior. Observa-se a ausência de clitóris e de pequenos lábios (área marcada com o círculo), bem como uretra saliente (seta). Foi injetado azul patente ao redor da lesão para identificação do linfonodo sentinela. (2) Incisão da pele feita no local previamente marcado com azul de metileno. (3) Incisão aprofundada pelo subcutâneo. (4) A dissecção atingiu a fáscia de Colles. O cirurgião realiza o exame digital do reto. (5) Finalização da dissecção da peça cirúrgica. (6) Bordas vaginais (seta) e presença de retocele (asterisco) após a retirada da peça. (7) O cirurgião realiza novamente o toque retal, pesquisando lesão de septo retovaginal ou de mucosa anal. As pinças Allis seguram os músculos bulbocavernosos bilateralmente. (8) Realização de incisão para retalho em zetaplastia à esquerda para possibilitar o fechamento da incisão. As pinças seguram as bordas do retalho. (9) Três pontos de suporte nos ângulos do retalho (setas).

VULVECTOMIAS

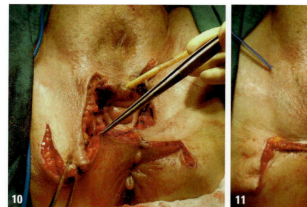
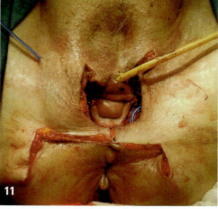
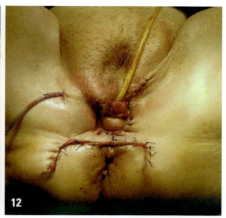

Figura 12.4 **Hemivulvectomia radical posterior.** (*Continuação*) **(10)** O mesmo tipo de retalho foi realizado do lado direito. As pinças seguram as bordas do retalho em zetaplastia. **(11)** Pontos de suporte dados bilateralmente nos ângulos do retalho e dreno posicionado e exteriorizado à direita. **(12)** Aspecto ao final da cirurgia, após fechamento da pele com pontos simples separados de poliglactina 0.

separados em subderme com fio absorvível 3-0 e com fio 2-0 ou 3-0 na pele, sempre evitando tensão excessiva (Figuras 12.2-6; 12.3-9; 12.4-12). O dreno é fixado à pele em seu ponto de exteriorização.

Vulvectomia simples

Inclui a retirada dos grandes e pequenos lábios, da porção interna, da região vestibular, da região clitoridiana e do coxim gorduroso. Não atinge a fáscia profunda, de Colles.

1. Identifica-se a lesão vulvar e marca-se a incisão com caneta específica ou tinta. A marcação deve ser realizada utilizando preceitos oncológicos, incluindo margem de pelo menos 2 cm das bordas da lesão (Figura 12.5-1).

2. É feita incisão de pele e subcutâneo de região genital de acordo com a marcação realizada, com bisturi frio (Figura 12.5-2).

3. A incisão não precisa ser profundada pelo subcutâneo até a fáscia de Colles. A profundidade indicada é de cerca de 2 cm (Figuras 12.5-3 e 12.5-4).

4. A peça é marcada com fios inabsorvíveis para orientação espacial do patologista. Recomenda-se a marcação de pelo menos dois pontos, como superior (ou cranial) e lateral, informando ao patologista sobre como foi feita a marcação (Figura 12.5-5).

5. Após adequada hemostasia, realiza-se o fechamento por planos, aproximando as bordas com pontos separados de fios absorvíveis, como a poligalactina 0 ou PDS (Figuras 12.5-6 e 12.5-7), não havendo necessidade de colocação de dreno.

Vulvectomia superficial (*skin* vulvectomia)

Este procedimento é raramente indicado, estando reservado para lesões intraepiteliais vulvares extensas multifocais ou grandes e confluentes. É usado na pequena proporção de pacientes nas quais medidas anteriores, como tratamentos tópicos, ablação a *laser* ou excisões menores, falharam no controle da doença.

1. Identifica-se a lesão vulvar e marca-se a incisão com caneta específica ou tinta. Não há necessidade de fazer margens com preceitos oncológicos. A incisão não pode coincidir com a margem da lesão. Recomenda-se distância de cerca de 5 mm (Figura 12.6-1).

2. Realiza-se incisão de pele e subcutâneo de região genital de acordo com a marcação realizada, com bisturi frio (Figura 12.6-2).

3. A profundidade no subcutâneo deve ser exígua, menor que 2 cm (Figuras 12.6-2 a 12.6-5).

4. A peça deve ser marcada com fios inabsorvíveis para orientação espacial do patologista. Recomenda-se a marcação de pelo menos dois pontos, como superior (ou cranial) e la-

ATLAS DE CIRURGIA GINECOLÓGICA

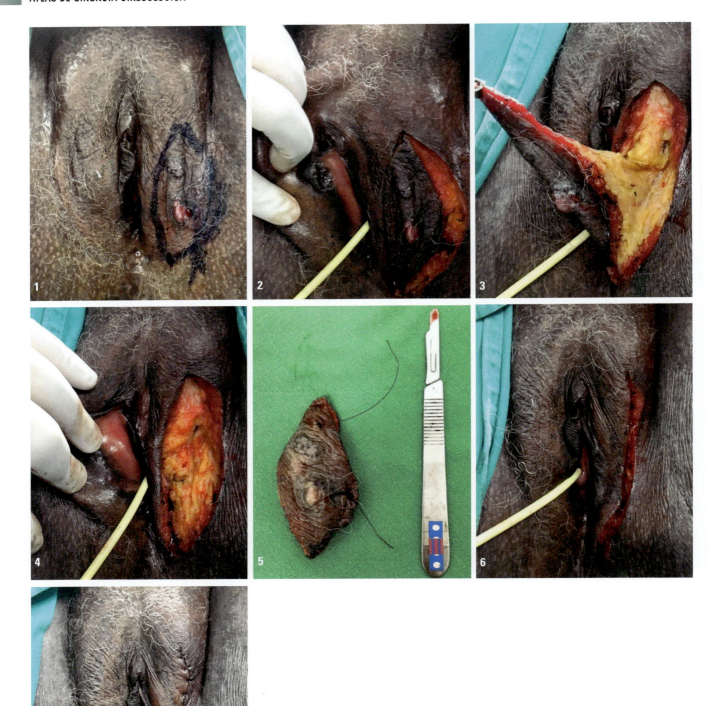

Figura 12.5 Vulvectomia Simples. (1) Marcação com caneta cirúrgica ao redor da lesão, com margens, em formato elíptico. (2) A incisão da pele foi feita no local previamente marcado. (3) A incisão foi aprofundada por cerca de 2cm no subcutâneo (4) Observa-se a área dissecada, que não atingiu a fáscia de Colles. (5) Peça removida marcada com um fio cranial e dois fios na lateral esquerda. (6) Foi feita a aproximação do subcutâneo com pontos simples de poliglactina 2-0. (7) Aspecto ao final da cirurgia, após fechamento da pele com pontos simples separados invertidos de poliglactina 0.

teral, informando ao patologista sobre como foi feita a marcação (Figura 12.6-6).
5. Idealmente, a sutura deve ser primária, sem necessidade de retalho. Contudo, se houver necessidade de retalhos para cobrir a área cruenta, pode-se utilizar a técnica de zetaplastia, em que incisões laterais liberam pele e subcutâneo para serem mobilizados sobre a área cirúrgica (Figuras 12.6-7 a 12.6-10).
6. Após adequada hemostasia, realiza-se o fechamento por planos, aproximando as bordas com pontos separados de fios absorvíveis, como a poligalactina 0 ou PDS (Figura 12.6-11).
7. Em geral, não há necessidade de colocação de dreno, exceto quando há rotação de retalhos ou grandes dissecções (Figura 12.6-12).

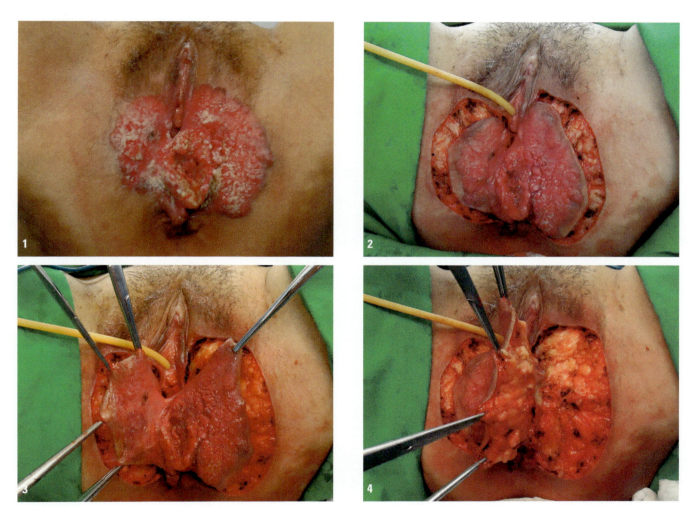

Figura 12.6 Skin vulvectomia. (1) Neoplasia intraepitelial vulvar de alto grau, extensa, atingindo grandes lábios e região perineal. **(2)** Incisão circular envolvendo pele e subcutâneo. Observa-se a margem de aproximadamente 5 mm das bordas da lesão. **(3)** Pele dissecada do subcutâneo formando flaps de espessura de cerca de 1 cm, segurados pelas pinças. **(4)** Flap esquerdo foi mobilizado, exibindo sua espessura.

(*Continua*) ▶

ATLAS DE CIRURGIA GINECOLÓGICA

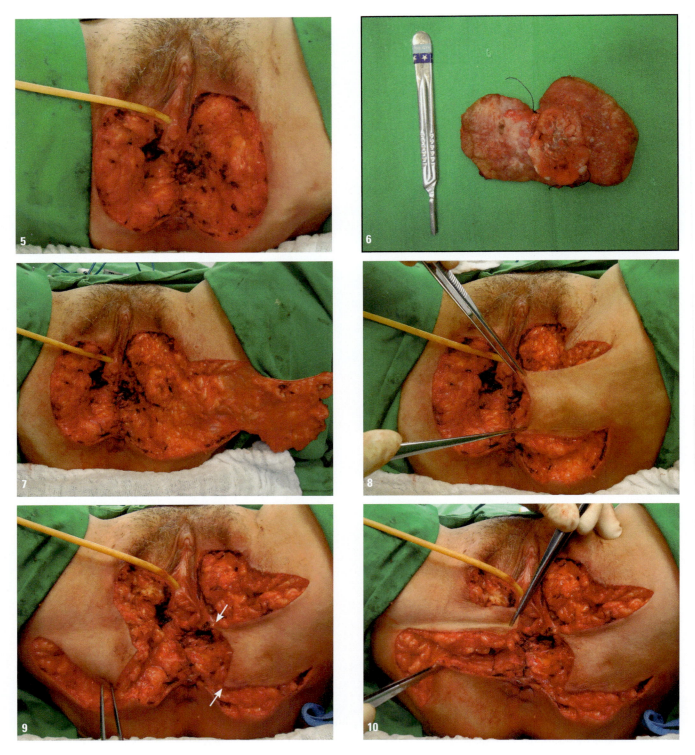

Figura 12.6 Skin vulvectomia. (*Continuação*) **(5)** Peça retirada, mostrado a área cruenta superficial no tecido celular subcutâneo. **(6)** Peça cirúrgica marcada com um fio (cranial) e dois fios (caudal). **(7)** Retalho de pele e subcutâneo à esquerda. A pinça segura a borda do retalho. **(8)** Retalho da esquerda mobilizado com as pinças para verificar se tem tamanho apropriado para recobrir a área cruenta sem tensão. **(9)** Retalho da esquerda fixado com dois pontos de suporte (setas) e início da mobilização do retalho da direita. **(10)** Retalho da direita mobilizado com as pinças para verificar se tem tamanho apropriado para recobrir a área cruenta sem tensão.

(*Continua*) ▶

VULVECTOMIAS

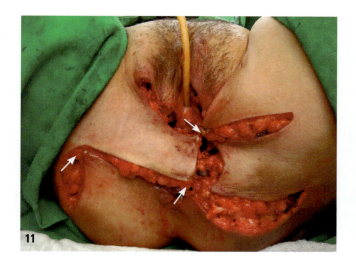
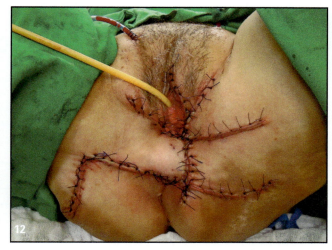

Figura 12.6 Skin vulvectomia. (*Continuação*) **(11)** Retalho da direita fixado com três pontos de suporte (setas). **(12)** Aspecto ao final da cirurgia, após fechamento da pele com pontos de Donatti de poliglactina 0. Observa-se o dreno exteriorizado à direita.

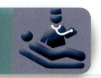 ## CUIDADOS PÓS-OPERATÓRIOS

A sonda vesical de demora deve ser mantida por 24 h a 48 h. O dreno deve ser mantido até que a drenagem seja menor que 50 mL, por cerca de 7 a 10 dias. Mantém-se antibioticoterapia com cefalosporinas ou quinolonas durante 7 dias ou até retirada do dreno.

A paciente deve ser orientada a manter as pernas aproximadas, sendo proibida de realizar movimentos de abdução das coxas, inclusive ao andar, o que torna a marcha característica. O movimento de abdução gradual das coxas é iniciado de acordo com a cicatrização tecidual.

Os cuidados de higiene local devem ser sistemáticos, com água morna e sabonete neutro, evitando o uso de papel higiênico, para não traumatizar o tecido, preferindo-se a utilização de toalhas limpas para secar a região. A higiene deve ser redobrada após evacuação, porém a realização de duchas vaginais não é permitida.

ATLAS DE CIRURGIA GINECOLÓGICA

MODELO DE DESCRIÇÃO CIRÚRGICA

HOSPITAL
DESCRIÇÃO DE CIRURGIA

DATA

HORÁRIO DE INÍCIO

HORÁRIO DE TÉRMINO

NOME DO PACIENTE...PRONTUÁRIO..

CIRURGIÃO...CRM..
1º auxiliar...CRM..
2º auxiliar...CRM..
3º auxiliar...CRM..
Anestesista ....CRM..
Instrumentador...

DIAGNÓSTICO PRÉ-OPERATÓRIO

Neoplasia intraepitelial de vulva

CIRURGIA PROPOSTA

Vulvectomia simples

DIAGNÓSTICO PÓS-OPERATÓRIO

O mesmo

DESCRIÇÃO DA CIRURGIA

1. Paciente em posição ginecológica, sob anestesia ....
2. Antissepsia e assepsia com .... e colocação de campos estéreis
3. Passagem de sonda vesical número ......
4. Identificada lesão ulcerada no grande lábio esquerdo medindo 1,5 cm de diâmetro
5. Incisão da pele cirundando a lesão com margens de 2 cm
6. Com bisturi, a incisao foi aprofundada no tecido subcutâneo por cera de 2 cm, sem atingir a fáscia superficial do períneo
7. Ressecada a lesão, sendo a peça marcada com um fio em sua porção cranial e dois fios em sua porção caudal
8. Revisão da hemostasia com eletrocautério
9. Aproximação do subcutâneo com pontos simples de poliglatina 2-0 e da pele com pontos separados do mesmo fio
10. Peça encaminhada para exame anatomopatológico e paciente encaminhada para recuperação pós-anestésica

216

CAPÍTULO 12

COMENTÁRIOS DOS EDITORES

Recomenda-se utilizar associação entre tecnécio e azul patente para identificação do linfonodo sentinela. Isso aumenta a sensibilidade para detecção desse linfonodo

Os riscos de deiscência e infecção em vulvectomias é alto. As linhas de sutura são expostas à forças de tensão constante devido à localização. Por isso, a orientação de restrição de abdução de coxas e quanto à higiene local tornam-se muito importantes para a minimização desses riscos.

Em casos de deiscência, pode-se aguardar cicatrização em segunda intenção, mantendo cuidados de higiene local e uso de antibióticos. É rara a necessidade de ressutura.

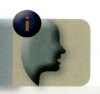

INFORMAÇÕES SUPLEMENTARES

As Tabelas 12.1 a 12.3 a seguir mostram os códigos, valores, número de auxiliares e porte anestésico dos procedimentos descritos nesse capítulo, pelo SUS (Sistema Único de Saúde), pela AMB (Associação Médica Brasileira) e pela CBHPM (Classificação Brasileira Hierarquizada de Procedimentos Médicos).

Os valores estão em reais e variam de acordo com a tabela de pagamento. Assim, pelo SUS (a) incluem todos os honorários médicos e todas as despesas hospitalares ou ambulatoriais; pela AMB (b) incluem apenas o valor dos honorários do cirurgião, em número de CH (coeficiente de honorários) e pela CBHPM (c) incluem apenas o valor dos honorários do cirurgião, em reais, de acordo com o porte cirúrgico (valores aferidos em setembro de 2021). Para mais informações sobre como calcular os valores de honorários da equipe cirúrgica, consulte o ANEXO 1

TABELA 12.1 Valores para a realização de excisão radical da vulva (não inclui linfadenectomia).

Tabela	Código	Valor total	Porte	Custo operacional	Número de auxiliares	Porte anestésico
SUS	04.16.16.010-2[#]	R$ 1131,31[a]	—	—	—	—
AMB	—	—	—	—	—	—
CBHPM	3.13.01.06-1	R$ 2827,32[c]	9A	—	2	4

[#] Vulvectomia parcial em oncologia.

ATLAS DE CIRURGIA GINECOLÓGICA

TABELA 12.2 Valores para a realização de vulvectomia simples.

Tabela	Código	Valor total	Porte	Custo operacional	Número de auxiliares	Porte anestésico
SUS	04.09.07.030-0	R$ 128,44[a]	—	—	—	—
AMB	45.03.015-4	800 CH[b]	—	—	2	3
CBHPM	3.13.01.13-4	R$ 3358,00[c]	10B	—	2	4

TABELA 12.3 Valores para a realização de vulvectomia ampliada com linfadenectomia em oncologia.

Tabela	Código	Valor total	Porte	Custo operacional	Número de auxiliares	Porte anestésico
SUS	04.16.06.009-9	R$ 5188,89[a]	—	—	—	—
AMB	45.03.014-6	1450CH[b]	—	—	2	4
	56.13.001-5[#]	950CH[b]			2	4
CBHPM	3.13.01.12-6	R$ 3756,00[c]	11B	—	2	5
	3.09.14.043#	R$ 2959,99[c]	9B		1	5

Código de linfadenectomia inguinal ou ilíaca.

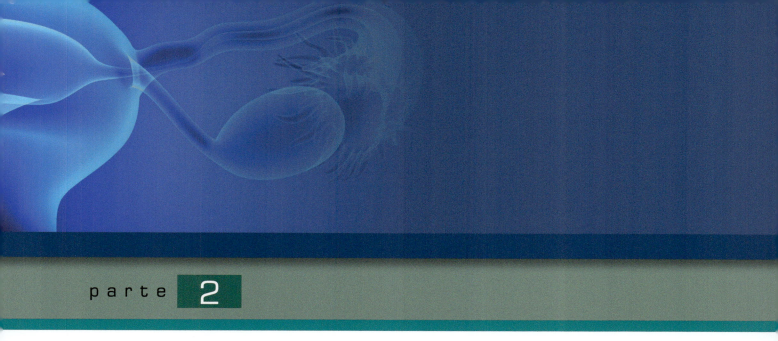

parte 2

VAGINA

▶	Capítulo 13	Biópsia ou Vaporização de Lesões de Vagina
▶	Capítulo 14	Colpocleise
▶	Capítulo 15	Colpoplastia Anterior
▶	Capítulo 16	Colpoplastia Posterior
▶	Capítulo 17	Exérese de Septo Vaginal
▶	Capítulo 18	CORREÇÃO DE FÍSTULAS GINECOLÓGICAS
▶	Capítulo 19	Himenotomia
▶	Capítulo 20	Neovaginoplastia

capítulo 13

BIÓPSIA OU VAPORIZAÇÃO DE LESÕES DE VAGINA

I INTRODUÇÃO

Pacientes com determinadas alterações da citologia oncológica cervicovaginal ou alterações do epitélio vaginal têm indicação de realizar a colposcopia com biópsia dirigida da vagina. Esse procedimento não necessita de anestesia.

TÉCNICAS CIRÚRGICAS

Biópsia de vagina

1. Após a colocação do espéculo vaginal, limpam-se as secreções com solução fisiológica.
2. Realiza-se a colposcopia alargada, com colocação do ácido acético a 3% (Figura 13.1-1). A presença de imagens atípicas, como epitélio acetobranco, mosaico, pontilhado, leucoplasia, vasos atípicos e lesões exofíticas na vagina, requer biópsia.
3. Aplica-se solução de lugol e inspeciona-se cuidadosamente a vagina em toda a sua extensão. Áreas não coradas, anteriormente caracterizadas como atipia colposcópica, devem ser biopsiadas com pinça saca-bocado, modelo Gaylor-Medina, de diâmetro entre 3 e 5 mm (Figuras 13.1-2 e 13.1-3).
4. Deve-se apreender a lesão com a pinça e fazer movimento rápido de rotação, retirando-a total ou parcialmente (Figuras 13.1-3 a 13.1-6).
5. A biópsia deve atingir a profundidade do estroma, o que é comprovado pela presença de sangramento (Figura 13.1-4).

6. Se o sangramento se mantiver após 1 min, pode ser aplicada solução hemostática com swab de percloreto férrico ou ácido metacresol sulfônico.

7. Coloca-se o material em solução de formaldeído e, após identificá-lo com o nome da paciente, e envia-se para exame anatomopatológico.

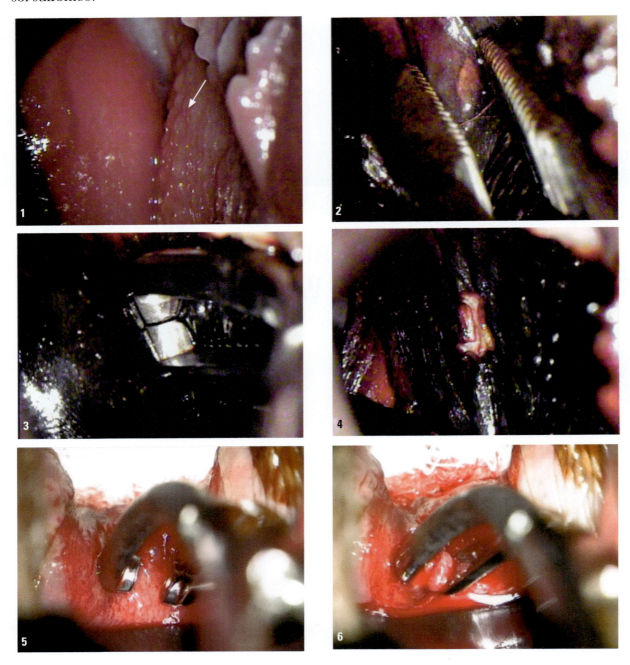

▲ **Figura 13.1 Biópsia de vagina.** (1) Imagem colposcópica após aplicação de ácido acético a 3%. Observa-se pequena placa de epitélio acetobranco tênue em terço médio de parede vaginal esquerda (seta). (2) Aspecto colposcópico da parede vaginal após aplicação de solução de lugol. A área clara identifica a lesão a ser biopsiada. (3) Apreensão da lesão com pinça de biópsia. A seguir, a pinça é rotacionada até que a lesão seja retirada. (4) Aspecto da área da parede vaginal após a biópsia. (5) Outro exemplo de biópsia vaginal – a pinça Gaylor Medina está aberta sobre a área de vagina a ser biopsiada. (6) A pinça foi fechada e ressecou o tecido vaginal que será encaminhado para exame anatomopatológico.

Vaporização de lesões de vagina com *laser*

1. Realiza-se colposcopia com ácido acético a 3% e solução de lugol, com o intuito de delimitar a lesão (Figura 13.2-1).
2. O equipamento a *laser* de CO_2 é configurado na potência de 10 W em modo contínuo ou pulsado, e com o raio desfocalizado, passando-se o feixe do *laser* sobre toda a lesão, com margem de segurança de 2 a 5 mm. Na vagina, uma única passada é o suficiente para atingir a profundidade necessária, de 0,5 a 1 mm, destruindo a lesão (Figura 13.2-2).
3. Após destruição completa da lesão, deve-se embeber algodão em solução fisiológica e friccionar sobre a área tratada, a fim de retirar o tecido desnaturado. O estroma fica exposto, havendo cicatrização completa após 30 dias (Figura 13.2-3).

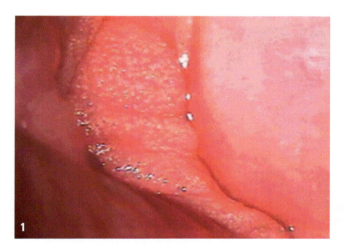

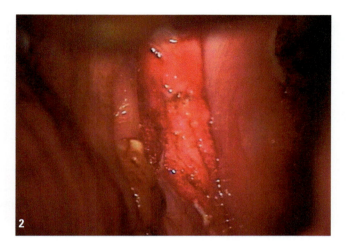

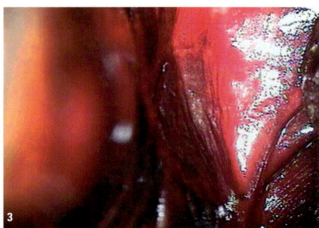

▶**Figura 13.2** Vaporização de lesão vaginal com *laser* de CO_2. **(1)** Imagem colposcópica com presença de placa extensa de epitélio acetobranco micropapilar em fórnice vaginal póstero-lateral direito. **(2)** Área imediatamente após tratamento com vaporização a *laser* de CO_2, onde se identifica a parede vaginal sem o epitélio atípico de recobrimento, com estroma exposto e ausência de carbonização dos tecidos. **(3)** Resultado após 30 dias do tratamento com *laser* de CO_2, observando-se a mucosa vaginal completamente reepitelizada, sem lesão residual.

CUIDADOS PÓS-OPERATÓRIOS

Após a vaporização a *laser*, recomenda-se o uso de creme vaginal reepitelizante por 7 noites, como acetato de clostebol ou colagenase.

Orienta-se abstinência sexual por 3 a 4 semanas e reavaliação em 30 dias.

MODELO DE DESCRIÇÃO CIRÚRGICA

HOSPITAL
DESCRIÇÃO DE CIRURGIA

DATA

HORÁRIO DE INÍCIO

HORÁRIO DE TÉRMINO

NOME DO PACIENTE...PRONTUÁRIO..................................

CIRURGIÃO..CRM...
1º auxiliar..CRM...
2º auxiliar..CRM...
3º auxiliar..CRM...
Anestesista ....CRM...
Instrumentador..

DIAGNÓSTICO PRÉ-OPERATÓRIO
Lesão vegetante vaginal

CIRURGIA PROPOSTA
Biópsia de vagina

DIAGNÓSTICO PÓS-OPERATÓRIO
O mesmo

DESCRIÇÃO DA CIRURGIA

1. Paciente em posição ginecológica, sob anestesia local.
2. Inserção do espéculo vaginal.
3. Identificação colposcópica da lesão em parede vaginal direita, terço médio.
4. Anestesia local com infiltração de lidocaína.
5. Apreensão da lesão com pinça Gaylor-Medina e retirada de fragmento.
6. Revisão da hemostasia.
7. Envio de material para exame anatomopatológico.

COMENTÁRIOS DOS EDITORES

A colposcopia deve ser feita cuidadosamente, avaliando não somente o colo, mas também todas as paredes vaginais.

Muitas vezes, lesões suspeitadas pelo exame citológico cervicovaginal estão presentes na vagina, e não no colo uterino. Uma vez identificadas lesões colposcópicas, estas devem ser biopsiadas.

BIÓPSIA OU VAPORIZAÇÃO DE LESÕES DE VAGINA

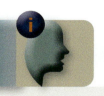

INFORMAÇÕES SUPLEMENTARES

As Tabelas 13.1 e 13.2 a seguir mostram os códigos, valores, número de auxiliares e porte anestésico dos procedimentos descritos nesse capítulo, pelo SUS (Sistema Único de Saúde), pela AMB (Associação Médica Brasileira) e pela CBHPM (Classificação Brasileira Hierarquizada de Procedimentos Médicos).

Os valores estão em reais e variam de acordo com a tabela de pagamento. Assim, pelo SUS (a) incluem todos os honorários médicos e todas as despesas hospitalares ou ambulatoriais; pela AMB (b) incluem apenas o valor dos honorários do cirurgião, em número de CH (coeficiente de honorários) e pela CBHPM (c) incluem apenas o valor dos honorários do cirurgião, em reais, de acordo com o porte cirúrgico (valores aferidos em setembro de 2021). Para mais informações sobre como calcular os valores de honorários da equipe cirúrgica, consulte o ANEXO 1

TABELA 13.1 Valores para a realização de biópsia de vagina.

Tabela	Código	Valor total	Porte	Custo operacional	Número de auxiliares	Porte anestésico
SUS	02.01.01.050-0	R$ 18,33[a]	—	—	—	—
AMB	45.04.001-0	120 CH[b]	—	—	—	—
CBHPM	3.13.02.01-7	R$ 224,90[c]	2B	—	—	1

TABELA 13.2 Valores para a realização de cauterização de lesões de vagina.

Tabela	Código	Valor total	Porte	Custo operacional	Número de auxiliares	Porte anestésico
SUS	—	—	—	—	—	—
AMB	—	—	—	—	—	—
CBHPM	3.13.02.13-0	R$ 224,90[c]	2B	—	—	0

capítulo 14

COLPOCLEISE

INTRODUÇÃO

A colpocleise, ou cirurgia de LeFort, é uma técnica cirúrgica obliterativa para correção de prolapso de cúpula vaginal ou uterino acentuado. É indicada para mulheres sem vida sexual ativa e que apresentam alto risco cirúrgico.

É fundamental esclarecer à paciente de que não será possível ter penetração peniana após o procedimento, e essa informação precisa constar no termo de consentimento.

TÉCNICA CIRÚRGICA
Colpocleise

1. Colocar a paciente em posição ginecológica, com perneiras acolchoadas e membros inferiores em leve abdução, e fazer assepsia da região perineal, suprapúbica e da parte proximal das coxas, colocando-se os campos estéreis. A sonda vesical deve ser inserida, com os campos posicionados, pelo cirurgião já paramentado. Deve-se escolher sonda de 12 F ou 14 F com balão inflado de acordo com as especificações.
2. Em seguida, com o auxílio de válvulas Breisky ou afastadores, localizar a cúpula vaginal (ou o colo uterino), que devem ser pinçada(o) com pinças Allis e tracionada(o) em direção ao introito vaginal, com eversão da vagina (Figuras 14.1-1 e 14.1-2).
3. Infiltrar a mucosa vaginal da parede anterior e posterior com solução de lidocaína ou bupivacaína a 0,5% com epinefrina, diluída em soro fisioló-

gico na proporção de 1:5, o que favorece a hemostasia e cria um plano em virtude da hidrodistensão entre a mucosa vaginal e a fáscia endopélvica subjacente.

4. Marcar as margens de incisão na parede vaginal anterior e posterior com caneta de marcação ou com o próprio bisturi e realizar incisão retangular na mucosa vaginal anterior com limite superior no sentido transversal, a 3 cm do meato uretral com até 0,5 cm de margem lateral da vagina a cada lado. Nesses pontos, fazer incisões no sentido do comprimento vaginal de cada lado da vagina até 1 a 2 cm da cicatriz da cúpula vaginal ou do colo do útero, se houver. Por fim, realizar incisão transversa unindo as incisões laterais (Figura 14.1-3).

5. Em seguida, apreender a mucosa vaginal nos ângulos inferiores do retângulo de mucosa anterior com pinças Allis, Kelly ou dente de rato e, por meio de tração e contratração, dissecar a mucosa da fáscia endopélvica pré-vesical. Recomenda-se iniciar a dissecção dos retalhos de baixo para cima, ou seja, no sentido da cúpula para o meato uretral, a fim de evitar que pequenos sangramentos que descem ao longo da parede vaginal durante a dissecção atrapalhem o campo de visão caso a dissecção se faça no sentido contrário (Figuras 14.1-4 e 14.1-6).

6. Realizar o mesmo procedimento para retirada do retalho de mucosa da parede vaginal posterior, fazendo retângulo de igual tamanho, em espelho, na parede vaginal posterior. Notar que são deixadas faixas de mucosa laterais ao longo da extensão da vagina e na cicatriz da cúpula, as quais serão usadas para fixação dos pontos (Figuras 14.1-7 e 14.1-8).

7. A dissecção deve ser cortante com bisturi ou tesoura e por divulsão. O retalho deve ser fino e as fáscias pré-vesical e pré-retal preservadas o máximo possível.

8. Fazer revisão rigorosa da hemostasia, com eletrocautério ou suturas, se necessário. (Figuras 14.1-9 e 14.1-10).

9. Após a revisão da hemostasia, iniciar o fechamento vaginal com várias camadas de pontos separados, utilizando pontos separados de fio de absorção tardia, como poliglactina 2-0 ou 3-0. Iniciar com passagem da agulha no ângulo direito pela borda interna da mucosa vaginal anterior restante, transfixando a mucosa. Direcionar a agulha para o ponto equivalente da parede posterior, entrando pela borda interna e transfixando a mucosa. Esse ponto é amarrado, invertendo as bordas da mucosa, e o mesmo é feito para o ângulo esquerdo. Ambos os pontos são reparados com pinça mosquito (Figura 14.1-11).

10. Em seguida, passar 4 ou 5 pontos no sentido transversal do mesmo modo descrito para os ângulos, ao longo da mucosa vaginal cortada. No final dessa primeira linha de pontos, a mucosa vaginal deixada na cúpula terá sido invertida (Figura 14.1-12).

11. Iniciar a segunda linha de sutura pela borda interna da mucosa anterior deixada ao longo do comprimento vaginal do lado direito, 1 cm acima da primeira linha de sutura. A seguir, passar o ponto pela borda interna da mucosa posterior e amarrá-lo, criando o início de um túnel de mucosa em cada lado da vagina. O reparo anterior é secionado e esse novo ponto é reparado. O mesmo é feito no ângulo esquerdo (Figuras 14.1-13).

12. Com esses dois pontos reparados, aproximar as fáscias pré-vesical e pré-retal com 4 a 5 pontos separados no sentido transversal, continuando o fechamento e o invaginamento progressivo das paredes vaginais (Figuras 14.1-14 e 14.1-15).

13. Seguir esse mesmo modelo nas linhas de sutura, com distância de cerca de 1 cm entre elas, progredindo o até atingir o limite superior do retalho. Por fim, fechar a incisão transversa nas mucosas anterior e posterior com pontos separados, completando a colpocleise (Figuras 14.1-16 e 14.1-17).

14. Em seguida, pode ser realizada a aproximação dos músculos bulbocavernosos e a perineoplastia, a fim de diminuir o introito vaginal. O aspecto externo da vulva permanece normal, e ao se entreabrir os lábios, pode-se identificar claramente a uretra e um canal vaginal curto, com 2 a 3 cm de profundidade (Figura 14.1-18; ver Capítulo 15 | Colporrafia Posterior).

COLPOCLEISE

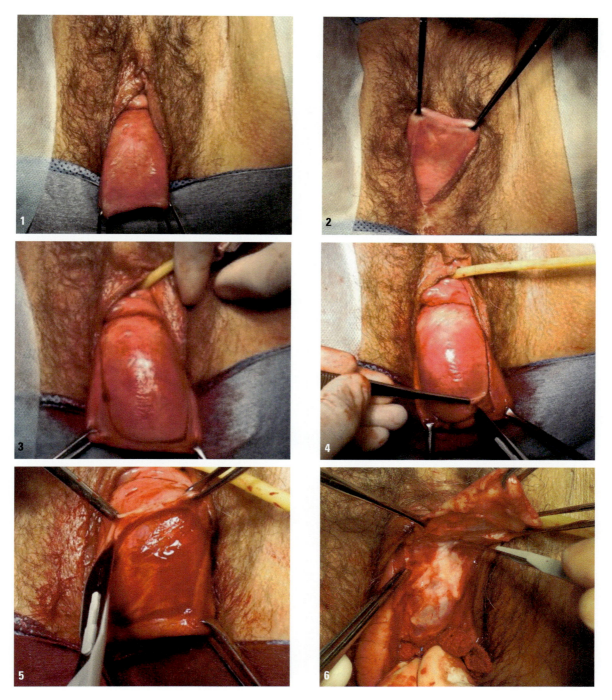

▲ **Figura 14.1 Colpocleise.** (**1**) Os ângulos da cúpula vaginal foram tracionados por pinças Allis. Observa-se a eversão das paredes vaginais, a parede vaginal anterior é exposta. (**2**) Observa-se a parede vaginal posterior durante a tração da cúpula vaginal. (**3**) Marcam-se as margens do retalho de mucosa da parede vaginal anterior que será retirado. Nota-se que a incisão inicia a 3 cm do meato uretral e se estende lateralmente até 1 a 2 cm da cúpula vaginal. O mesmo retalho, em espelho, será feito na parede vaginal posterior. (**4**) Para ressecção do retalho de mucosa vaginal, apreende-se a mucosa vaginal no ângulo inferior direito do retângulo com pinça dente de rato e inicia-se a dissecção cortante do retalho mucoso. (**5**) A dissecção é continuada no sentido cranial, separando-se retalho de mucosa da fáscia endopélvica. Observa-se o pequeno sangramento oriundo da dissecção, que poderia atrapalhar a visão caso o sentido da dissecção fosse de cima para baixo. (**6**) O retalho de mucosa da parede vaginal anterior está sendo finalizado. Observa-se a fáscia endopélvica de coloração mais branca no leito da dissecção do retalho.

(*Continua*) ▶

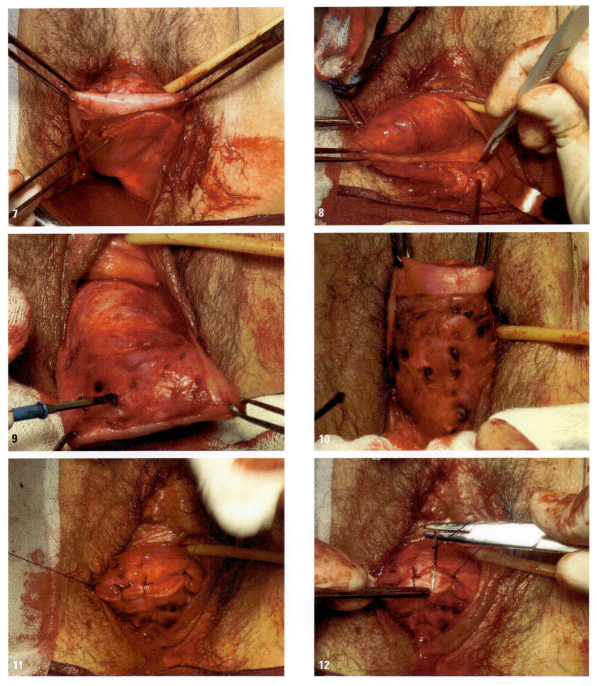

▲**Figura 14.1 Colpocleise.**(*Continuação*) **(7)** Para dissecção do retalho de mucosa da parede vaginal posterior, a pinça dente de rato segura a margem lateral esquerda do retalho. O bisturi é utilizado para o início da dissecção. O procedimento é igual ao realizado na parede vaginal anterior. **(8)** A dissecção do retalho posterior é continuada. Nota-se a faixa de mucosa que é deixada na cúpula vaginal, apreendida pelas pinças Allis. **(9)** Hemostasia com eletrocautério na parede vaginal anterior. **(10)** Hemostasia com eletrocautério na parede vaginal posterior. Os pontos escuros mostram os locais já cauterizados. **(11)** A seguir, inicia-se a sutura da fáscia. Observam-se os pontos reparados nos ângulos dos retalhos; foram feitos 2 pontos entre os ângulos, invertendo as bordas da mucosa. **(12)** Continuação da sutura da primeira linha. Observa-se a entrada da agulha na borda da mucosa anterior da parte interna para a externa e, em seguida, da parte externa para a interna na borda da mucosa posterior. No final dessa primeira linha de pontos, a mucosa vaginal deixada sobre a cúpula terá sido invertida.

(*Continua*) ▶

COLPOCLEISE

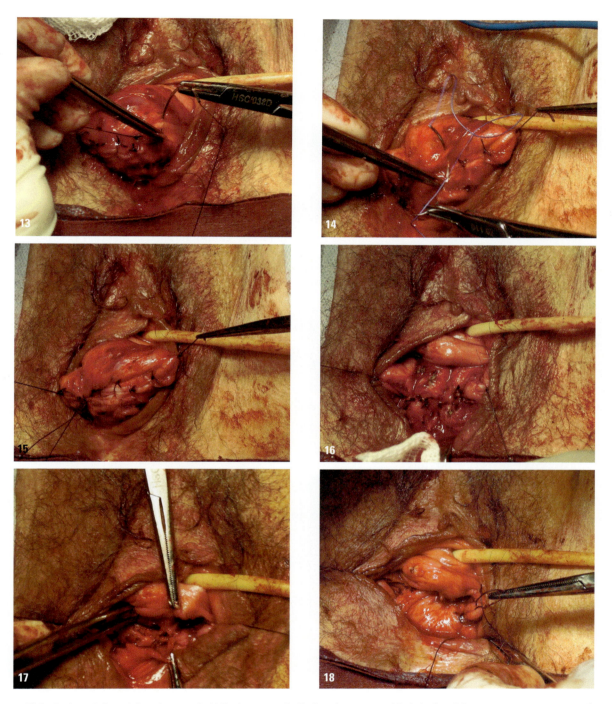

▲ **Figura 14.1** **Colpocleise.** (*Continuação*) **(13)** A segunda linha de sutura é iniciada. Observa-se o ponto sendo passado pela borda interna da mucosa anterior deixada ao longo do comprimento vaginal do lado direito, 1 cm acima da primeira linha de sutura. A seguir, o ponto é passado pela borda interna da mucosa posterior e amarrado, criando o início de um túnel de mucosa em cada lado da vagina. O reparo anterior é seccionado e esse novo ponto é reparado. O mesmo é feito no outro ângulo. **(14)** Com os ângulos reparados, as fáscias pré-vesical e pré-retal são aproximadas. **(15)** Observam-se os pontos no sentido transversal, promovendo o fechamento e o invaginamento das paredes vaginais. **(16)** As linhas de sutura seguem o mesmo modelo, com distância de 1 cm entre elas. A progressão das linhas de sutura leva ao fechamento e invaginação da vagina. **(17)** As pinças Kelly apreendem as bordas do retalho de mucosa. **(18)** Fechamento da mucosa vaginal, com pontos aproximando as bordas, finalizando a colpocleise.

(*Continua*) ▶

ATLAS DE CIRURGIA GINECOLÓGICA

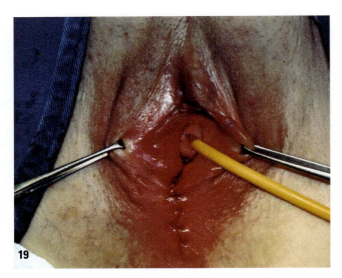

◀ **Figura 14.1** **Colpocleise.**(*Continuação*) **(19)** Aspecto final de uma colpocleise após a perineorrafia. Nota-se que a uretra é visível em sua topografia normal.

CUIDADOS PÓS-OPERATÓRIOS

Os cuidados necessários após a realização de uma colpocleise são:

- Retirar a sonda vesical após o término do bloqueio raquimedular ou assim que a paciente estiver totalmente acordada (nos casos de anestesia geral);
- Evitar esforços físicos por 30 dias;
- Não fazer banho de imersão por 30 dias;
- Não usar duchas vaginais;
- Fazer limpeza local com água morna e sabonete neutro;
- Fazer retornos ambulatoriais em 7 e 30 dias.

COLPOCLEISE

 MODELO DE DESCRIÇÃO DA CIRURGIA

HOSPITAL
DESCRIÇÃO DE CIRURGIA

DATA

HORÁRIO DE INÍCIO

HORÁRIO DE TÉRMINO

NOME DO PACIENTE..PRONTUÁRIO ....

CIRURGIÃO...CRM...
1º auxiliar..CRM...
2º auxiliar..CRM...
3º auxiliar..CRM...
Anestesista ....CRM...
Instrumentador...

DIAGNÓSTICO PRÉ-OPERATÓRIO

Prolapso de cúpula vaginal pós-histerectomia

CIRURGIA PROPOSTA

Colpocleise

DIAGNÓSTICO PÓS-OPERATÓRIO

O mesmo

DESCRIÇÃO DA CIRURGIA

1. Paciente em posição ginecológica, sob anestesia...............................
2. Antissepsia e assepsia com .... e colocação de campos estéreis
3. Passagem de sonda vesical de demora número ....
4. Exame sob narcose: ....
5. Pinçados ângulos da cúpula vaginal com pinças Allis e tracionada a cúpula até a eversão das paredes vaginais.
6. Marcados limites das incisões em formato retangular iniciando a 3 cm do meato uretral superiormente até a 3 cm da cúpula vaginal inferiormente na parede vaginal anterior. Marcação em espelho na parede vaginal posterior.
7. Retirado retalho de mucosa da parede vaginal anterior e posterior por meio de dissecção cortante e romba.
8. Hemostasia com eletrocautério e pontos de fio ....
9. Realizados pontos separados no sentido transverso entre as paredes anterior e posterior mantendo túneis mucosos laterais, invertendo progressivamente as paredes vaginais. Foram realizados .... camadas de pontos com fio ....
10. Fechamento da mucosa vaginal com pontos separados de fio ....
11. Perineorrafia (descrever).
12. Paciente encaminhada para a recuperação pós-anestésica.

CAPÍTULO 14

233

COMENTÁRIOS DOS EDITORES

A colpocleise é uma cirurgia rápida, pouco invasiva, de baixa morbidade e com pós-operatório praticamente indolor. Por não abrir a cavidade peritoneal, os riscos de complicações como íleo prolongado e peritonites são extremamente raros.

Está indicada particularmente em pacientes muito idosas, de alto risco cirúrgico ou anestésico, cujo prolapso afeta a qualidade de vida ou causa retenção urinária.

É importante salientar que, por ser uma cirurgia obliterativa, não permite atividade sexual com penetração vaginal completa, e isso deve ser considerado no momento da indicação cirúrgica.

INFORMAÇÕES SUPLEMENTARES

A Tabela 14.1 a seguir mostra os códigos, valores, número de auxiliares e porte anestésico dos procedimentos descritos nesse capítulo, pelo SUS (Sistema Único de Saúde), pela AMB (Associação Médica Brasileira) e pela CBHPM (Classificação Brasileira Hierarquizada de Procedimentos Médicos).

Os valores estão em reais e variam de acordo com a tabela de pagamento. Assim, pelo SUS (a) incluem todos os honorários médicos e todas as despesas hospitalares ou ambulatoriais; pela AMB (b) incluem apenas o valor dos honorários do cirurgião, em número de CH (coeficiente de honorários) e pela CBHPM (c) incluem apenas o valor dos honorários do cirurgião, em reais, de acordo com o porte cirúrgico (valores aferidos em setembro de 2021). Para mais informações sobre como calcular os valores de honorários da equipe cirúrgica, consulte o ANEXO 1.

TABELA 14.1 Valores para a realização de colpocleise.

Tabela	Código	Valor	Porte	Custo operacional	Número de auxiliares	Porte anestésico
SUS	04.09.07.003-3	R$ 351,38[a]	—	—	—	—
AMB	45.04.003-6	400 CH[b]	—	—	2	2
CBHPM	3.13.02.03-3	R$ 2561,98[c]	8B	—	2	2

capítulo 15

COLPOPLASTIA ANTERIOR

INTRODUÇÃO

A colpoplastia ou colporrafia anterior é a técnica utilizada para correção da procidência da parede vaginal anterior, ou cistocele, em que há predomínio de lesão central da fáscia endopélvica. Deve ser realizada preferencialmente com tecidos nativos, pois há muita controvérsia sobre o reforço com tela de polipropileno, mesmo em casos excepcionais.

O eventual uso de telas sintéticas deve ser discutido exaustivamente com pacientes e familiares. Além disso, é necessário obter termo de consentimento específico para essa técnica, bem como ampla documentação que comprove sua necessidade.

Caso se opte pelo uso de telas, deve-se avaliar criteriosamente a situação quanto aos aspectos científicos e médico-legais. O ideal é evitar o uso, sempre que possível.

TÉCNICAS CIRÚRGICAS

Colpoplastia anterior com tecidos nativos

1. Com a paciente em posição de litotomia e sob anestesia por bloqueio regional ou geral, realiza-se assepsia e sondagem vesical com sonda de Foley número 12 ou 14.
2. Coloca-se uma pinça Allis na parede vaginal anterior, a 2 cm do meato uretral externo, e outra na região do ápice vaginal, próximo ao colo uterino (Figuras 15.1-1 e 15.1-2).
3. Pode-se usar solução de lidocaína com vasoconstritor a 2% (20 mL) em 100 mL de soro fisiológico. Essa solução será infiltrada na mucosa vaginal

para propiciar hemostasia e criar um plano de dissecção por meio de hidrodissecção. Infiltra-se a solução bilateralmente na parede vaginal anterior (aproximadamente 20 a 30 mL de cada lado).

4. Realiza-se uma incisão longitudinal mediana com bisturi na parede vaginal anterior, entre as pinças Allis, atingindo toda a espessura da mucosa vaginal e expondo a fáscia endopélvica (Figura 15.1-3). O plano da fáscia endopélvica é identificado por ser esbranquiçado, de fácil separação da mucosa e praticamente avascular.

5. Outras pinças Allis são colocadas nas bordas laterais da mucosa vaginal incisada, a fim de exercer tração durante a dissecção entre a mucosa e a fáscia endopélvica pré-vesical (Figura 15.1-4).

6. Essa dissecção é feita com uso de tesoura ou bisturi, complementando-se com dissecção manual com uso de gaze, e se estende de cada lado da linha média até o sulco vaginal lateral (Figuras 15.1-5 a 15.1-9). Quando se está no plano de dissecção correto, praticamente não há sangramento. A hemostasia, quando necessária, pode ser feita com uso criterioso de eletrocautério.

7. Denomina-se reparo sítio-específico quando é possível localizar e reparar as lesões da fáscia endopélvica, utilizando pontos separados de fio absorvível 0 ou 2-0, reaproximando as bordas lesadas da fáscia.

8. Para a correção do defeito central da fáscia endopélvica, aplica-se uma sutura com pontos "em bolsa" ou em U, envolvendo as bordas afastadas da fáscia endopélvica com fio absorvível (poliglactina-0; Figuras 15.1-10 a 15.1-14).

9. No caso dos defeitos laterais da fáscia, deve-se localizar o destacamento da fáscia endopélvica do arco tendíneo e reposicioná-la com pontos separados de Prolene® 0.

10. Após a correção dirigida do defeito fascial, deve-se ressecar a mucosa vaginal redundan-

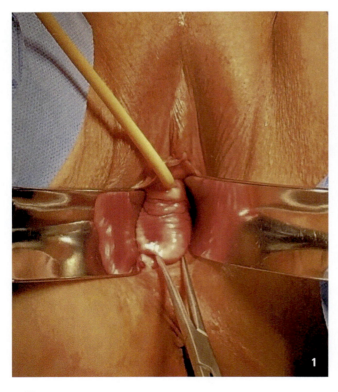 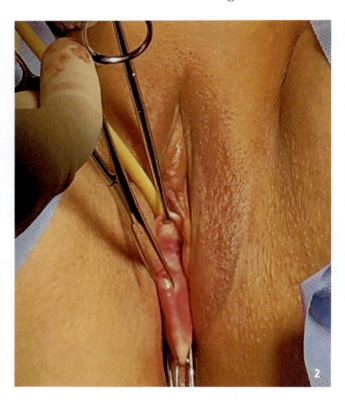

▲ **Figura 15.1 Colporrafia anterior com tecido nativo.** (1) As válvulas Breisky expõem a cistocele em paciente já sondada e posicionada para cirurgia. A pinça Pozzi traciona o colo do útero. (2) As pinças Allis seguram as extremidades superior e inferior da cistocele, tracionando-as para retificação da mucosa. *(Continua)* ▶

COLPOPLASTIA ANTERIOR

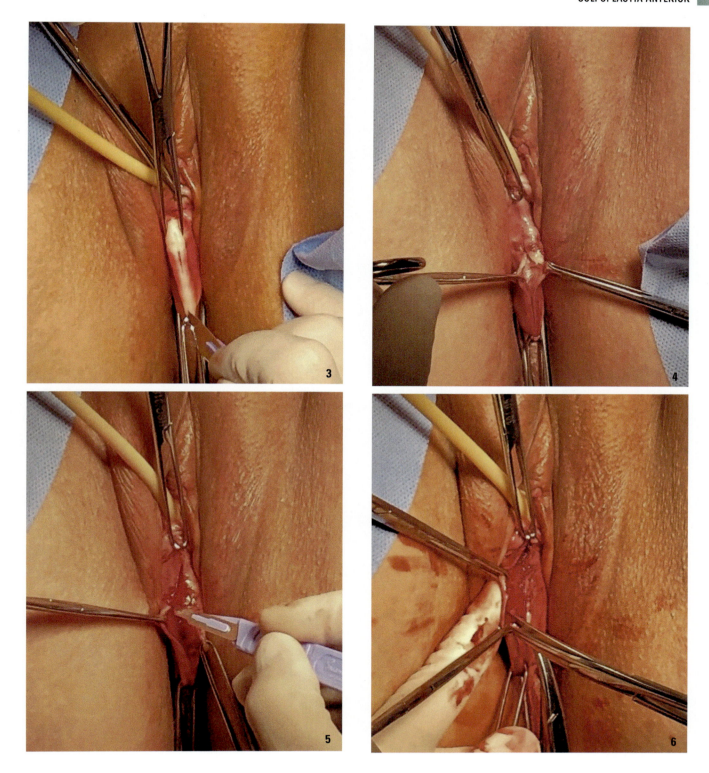

▲ **Figura 15.1 Colporrafia anterior com tecido nativo.** (*Continuação*) **(3)** Com o bisturi, incisa-se longitudinalmente a mucosa vaginal entre as extremidades da cistocele, até atingir o plano da fáscia endopélvica. **(4)** Duas pinças Allis são colocadas nas bordas da mucosa vaginal seccionada e tracionadas levemente para os lados, iniciando a separação entre a mucosa e a fáscia pré-vesical. **(5)** Utiliza-se o bisturi para ampliar a separação entre mucosa e fáscia, com cuidado para não seccionar a mucosa. **(6)** Com tesoura, separa-se a mucosa vaginal da fáscia pré-vesical. (*Continua*) ▶

ATLAS DE CIRURGIA GINECOLÓGICA

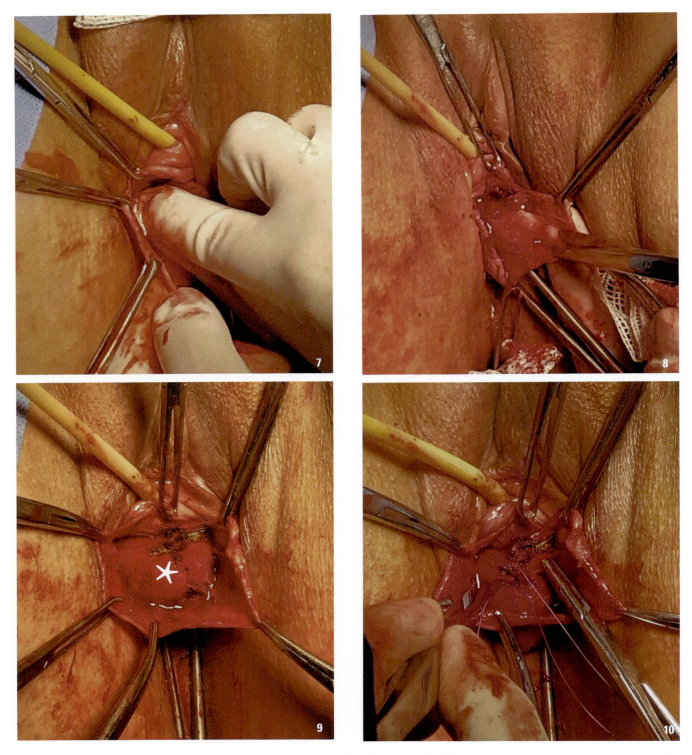

▲ **Figura 15.1 Colporrafia anterior com tecido nativo.** (*Continuação*) **(7)** Esse tempo é complementado com dissecção romba, pelo dedo do cirurgião envolto em gaze. **(8)** Os mesmos procedimentos de dissecção são feitos no outro lado e na borda distal, junto ao colo do útero. **(9)** Aspecto ao final da dissecção. Observa-se a mucosa vaginal liberada da fáscia endopélvica ao redor da cistocele (marcada com asterisco). **(10)** Inicia-se a sutura da fáscia com pontos em U, começando pelo lado esquerdo, de cima para baixo.

(*Continua*) ▶

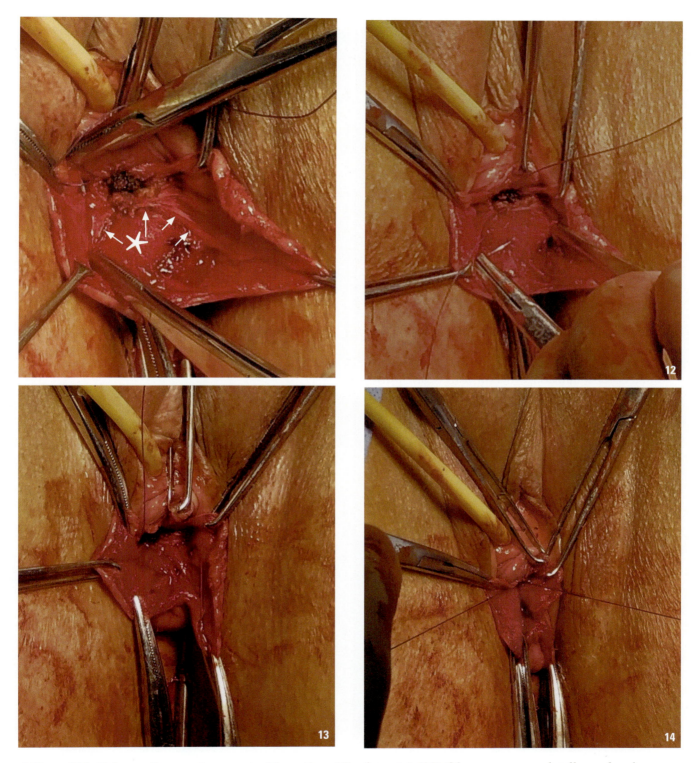

▲Figura 15.1 Colporrafia anterior com tecido nativo. (*Continuação*) (11) Observam-se no detalhe as bordas separadas da fáscia (setas) endopélvica e o defeito fascial (asterisco). (12) Continua-se a passagem da agulha pelos fragmentos de fáscia sobre a cistocele e, a seguir, na borda da fáscia à direita, de baixo para cima. (13) Observam-se as extremidades do fio, mostrando o ponto em formato de U. (14) O fio é amarrado. Devem ser passados pontos suficientes para aproximar o defeito fascial em sua totalidade.

(*Continua*) ▶

te, com cuidado para não retirar tecido demais, evitando tensão na linha de fechamento da mucosa (Figuras 15.1-15 e 15.1-16).

11. Por fim, sutura-se a mucosa vaginal na linha média, com pontos contínuos ou separados de fio absorvível 0 ou 2-0 (Figuras 15.1-17 a 15.1-23).

Colpoplastia anterior com tela de polipropileno

A realização da colpoplastia anterior com tela de polipropileno deve obedecer às etapas descritas a seguir:

1. Na ausência de fáscia endopélvica visível, em caso de recidiva de tratamento cirúrgico ou em estádios muito avançados de prolapso de parede vaginal anterior associados a prolapso apical, pode-se optar por tela de polipropileno macroporosa monofilamentar de baixa densidade e elasticidade própria para a vagina, comercializada em conjunto com porta-agulha descartável de Capio ou com agulha própria para inserir arpões de silicone nos ligamentos sacroespinhais. Quando se opta por utilizar telas, é necessário escolher aquelas de tamanho reduzido e que não passem pelo forame obturador.

2. São realizados os passos 1 a 9 da colpoplastia anterior com tecido nativo (Figuras 15.2-1 a 15.1-9).

3. Complementa-se a dissecção da parede vaginal anterior com tesoura, sendo importante que haja infiltração da solução vasoconstritora nessa área, até a localização das espinhas ciáticas e, a seguir, com manobras digitais, dos ligamentos sacroespinhais, os quais ligamentos partem da espinha em direção ao sacro médio inferoposteriormente (Figura 15.2-10).

4. No interior do ligamento sacroespinhal, a 1,5 cm da espinha ciática, bilateralmente, loca-se o fio de sutura com o porta-agulha descartável de Capio ou insere-se o arpão de silicone acoplado ao fio de Prolene® 0 (Figuras 15.2-11 e 15.2-12).

5. A seguir, fixa-se a tela na cúpula vaginal ou no anel pericervical com quatro pontos de

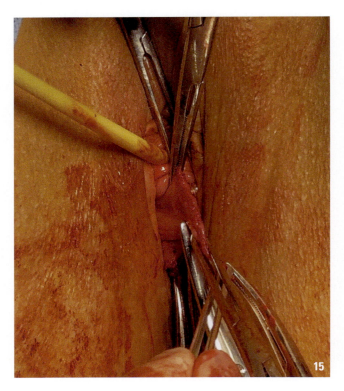 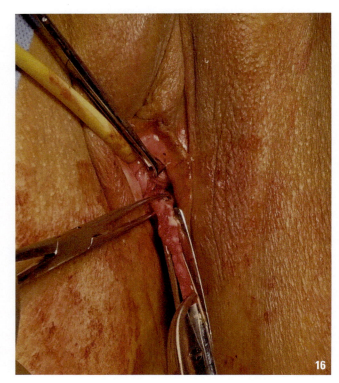

▲ **Figura 15.1** Colporrafia anterior com tecido nativo. (*Continuação*) (15) Resseca-se o excesso de mucosa com tesoura, do lado direito. (16) Resseca-se o excesso de mucosa com tesoura, do lado esquerdo. (*Continua*) ▶

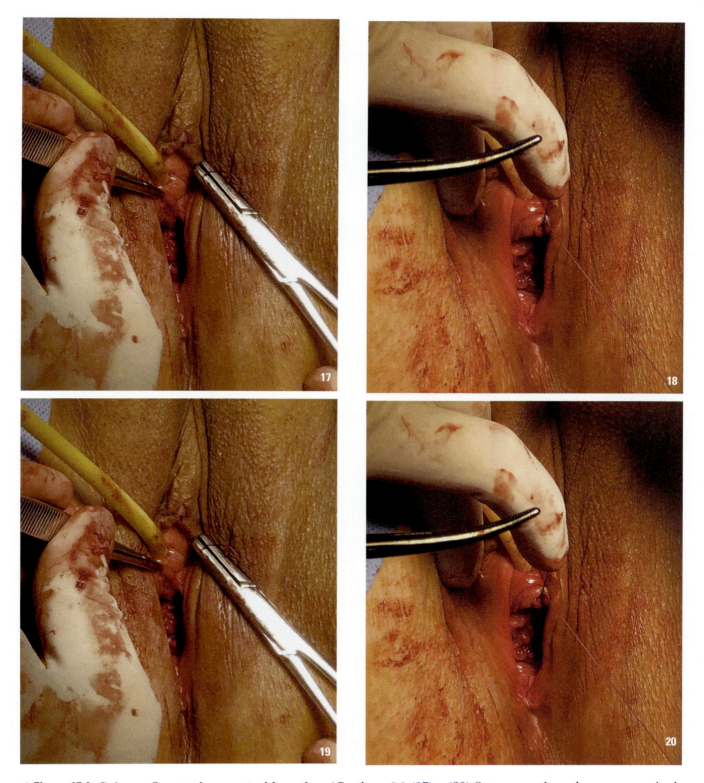

▲**Figura 15.1** **Colporrafia anterior com tecido nativo.** (*Continuação*) (17) a (20) Sutura contínua da mucosa vaginal, reparando e tracionando o fio inicial para auxiliar na exposição da mucosa a ser suturada. (*Continua*) ▶

ATLAS DE CIRURGIA GINECOLÓGICA

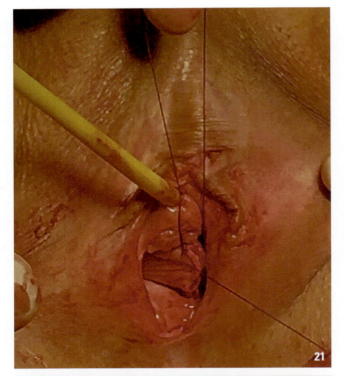

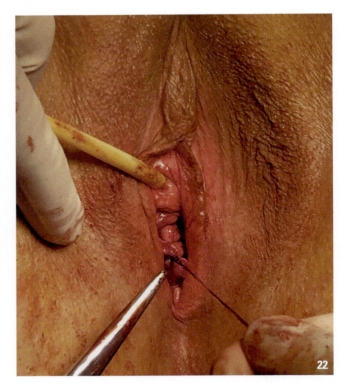

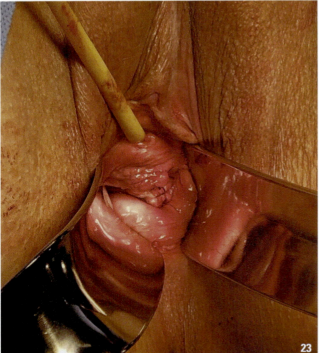

▲ **Figura 15.1 Colporrafia anterior com tecido nativo.** (*Continuação*) **(21)** Sutura contínua da mucosa vaginal. **(22)** Corte das extremidades do fio com tesoura reta. **(23)** Aspecto ao final da cirurgia.

fio inabsorvível e realizam-se os nós dos fios previamente passados nos ligamentos sacroespinhais. Assim, duas extremidades da tela estarão nos ligamentos sacroespinhais e outra estará na cúpula vaginal ou no anel pericervical (Figuras 15.2-13 e 15.2-14).

6. Caso a opção seja por tela de polipropileno com quatro pontos de fixação, fixam-se os

COLPOPLASTIA ANTERIOR

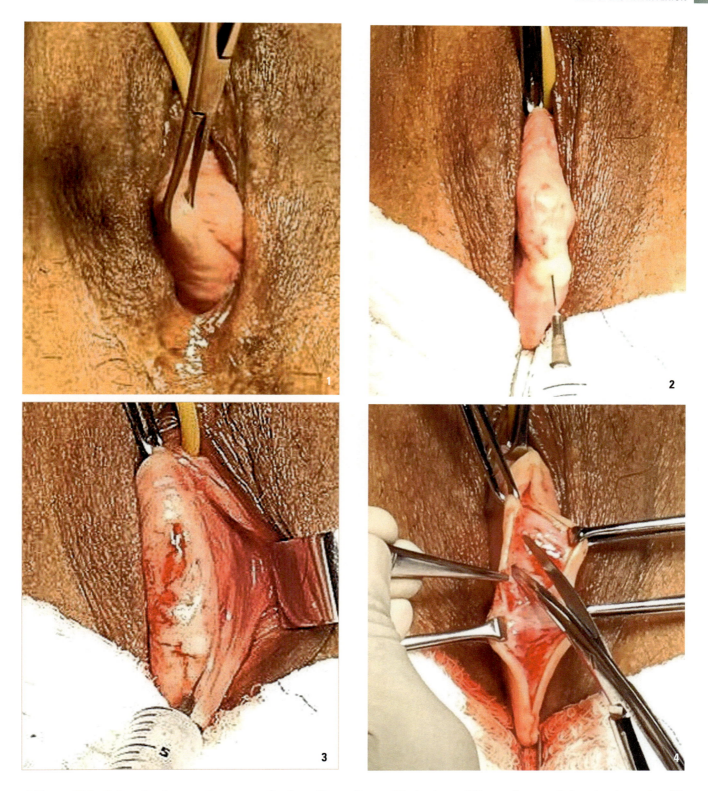

▲ **Figura 15.2 Colpoplastia anterior com tela de polipropileno.** (1) A pinça Allis traciona o ápice da cistocele. (2) Infiltração da parede vaginal anterior com solução vasoconstritora. (3) Infiltração das regiões das espinhas ciáticas bilateralmente. Observa-se a posição da agulha em direção à espinha ciática esquerda. (4) Após incisão longitudinal da mucosa da parede vaginal anterior, separa-se a fáscia endopélvica com dissecção cortante. Observa-se o tecido infiltrado pela solução vasoconstritora de aspecto esbranquiçado.

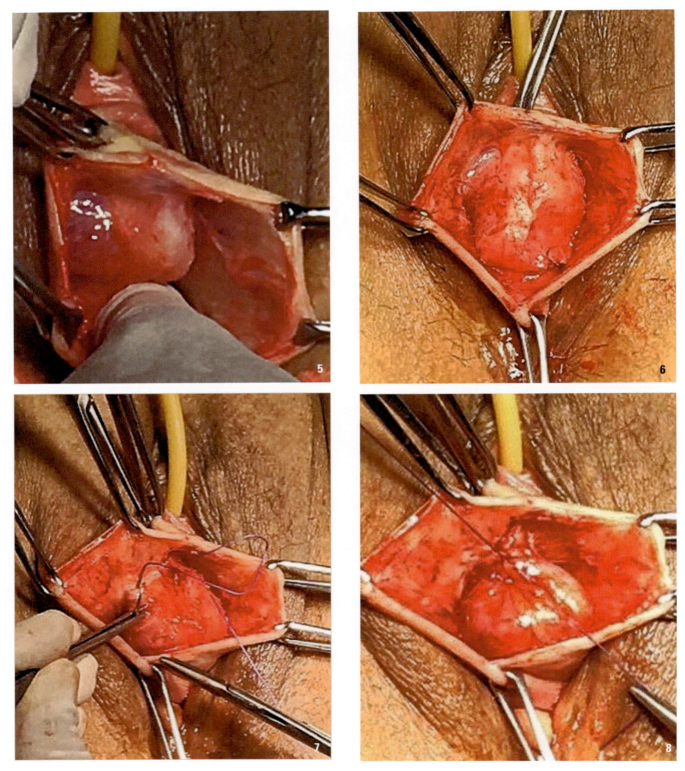

▲**Figura 15.2 Colpoplastia anterior com tela de polipropileno.** (*Continuação*) **(5)** Com o dedo, o cirurgião complementa a separação da fáscia por meio de dissecção romba. **(6)** Aspecto final da cistocele separada da mucosa vaginal. **(7 e 8).** Correção sítio-específica do defeito de fáscia da parede vaginal anterior utilizando fio de absorção tardia 0. Esse tempo é obrigatório mesmo nas cirurgias em que se utiliza tela de polipropileno. (*Continua*) ▶

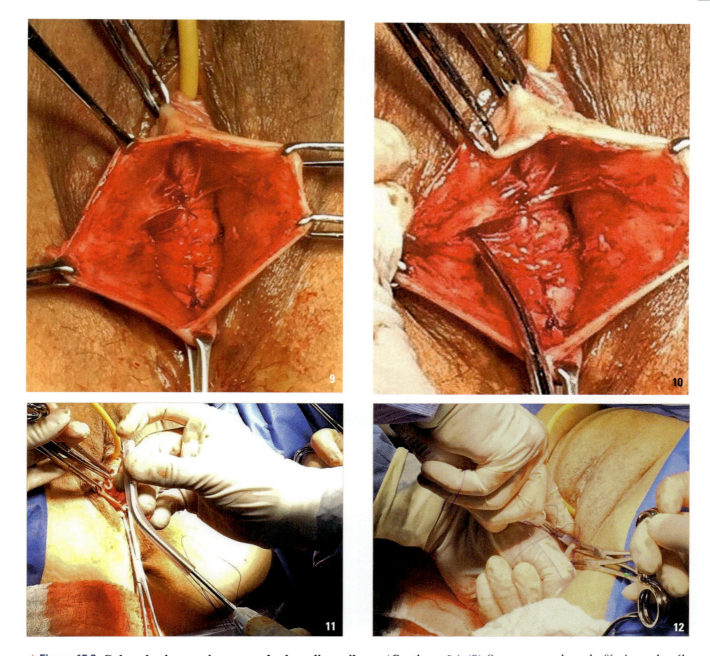

▲ **Figura 15.2** **Colpoplastia anterior com tela de polipropileno.** (*Continuação*) **(9)** Sutura completa da fáscia endopélvica corrigindo o defeito fascial. **(10)** Dissecção do espaço paravaginal complementada com tesoura em direção à espinha ciática direita e, a seguir, com manobras digitais, atingindo o ligamento sacroespinhal bilateralmente. **(11)** Preparação do arpão para passagem no ligamento sacroespinhal. **(12)** Posição das mãos empunhando a agulha que leva ao arpão no ligamento sacroespinhal esquerdo. Para melhor fixação, é fundamental que o acesso ao ligamento seja o mais próximo possível de 90°. (*Continua*) ▶

braços anteriores imediatamente abaixo da pube, lateralmente à uretra, em ângulo de 45°, utilizando-se agulha própria.

7. Realiza-se hemostasia rigorosa.

8. Por fim, sutura-se a mucosa vaginal na linha média, com pontos contínuos ou separados de fio absorvível ou de absorção tardia 0 ou 2-0 (Figura 15.2-15).

ATLAS DE CIRURGIA GINECOLÓGICA

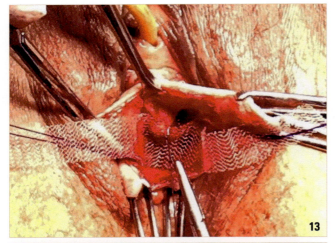

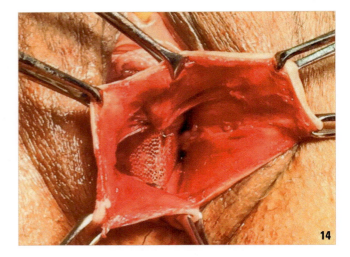

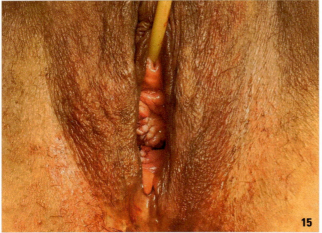

▲ **Figura 15.2** Colpoplastia anterior com tela de polipropileno. (*Continuação*) **(13)** Fios de polipropileno transpassados na extremidade da tela, já fixados no ligamento sacroespinhal. Fixa-se, então, a parte central da tela na cúpula vaginal com pontos de absorção tardia. **(14)** Tela de polipropileno já fixada bilateralmente nos ligamentos sacroespinhais e na cúpula vaginal. **(15)** Aspecto final da cirurgia após sutura da mucosa vaginal sobre a tela.

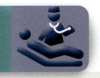

CUIDADOS PÓS-OPERATÓRIOS

Exercícios físicos pesados, banhos de imersão e atividade sexual devem ser interrompidos por 60 dias.
A higiene local deve ser feita com água e sabonete, sendo proibido o uso de duchas vaginais e banhos de assento.
A paciente deverá retornar em 7 e 30 dias para reavaliação.

MODELO DE DESCRIÇÃO CIRÚRGICA

HOSPITAL
DESCRIÇÃO DE CIRURGIA

DATA

HORÁRIO DE INÍCIO

HORÁRIO DE TÉRMINO

NOME DO PACIENTE...PRONTUÁRIO......................

CIRURGIÃO...CRM.......................................
1º auxiliar..CRM.......................................
1º auxiliar..CRM.......................................
1º auxiliar..CRM.......................................
Anestesista...CRM.......................................
Instrumentador...

DIAGNÓSTICO PRÉ-OPERATÓRIO
Prolapso de parede vaginal anterior

CIRURGIA PROPOSTA
Colporrafia anterior sítio-específica

DIAGNÓSTICO PÓS-OPERATÓRIO
O mesmo

DESCRIÇÃO DA CIRURGIA

1. Paciente em posição ginecológica, sob anestesia...............
2. Antissepsia e assepsia com .... e colocação de campos estéreis.
3. Passagem de sonda vesical de demora número ....
4. Incisão longitudinal na mucosa da parede anterior entre pinças Allis nas extremidades da cistocele.
5. Dissecção da mucosa vaginal da fáscia endopélvica bilateralmente à incisão, até o sulco vaginal lateral.
6. Realização de pontos em U na fáscia endopélvica de cada lado, corrigindo a cistocele.
7. Revisão da hemostasia e cauterização com bisturi elétrico.
8. Ressecção do excesso de mucosa e sutura em pontos separados com fio..............
9. Encaminhamento da paciente à recuperação pós-anestésica.

ATLAS DE CIRURGIA GINECOLÓGICA

COMENTÁRIOS DOS EDITORES

Em decorrência das graves complicações que podem advir do uso de telas sintéticas por via vaginal, recomenda-se seu emprego com cautela e restrições.

A utilização de telas por via vaginal para correção do prolapso de parede vaginal anterior deve ser muito restrita, ficando reservada aos casos de prolapsos acentuados recidivados em que os tecidos nativos estejam muito danificados, após ampla discussão e esclarecimento da paciente e com termo de consentimento específico para este método. A documentação em prontuário deve ser pormenorizada quanto à indicação do procedimento e ao material utilizado. Na medida do possível, as telas devem ser evitadas.

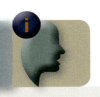

INFORMAÇÕES SUPLEMENTARES

A Tabela 15.1 a seguir mostra os códigos, valores, número de auxiliares e porte anestésico dos procedimentos descritos nesse capítulo, pelo SUS (Sistema Único de Saúde), pela AMB (Associação Médica Brasileira) pela CBHPM (Classificação Brasileira Hierarquizada de Procedimentos Médicos).

Os valores estão em reais e variam de acordo com a tabela de pagamento. Assim, pelo SUS (a) incluem todos os honorários médicos e todas as despesas hospitalares ou ambulatoriais; pela AMB (b) incluem apenas o valor dos honorários do cirurgião, em número de CH (coeficiente de honorários) e pela CBHPM (c) incluem apenas o valor dos honorários do cirurgião, em reais, de acordo com o porte cirúrgico (valores aferidos em setembro de 2021). Para mais informações sobre como calcular os valores de honorários da equipe cirúrgica, consulte o ANEXO 1.

TABELA 15.1 Valores para a realização de colpoplastia anterior.

Tabela	Código	Valor	Porte	Custo operacional	Número de auxiliares	Porte anestésico
SUS	04.09.07.008-4 04.09.07.005-0[#]	R$ 372,54[a] R$ 472,43[a]	—	—	—	—
AMB	45.04.004-4	400 CH[b]	—	—	2	2
CBHPM	3.13.02.04-1	R$ 2296,65[c]	7C	—	2	2

[#] Colpoplastia anterior e posterior.

capítulo 16

COLPOPLASTIA POSTERIOR

INTRODUÇÃO

A colpoplastia ou colporrafia posterior é empregada para correção da procidência vaginal posterior (retocele). Pode estar associada a outras cirurgias para prolapso genital, como histerectomia vaginal ou colpoplastia anterior e perineoplastia.

TÉCNICA CIRÚRGICA

Colpoplastia posterior

1. A paciente é colocada em posição de litotomia, sob anestesia peridural ou raquianestesia. Mais raramente, pode-se usar a anestesia geral. É feita a assepsia, colocam-se os campos estéreis e passa-se sonda de Foley número 14.
2. É colocada uma pinça Allis na face interna de cada pequeno lábio, aproximados na linha média. A seguir, o cirurgião insere dois dedos no introito vaginal para estimar se a largura final do canal vaginal após a cirurgia ficará adequada. Se necessário, a posição das pinças Allis pode ser ajustada. Uma terceira pinça Allis apreende a parede vaginal posterior, no local onde termina a retocele (Figura 16.1-1).
3. Pode-se usar solução de lidocaína com vasoconstritor a 2% (20 mL) em 100 mL de soro fisiológico. Essa solução será infiltrada na mucosa vaginal para propiciar hemostasia e criar um plano de dissecção por meio de hidrodissecção. Infiltra-se a solução bilateralmente na parede vaginal posterior (aproximadamente 20 a 30 mL de cada lado; Figura 16.1-1).

4. Realiza-se incisão transversal com bisturi, complementada com tesoura, na transição entre a mucosa vaginal e a pele do períneo, ressecando-se uma faixa de tecido com espessura de aproximadamente 0,5 cm (Figura 16.1-2). Essa incisão pode ser feita em formato triangular, caso seja necessário maior estreitamento do canal vaginal (Figura 16.1-3).
5. Em seguida, apreendem-se as bordas da mucosa vaginal com duas pinças Kelly, de cada lado da linha média, e inicia-se dissecção cortante da mucosa vaginal da fáscia pré-retal com tesoura. A ponta da tesoura deve ser mantida contra a mucosa vaginal. Com movimentos de abrir e fechar a tesoura, o cirurgião separa a mucosa vaginal da fáscia pré-retal da fúrcula até o final da retocele. A cada avanço da dissecção, corta-se a mucosa vaginal em sentido longitudinal, e as pinças Allis ou Kelly seguram as bordas da mucosa vaginal incisada (Figuras 16.1-4 a 16.1-7).
6. Realiza-se dissecção lateral em direção aos espaços retovaginais, com tesoura ou bisturi e manobras de gaze, separando a mucosa da fáscia retovaginal (Figuras 16.1-8 a 16.1-12).
7. Ao final da dissecção, é possível identificar a parede retal, recoberta pela fáscia endopélvica lesada. Nesse momento, devem-se identificar os locais de lesão da fáscia, para que possam ser corrigidos (Figuras 16.1-13).
9. A fáscia retovaginal lesada pode ser suturada em bolsa, com fio poliglactina-0, diminuindo a retocele. Se necessário, faz-se mais de uma bolsa ou complementa-se com pontos separados, corrigindo pontos de fraqueza ou de rotura (correção sítio-específica) (Figuras 16.1-14 a 16.1-17).
10. Após revisão cuidadosa da hemostasia, resseca-se o excesso de mucosa vaginal e faz-se sutura contínua com fio absorvível ou de absorção tardia 2-0. A pele é suturada com fio absorvível em pontos separados (Figuras 16.1-18 a 16.1-24).
11. Se houver indicação, realiza-se perineoplastia antes da sutura da mucosa da parede vaginal posterior. (Ver capítulo 36 | Perineorrafia).

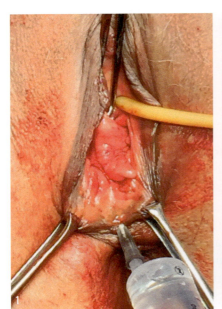 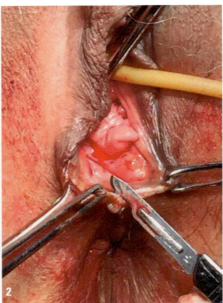 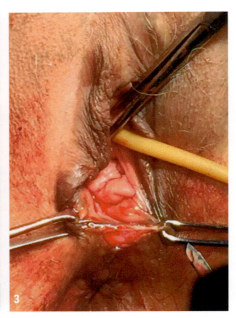

▲ **Figura 16.1 Colpoplastia posterior.** (1) Duas pinças Allis estão colocadas nas bordas dos pequenos lábios. Ao final da cirurgia, essas extremidades serão aproximadas. É feita hidrodistensão, criando plano entre a mucosa vaginal e a fáscia endopélvica pré-retal. (2) Incisão feita com bisturi no sentido transverso, na transição pele-mucosa. (3) Incisão feita em formato triangular, para retirar o excesso de pele e ampliar a distância entre o ânus e a fúrcula vaginal.

(*Continua*) ▶

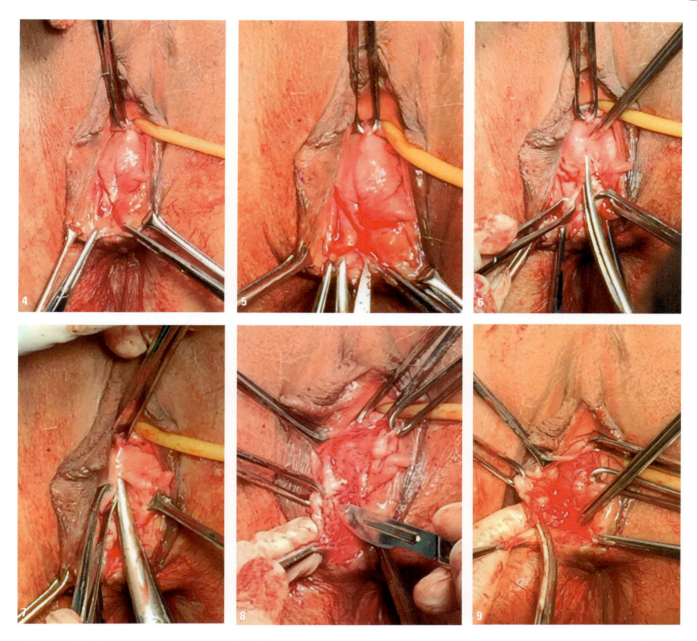

▲Figura 16.1 Colpoplastia posterior. (*Continuação*) (4) Duas pinças Kelly apreendem as bordas da mucosa vaginal de cada lado da linha média. (5) Dissecção com tesoura entre a mucosa vaginal e a fáscia pré-retal, em sentido cranial, com movimentos de abrir e fechar as lâminas. (6) À medida que a dissecção avança, deve-se seccionar a mucosa vaginal no sentido longitudinal. (7) A ponta da tesoura deve estar sempre voltada para a mucosa vaginal durante a dissecção. (8) Com o bisturi passado obliquamente à face interna da mucosa vaginal, disseca-se a fáscia pré-retal lateralmente. (9) Complementa-se a dissecção com tesoura, soltando as fibras mais densas. (*Continua*)▶

ATLAS DE CIRURGIA GINECOLÓGICA

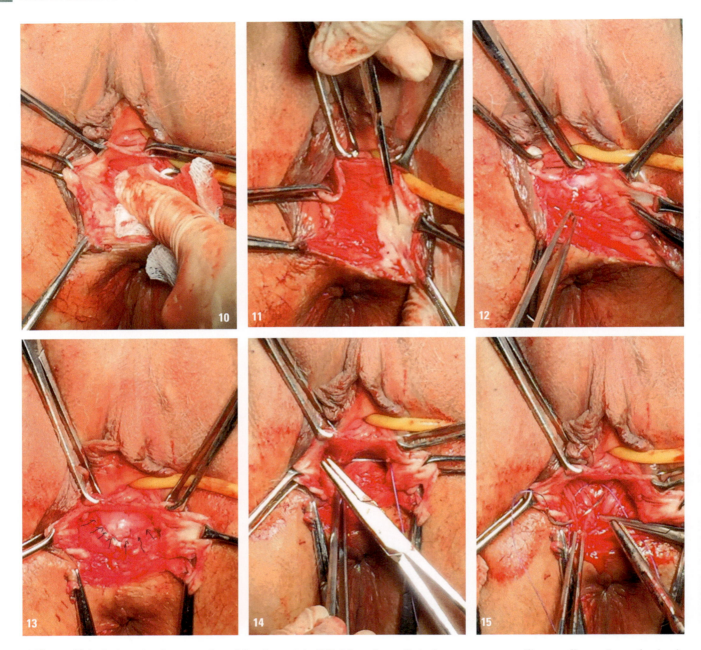

▲ **Figura 16.1** **Colpoplastia posterior.** (*Continuação*) **(10)** Manobras digitais com gaze auxiliam a dissecção, até atingir o espaço retovaginal de cada lado. **(11 e 12)**. As mesmas manobras são feitas no lado oposto. **(13)** Observa-se a área de lesão da fáscia endopélvica pré-retal. As setas mostram as bordas da lesão fascial. **(14)** Passagem do ponto na parte interna da mucosa vaginal. **(15)** Fio passado pela fáscia endopélvica pré-retal. (*Continua*) ▶

COLPOPLASTIA POSTERIOR

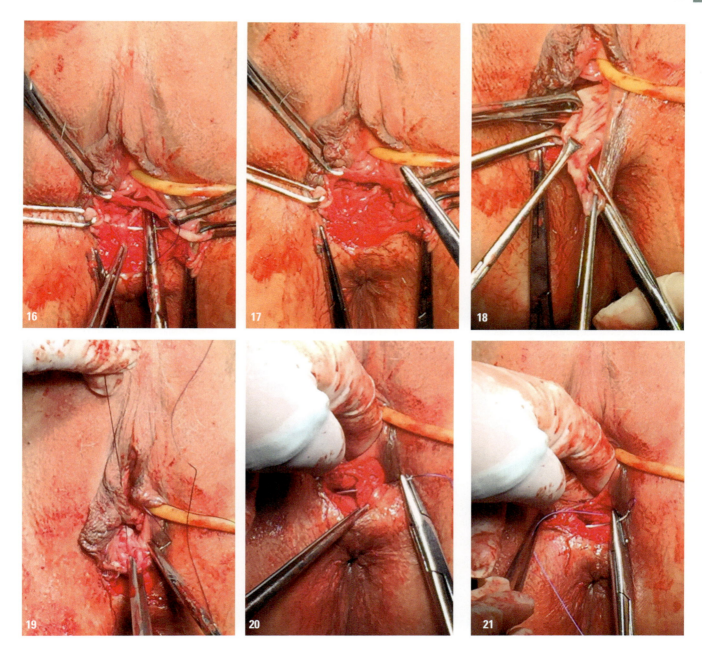

▲ **Figura 16.1 Colpoplastia posterior.** (*Continuação*) **(16)** Vários pontos são necessários para aproximar o defeito fascial. **(17)** Aspecto final da sutura da fáscia. **(18)** Excesso de mucosa ressecado com tesoura. **(19)**. Fechamento da parede vaginal com sutura contínua com fio absorvível. **(20)** Aproximação do músculo transverso superficial do períneo com pontos separados de fio absorvível 2-0. Passagem pelo lado esquerdo. **(21)** Passagem do ponto do lado direito do músculo transverso superficial do períneo.

(*Continua*) ▶

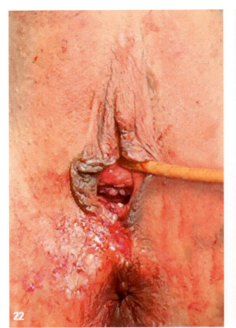 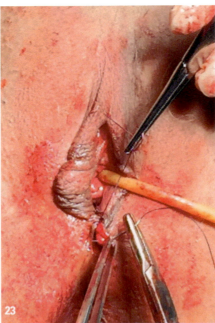 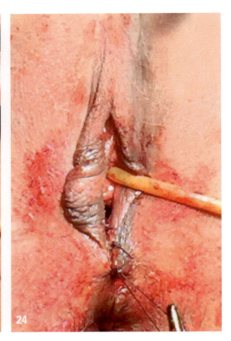

▲ **Figura 16.1 Colpoplastia posterior.** (*Continuação*) **(22)** Aspecto do corpo perineal após a aproximação do músculo transverso superficial do períneo. **(23)** Aproximação do tecido celular subcutâneo com pontos separados de fio absorvível 2-0 ou 3-0. **(24)** Sutura da pele com pontos separados de fio absorvível 2-0 ou 3-0.

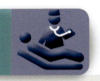 ## CUIDADOS PÓS-OPERATÓRIOS

Recomenda-se não praticar exercícios físicos pesados, nem tomar banho de imersão ou manter atividade sexual por 60 dias.

A higiene local deve ser feita com água e sabonete, sendo proibido uso de duchas vaginais e banhos de assento.

A paciente deverá retornar em 7 e 30 dias para reavaliação.

MODELO DE DESCRIÇÃO CIRÚRGICA

HOSPITAL
DESCRIÇÃO DE CIRURGIA

DATA

HORÁRIO DE INÍCIO

HORÁRIO DE TÉRMINO

NOME DO PACIENTE...PRONTUÁRIO..

CIRURGIÃO..CRM...
1º auxiliar...CRM...
1º auxiliar...CRM...
1º auxiliar...CRM...
Anestesista..CRM...
Instrumentador..

DIAGNÓSTICO PRÉ-OPERATÓRIO

Prolapso de parede vaginal posterior

CIRURGIA PROPOSTA

Colporrafia posterior

DIAGNÓSTICO PÓS-OPERATÓRIO

O mesmo

DESCRIÇÃO DA CIRURGIA

1. Paciente em posição ginecológica, sob anestesia ....
2. Antissepsia e assepsia com .... e colocação de campos estéreis.
3. Passagem de sonda vesical de demora número ....
4. Incisão transversa na transição entre mucosa e pele na fúrcula vaginal.
5. Abertura longitudinal na mucosa da parede vaginal posterior.
6. Dissecção da mucosa vaginal da fáscia pré-retal bilateralmente à incisão.
7. Realização de pontos em bolsa na fáscia endopélvica, corrigindo a retocele.
8. Revisão da hemostasia e cauterização com bisturi elétrico.
9. Ressecção de excesso de mucosa e sutura com pontos separados de fio ....
10. Encaminhamento da paciente à recuperação anestésica.

CAPÍTULO 16

255

COMENTÁRIOS DOS EDITORES

A colporrafia posterior deve ser realizada com cuidado para não estreitar nem encurtar demais o canal vaginal, evitando dispareunia e outras disfunções sexuais.

Recomenda-se ressecção limitada da mucosa vaginal, com sutura sem tensão excessiva.

O uso de telas para correção do prolapso da parede vaginal posterior é contraindicado.

Nos casos de rotura do corpo perineal, pode-se realizar a perineorrafia, descrita no Capítulo 36 | Perineorrafia.

INFORMAÇÕES SUPLEMENTARES

A Tabela 16.1 a seguir mostra os códigos, valores, número de auxiliares e porte anestésico dos procedimentos descritos nesse capítulo, pelo SUS (Sistema Único de Saúde), pela AMB (Associação Médica Brasileira) e pela CBHPM (Classificação Brasileira Hierarquizada de Procedimentos Médicos).

Os valores estão em reais e variam de acordo com a tabela de pagamento. Assim, pelo SUS (a) incluem todos os honorários médicos e todas as despesas hospitalares ou ambulatoriais; pela AMB (b) incluem apenas o valor dos honorários do cirurgião, em número de CH (coeficiente de honorários) e pela CBHPM (c) incluem apenas o valor dos honorários do cirurgião, em reais, de acordo com o porte cirúrgico (valores aferidos em setembro de 2021). Para mais informações sobre como calcular os valores de honorários da equipe cirúrgica, consulte o ANEXO 1.

TABELA 16.1 Valores para a realização de colpoplastia posterior com perineorrafia.

Tabela	Código	Valor	Porte	Custo operacional	Número de auxiliares	Porte anestésico
SUS	04.09.07.006-8 04.09.07.005-0[#]	R$ 372,54[a] R$ 472,43[a]	—	—	—	—
AMB	45.04.005-2	400 CH[b]	—	—	2	2
CBHPM	3.13.02.05-0	R$ 2163,98[c]	7B	—	2	3

[#] Colpoplastia anterior e posterior.

capítulo 17

EXÉRESE DE SEPTO VAGINAL

INTRODUÇÃO

Septos vaginais são anormalidades no desenvolvimento das estruturas müllerianas e podem ser transversos ou longitudinais. O septo transverso imperfurado, tal qual o hímen imperfurado, cursa com acúmulo de sangue menstrual após a puberdade, formando hematocolpos e hematometra. Já o septo longitudinal pode ser assintomático, causar dispareunia ou, raras vezes, obstruir parcial ou totalmente a saída do fluxo menstrual.

O septo longitudinal pode estar associado à duplicação uterina, com dois colos do útero, e estar disposto entre as paredes vaginais anterior e posterior, formando duas cavidades vaginais, à direita e à esquerda.

TÉCNICAS CIRÚRGICAS

Exérese de septo vaginal longitudinal

1. O septo longitudinal é exposto com afastadores colocados nas hemivaginas direita e esquerda ou com espéculo vaginal (Figura 17.1-1).
2. É realizada uma incisão com bisturi elétrico na porção posterior do septo, no sentido paralelo ao da parede vaginal posterior, até atingir o fundo vaginal (Figura 17.1-2).
3. O mesmo procedimento é feito na porção anterior do septo, ressecando-o (Figura 17.1-3). Pela proximidade da bexiga, muitas vezes é recomendável

deixar um pequeno segmento do septo na parede vaginal anterior.

4. Se possível, deve-se identificar os dois colos uterinos (Figuras 17.1-4 e 17.1-5).

5. Realiza-se revisão de hemostasia. Nos casos de septos mais espessos, com área cruenta larga, recomenda-se dar pontos separados de fios absorvíveis 2-0 a fim de evitar a formação de sinéquias.

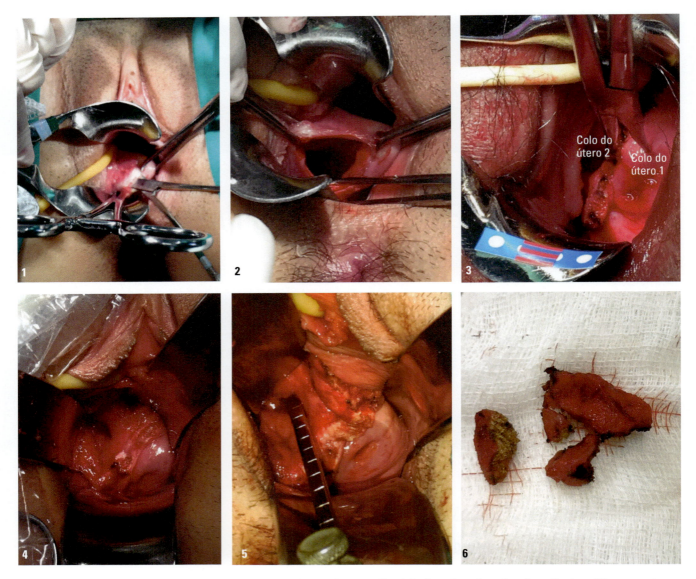

▲ **Figura 17.1 Exérese de septo longitudinal.** (1) Septo longitudinal fechando a hemivagina direita. Observam-se as pinças Allis tracionando o septo e a tesura perfurando a porção ocluída da hemivagina direita. (2) Abertura da porção inferior do septo longitudinal que ocluía a hemivagina direita, observando-se o canal vaginal direito. (3) Secção da porção longitudinal do septo até atingir os colos. Observa-se o colo do útero à esquerda, tracionado pela pinça Pozzi. (4) Septo ressecado, expondo os dois colos uterinos. (5) Histerômetro colocado no colo do útero à direita. (6) Fragmentos do septo ressecado.

Exérese de septo vaginal transverso

A realização da exérese de septo vaginal transverso deve obedecer às etapas descritas a seguir:

1. O septo deve ser exposto por meio de espéculo ou afastadores.
2. A presença do sangue acumulado na porção superior da vagina (hematocolpo) promove abaulamento do septo, o que facilita sua ressecção. Recomenda-se a punção da área abaulada com agulha calibrosa, como a de peridural número 17.
3. Ao puncionar o abaulamento, observa-se saída de conteúdo espesso de aspecto achocolatado. Então, realiza-se incisão transversa ou em cruz a partir do local da punção, até que se atinja a cavidade vaginal e todo o seu conteúdo seja drenado (Figura 17.2-1).
4. As bordas do septo são ressecadas com eletrocirurgia, podendo ser necessária a realização de suturas nas bordas cruentas, em septos mais espessos. Devem ser feitos pontos separados com fio absorvível 2-0, fechando as áreas cruentas, a fim de diminuir a formação de sinéquias ou estenoses (Figura 17.2-2).

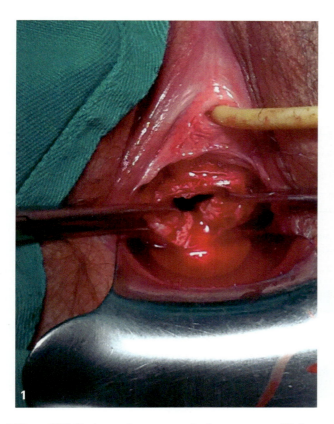 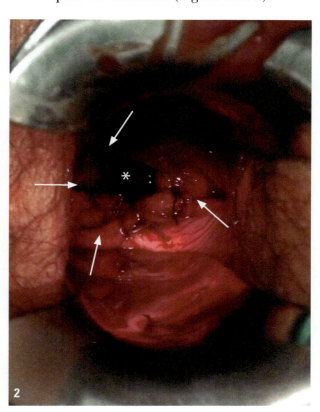

▲ **Figura 17.2 Exérese de septo vaginal transverso.** (1) Septo vaginal incisado expondo o canal vaginal. (2) Bordas do septo suturadas. As setas mostram os pontos dados de modo circular nas bordas do septo. O asterisco mostra o colo do útero.

CUIDADOS PÓS-OPERATÓRIOS

De modo geral, a recuperação pós-operatória é rápida e com pouca dor. Pode ser necessário o uso de dilatadores vaginais, particularmente nos casos de ressecção de septos transversos.

ATLAS DE CIRURGIA GINECOLÓGICA

MODELO DE DESCRIÇÃO CIRÚRGICA

HOSPITAL
DESCRIÇÃO DE CIRURGIA

DATA

HORÁRIO DE INÍCIO

HORÁRIO DE TÉRMINO

NOME DO PACIENTE...PRONTUÁRIO ....

CIRURGIÃO...CRM..
1º auxiliar..CRM..
2º auxiliar..CRM..
3º auxiliar..CRM..
Anestesista ....CRM..
Instrumentador..

DIAGNÓSTICO PRÉ-OPERATÓRIO

Septo vaginal longitudinal

CIRURGIA PROPOSTA

Ressecção de septo vaginal

DIAGNÓSTICO PÓS-OPERATÓRIO

O mesmo

DESCRIÇÃO DA CIRURGIA

1. Paciente em posição ginecológica, sob anestesia....................

2. Antissepsia e assepsia com .... e colocação de campos estéreis.

3. Passagem de sonda vesical de demora número ....

4. Exame sob narcose: observa-se septo vaginal longitudinal, com dois orifícios vaginais

5. Septo ressecado com eletrocautério até atingir o fundo vaginal.

6. Identificados dois colos uterinos, sendo o direito de menores dimensões.

7. Revisão da hemostasia.

8. Observado canal vaginal unificado com diâmetro adequado.

9. Encaminhamento da paciente à recuperação pós-anestésica.

EXÉRESE DO SEPTO VAGINAL

COMENTÁRIOS DOS EDITORES

A presença de acúmulo de sangue na parte proximal da vagina facilita a abertura de septos obstrutivos. A punção do hematocolpo deve sempre ser realizada com agulha grossa, que permita a saída do sangue espesso do seu interior.

O uso de ultrassonografia na sala cirúrgica é fundamental para identificar eventual coleção sanguinolenta, bem como para orientar a drenagem.

INFORMAÇÕES SUPLEMENTARES

A Tabela 17.1 a seguir mostra os códigos, valores, número de auxiliares e porte anestésico dos procedimentos descritos nesse capítulo, pelo SUS (Sistema Único de Saúde), pela AMB (Associação Médica Brasileira) e pela CBHPM (Classificação Brasileira Hierarquizada de Procedimentos Médicos).

Os valores estão em reais e variam de acordo com a tabela de pagamento. Assim, pelo SUS (a) incluem todos os honorários médicos e todas as despesas hospitalares ou ambulatoriais; pela AMB (b) incluem apenas o valor dos honorários do cirurgião, em número de CH (coeficiente de honorários) e pela CBHPM (c) incluem apenas o valor dos honorários do cirurgião, em reais, de acordo com o porte cirúrgico (valores aferidos em setembro de 2021). Para mais informações sobre como calcular os valores de honorários da equipe cirúrgica, consulte o ANEXO 1.

TABELA 17.1 Valores para a realização de colporrafia incluindo ressecção de septo vaginal.

Tabela	Código	Valor	Porte	Custo operacional	Número de auxiliares	Porte anestésico
SUS	04.09.07.028-9	R$ 428,45[a]	—	—	—	—
AMB	45.04.011-7	400 CH[b]	—	—	2	2
CBHPM	3.13.02.06-8	R$ 2429,32[c]	8A	—	2	3

capítulo 18

CORREÇÃO DE FÍSTULAS GINECOLÓGICAS

I INTRODUÇÃO

Fístulas são trajetos anormais entre dois órgãos. Neste capítulo, discutiremos as fístulas entre a bexiga e a vagina e entre o reto e a vagina, que são as mais comumente observadas em Ginecologia.

A correção da fístula retovaginal pode ser realizada por via anal ou vaginal. Em Ginecologia, damos preferência pela correção vaginal. Fístulas retovaginais com orifício próximo ao introito podem ser corrigidas por incisão perineal. Nos casos mais distantes do introito, utiliza-se a incisão na parede vaginal posterior.

A correção da fístula vesicovaginal, por sua vez, pode ser por acesso abdominal ou vaginal. A via abdominal é particularmente indicada quando a fístula é alta, ou seja, quando está acima da barra interuretérica, e a via vaginal é preferida quando a fístula localiza-se abaixo da barra interuretérica.

TÉCNICAS CIRÚRGICAS

Fístula retovaginal – correção por via vaginal

1. A paciente é colocada em posição ginecológica, com as coxas hiperfletidas sobre o abdome, sob anestesia regional ou geral. Realiza-se antissepsia e assepsia, e colocam-se campos estéreis.
2. Realiza-se o exame vaginal e proctológico para localização da fístula (Figuras 18.1-1 e 18.2-1).
3. Em fístulas de pequeno diâmetro, pode-se inserir uma sonda 6 Fr pelo orifício fistuloso vaginal e observar sua exteriorização pelo reto (Figura 18.1-2).

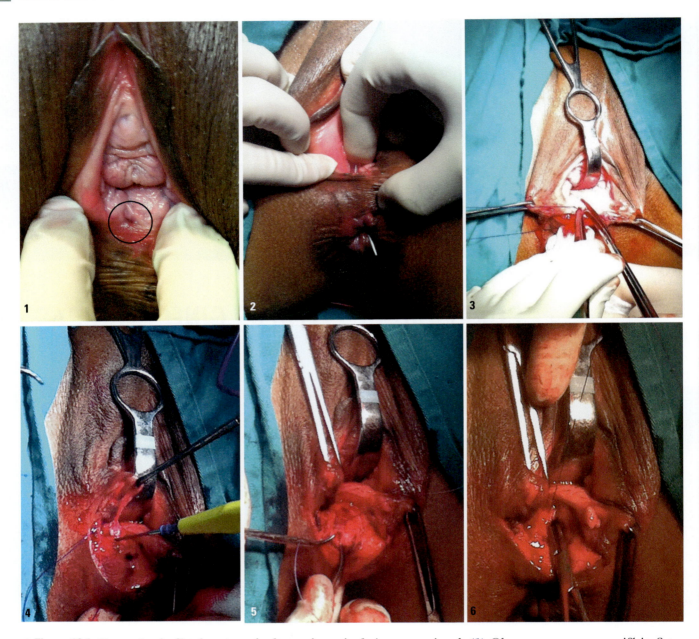

▲**Figura 18.1 Correção de fístula retovaginal por via vaginal**. Acesso perineal. **(1)** Observa-se pequeno orifício fistuloso entre a parede vaginal posterior e o reto, marcado com o círculo. **(2)** Foi passado um tubo plástico pelo orifício vaginal da fístula, que se exterioriza pelo ânus. **(3)** Como a fístula é próxima ao introito vaginal, a incisão é feita no sentido transverso na fúrcula vaginal. As pinças Allis tracionam as bordas da incisão, feita com tesoura no sentido longitudinal da mucosa vaginal até o orifício da fístula. **(4)** A mucosa vaginal é separada da parede retal por meio de dissecção cortante. O cirurgião eleva o trajeto da fístula com o dedo inserido no canal anal. **(5)** Mantendo o dedo no canal anal, passa-se ponto simples no ângulo superior da borda da fístula, envolvendo a camada submucosa e parte da camada muscular do reto. São dados tantos pontos quantos necessários para o fechamento sem tensão do orifício retal. **(6)** Após a primeira camada de sutura da fístula, inicia-se a segunda camada envolvendo a camada seromuscular do reto. A pinça Kelly está inserida entre as duas linhas de sutura para evidenciar o ponto. Finalizada a sutura, faz-se o fechamento da mucosa vaginal e do corpo perineal, seguindo os passos da perineoplastia tradicional.

CORREÇÃO DE FÍSTULAS GINECOLÓGICAS

4. Nas fístulas maiores, o cirurgião pode inserir um dedo pelo orifício no reto e elevar o local da fístula, para facilitar sua visibilização e dissecção (Figura 18.2-2).

5. A incisão depende da localização da fístula. É necessário que a incisão realizada permita separar adequadamente a parede posterior da vagina da parede anterior do reto.

6. Se a fístula for próxima ao introito vaginal, a incisão pode ser realizada na fúrcula vaginal e no corpo perineal (Figuras 18.1-1 a 18.1-6).

7. Se a fístula for mais distante do introito vaginal, a incisão poderá ser feita na própria parede vaginal, ao redor do orifício fistuloso (Figuras 18.2-1 a 18.2-10).

8. A parede vaginal posterior deve ser afastada da parede retal anterior por meio de dissecção com tesoura. Prepara-se um retalho de mucosa facilmente mobilizado que possa recobrir a sutura da fístula na parede retal (Figuras 18.1-3, 18.1-4, 18.2-3 e 18.2-4). A introdução do dedo do cirurgião no reto, elevando o local da fístula, auxilia a dissecção entre os tecidos.

9. As bordas do orifício da fístula são reavivadas, até que tecido vascularizado e sadio seja identificado.

10. A lesão retal deve ser suturada com pontos simples separados com fio absorvível 3-0 (poliglactina), envolvendo a submucosa e parte da camada muscular do reto. É aconselhável não envolver a mucosa retal nessa linha de sutura. Sempre que possível, a incisão é realizada no sentido transversal, evitando a constrição do reto. Os pontos não devem ser excessivamente apertados (Figuras 18.1-5, 18.2-5, 18.2-6 e 18.2-7).

11. A seguir, é feita uma segunda linha de sutura com pontos simples e fio absorvível 3-0, envolvendo a camada muscular e a serosa do reto, invertendo a primeira linha de sutura em direção à luz do reto, sem adentrá-la (Figuras 18.1-6, 18.2-8 e 18.2-9).

12. Se houver tecido disponível, pode-se realizar uma terceira linha de sutura, similar às duas primeiras, envolvendo a fáscia pré-retal.

13. A parede vaginal é, então, suturada do mesmo modo, com pontos separados e fio poliglactina 2-0 ou 3-0. A linha de sutura vaginal pode ser feita no sentido longitudinal, evitando sobreposição da linha de sutura retal (Figura 18.2-10).

14. Se a incisão inicial for perineal, é necessária a realização de perineorrafia (ver Capítulo 36 | Perineoplastia).

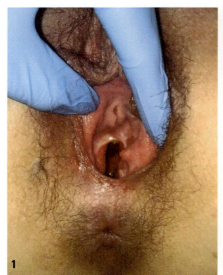 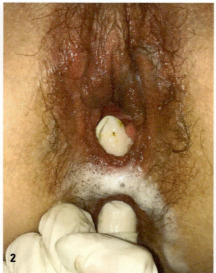 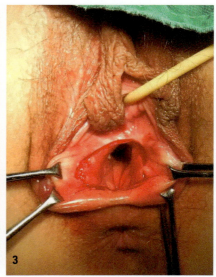

▲ **Figura 18.2 Correção de fístula retovaginal por via vaginal. Acesso vaginal.** (1) Observa-se grande orifício fistuloso entre a parede vaginal posterior e o reto. (2) O examinador insere o dedo no canal anal, identificando o trajeto fistuloso até a parede vaginal posterior. (3) As pinças Allis tracionam os ângulos da fúrcula vaginal bilateralmente, e é realizada incisão circular na mucosa vaginal ao redor do orifício fistuloso. *(Continua)* ▶

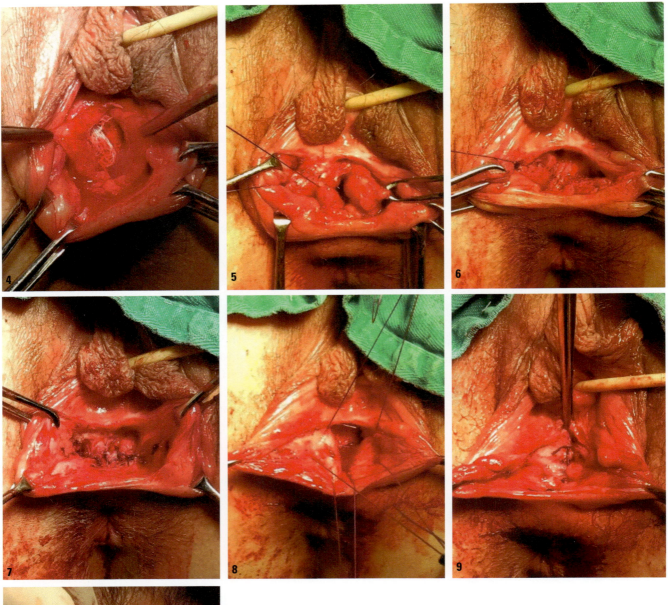
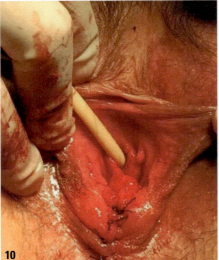

▲ **Figura 18.2** Correção de fístula retovaginal por via vaginal. Acesso vaginal. (*Continuação*) **(4)** As pinças Kelly tracionam as bordas do reto e as pinças Allis tracionam as bordas da mucosa vaginal. Observam-se as bordas reavivadas e a presença de gaze, colocada pelo canal anal. **(5)** Foi passado um ponto de poliglactina 3-0 no ângulo direito da fístula, envolvendo a parede retal. O ponto transfixou a camada submucosa e muscular do reto, evitando a mucosa retal. **(6)** Outro ponto foi passado no ângulo esquerdo da fístula e ambos os fios foram reparados. **(7)** Observa-se a linha de sutura no sentido transversal, composta de pontos simples com espaçamento regular de cerca de 0,5 cm entre si. **(8)** Início da segunda linha de sutura, envolvendo a camada seromuscular do reto, no sentido longitudinal. **(9)** Aspecto final da segunda camada de pontos. **(10)** Aspecto final do fechamento da parede vaginal, mostrando a sutura com pontos simples de poliglactina 2-0 no sentido longitudinal na mucosa vaginal.

Fístula retovaginal - correção por via transanal

1. Insere-se o anuscópio para identificação da fístula.
2. Infiltra-se solução de lidocaína com vasoconstritor 2% (20 mL) em 100 mL de soro fisiológico ou água destilada na mucosa anorretal para facilitar a dissecção.
3. Incisa-se a e disseca-se a mucosa retal ao redor do orifício fistuloso.
4. Cria-se um retalho da parede retal de base ampla, que é tracionado sobre o orifício fistuloso (avanço distal de retalho).
5. Esse retalho é fixado na parede retal com pontos separados de fio de poliglactina 3-0.
6. Não há necessidade de suturar a porção vaginal da fístula.

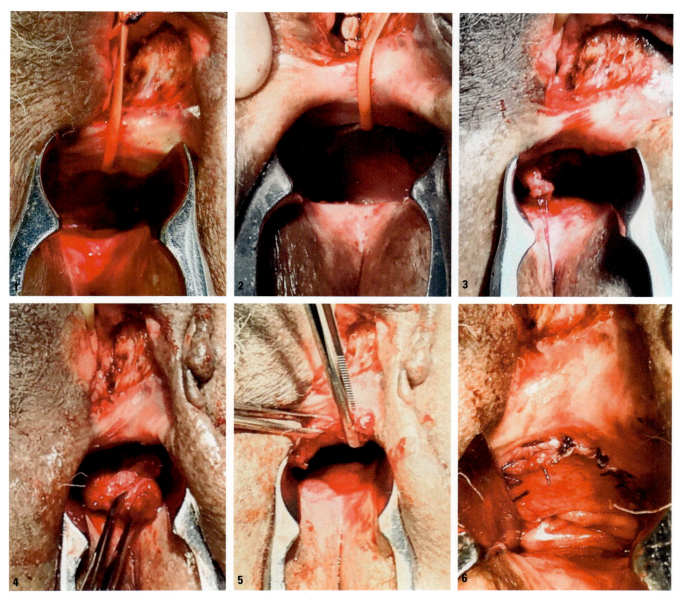

▲Figura 18.3 Correção de fístula retovaginal por via transanal. (1) O anuscópio mostra o orifício fistuloso na parede retal anterior. Observa-se um sedenho passando pelo trajeto da fístula. (2) Incisão da mucosa anorretal ao redor do orifício fistuloso. (3) Foi dissecado um retalho de parede retal e reparado com fios, para ser tracionado e recobrir a fístula. (4) Observa-se o retalho de parede retal finalizado e tracionado com Allis. (5) O retalho foi posicionado sobre a fístula, e verifica-se que a recobre totalmente. (6) Aspecto final da sutura do retalho sobre a fístula.

Fístula vesicovaginal - correção por via abdominal

1. A paciente é colocada em decúbito dorsal horizontal, sob anestesia por bloqueio raquimedular. É inserida sonda vesical, feita antissepsia e assepsia e colocam-se campos estéreis.

2. A incisão abdominal pode ser longitudinal ou transversal suprapúbica até a abertura da cavidade peritoneal. Identifica-se a cúpula vesical, que deve ser apreendida em seus ângulos com pinça Allis delicada (Figura 18.4-1).

3. Inicia-se a incisão da parede vesical no sentido longitudinal, da cúpula em direção ao colo vesical, nas paredes anterior e posterior, abrindo-se a luz da bexiga. Essa incisão pode ser realizada com bisturi e tesoura, ou com eletrocautério na função corte. A hemostasia deve ser feita à medida que se prossegue a incisão (Figuras 18.4-2 a 18.4-4).

4. A incisão é ampliada em direção ao meato uretral nas paredes anterior e posterior, expondo-se amplamente as paredes internas da bexiga. A abertura vesical deve ser suficiente para a identificação dos orifícios ureterais, do meato uretral interno e do orifício fistuloso (Figura 18.4-5).

5. Os meatos ureterais são cateterizados com sonda uretral número 6 Fr ou 8 Fr, assim permanecendo até o fechamento da fístula. A cateterização permite a correta identificação do trajeto intramural dos ureteres, bem como sua relação com a fístula, evitando lesões ureterais (Figuras 18.4-6 a 18.4-10).

6. Em seguida, o orifício fistuloso é cuidadosamente inspecionado. As suas bordas são apreendidas com pinças Allis (Figura 18.4-11).

7. Ressecam-se as bordas vesicais da fístula, expondo-se a parede vaginal subjacente. Desse modo, é possível separar a parede vesical da vaginal, passo importante para o fechamento da fístula (Figura 18.4-12).

8. O fechamento da fístula é feito em camadas separadas. Inicia-se a sutura pela parede vaginal com pontos separados e fio de absorção tardia, como poliglactina 2-0. Os pontos devem ser dados a uma distância de 0,5 cm, com o cuidado de não isquemiar o tecido. Mantêm-se os ângulos da sutura com pontos reparados, para facilitar a exposição da área a ser suturada (Figuras 18.4-13 a 18.4-15).

9. Em casos de fístulas grandes, pode-se sobrepor parte do omento a essa sutura. Desse modo, o omento aumentará a distância entre a sutura da parede vaginal e a sutura da parede vesical. Em seguida, sutura-se a parede da bexiga com fio de absorção tardia 3-0, em sutura contínua simples, englobando a mucosa vesical (Figuras 18.4-16 a 18.4-19).

10. Antes de terminar o fechamento da bexiga, deve-se observar a perviedade dos ureteres. Para isso, retiram-se as sondas que estavam cateterizando ambos os ureteres e observa-se se há jato urinário pelos meatos. Se houver necessidade, pode-se infundir corante como índigo-carmin endovenoso, que tinge a urina de azul e facilita a observação da ejaculação ureteral.

11. Após revisão da hemostasia e da perviedade dos ureteres, prossegue-se com o fechamento da parede vesical. A primeira camada de sutura engloba a mucosa vesical, podendo ser realizada de modo contínuo, ancorado ou não, com fio de absorção tardia 3-0. O mesmo fio é usado no fechamento da porção seromuscular da bexiga, em nova camada de sutura contínua (Figuras 18.4-20 a 18.4-22).

12. Pode-se verificar a integridade do fechamento da bexiga por meio da infusão pela sonda uretral de cerca de 200 mL de solução fisiológica tingida com azul de metileno, observando-se se há vazamento pela sutura realizada. Se houver algum vazamento, deve-se reforçar a sutura no local, com pontos separados com fio de absorção tardia 3-0.

13. Se não houver vazamento, prossegue-se com a contagem e conferência de compressas, gazes e instrumentos e o fechamento da parede abdominal.

CORREÇÃO DE FÍSTULAS GINECOLÓGICAS

ORIENTE-SE ESPACIALMENTE

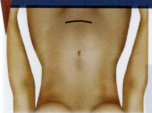

POSIÇÃO DA PACIENTE NAS IMAGENS 18.4-1 A 18.4-22

 FIGURA 18.4 | CORREÇÃO DA FÍSTULA VESICOVAGINAL POR VIA ABDOMINAL

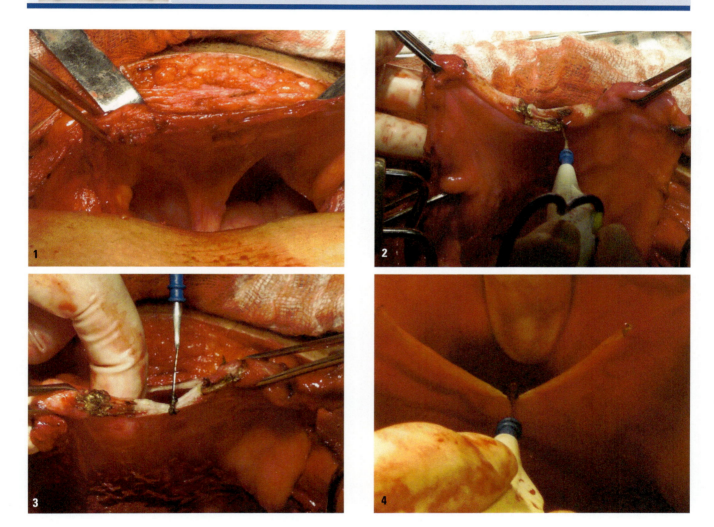

▲**Figura 18.4 Correção de fístula vesicovaginal por via abdominal.** (1) Após abertura da parede abdominal, identifica-se a bexiga. O afastador está na borda inferior da incisão abdominal transversa. Os ângulos da cúpula vesical estão tracionados com Allis. (2) Início da abertura da bexiga por meio de incisão na cúpula vesical com bisturi elétrico. (3) A incisão é ampliada na parede posterior da bexiga. O dedo do cirurgião encontra-se na luz vesical. (4) A incisão é ampliada no sentido longitudinal pela parede posterior da bexiga.

(*Continua*) ▶

CAPÍTULO 18   269

ATLAS DE CIRURGIA GINECOLÓGICA

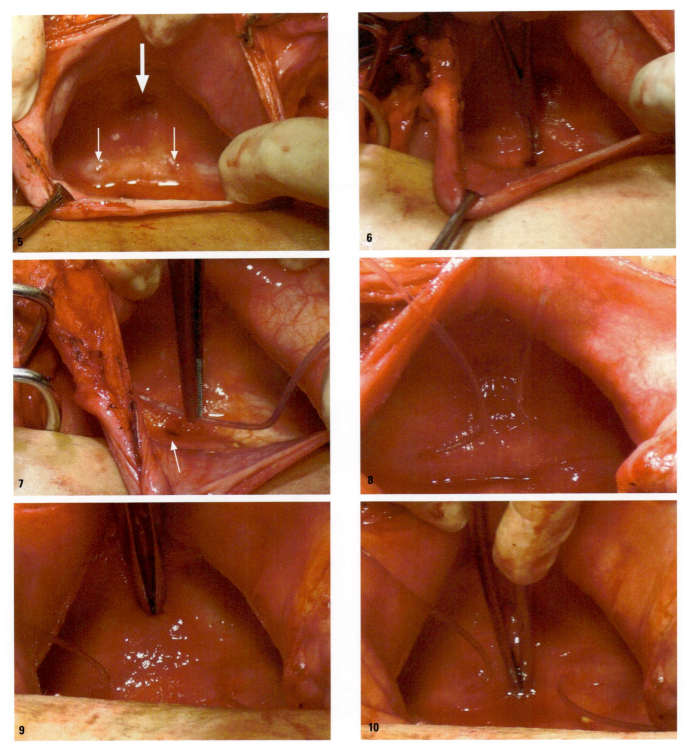

▲Figura 18.4 Correção de fístula vesicovaginal por via abdominal. (*Continuação*) (5) Aspecto interno da bexiga aberta em que se pode observar o meato uretral interno (seta grossa) e os orifícios ureterais (setas finas). (6) A ponta da pinça Kelly entra no orifício fistuloso. (7) Uma sonda uretral tamanho 6 Fr é passada pelo meato ureteral esquerdo com auxílio de uma pinça anatômica. Observa-se o orifício fistuloso (seta) acima da barra interuretérica. (8) Observam-se ambos os ureteres cateterizados. (9) A abertura da bexiga pemite a identificação adequada dos ureteres (cateterizados), bem como do meato uretral interno e da fístula. A pinça foi colocada no meato uretral. (10) A pinça foi colocada na fístula. Observa-se a proximidade entre a fístula e os meatos ureterais. (*Continua*) ▶

CORREÇÃO DE FÍSTULAS GINECOLÓGICAS

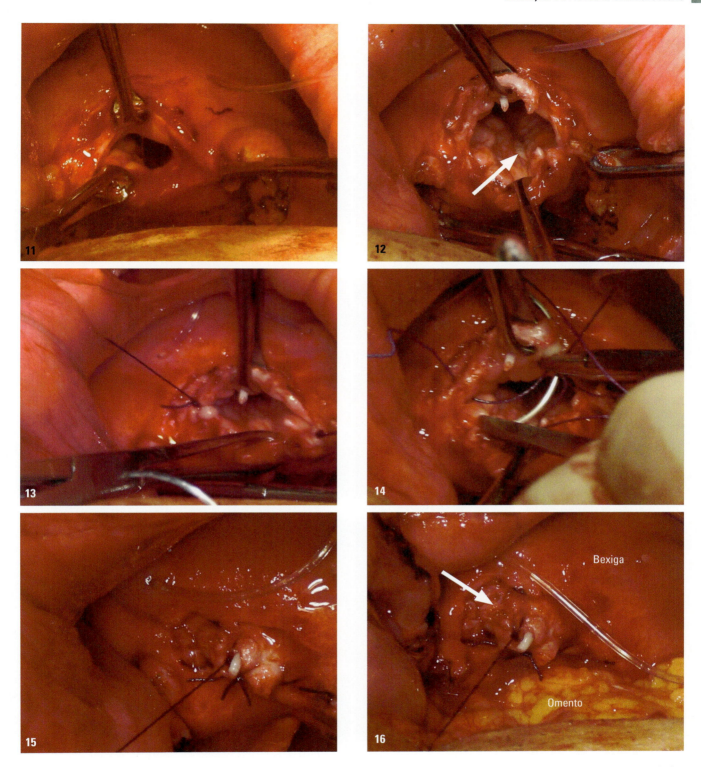

▲ **Figura 18.4** **Correção de fístula vesicovaginal por via abdominal.** (*Continuação*) **(11)** As bordas da fístula estão apreendidas com Allis. Pode-se observar nitidamente o orifício fistuloso. **(12)** A borda vesical da fístula foi ressecada, retirando-se a fibrose para reavivar os tecidos. É possível observar a parede vaginal subjacente, com aspecto mais claro e rugoso (seta). **(13)** A sutura da parede vaginal é feita com pontos separados de fio de absorção tardia 0 ou 2-0. Os ângulos da ferida são reparados. **(14)** Os demais pontos são passados por toda a espessura da parede vaginal, com uma distância aproximada de 0,5 cm entre si. **(15)** Fechamento completo da parede vaginal. Um dos fios é reparado para auxiliar a exposição da cúpula e revisar a hemostasia. **(16)** O omento foi mobilizado para recobrir a sutura da parede vaginal (seta). (*Continua*) ▶

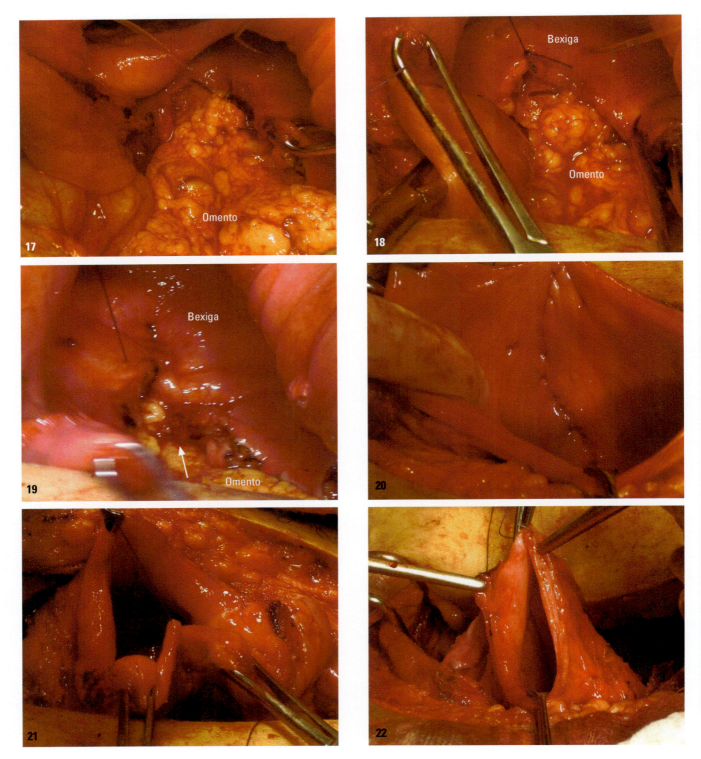

▲**Figura 18.4 Correção de fístula vesicovaginal por via abdominal.** (*Continuação*) **(17)** O omento é posicionado entre a sutura vaginal e a vesical. **(18)** A sutura contínua da bexiga foi iniciada, mantendo o omento subjacente. **(19)** Observa-se a sutura vesical encobrindo o omento. **(20)** A sutura vesical prossegue pela parede posterior da bexiga. **(21)** As pinças Allis seguram as paredes vesicais para terminar o fechamento da bexiga. **(22)** Prossegue-se a sutura da parede vesical até seu fechamento completo. A cirurgia é encerrada com o fechamento da parede abdominal.

Fístula vesicovaginal – correção por via vaginal

1. A paciente é colocada em posição ginecológica e a vagina é exposta com afastadores.
2. Localiza-se o orifício da fístula na parede vaginal, que deve ser cateterizada com sonda de Foley 6 Fr ou 8 Fr. O balão é inflado (Figuras 18.5-1 e 18.5-2).
3. A tração da sonda de Foley permite que o balão insuflado exiba melhor a fístula e auxilia a dissecção da mucosa vaginal (Figura 18.5-3).
4. Realiza-se incisão na mucosa vaginal ao redor do orifício fistuloso, em formato circular (Figuras 18.5-4 e 18.5-5). A bexiga é drenada com sonda de Foley entre 18 e 22 Fr.
5. A seguir, separa-se a mucosa vaginal da parede da bexiga por meio de dissecção com tesoura, mobilizando-se a parede vaginal (Figuras 18.5-6 a 18.5-8). Se o tecido estiver fibrosado, pode ser ressecado para reavivar as bordas. Porém, deve-se evitar ressecção excessiva de mucosa vaginal, pois isso pode gerar tensão na sutura final.
6. O retalho de mucosa vaginal liberado deve ser mobilizado o suficiente para recobrir a fístula, sem tensão (Figura 18.5-9).
7. Inicia-se o fechamento da parede vesical por meio de sutura com pontos separados, invaginando as bordas da lesão, evitando-se transfixar a mucosa vesical. Deve-se usar fio absorvível (poliglactina) 2-0 ou 3-0 e os pontos não devem ter tensão excessiva. A sonda colocada na fístula pode ser retirada ao se iniciar a sutura vesical. Os pontos nos ângulos da fístula serão reparados e utilizados para expor o orifício após a retirada da sonda (Figuras 18.5-10 a 18.5-14).
8. Testa-se a impermeabilidade da sutura por meio de infusão de cerca de 150 a 200 mL de solução fisiológica com corante (azul de metileno) pela sonda uretral, observando-se se há extravasamento pela sutura vesical (Figura 18.5-15).
9. Uma segunda camada de pontos é realizada, invaginando a primeira linha de sutura, nos mesmos moldes da sutura anterior (Figuras 18.5-16 e 18.5-17).
10. A segunda linha de sutura deve ser desviada, a fim de não ocorrer sobreposição dos pontos com a primeira linha de sutura (Figura 18.5-18).
11. Inicia-se a sutura da mucosa vaginal sobre o local da fístula, evitando superposição de suturas, com pontos separados de poliglactina 2-0 ou 3-0. A mucosa vaginal pode ser fechada em "jaquetão", ou seja, a borda da mucosa é fixada na parte interna da borda da mucosa contralateral, em seguida, essa borda é suturada sobre o primeiro ponto (Figuras 18.5-19 a 18.5-21).
12. Faz-se revisão de hemostasia e o procedimento é encerrado.

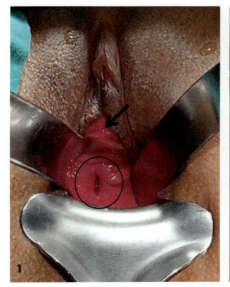 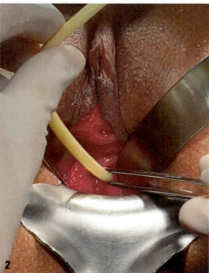 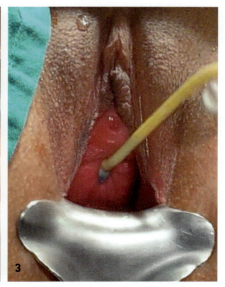

▲ **Figura 18.5 Correção de fístula vesicovaginal por via vaginal. (1)** Nota-se orifício de fístula vesicovaginal na parede vaginal com cerca de 1,5 cm (círculo). A seta mostra o meato uretral. **(2)** O trajeto fistuloso é cateterizado com sonda de Foley 12 Fr. **(3)** O balão da sonda é inflado e a sonda é tracionada levemente, para melhor exposição da fístula.

(*Continua*) ▶

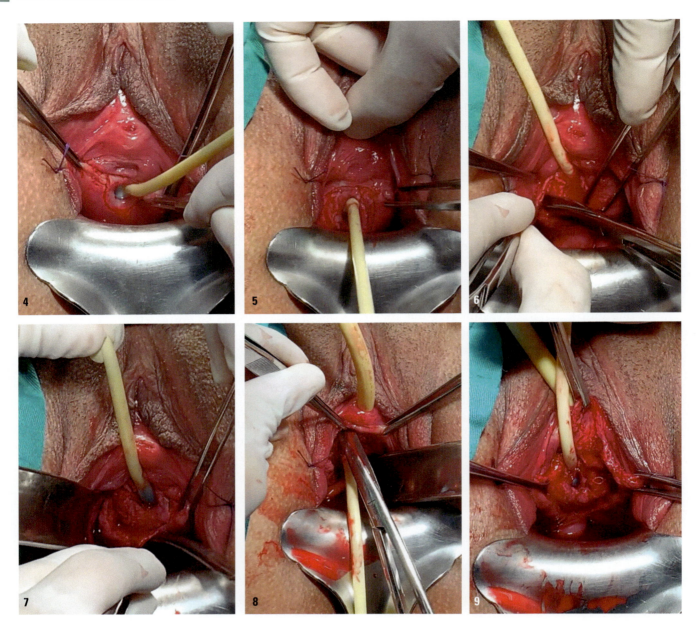

▲Figura 18.5 Correção de fístula vesicovaginal por via vaginal. (*Continuação*) (4) É feita incisão na mucosa vaginal circundando o orifício fistuloso. (5) A incisão circunda todo o orifício da fístula, deixando pequena margem de mucosa vaginal. (6) Com tesoura, a mucosa vaginal é separada da fáscia pré-vesical e da parede vesical ao redor da fístula, lateralmente. (7) As pinças seguram as bordas da parede vaginal e a dissecção continua inferiormente. (8) Para a liberação superior, abaixo da uretra, inseriu-se sonda de Foley 22 pela uretra, facilitando sua identificação, prevenindo assim lesões inadvertidas durante a separação da mucosa vaginal. (9) As pinças Allis seguram as bordas da mucosa vaginal. O cirurgião testa a adequada mobilidade do retalho sobre a fístula e, se necessário, aumenta a dissecção.

(*Continua*) ▶

CORREÇÃO DE FÍSTULAS GINECOLÓGICAS

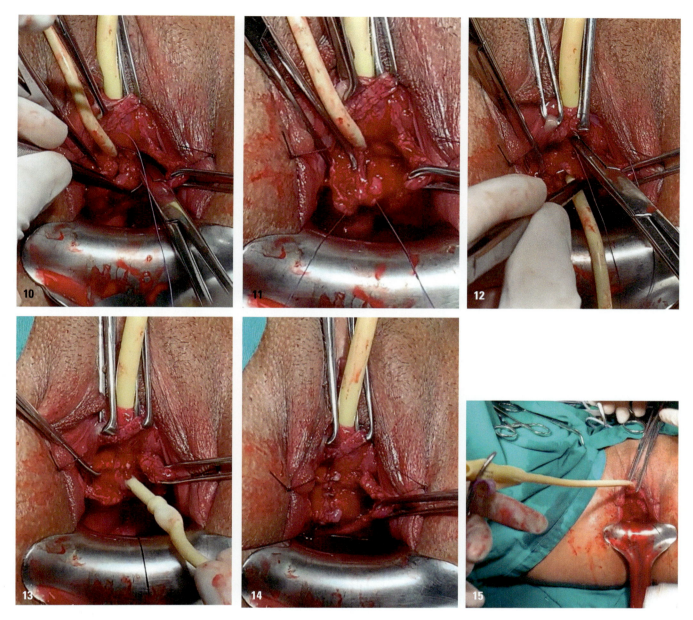

▲Figura 18.5 Correção de fístula vesicovaginal por via vaginal. (*Continuação*) (10) Tracionando-se a sonda da fístula para cima, expõe-se o ângulo inferior do orifício, onde se passa o primeiro ponto da primeira linha de sutura vesical, englobando a parede da bexiga e o pequeno retalho de mucosa vaginal em suas bordas. (11) O ponto foi amarrado e o fio reparado com pinça Kelly. (12) A sonda da fístula é tracionada para baixo, e passa-se outro ponto no ângulo superior do orifício, que também é reparado. (13) Com os dois pontos reparados, retira-se a sonda da fístula. (14) Foram dados pontos separados necessários para o fechamento completo do orifício, sem tensão excessiva. (15) Infundem-se 100 mL de solução fisiológica tingida com azul de metileno pela sonda uretral e observa-se eventual vazamento da solução pela linha de sutura.

(*Continua*) ▶

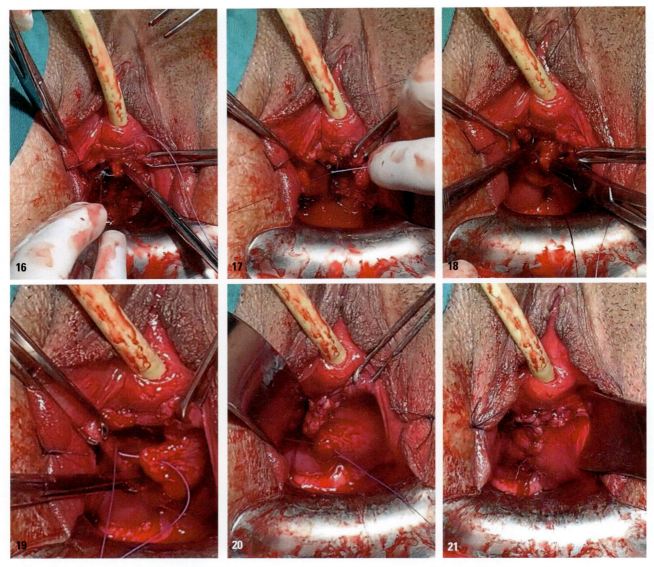

▲ **Figura 18.5** Correção de fístula vesicovaginal por via vaginal. (*Continuação*) **(16)** Não havendo vazamento, prossegue-se com a segunda linha de sutura, com pontos separados. A agulha transfixa a fáscia pré-vesical e camada muscular da bexiga. **(17)** O ponto é amarrado sem tensão. **(18)** A agulha é passada novamente, procurando afastar essa linha de sutura da primeira linha e evitando superposição dos pontos. **(19)** Inicia-se a sutura da mucosa vaginal sobre a fístula evitando superposição de suturas, com pontos separados. A borda da mucosa vaginal à esquerda é transfixada pelo ponto, que, a seguir, é passado na parte interna da borda da mucosa à direita. São feitos vários pontos similares até o fechamento da mucosa. **(20)** A borda livre da mucosa à direita é suturada sobre a mucosa vaginal esquerda e são feitos os pontos necessários para o fechamento vaginal. **(21)** Aspecto da vagina ao final da cirurgia.

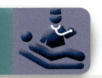

CUIDADOS PÓS-OPERATÓRIOS

A correção de fístula retovaginal requer que a paciente tenha evacuações periódicas de consistência normal no pós-operatório. Orienta-se dieta laxativa, e são prescritos agentes laxativos apenas em pacientes com obstipação importante.

Após a correção das fístulas urogenitais, a paciente é mantida com sonda vesical de três vias, para drenagem e lavagem vesical, se houver muitos coágulos. Assim que a urina estiver clara, troca-se a sonda vesical de três vias por sonda de duas vias número 14 Fr ou 16 Fr, que será mantida aberta por duas semanas. A equipe deve estar atenta durante o período pós-operatório para a adequada drenagem vesical. O débito urinário deve ser monitorado rigorosamente, para diagnóstico precoce de obstrução da sonda por coágulos. A hiperdistensão vesical não diagnosticada pode tensionar as suturas, causando falha cirúrgica.

A paciente deve ser reavaliada após 7, 14 e 30 dias.

MODELO DE DESCRIÇÃO CIRÚRGICA

HOSPITAL
DESCRIÇÃO DE CIRURGIA

DATA

HORÁRIO DE INÍCIO

HORÁRIO DE TÉRMINO

NOME DO PACIENTE...PRONTUÁRIO...

CIRURGIÃO...CRM..
1º auxiliar..CRM..
2º auxiliar..CRM..
3º auxiliar..CRM..
Anestesista..CRM..
Instrumentador...

DIAGNÓSTICO PRÉ-OPERATÓRIO

Fístula retovaginal

CIRURGIA PROPOSTA

Correção de fístula retovaginal por via vaginal

DIAGNÓSTICO PÓS-OPERATÓRIO

O mesmo

DESCRIÇÃO DA CIRURGIA

1. Paciente em posição ginecológica, sob anestesia ....
2. Antissepsia e assepsia com .... e colocação de campos estéreis
3. Passagem de sonda vesical número ......
4. Identificado trajeto fistuloso de 1,5cm na parede vaginal posterior com comunicação com a parede anterior do reto
5. Realizada incisão circular na mucosa vaginal ao redor do orifício.
6. Dissecção romba e cortante separando a parede vaginal da parede retal
7. Reavivadas bordas das paredes retais
8. Passados pontos com fio de poliglactina 2-0 nas bordas retais da fístula, interessando plano submucoso e muscular da parede retal até fechamento do orifício.
9. Realizada segunda linha de sutura envolvendo plano sero muscular da parede retal, invaginando a primeira linha de sutura
10. Revisão da hemostasia
11. Reavivadas bordas de mucosa vaginal e aproximação das mesmas com pontos de poliglactina 2-0.
12. Paciente encaminhada à recuperação pós-operatória

COMENTÁRIOS DOS EDITORES

Em toda correção de fístula é importante observar que o tecido desvitalizado deve ser retirado antes das suturas. A hemostasia deve ser rigorosa, pois hematomas prejudicam a cicatrização. No entanto, é importante evitar a excessiva cauterização para não haver isquemia local. Nenhuma sutura pode ter tensão excessiva, para prevenir isquemia tecidual.

É importante ressaltar que não há necessidade de preparo intestinal antes da correção de fístulas, mesmo para as retovaginais. A derivação intestinal é indicada apenas em casos de fístulas muito extensas, ou que envolvem tecidos muito friáveis ou pouco vascularizados.

A drenagem vesical adequada é fundamental para a cicatrização das fístulas que envolvem o trato urinário baixo. O diagnóstico precoce de obstrução de sonda vesical previne a hiperdistensão da linha de sutura.

INFORMAÇÕES SUPLEMENTARES

As Tabelas 18.1 e 18.2 a seguir mostram os códigos, valores, número de auxiliares e porte anestésico dos procedimentos descritos nesse capítulo, pelo SUS (Sistema Único de Saúde), pela AMB (Associação Médica Brasileira) e pela CBHPM (Classificação Brasileira Hierarquizada de Procedimentos Médicos).

Os valores estão em reais e variam de acordo com a tabela de pagamento. Assim, pelo SUS (a) incluem todos os honorários médicos e todas as despesas hospitalares ou ambulatoriais; pela AMB (b) incluem apenas o valor dos honorários do cirurgião, em número de CH (coeficiente de honorários) e pela CBHPM (c) incluem apenas o valor dos honorários do cirurgião, em reais, de acordo com o porte cirúrgico (valores aferidos em setembro de 2021). Para mais informações sobre como calcular os valores de honorários da equipe cirúrgica, consulte o ANEXO 1

TABELA 18.1 Fístula retovaginal

Tabela	Código	Valor	Porte	Custo operacional	Número de auxiliares	Porte anestésico
SUS	04.09.07.023-8	R$ 339,52[a]	—	—	—	—
AMB	45.04.015-0#	1.100 CH[b]	—	—	2	4
CBHPM	3.13.02.10-6#	R$ 2.959,99[c]	9B	—	1	4

#: código referente a fístulas ginecológicas

TABELA 18.2 Fístula vesicovaginal

Tabela	Código	Valor	Porte	Custo operacional	Número de auxiliares	Porte anestésico
SUS	04.09.07.025-4	R$ 1.142,25[a]	—	—	—	—
AMB	56.05.023-2	800 CH[b]	—	—	2	4
CBHPM	3.11.03.32-4	R$ 3092,66[c]	9C	—	2	4

capítulo 19

HIMENOTOMIA

INTRODUÇÃO

A himenotomia é indicada para meninas com hímen imperfurado. Preferencialmente, deve ser realizada antes da puberdade, caso o diagnóstico tenha sido feito na infância. Quando o diagnóstico é tardio, o hímen imperfurado leva ao acúmulo de sangue menstrual no trato genital, causando hematocolpo, hematometra e hematossalpinge.

TÉCNICA CIRÚRGICA

Himenotomia

1. A paciente deve estar sob anestesia geral ou raquianestesia com sedação. Nos casos de adolescentes, sugere-se que a paciente não esteja acordada. Realiza-se assepsia e, se a anestesia não for por bloqueio locoregional, a sondagem vesical não é necessária.
2. Com bisturi frio ou elétrico, realiza-se incisão longitudinal ou em cruz na porção central do hímen ou em sua porção abaulada, em casos de hematocolpo (Figuras 19.1-1 e 19.1-2).
3. Se houver hematocolpo, assim que o hímen for seccionado, sairá sangue de aspecto achocolatado, que deve ser totalmente drenado. Para tanto, pode-se usar uma pinça Kelly, que deve ser aberta e mantida no orifício criado, ampliando-o e permitindo maior escoamento do sangue coletado (Figuras 19.1-3 a 19.1-5).
4. Após a drenagem, podem ser aplicados 4 a 5 pontos separados com fio absorvível 3-0 ou 4-0, evertendo as bordas do hímen. Talvez não seja necessário dar pontos em pacientes que apresentavam hematocolpo ou hematometra (Figura 19.1-5).

ATLAS DE CIRURGIA GINECOLÓGICA

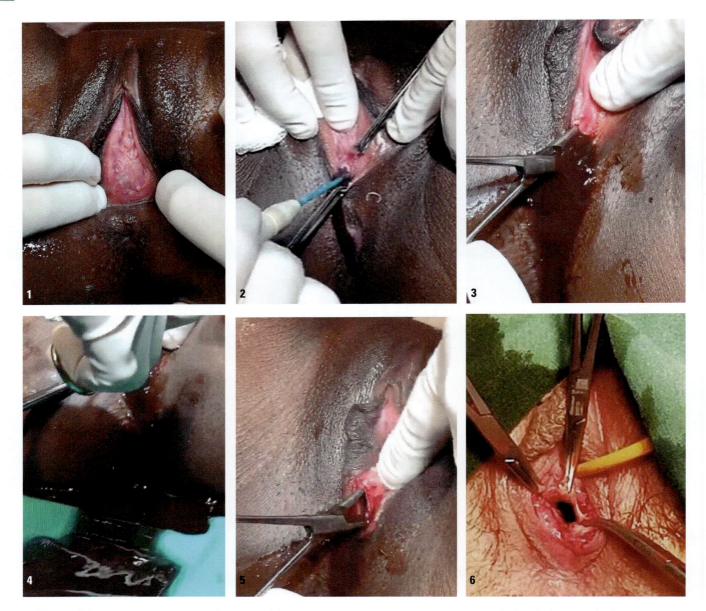

▲ **Figura 19.1 Himenotomia. (1)** Observa-se hímen imperfurado, com a região central abaulada, sugerindo a presença de hematocolpo. **(2)** O bisturi elétrico perfura o centro da membrana himenal. Pode-se observar o sangue de aspecto achocolatado começando a sair pelo orifício criado. **(3)** Este orifício é ampliado com uma pinça Kelly. **(4)** Observa-se grande quantidade de sangue drenada após a abertura do hímen. **(5)** Notam-se as bordas do hímen abertas. **(6)** Observam-se as bordas do hímen evertidas e tracionadas com pinças Kelly numa paciente sem hematocolpo.

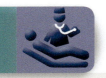 ## CUIDADOS PÓS-OPERATÓRIOS

De modo geral, a recuperação pós-operatória é rápida e com pouca dor. Não é necessário o uso de dilatadores vaginais. Quando há hematocolpo, é recomendável uso de antibioticoterapia no pós-operatório. A paciente pode ter alta assim que acordar e se alimentar.

MODELO DE DESCRIÇÃO CIRÚRGICA

HOSPITAL
DESCRIÇÃO DE CIRURGIA

DATA

HORÁRIO DE INÍCIO

NOME DO PACIENTE...PRONTUÁRIO ....

CIRURGIÃO...CRM...
1º auxiliar..CRM...
2º auxiliar..CRM...
3º auxiliar..CRM...
Anestesista...CRM...
Instrumentador...

DIAGNÓSTICO PRÉ-OPERATÓRIO

Hímen imperfurado com hematocolpo

CIRURGIA PROPOSTA

Himenotomia

DIAGNÓSTICO PÓS-OPERATÓRIO

O mesmo

DESCRIÇÃO DA CIRURGIA

1. Paciente em posição ginecológica, sob anestesia geral.
2. Antissepsia e assepsia realizadas com .... e colocação de campos estéreis.
3. Observa-se hímen abaulado e arroxeado.
4. Incisão com bisturi elétrico no cento da membrana himenal, ampliada com pinça Kelly, permitindo saída de grande quantidade de sangue de aspecto achocolatado.
5. Realizada leve pressão manual para saída do sangue acumulado.
6. Revisão final do orifício na membrana himenal.
7. Paciente encaminhada para recuperação pós-anestésica.

COMENTÁRIOS DOS EDITORES

Apesar de o procedimento ser simples, prefere-se uma anestesia que sede a paciente, já que, habitualmente, são adolescentes muito jovens.

Ressalta-se a importância do exame dos órgãos genitais externos na infância, permitindo o diagnóstico antes da menstruação. Assim, pode-se programar eletivamente a himenotomia, evitando as potenciais complicações da obstrução do fluxo menstrual, como dores pélvicas cíclicas, hematocolpo, hematometra, hematossalpinge e o desenvolvimento de endometriose pélvica.

Salienta-se, contudo, que é correto aguardar a proximidade da menarca, quando há o desenvolvimento adequado dos órgãos genitais.

INFORMAÇÕES SUPLEMENTARES

A Tabela 19.1 a seguir mostra os códigos, valores, número de auxiliares e porte anestésico dos procedimentos descritos nesse capítulo, pelo SUS (Sistema Único de Saúde), pela AMB (Associação Médica Brasileira) e pela CBHPM (Classificação Brasileira Hierarquizada de Procedimentos Médicos).

Os valores estão em reais e variam de acordo com a tabela de pagamento. Assim, pelo SUS (a) incluem todos os honorários médicos e todas as despesas hospitalares ou ambulatoriais; pela AMB (b) incluem apenas o valor dos honorários do cirurgião, em número de CH (coeficiente de honorários) e pela CBHPM (c) incluem apenas o valor dos honorários do cirurgião, em reais, de acordo com o porte cirúrgico. Para mais informações sobre como calcular os valores de honorários da equipe cirúrgica, consulte o ANEXO 1.

TABELA 19.1 Valores para a realização de himenotomia.

Tabela	Código	Valor	Porte	Custo operacional	Número de auxiliares	Porte anestésico
SUS	04.09.07.018-1	R$ 21,68[a]	—	—	—	—
AMB	45.03.008-1	150 CH[b]	—	—	1	1
CBHPM	3.13.02.11-4	R$ 571,95[c]	3B	—	—	1

capítulo 20

NEOVAGINOPLASTIA

INTRODUÇÃO

As anomalias de desenvolvimento do útero e da vagina são decorrentes de falha na diferenciação dos ductos de Müller. A agenesia vaginal é uma das apresentações clínicas das malformações genitais, sendo uma das características da síndrome de Mayer-Rokitansky-Kuster-Hauser (MRKH).

A neovaginoplastia tem o objetivo de criar uma vagina que permita adequada atividade sexual nos casos em que o útero é ausente ou não funcionante. Quando há útero funcionante, a neovagina deverá permitir o adequado escoamento do fluxo menstrual.

TÉCNICA CIRÚRGICA
Neovaginoplastia

1. A anestesia utilizada, geralmente, é a raquianestesia com sedação. Com a paciente em posição ginecológica, realiza-se a assepsia, colocam-se os campos estéreis e passa-se sonda vesical número 14 (Figura 20.1-1).
2. Infiltram-se aproximadamente 40 mL de solução de adrenalina em concentração de 1:20.000 no tecido conjuntivo frouxo entre a uretra e o reto (Figura 20.1-2).
3. A seguir, na linha média do sulco vaginal, é feita incisão longitudinal, com bisturi, medindo aproximadamente 2 cm (Figura 20.1-3).

4. A partir dessa incisão, o cirurgião inicia dissecção romba, com o dedo, no plano retovesical, em sentido cranial até o peritônio (Figura 20.1-4).
5. Nos casos em que há útero, a dissecção romba deve atingir o colo do útero, tentado promover a comunicação do útero com a neovagina.
6. É aconselhável que o cirurgião auxiliar mantenha o dedo indicador no reto, a fim de orientar a dissecção e evitar lesões intestinais.
7. Em alguns casos, é necessário seccionar os músculos bulbocavernosos para aumentar a amplitude vaginal.
8. Ao final da dissecção, cria-se um canal de aproximadamente 8 a 9 cm de comprimento, onde um espéculo vaginal deve ser inserido para confirmar a largura e o comprimento da neovagina. É feita hemostasia rigorosa com eletrocautério (Figura 20.1-5)
9. O revestimento da parede da neovagina é feito com malha de celulose oxidada montada em molde cilíndrico maleável de silicone ou de espuma, ou ainda em molde confeccionado com luva cirúrgica preenchida com gaze, com dimensões de cerca de 9 cm de comprimento por 3 cm de diâmetro. As malhas de celulose oxidada são suturadas ao redor do molde com fio de absorção tardia 2-0 (Figuras 20.1-6 a 20.1-9).
10. A prótese revestida é cuidadosamente inserida no canal vaginal (Figura 20.1-10).
11. O introito vaginal é fechado por aproximação dos grandes lábios, com três ou mais pontos de fio de poligalactina 0, para evitar que o molde se movimente ou se exteriorize (Figura 20.1-11).

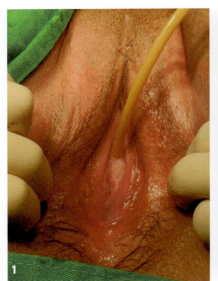 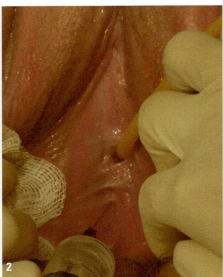 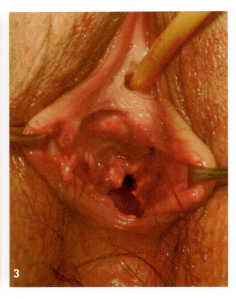

▲ **Figura 20.1 Neovaginoplastia com malha de celulose oxidada.** (1) Aspecto do introito vaginal de paciente com síndrome de Mayer-Rokitansky-Kuster-Hauser (MRKH). (2) Infiltração de solução de 40 mL de soro fisiológico com adrenalina em concentração de 1:20.000 no tecido conjuntivo frouxo entre a uretra e o reto. (3) Incisão longitudinal de 2 cm feita no sulco vaginal, na linha média, com bisturi.

(*Continua*) ▶

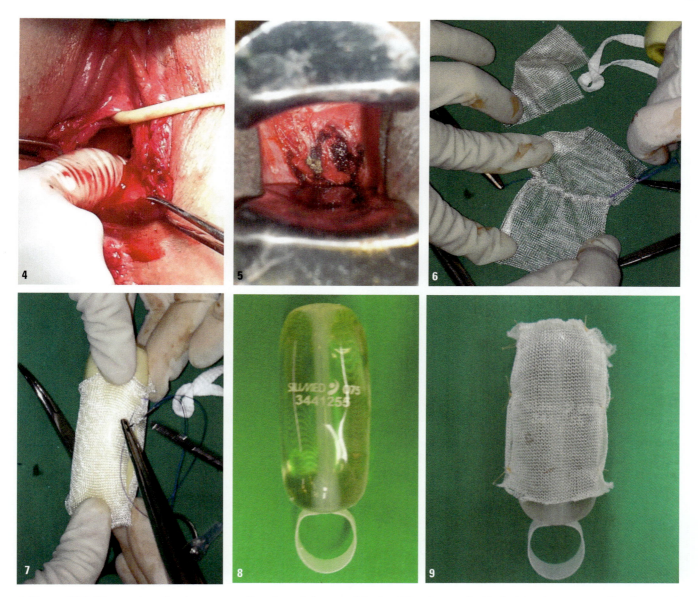

▲Figura 20.1 Neovaginoplastia com malha de celulose oxidada. (*Continuação*) (4) Início da construção do canal vaginal por meio de digitodivulsão do espaço entre a uretra e o reto, em sentido cranial, até se atingir o peritônio ou o colo do útero, se presente. (5) Inserção do espéculo no canal dissecado, o que permite avaliar a adequação do comprimento, da largura e da hemostasia da neovagina. Os pontos escuros indicam os locais em que foi realizada hemostasia com eletrocautério. (6) As malhas de celulose oxidada são suturadas entre si, com fio de absorção tardia 3-0, até terem tamanho suficiente para recobrir o molde de espuma. (7) Em seguida, a malha de celulose oxidada é suturada ao redor do molde de espuma, que fica totalmente recoberto. (8 e 9). Pode ser utilizado molde de silicone maleável, que também deve ser totalmente revestido com a malha de celulose oxidada. (*Continua*) ▶

ATLAS DE CIRURGIA GINECOLÓGICA

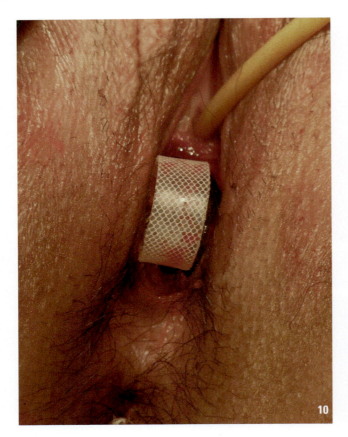 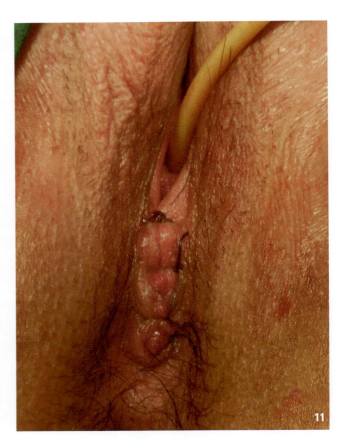

▲ **Figura 20.1** **Neovaginoplastia com malha de celulose oxidada.** (*Continuação*) **(10)** Inserção total do molde no canal vaginal. **(11)** Fechamento do introito vaginal com pontos separados de poliglactina 0, para evitar que o molde se movimente.

 ## CUIDADOS PÓS-OPERATÓRIOS

No pós-operatório, as pacientes devem permanecer em repouso absoluto no leito por 5 dias, para garantir a imobilização do molde vaginal e a adequada absorção do material de revestimento. A sondagem vesical de demora com sonda de Foley 14 e a antibioticoterapia com metronidazol e cefalosporina de 1ª geração devem ser mantidas durante 7 dias, em todos os casos.

A profilaxia de tromboembolismo é feita com meia elástica e aplicação heparina de baixo peso molecular, via subcutânea, 1 vez/dia.

No 5º dia do pós-operatório, os pontos do introito vaginal são abertos, retira-se o molde vaginal e limpa-se o sítio cirúrgico com soro fisiológico a 0,9% instilado dentro da neovagina.

Após receberem orientações sobre a manipulação, a manutenção e a limpeza do molde vaginal com água corrente e sabão, as pacientes podem receber alta hospitalar. O molde vaginal deve ser utilizado em tempo integral, sendo retirado apenas para urinar, defecar e tomar banho.

MODELO DE DESCRIÇÃO CIRÚRGICA

HOSPITAL
DESCRIÇÃO DE CIRURGIA

DATA

HORÁRIO DE INÍCIO

NOME DO PACIENTE...PRONTUÁRIO..

CIRURGIÃO..CRM..
1º auxiliar..CRM..
2º auxiliar..CRM..
3º auxiliar..CRM..
Anestesista...CRM..
Instrumentador...

DIAGNÓSTICO PRÉ-OPERATÓRIO
Agenesia uterovaginal

CIRURGIA PROPOSTA
Neovaginoplastia com malha de celulose oxidada

DIAGNÓSTICO PÓS-OPERATÓRIO
O mesmo

DESCRIÇÃO DA CIRURGIA

1. Paciente em posição ginecológica, sob anestesia....................
2. Antissepsia e assepsia com .... e colocação de campos estéreis.
3. Passagem de sonda vesical de demora número ....
4. Incisão longitudinal de 2 cm no sulco vaginal.
5. Divulsão romba do espaço entre uretra e reto, em direção cranial até atingir o peritônio.
6. Introdução do espéculo vaginal e hemostasia com eletrocautério.
7. Revestimento do molde vaginal com tela de celulose oxidada.
8. Inserção do molde no canal vaginal neoformado e aproximação da vulva com 3 pontos simples de poliglactina 0.
9. Encaminhamento da paciente à recuperação pós-anestésica

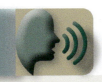

COMENTÁRIOS DOS EDITORES

O cirurgião deve ter cuidado na dissecção do espaço entre a uretra/bexiga e o reto, evitando lesões nessas estruturas. O limite de dissecção é o peritônio, o que propicia um comprimento vaginal entre 6 e 8 cm.

O uso de molde vaginal no pós-operatório é fundamental para a manutenção de um canal pérvio e de tamanho adequado.

INFORMAÇÕES SUPLEMENTARES

A Tabela 20.1 a seguir mostra os códigos, valores, número de auxiliares e porte anestésico dos procedimentos descritos nesse capítulo, pelo SUS (Sistema Único de Saúde), pela AMB (Associação Médica Brasileira) e pela CBHPM (Classificação Brasileira Hierarquizada de Procedimentos Médicos).

Os valores estão em reais e variam de acordo com a tabela de pagamento. Assim, pelo SUS (a) incluem todos os honorários médicos e todas as despesas hospitalares ou ambulatoriais; pela AMB (b) incluem apenas o valor dos honorários do cirurgião, em número de CH (coeficiente de honorários) e pela CBHPM (c) incluem apenas o valor dos honorários do cirurgião, em reais, de acordo com o porte cirúrgico (valores aferidos em setembro de 2021). Para mais informações sobre como calcular os valores de honorários da equipe cirúrgica, consulte o ANEXO 1.

TABELA 20.1 Valores para a realização de neovaginoplastia.

Tabela	Código	Valor	Porte	Custo operacional	Número de auxiliares	Porte anestésico
SUS	04.09.07.011-4	R$ 398,05[a]	—	—	—	—
AMB	45.04.009-5	1300 CH[b]	—	—	2	5
CBHPM	3.13.02.12-2	R$ 3358,00[c]	10B	—	2	6

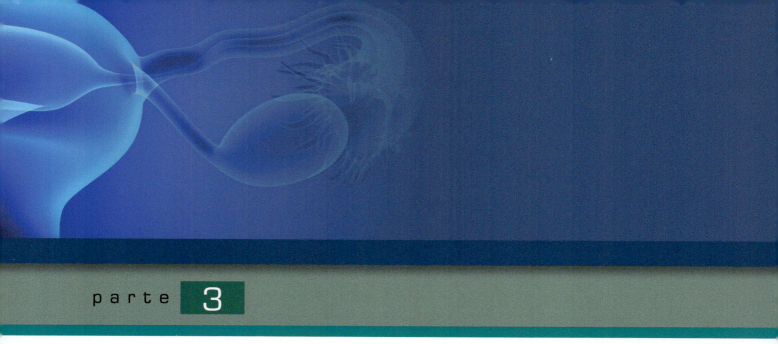

parte 3

ÚTERO

▶	Capítulo 21	Biópsia, exérese ou vaporização de lesões do colo do útero
▶	Capítulo 22	Biópsia de endométrio
▶	Capítulo 23	Dilatação do colo e curetagem uterina
▶	Capítulo 24	Extirpação de pólipo endocervical
▶	Capítulo 25	Histerectomias
▶	Capítulo 26	Histeroscopia
▶	Capítulo 27	Implante de dispositivo intrauterino
▶	Capítulo 28	Miomectomia
	Capítulo 29	Traquelectomia

capítulo 21

BIÓPSIA, EXÉRESE OU VAPORIZAÇÃO DE LESÕES DO COLO DO ÚTERO

I INTRODUÇÃO

Pacientes com alteração da citologia oncótica cervicovaginal ou do aspecto normal do colo do útero necessitam de colposcopia com biópsia dirigida. Dependendo da lesão, pode-se extirpá-la completamente, seja por ressecção, seja por cauterização.

TÉCNICAS CIRÚRGICAS

Biópsia de colo do útero

1. Após a colocação do espéculo vaginal, deve-se limpar as secreções com solução fisiológica e realizar a colposcopia alargada com ácido acético a 3%, a fim de identificar eventuais imagens atípicas, como epitélio acetobranco, mosaico, pontilhado, leucoplasia, vasos atípicos e lesões exofíticas no colo.
2. Uma vez realizada a aplicação da solução de lugol e feita a visibilização cuidadosa do colo do útero (Figura 21.1-1), as áreas não coradas, anteriormente caracterizadas como atipia colposcópica, devem ser biopsiadas com pinça saca bocado, modelo Gaylor-Medina, com diâmetro de 3 a 5 mm.
3. Apreende-se, então, a lesão com a pinça, em movimento rápido de rotação, para a retirada de parte dela (Figura 21.1-1). A biópsia deve atingir a profundidade do estroma, o que é comprovado pela presença de sangramento (Figura 21.1-2). O material é colocado em solução de formaldeído.

4. Se o sangramento se mantiver após 1 min, pode-se aplicar solução hemostática com swab de percloreto férrico ou ácido metacresol sulfônico.

Vaporização a *laser* de CO_2 das neoplasias intraepiteliais de alto grau em colo uterino

A realização da vaporização a *laser* de CO_2 das neoplasias intraepiteliais de alto grau deve obedecer às etapas descritas a seguir:

1. Deve-se realizar colposcopia com ácido acético a 3% e solução de lugol, a fim de delimitar a lesão (Figura 21.2-1). Após configurar o equipamento *laser* de CO_2 na potência de 10 W, em modo contínuo ou pulsado e com o raio desfocalizado, passa-se o feixe sobre toda a lesão, com margem de segurança de 2 a 5 mm.

2. No colo uterino, é necessário passar o feixe de *laser* mais de uma vez sobre o mesmo ponto, para que se atinja e destrua completamente a cripta glandular, na profundidade de 5 a 7 mm. Quando o borbulhamento da cripta cessa, significa que esta foi completamente destruída (Figura 21.2-2).

3. Após a destruição completa da lesão, deve-se embeber algodão em solução fisiológica e friccionar sobre a área tratada, retirando o tecido desnaturado. O estroma fica exposto, mas, após 30 dias, a epitelização é completa (Figura 21.2-3).

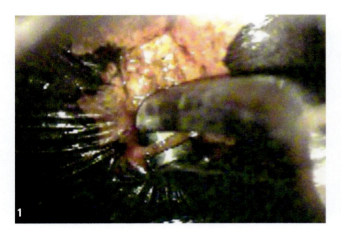
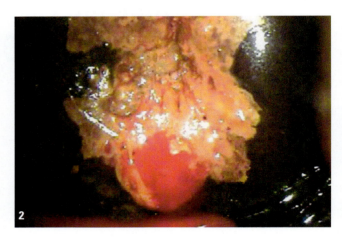

▲ **Figura 21.1 Biópsia de colo do útero.** (1) Observa-se a pinça Gaylor-Medina apreendendo a área da biópsia na posição 6 h do colo do útero. (2) Após a retirada da lesão, é possível ver o sangramento local, indicando que a profundidade do estroma foi atingida.

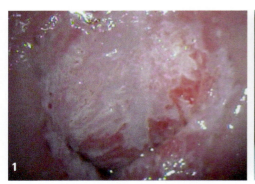
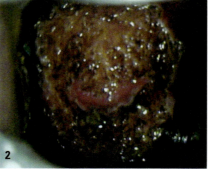
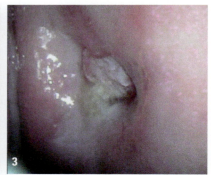

▲ **Figura 21.2 Vaporização de lesão do colo do útero.** (1) Imagem colposcópica mostrando área de epitélio branco no colo do útero. (2) Aspecto colposcópico do colo com solução de lugol imediatamente após a passagem do *laser*. (3) Aspecto do colo do útero 30 dias após o procedimento. Observa-se epitelização completa do colo.

BIÓPSIA, EXÉRESE OU VAPORIZAÇÃO DE LESÕES DO COLO DO ÚTERO

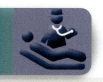

CUIDADOS PÓS-OPERATÓRIOS

Após a vaporização a *laser*, recomenda-se o uso de creme vaginal reepitelizante por 7 noites, como acetato de clostebol ou colagenase. Orienta-se também abstinência sexual por 3 a 4 semanas, com reavaliação em 30 dias.

A biópsia de colo não requer nenhum cuidado pós-operatório específico.

MODELO DE DESCRIÇÃO CIRÚRGICA

HOSPITAL
DESCRIÇÃO DE CIRURGIA

DATA

HORÁRIO DE INÍCIO

NOME DO PACIENTE...PRONTUÁRIO...
CIRURGIÃO..CRM..
1º auxiliar...CRM..
2º auxiliar...CRM..
3º auxiliar...CRM..
Anestesista..CRM..
Instrumentador...

DIAGNÓSTICO PRÉ-OPERATÓRIO

Neoplasia intraepitelial de alto grau de colo do útero

CIRURGIA PROPOSTA

Vaporização a *laser* de CO_2

DIAGNÓSTICO PÓS-OPERATÓRIO

O mesmo

DESCRIÇÃO DA CIRURGIA
1. Realizada colposcopia com os seguintes achados:...
2. Configurado aparelho de *laser* de CO_2 na potência de 10 W.
3. Passagem do feixe de *laser* sobre a lesão com margem de 5 mm. O procedimento foi repetido até se obter adequada vaporização.
4. Limpeza local com soro fisiológico e revisão da hemostasia.
5. Procedimento encerrado.

CAPÍTULO 21

293

ATLAS DE CIRURGIA GINECOLÓGICA

COMENTÁRIOS DOS EDITORES

A colposcopia deve ser feita cuidadosamente, avaliando não somente o colo, como também todas as paredes vaginais.

Muitas vezes, lesões suspeitas pelo exame citológico cervicovaginal estão presentes na vagina, e não no colo uterino.

INFORMAÇÕES SUPLEMENTARES

As Tabelas 21.1 e 21.2 a seguir mostram os códigos, valores, número de auxiliares e porte anestésico dos procedimentos descritos nesse capítulo, pelo SUS (Sistema Único de Saúde), pela AMB (Associação Médica Brasileira) e pela CBHPM (Classificação Brasileira Hierarquizada de Procedimentos Médicos).

Os valores estão em reais e variam de acordo com a tabela de pagamento. Assim, pelo SUS (a) incluem todos os honorários médicos e todas as despesas hospitalares ou ambulatoriais; pela AMB (b) incluem apenas o valor dos honorários do cirurgião, em número de CH (coeficiente de honorários) e pela CBHPM (c) incluem apenas o valor dos honorários do cirurgião, em reais, de acordo com o porte cirúrgico (valores aferidos em setembro de 2021). Para mais informações sobre como calcular os valores de honorários da equipe cirúrgica, consulte o ANEXO 1

TABELA 21.1 Valores para a realização de biópsia de colo uterino.

Tabela	Código	Valor total*	Porte	Custo operacional	Número de auxiliares	Porte anestésico
SUS	02.01.01.066-6	R$ 18,33[a]	—	—	—	—
AMB	45.05.001-5	120 CH[b]	—	—	—	0
CBHPM	3.13.03.02-1	R$ 224,90[c]	2B	—	—	1

TABELA 21.2 Valores para a realização de cauterização de lesões de colo.

Tabela	Código	Valor total*	Porte	Custo operacional	Número de auxiliares	Porte anestésico
SUS	03.09.03.004-8	R$ 11,26[a]	—	—	—	—
AMB	45.02.002-7	100 CH[b]	—	—	—	—
CBHPM	3.13.03.19-6	R$ 224,90[c]	2B	—	—	0

capítulo 22

BIÓPSIA DE ENDOMÉTRIO

INTRODUÇÃO

A biópsia de endométrio pode ser realizada em ambiente ambulatorial, com instrumental de fácil acesso e baixo custo, ou por meio de histeroscopia. As principais finalidades dessa biópsia são verificar efeitos hormonais no endométrio e fazer uma avaliação histopatológica do endométrio espessado.

Neste capítulo, serão descritas as técnicas ambulatoriais de coleta de material endometrial.

TÉCNICA CIRÚRGICA
Biópsia de endométrio

1. Com a paciente em posição ginecológica, insere-se o espéculo vaginal para adequada exposição do colo do útero.
2. Faz-se assepsia vaginal com clorexidina ou iodopovidina.
3. Pinça-se o lábio anterior do colo com pinça Pozzi ou Allis. Anestesia no local do pinçamento, com 1 a 2 mL de lidocaína injetável, é opcional.
3. Insere-se a cureta de Novak pelo colo do útero até atingir a cavidade endometrial. Uma seringa de 20 mL é acoplada à cureta para criar um sistema de vacuoaspiração (Figuras 22.1-1 a 22.1-3). Na ausência de cureta de Novak, pode-se utilizar sonda uretral entre 6 e 10 Fr acoplada à seringa (Figuras 22.1-4 e 22.1-5). Outra opção é a utilização do sistema de aspiração manual intrauterina (AMIU), com sondas números 3, 4 ou 5 (ver Capítulo 23 | Dilatação do Colo e Curetagem Uterina). Embora mais cara, também se pode

usar a pipelle, um dispositivo flexível de polipropileno com diâmetro de 3,1 mm.
4. Passa-se a cureta nas paredes uterinas anterior, posterior e laterais, retirando amostras de tecidos desses locais (Figuras 22.1-2 e 22.1-3).
5. Desacopla-se a seringa da cureta, desfazendo o vácuo, e retira-se a cureta ou a sonda uretral. O material coletado deve ser colocado em solução de formaldeído e enviado para exame anatomopatológico (Figura 22.1-5).
6. Retira-se a pinça do colo do útero e observa-se presença ou não de sangramento ativo. Se houver, compressão local por 3 a 5 min costuma ser suficiente para parar o sangramento. Raramente é necessário realizar cauterização elétrica.

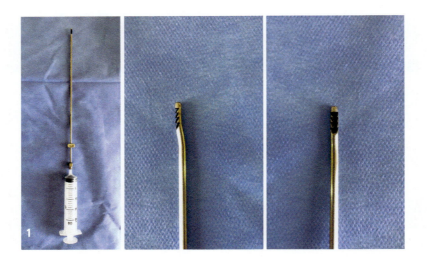

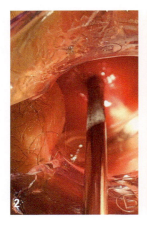 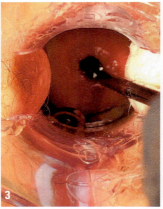 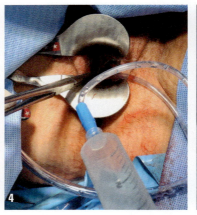 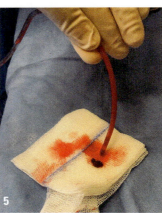

▲ **Figura 22.1 Biópsia de endométrio.** (1) Cureta de Novak acoplada à seringa. Observa-se a extremidade serrilhada nos detalhes. (2) Nesse caso, utilizou-se a cureta de Novak, inserida pelo orifício do colo até o endométrio, com raspagem e aspiração do material. (3) Observa-se a saída da cureta de Novak pelo canal endocervical, retirando o material endometrial. (4) O espéculo vaginal expõe o colo do útero, pinçado com pinça Pozzi. Foi inserida sonda uretral pelo canal endocervical. A sonda foi conectada com uma seringa, que faz aspiração do material endometrial. (5) Observa-se o material aspirado sendo retirado da sonda para ser enviado para exame anatomopatológico.

CUIDADOS PÓS-OPERATÓRIOS

A biópsia endometrial ambulatorial não requer cuidados pós-operatórios especiais nem o uso de antibióticos. Analgésicos são facultativos. A paciente deve ser esclarecida quanto à possibilidade de ocorrer pequeno sangramento vaginal um ou dois dias após o procedimento. No entanto, deve ser orientada a retornar ao serviço em caso de sangramento mais intenso.

MODELO DE DESCRIÇÃO CIRÚRGICA

HOSPITAL
DESCRIÇÃO DE CIRURGIA

DATA

HORÁRIO DE INÍCIO

HORÁRIO DE TÉRMINO

NOME DO PACIENTE...PRONTUÁRIO.................................
CIRURGIÃO...CRM...
1º auxiliar..CRM...
2º auxiliar..CRM...
3º auxiliar..CRM...
Anestesista...CRM...
Instrumentador..

DIAGNÓSTICO PRÉ-OPERATÓRIO
Espessamento do eco endometrial

CIRURGIA PROPOSTA
Biópsia de endométrio

DIAGNÓSTICO PÓS-OPERATÓRIO
O mesmo

DESCRIÇÃO DA CIRURGIA
1. Paciente em posição ginecológica, inserção do espéculo vaginal e assepsia com clorexidine aquoso.
2. Pinçamento do lábio anterior do colo com pinça Allis.
3. Inserção de cureta Novak pelo orifício uterino até atingir a cavidade endometrial.
4. Passagem de cureta nas paredes uterinas.
5. Retirada de instrumental e revisão de hemostasia do colo do útero.
6. Encaminhamento do material para exame anatomopatológico.

COMENTÁRIOS DOS EDITORES

A biópsia ambulatorial de endométrio é um procedimento simples que permite obter amostras teciduais para o diagnóstico de neoplasias de endométrio e para confirmar a fase do ciclo menstrual.

Na presença de espessamento endometrial ou sangramento da pós-menopausa, a biópsia endometrial compatível com câncer de endométrio permite que a paciente seja direcionada mais rapidamente para o tratamento oncológico, evitando a indicação de histeroscopia. Contudo, em casos suspeitos, com biópsia de endométrio com resultado negativo ou insatisfatório, a indicação da histeroscopia permanece.

É importante lembrar que a obtenção de fragmentos de endométrio pode ser realizada por meio de sonda uretral conectada a uma seringa, em vez de cureta metálica. Há também a opção de usar o sistema AMIU ou a pipelle para esse procedimento.

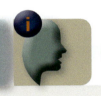

INFORMAÇÕES SUPLEMENTARES

A Tabela 22.1 a seguir mostra os códigos, valores, número de auxiliares e porte anestésico dos procedimentos descritos nesse capítulo, pelo SUS (Sistema Único de Saúde), pela AMB (Associação Médica Brasileira) pela CBHPM (Classificação Brasileira Hierarquizada de Procedimentos Médicos).

Os valores estão em reais e variam de acordo com a tabela de pagamento. Assim, pelo SUS (a) incluem todos os honorários médicos e todas as despesas hospitalares ou ambulatoriais; pela AMB (b) incluem apenas o valor dos honorários do cirurgião, em número de CH (coeficiente de honorários) e pela CBHPM (c) incluem apenas o valor dos honorários do cirurgião, em reais, de acordo com o porte cirúrgico (valores aferidos em setembro de 2021). Para mais informações sobre como calcular os valores de honorários da equipe cirúrgica, consulte o ANEXO 1.

TABELA 22.1 Valores para a realização de biópsia de endométrio.

Tabela	Código	Valor total*	Porte	Custo operacional	Número de auxiliares	Porte anestésico
SUS	02.01.01.015-1	R$ 18,33[a]	—	—	—	—
AMB	45.05.002-3	120 CH[b]	—	—	—	0
CBHPM	3.13.03.03-0	R$ 224,90[c]	2B	—	—	2

capítulo 23

DILATAÇÃO DO COLO E CURETAGEM UTERINA

I

INTRODUÇÃO

A dilatação do colo do útero com velas é parte dos procedimentos que acessam a cavidade endometrial, como a curetagem ou a histeroscopia cirúrgica. Nesse capítulo serão descritas as técnicas de dilatação do colo e curetagem uterina e aspiração manual intrauterina, em Ginecologia.

TÉCNICAS CIRÚRGICAS

Dilatação do colo e curetagem uterina

1. Com a paciente em posição ginecológica, realiza-se assepsia e antissepsia e colocação de campos estéreis. Deve-se esvaziar a bexiga e fazer toque vaginal para identificar o tamanho e a posição do útero.
2. O colo do útero é exposto por meio do uso de válvulas ou de espéculo vaginal e pinçado em seu lábio anterior com pinça Pozzi ou Museus. A tração do colo durante todo o procedimento faz com que a curvatura uterina diminua, facilitando a introdução dos instrumentos pelo canal cervical (Figura 23.1-1).
3. Realiza-se a histerometria inicial, introduzindo-se suavemente o histerômetro pelo colo, de modo que sua curvatura coincida com a curvatura uterina (Figura 23.1-1).

4. Insere-se uma vela de Hegar pelo orifício externo do colo, utilizando-se o dedo indicador como apoio para evitar a entrada brusca na cavidade uterina. O diâmetro dessa vela deve ser suficiente para atingir a cavidade endometrial. Caso a vela não passe pelo canal endocervical, tenta-se novamente com um número menor (Figura 23.1-2).

5. Após alguns segundos, o auxiliar retira essa vela e o cirurgião insere a vela seguinte, repetindo essa manobra progressivamente até que se consiga inserir a vela com diâmetro suficente para passagem do instrumento a ser utilizado, como cureta, AMIU ou histeroscópio (Figuras 23.1-3 e 23.1-4).

6. Nesse momento, insere-se lentamente uma cureta, fenestrada ou não, pelo canal cervical até atingir o fundo uterino. O diâmetro da cureta deve ser escolhido de acordo com a indicação do procedimento. As maiores são utilizadas nas paredes uterinas e as menores para regiões cornuais e endocérvice (Figura 23.1-5).

7. O cirurgião mantém o colo tracionado enquanto raspa as paredes uterinas do fundo em direção ao colo. A curetagem deve ser sistemática para que todas as paredes sejam raspadas. O material pode ser retirado durante esse procedimento (Figuras 23.1-6 a 23.1-8).

8. O canal endocervical pode ser curetado ao final do procedimento, separando-se o material retirado do corpo e do colo, caso seja necessário diferenciar a origem de eventuais lesões neoplásicas.

9. Retiram-se os instrumentos e observa-se a hemostasia, particularmente do local de apreensão do colo do útero (Figura 23.1-9).

10. O material é enviado para exame anatomopatológico.

Aspiração manual intrauterina (AMIU)

Seguem-se os mesmos passos descritos para a curetagem uterina até o item 5.

1. O aspirador manual é composto por corpo, botões e clip da válvula, cilindro de 60 mL, êmbolo, anel "O", trave de segurança e tubo de silicone (Figura 23.2-1). Também fazem parte do conjunto as cânulas de aspiração fenestradas, com diâmetros que variam de 4 a 12 mm (exceto 11 mm; Figura 23.2-2).

2. Monta-se o aspirador no momento do uso.

3. Coloca-se o anel preto no êmbolo, que é inserido no cilindro em seguida.

4. O êmbolo é posicionado para dentro do cilindro e o anel de segurança com a trave é colocado nos orifícios do cilindro.

5. O corpo é encaixado no cilindro.

6. Os botões da válvula são empurrados para frente e para baixo até ficarem fixos.

7. O êmbolo é puxado pelo cilindro até que seus braços se encaixem na base, criando o vácuo.

8. Conecta-se a cânula ao aspirador com o vácuo já pronto.

9. Insere-se a cânula pelo canal endocervical até atingir o fundo uterino, tracionando-a levemente para não ficar totalmente encostada na parede uterina. O vácuo é liberado pelo pressionamento dos dois botões.

10. Rotaciona-se a cânula 180° para a direita e para a esquerda, em movimento de entrada e saída, aspirando o conteúdo uterino.

11. Ao terminar de aspirar, pressionam-se e empurram-se os botões para fechar a válvula e interromper o vácuo. Depois, desconecta-se a cânula.

DILATAÇÃO DO COLO E CURETAGEM UTERINA

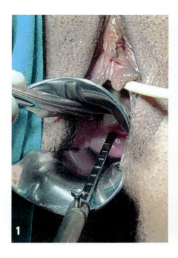
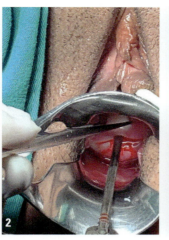
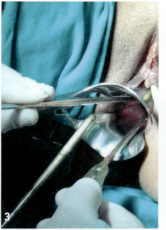
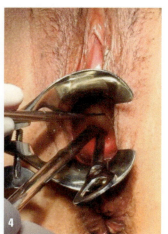
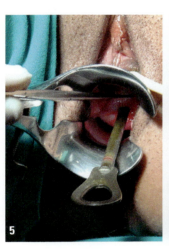
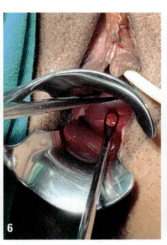
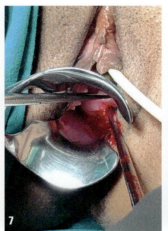
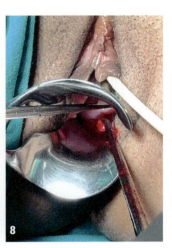
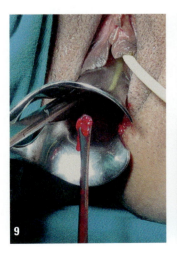
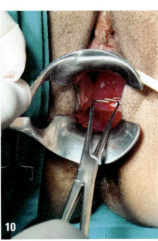

▲ **Figura 23.1 Dilatação do colo do útero e curetagem uterina.** (1) O espéculo expõe o colo do útero, que está pinçado e tracionado com pinça Pozzi. O histerômetro é introduzido para medida da cavidade uterina. (2) Sempre com o colo tracionado, é inserida uma vela de Hegar pelo orifício externo do colo, que progride até o orifício interno. (3) O cirurgião se prepara para inserir a vela seguinte, logo após o auxiliar retirar a primeira vela. (4) Detalhe da troca de velas, em que a mais fina dá lugar à mais grossa. (5) A vela número 7 é inserida dilatando o colo o suficiente para introdução de uma cureta fenestrada. (6) A cureta fenestrada é inserida no orifício do colo. (7) O cirurgião passa a cureta em todas as paredes uterinas. (8) A cureta é retirada, trazendo fragmento de endométrio. (9) Material endometrial na ponta da cureta fenestrada. (10) A pinça Pozzi é retirada e observa-se que não há sangramento do local do pinçamento do colo e o procedimento é encerrado.

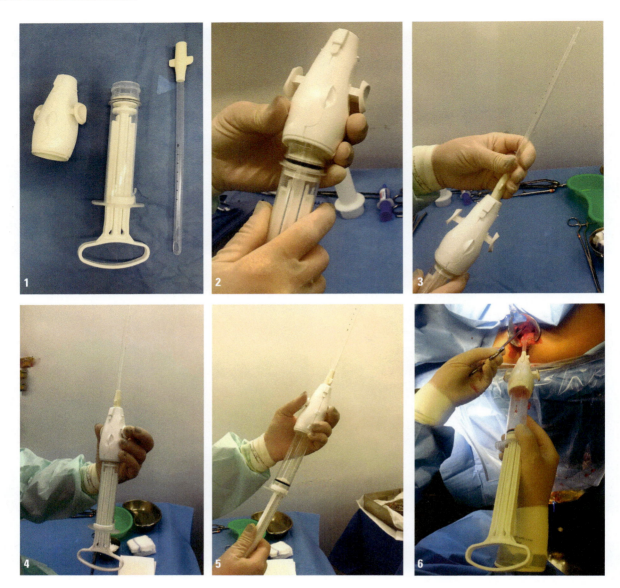

▲ **Figura 23.2 Aspiração manual intrauterina. (1)** Seringa aspiradora, cânula de diâmetro variável e intermediário. **(2)** Faz-se a conexão do intermediário com seringa segurando firmemente o sistema. **(3)** Conecta-se a cânula no intermediário, sempre segurando firmemente o sistema. **(4)** Apertam-se os botões laterais para fechar o sistema. **(5)** Traciona-se o êmbolo da seringa criando vácuo no seu interior e prendem-se as abas de plástico para manter o vácuo formado. **(6)** O espéculo vaginal expõe o colo do útero, pinçado com pinça Pozzi. A cânula é inserida pelo orifício do colo até o fundo uterino, pressionam-se os botões laterais para liberar o vácuo e faz-se a aspiração do material endometrial em todas as paredes uterinas.

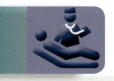

CUIDADOS PÓS-OPERATÓRIOS

A alta pode ser dada logo após a recuperação anestésica e não é necessário suspender as atividades físicas. A paciente deve ser orientada sobre a possibilidade de ocorrer pequeno sangramento durante poucos dias. Caso este seja intenso, deve retornar imediatamente ao serviço.

DILATAÇÃO DO COLO E CURETAGEM UTERINA

MODELO DE DESCRIÇÃO CIRÚRGICA

HOSPITAL
DESCRIÇÃO DE CIRURGIA

DATA

HORÁRIO DE INÍCIO

HORÁRIO DE TÉRMINO

NOME DO PACIENTE...PRONTUÁRIO ....
CIRURGIÃO..CRM...
1º auxiliar..CRM...
2º auxiliar..CRM...
3º auxiliar..CRM...
Anestesista ....CRM...
Instrumentador..

DIAGNÓSTICO PRÉ-OPERATÓRIO
Sangramento pós-menopausa

CIRURGIA PROPOSTA
Curetagem uterina fracionada

DIAGNÓSTICO PÓS-OPERATÓRIO
O mesmo

DESCRIÇÃO DA CIRURGIA
1. Paciente em posição ginecológica, sob anestesia.......................................
2. Antissepsia e assepsia com .... e colocação de campos estéreis.
3. Passagem de sonda vesical número ....
4. Pinçado lábio anterior do colo com pinça Pozzi.
5. Histerometria inicial de 6 cm.
6. Dilatação progressiva do canal endocervical com velas Hegar até número 7.
7. Curetagem das paredes uterinas com saída de moderada quantidade de tecido endometrial.
8. Curetagem do canal endocervical, com saída de escasso material.
9. Retirada da pinça Pozzi e revisão da hemostasia.
10. Encaminhamento da paciente à recuperação pós-anestésica.

CAPÍTULO 23

ATLAS DE CIRURGIA GINECOLÓGICA

COMENTÁRIOS DOS EDITORES

A curetagem uterina é um procedimento adequado para a obtenção de amostras de endométrio e polipectomias na ausência de histeroscopia.

A dilatação do colo do útero deve ser progressiva e suave. A vela deve passar o orifício interno sem ser forçada, a fim de evitar a formação de falso trajeto no colo. Sugere-se colocar gel estéril na ponta das velas.

A posição retrofletida do útero pode dificultar o procedimento, requerendo cuidado especial com movimentos mais lentos. Nesses casos, a tração do colo do útero auxilia sua retificação, diminuindo os riscos de perfuração do istmo.

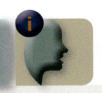

INFORMAÇÕES SUPLEMENTARES

As Tabelas 23.1 a 23.3 a seguir mostram os códigos, valores, número de auxiliares e porte anestésico dos procedimentos descritos nesse capítulo, pelo SUS (Sistema Único de Saúde), pela AMB (Associação Médica Brasileira) e pela CBHPM (Classificação Brasileira Hierarquizada de Procedimentos Médicos).

Os valores estão em reais e variam de acordo com a tabela de pagamento. Assim, pelo SUS (a) incluem todos os honorários médicos e todas as despesas hospitalares ou ambulatoriais; pela AMB (b) incluem apenas o valor dos honorários do cirurgião, em número de CH (coeficiente de honorários) e pela CBHPM (c) incluem apenas o valor dos honorários do cirurgião, em reais, de acordo com o porte cirúrgico (valores aferidos em setembro de 2021). Para mais informações sobre como calcular os valores de honorários da equipe cirúrgica, consulte o ANEXO 1

TABELA 23.1 Valores para a realização de dilatação do colo do útero.

Tabela	Código	Valor total*	Porte	Custo operacional	Número de auxiliares	Porte anestésico
SUS	04.09.06.006-2	R$ 22,62[a]	—	—	—	—
AMB	45.05.004-0	150 CH[b]	—	—	—	1
CBHPM	3.13.03.06-4	R$ 142,90[c]	2A	—	—	1

TABELA 23.2 Valores para a realização de curetagem uterina (com ou sem dilatação do colo).

Tabela	Código	Valor total*	Porte	Custo operacional	Número de auxiliares	Porte anestésico
SUS	04.09.06.004-6	R$ 167,42[a]	—	—	—	—
AMB	45.05.003-1	200 CH[b]	—	—	—	1
CBHPM	3.13.03.05-6	R$ 837,29[c]	4A	—	—	1

TABELA 23.3 Valores para a realização de AMIU.

Tabela	Código	Valor total*	Porte	Custo operacional	Número de auxiliares	Porte anestésico
SUS	04.09.06.007-0	R$ 142,84[a]	—	—	—	—
AMB	—	—	—	—	—	—
CBHPM	3.13.03.01-3	R$ 837,29[c]	4A	—	—	2

capítulo 24

EXTIRPAÇÃO DE PÓLIPO ENDOCERVICAL

I

INTRODUÇÃO

Pólipo endocervical é uma afecção benigna na qual há protusão hiperplásica do epitélio do canal endocervical que se exterioriza pelo orifício externo. É assintomático na maioria das vezes, mas pode causar sangramento irregular ou ao coito. Sua malignização é muito rara, ocorrendo em menos de 1% dos casos. Quando sintomático, deve ser ressecado com auxílio de colposcópio, se possível. Na ausência deste, pode ser retirado sob visão direta.

TÉCNICA CIRÚRGICA

Extirpação de pólipo endocervical

1. O procedimento pode ser realizado em ambiente ambulatorial, dispensando a utilização de anestesia. Insere-se o espéculo vaginal até se obter visibilização do colo e boa exposição do pólipo (Figura 24.1-1).
2. Utiliza-se uma pinça Allis delicada, apreendendo-se a porção mais alta do pólipo no canal endocervical (Figura 24.1-2).
3. Realiza-se a torção da lesão, fazendo movimentos de rotação da pinça até que o pólipo se destaque (Figura 24.1-3).
4. Caso haja sangramento, pode-se colocar solução hemostática de percloreto férrico ou realizar cauterização com bisturi elétrico.

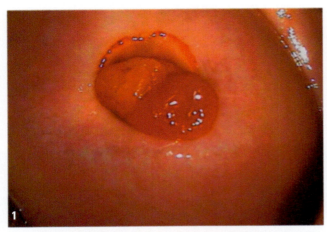
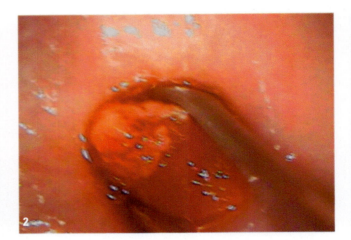
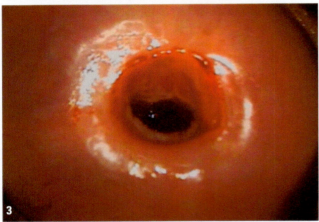

◀ **Figura 24.1 Exerese de pólipo endocervical. (1)** Imagem colposcópica de lesão polipoide avermelhada protuindo pelo canal endocervical. **(2)** Pinça Allis apreendendo a lesão em sua base no interior do canal endocervical. A pinça é, então, rotacionada, torcendo a base do pólipo até que ele se solte. **(3)** Aspecto colposcópico após a remoção do pólipo. Observa-se pequeno hematoma na base da lesão.

CUIDADOS PÓS-OPERATÓRIOS

A paciente deve ser orientada sobre a possibilidade de pequenos sangramentos vaginais por poucos dias. Caso ocorra sangramento vivo, ela deverá retornar ao serviço para ser examinada, podendo ser necessário procedimento hemostático, como eletrocauterização. Além disso, é importante que a paciente retorne para receber o laudo do exame anatomopatológico.

EXTIRPAÇÃO DE PÓLIPO ENDOCERVICAL

MODELO DE DESCRIÇÃO CIRÚRGICA

HOSPITAL
DESCRIÇÃO DE CIRURGIA

DATA

HORÁRIO DE INÍCIO

HORÁRIO DE TÉRMINO

NOME DO PACIENTE...PRONTUÁRIO..
CIRURGIÃO..CRM..
1º auxiliar..CRM..
2º auxiliar..CRM..
3º auxiliar..CRM..
Anestesista ....CRM..
Instrumentador..

DIAGNÓSTICO PRÉ-OPERATÓRIO

Pólipo endocervical

CIRURGIA PROPOSTA

Exérese de pólipo endocervical

DIAGNÓSTICO PÓS-OPERATÓRIO

O mesmo

DESCRIÇÃO DA CIRURGIA

1. Paciente em posição ginecológica, inserção do espéculo vaginal e identificação do pólipo
2. Limpeza do local com solução fisiológica.
3. Apreensão da base do pólipo junto ao orifício do colo.
4. Torção do pedículo até a soltura do pólipo.
5. Revisão de hemostasia com eletrocautério.
6. Encaminhamento do material para exame anatomopatológico.

COMENTÁRIOS DOS EDITORES

A torção do pólipo tem o objetivo de isquemiar o pedículo vascular. Dessa maneira, o pólipo se destaca sem que ocorra sangramento. A torção deve ser realizada lentamente, sem tração simultânea do pólipo, que deve se soltar de forma espontânea. O material deve ser enviado para exame anatomopatológico.

CAPÍTULO 24

INFORMAÇÕES SUPLEMENTARES

A Tabela 24.1 a seguir mostra os códigos, valores, número de auxiliares e porte anestésico dos procedimentos descritos nesse capítulo, pelo SUS (Sistema Único de Saúde), pela AMB (Associação Médica Brasileira) e pela CBHPM (Classificação Brasileira Hierarquizada de Procedimentos Médicos).

Os valores estão em reais e variam de acordo com a tabela de pagamento. Assim, pelo SUS (a) incluem todos os honorários médicos e todas as despesas hospitalares ou ambulatoriais; pela AMB (b) incluem apenas o valor dos honorários do cirurgião, em número de CH (coeficiente de honorários) e pela CBHPM (c) incluem apenas o valor dos honorários do cirurgião, em reais, de acordo com o porte cirúrgico (valores aferidos em setembro de 2021). Para mais informações sobre como calcular os valores de honorários da equipe cirúrgica, consulte o ANEXO 1.

TABELA 24.1 Valores para a realização de exérese de pólipo cervical.

Tabela	Código	Valor total*	Porte	Custo operacional	Número de auxiliares	Porte anestésico
SUS	04.09.06.009-7	R$ 22,62[a]	—	—	—	—
AMB	45.05.005-8	200 CH[b]	—	—	—	1
CBHPM	3.13.03.07-2	R$ 439,28[c]	3A	—	—	1

capítulo 25

HISTERECTOMIAS

INTRODUÇÃO

A retirada do útero é uma das cirurgias ícones do ginecologista. Está indicada para as principais doenças uterinas, como mioma, adenomiose, endometriose, neoplasias uterinas e anexiais, prolapso genital, malformações genitais, entre outras indicações menos comuns.

A histerectomia pode ser realizada por via vaginal, abdominal, laparoscópica ou robótica. Na via abdominal, pode ser total ou subtotal, quando o colo do útero não é retirado.

Nos casos de câncer de colo uterino em estádios com indicação cirúrgica, realiza-se a histerectomia radical, ou cirurgia de Wertheim-Meigs, que inclui a exérese de paramétrios, do terço superior da vagina (Wertheim) e a linfadenectomia pélvica (Meigs).

Neste capítulo serão descritas as principais técnicas de histerectomia abdominal, vaginal e laparoscópica, bem como a histerectomia radical (Wertheim-Meigs).

TÉCNICAS CIRÚRGICAS

Histerectomia total abdominal

1. A paciente é colocada em decúbito dorsal horizontal, sob efeito anestésico. Deve-se sempre realizar toque bimanual para avaliação pélvica. É feita a assepsia abdominal, perineal, embrocação vaginal e sondagem vesical de demora (Foley 12 ou 14 Fr).

2. Após a incisão abdominal adequada ao tamanho do útero, é feita inspeção da cavidade e exposição do útero e anexos. A colocação de afastadores autoestáticos e compressas úmidas para afastar alças intestinais auxilia a exposição do campo cirúrgico.

3. Identificam-se, a cada lado, o ligamento redondo e o pedículo anexial, composto da tuba, mesossalpinge e ligamento útero-ovárico, que são pinçados

bilateralmente com pinças Kocher retas para tração e exposição do útero (Figura 25.1-1).

4. Com pinça Faure, é feito o pinçamento do ligamento redondo próximo ao corpo do útero, seccionando-o com tesoura ou bisturi elétrico entre as pinças Kocher e Faure (Figuras 25.1-2 e 25.1-3).

5. Passa-se um ponto de Te Linde ou em U com fio agulhado de poliglactina 0 na extremidade do ligamento redondo que não sairá com a peça. O mesmo é feito no ligamento redondo contralateral (Figuras 25.1-4 e 25.1-5).

6. Se for indicado remover os ovários, realiza-se o pinçamento proximal e distal, secção e ligadura dos infundíbulos pélvicos, com ponto de fio de poliglactina 0 (Ver Capítulo 32 | Ooforectomia) (Figuras 25.1-6 a 25.1-8).

7. Se os ovários forem preservados, faz-se apenas a salpingectomia (Ver Capítulo 31 | Salpingectomia), mantendo o infundíbulo pélvico e seccionando-se o ligamento útero-ovárico.

8. Incisa-se o folheto anterior do peritônio visceral na reflexão vesicouterina, descolando-o da região ístmica do útero (Figura 25.1-9).

9. A bexiga é separada do istmo, do colo uterino e da parede vaginal com dissecção romba por gaze montada em pinça longa ou com tesoura de Metzenbaum, sendo empurrada com delicadeza (Figuras 25.1-10 a 25.1-12).

10. A seguir, faz-se a abertura do folheto posterior do peritônio visceral, iniciando no ligamento redondo e seguindo até o ponto de inserção dos ligamentos uterossacros.

11. Com a bexiga afastada do útero, secciona-se o ligamento largo até a esqueletização dos vasos uterinos, bilateralmente (Figuras 25.1-13 e 25.1-14).

12. Com pinças Faure é feito o pinçamento dos vasos uterinos, em ângulo reto com o útero, na altura do orifício interno do colo. Uma segunda pinça é colocada junto ao corpo uterino, para evitar refluxo sanguíneo. Os vasos são seccionados com tesoura, bisturi frio ou elétrico e ligados com pontos de Te Linde de fio de poliglactina 0. O mesmo procedimento é realizado no outro lado (Figuras 25.1-15 a 25.1-18).

13. Identificam-se os ligamentos uterossacros, que são pinçados com duas pinças Faure, próximo à sua inserção no útero. É feita a secção com tesoura ou bisturi elétrico e ligadura com pontos de Te Linde, com fio de poliglactina 0. É feito o reparo dos fios para posterior fixação à cúpula vaginal. Algumas vezes os ligamentos uterossacros não são adequadamente visíveis ou são ligados juntamente com os paramétrios laterais.

14. Deve-se confirmar a completa dissecção entre a bexiga e o útero, tocando os dedos indicadores anterior e posteriormente ao colo, para confirmar que está livre (Figura 25.1-19).

15. Prossegue-se com o pinçamento dos paramétrios laterais, rente e em paralelo ao colo uterino, com pinça Faure ou Kocher, reto ou curvo. A extremidade da pinça deve atingir o limite vaginal (Figura 25.1-20).

16. Os paramétrios são seccionados com bisturi frio ou elétrico, seguindo-se a sua ligadura com pontos de Te Linde com fio de poliglactina 0. É feito o reparo dos fios para posterior fixação à cúpula vaginal (Figuras 25.1-21 a 25.1-23).

17. Inicia-se a incisão circular na vagina, medialmente às ligaduras realizadas, seguida da retirada do útero. O pinçamento do colo com pinça Pozzi ou Museaux auxilia na tração e no posicionamento do útero durante a incisão vaginal (Figuras 25.1-24 a 25.1-26).

18. As bordas vaginais são apreendidas com Allis para a sutura da cúpula vaginal com pontos separados (poliglactina 0). Deve-se evitar transfixar a mucosa vaginal nesses pontos, envolvendo apenas a camada muscular (Figuras 25.1-27 a 25.1-30).

19. Os paramétrios laterais são fixados nos ângulos da cúpula vaginal, utilizando-se os fios anteriormente reparados. Os ligamentos uterossacros, quando reparados, são fixados no meio da cúpula vaginal (Figura 25.1-28).

20. É feita revisão meticulosa da hemostasia, podendo-se suturar o peritônio visceral sobre a cúpula, em sutura contínua, com fio de poliglactina 0 ou 2-0.

21. As compressas são retiradas. Faz-se a contagem e conferência de compressas e gazes e prossegue-se com o fechamento da parede abdominal.

HISTERECTOMIAS

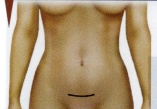

ORIENTE-SE ESPACIALMENTE

POSIÇÃO DA PACIENTE NAS IMAGENS 25.1-1 A 25.1-30

 FIGURA 25.1 | **HISTERECTOMIA TOTAL ABDOMINAL**

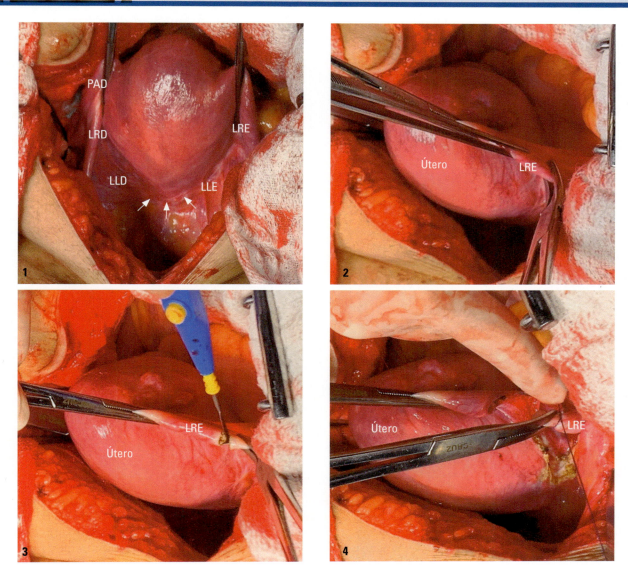

Figura 25.1 Histerectomia total abdominal. (1) Foi realizada incisão longitudinal mediana infraumbilical. Observa-se o afastador autoestático de Gosset expondo o campo cirúrgico e o Farabeuf no ângulo inferior da incisão. Pinças Kocher retas longas apreendem os ligamentos redondos e pedículos anexiais bilateralmente, tracionando o útero. Observam-se o ligamento largo e a reflexão vesical (setas). (2) O ligamento redondo esquerdo é tracionado com pinça anatômica, enquanto é pinçado com Faure. Não há pedículo anexial esquerdo, por ter sido realizada anexectomia prévia nessa paciente. (3) O ligamento redondo esquerdo é seccionado com bisturi elétrico, entre as pinças Kocher e Faure. (4) Ligadura do ligamento redondo seccionado com ponto simples e fio de poliglactina.

PAD (pedículo anexial direito); LRD (ligamento redondo direito); LLD (ligamento largo direito); LLE (ligamento largo esquerdo); LRE (ligamento redondo esquerdo). (*Continua*) ▶

CAPÍTULO 25

ATLAS DE CIRURGIA GINECOLÓGICA

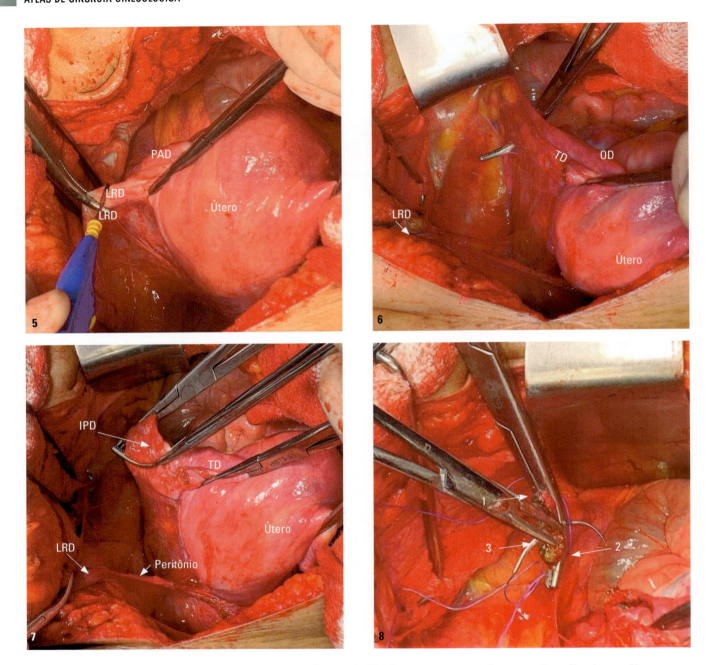

Figura 25.1 **Histerectomia total abdominal.** (*Continuação*) **(5)** O mesmo procedimento é realizado no ligamento redondo direito, com pinçamento e secção. Observa-se o pedículo anexial direito. **(6)** O peritônio visceral anterior foi aberto. O ligamento redondo direito foi seccionado e ligado. A pinça Mixter transfixa o mesossalpinge direito para ligadura do infundíbulo pélvico. **(7)** As pinças Mixter são posicionadas clampeando o infundíbulo pélvico direito, que será seccionado entre elas. **(8)** Uma vez seccionado, realiza-se a ligadura com ponto de Te Linde. As setas mostram a sequência da passagem da agulha para aplicar o ponto de Te Linde. (*Continua*) ▶

PAD (pedículo anexial direito); LRD (ligamento redondo direito); TD (tuba direita); OD (ovário direito).; IPD (infundíbulo pélvico direito

HISTERECTOMIAS

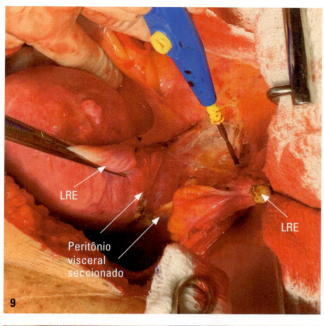
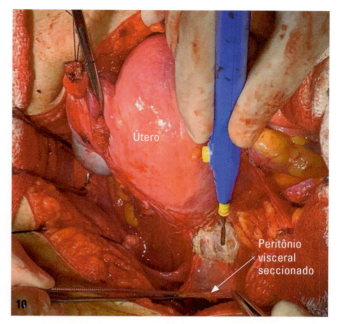
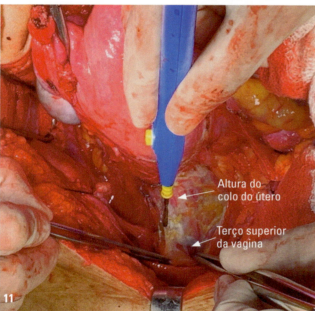
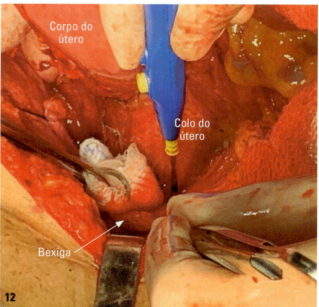

Figura 25.1 Histerectomia total abdominal. (*Continuação*) (9) O ligamento redondo esquerdo foi seccionado e ligado. O folheto anterior do peritônio visceral foi seccionado a partir do ligamento redondo em direção à reflexão vesicouterina, sendo descolado da região ístmica do útero. (10) O peritônio da reflexão vesical está pinçado pelas pinças anatômicas, expondo o tecido conjuntivo frouxo desse local, que será seccionado. (11) A bexiga é afastada até o terço superior da vagina por meio de dissecção cortante e romba. (12) A pinça Collin com gaze ajuda a separar a bexiga do colo do útero. (*Continua*) ▶

LRE (ligamento redondo esquerdo);

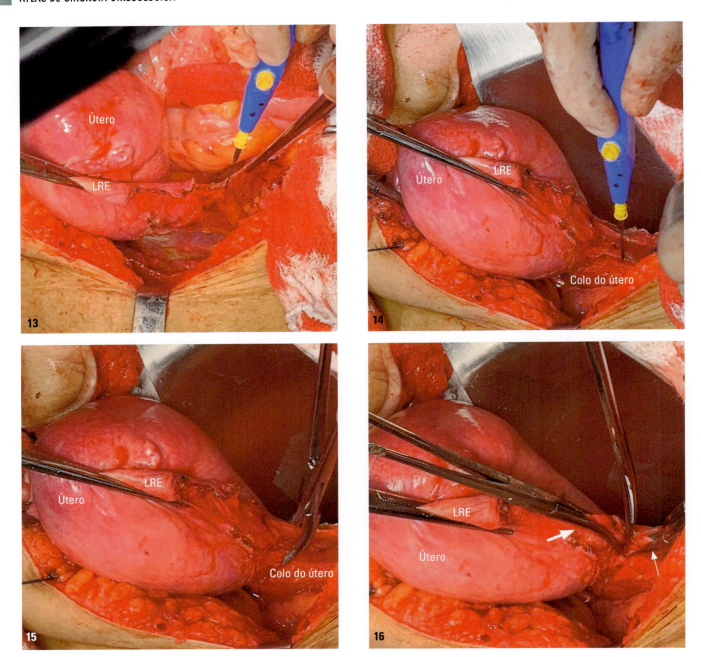

Figura 25.1 Histerectomia total abdominal. (*Continuação*) (13) A pinça anatômica segura o folheto posterior do peritônio visceral, enquanto se faz a incisão com o bisturi elétrico em direção aos ligamentos uterossacros. (14) É feita a secção do ligamento largo para esqueletização dos vasos uterinos esquerdos. (15) O útero foi tracionado para a direita para expor melhor os vasos à esquerda. A pinça Faure está totalmente aberta para apreender todo o tecido vascular. (16) Foi colocada uma pinça Faure em ângulo reto com o colo do útero (seta fina) e outra em paralelo ao corpo do útero (seta grossa). Inicia-se a secção com tesoura entre elas. (*Continua*) ▶

LRE (ligamento redondo esquerdo);

HISTERECTOMIAS

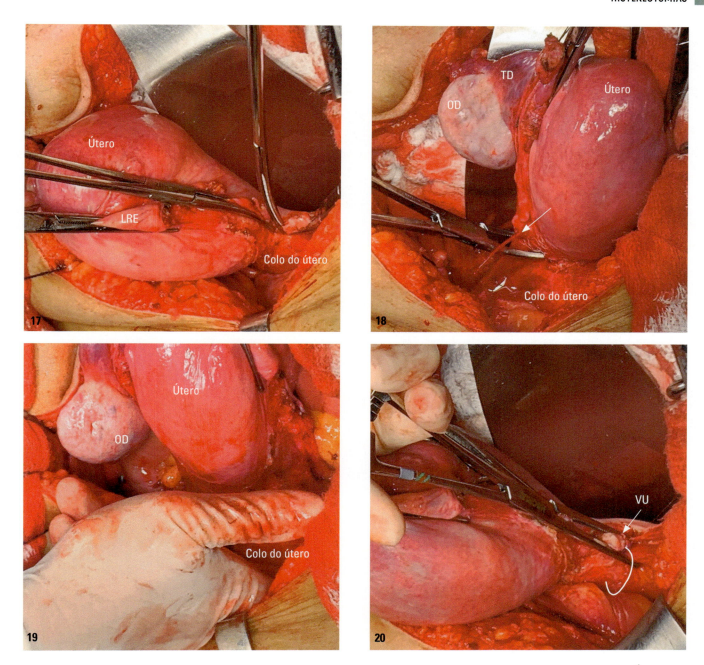

Figura 25.1 Histerectomia total abdominal. (*Continuação*) **(17)** Completa-se a secção dos vasos uterinos. É importante inverter a ponta da tesoura e seccionar o tecido junto ao útero, criando espaço para passagem do ponto de Te Linde. **(18)** O mesmo procedimento é realizado do outro lado. Observa-se o jato de sangue oriundo da artéria uterina direita por lesão inadvertida durante a esqueletização dos vasos (seta). **(19)** O cirurgião coloca um dedo indicador sobre o colo do útero anteriormente e outro posteriormente. Deve sentir o final do colo do útero entre os dedos, confirmando que a bexiga foi totalmente afastada do colo. **(20)** Pinçamento do paramétrio lateral. Observa-se a pinça Kocher reta sendo colocada paralelamente ao colo do útero, apreendendo porção significativa do paramétrio lateral esquerdo. Nota-se que a ligadura dos vasos uterinos fica fora do pinçamento. A ponta da pinça Kocher atinge o limite superior da vagina. A linha mostra o local da transição colo-vagina. (*Continua*) ▶

LRE (ligamento redondo esquerdo); OD (ovário direito); TD (tuba direita); VU (vasos uterinos).

ATLAS DE CIRURGIA GINECOLÓGICA

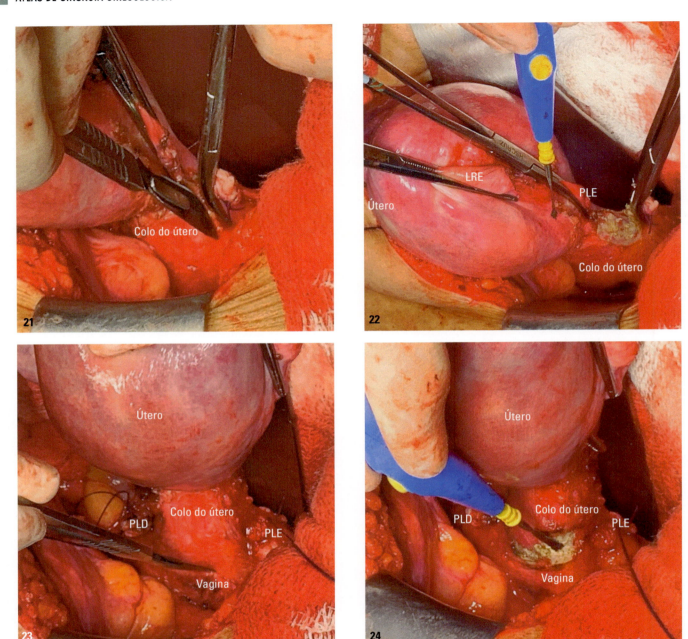

Figura 25.1 Histerectomia total abdominal. (*Continuação*) **(21)** Secciona-se o paramétrio lateral esquerdo com bisturi, entre as pinças. **(22)** Pode ser utilizado o bisturi elétrico para seccionar e cauterizar o tecido. Observa-se a separação completa entre paramétrio e colo. **(23)** Os paramétrios laterais direito e esquerdo foram ligados com pontos de Te Linde e os fios estão reparados bilateralmente. A pinça Kelly indica o nível da transição entre colo e vagina, onde será feita a abertura vaginal. **(24)** A incisão vaginal é feita com bisturi elétrico, até atingir a luz da vagina.
LRE (ligamento redondo esquerdo); PLD (paramétrio lateral direito); PLE (paramétrio lateral esquerdo).

(*Continua*) ▶

HISTERECTOMIAS

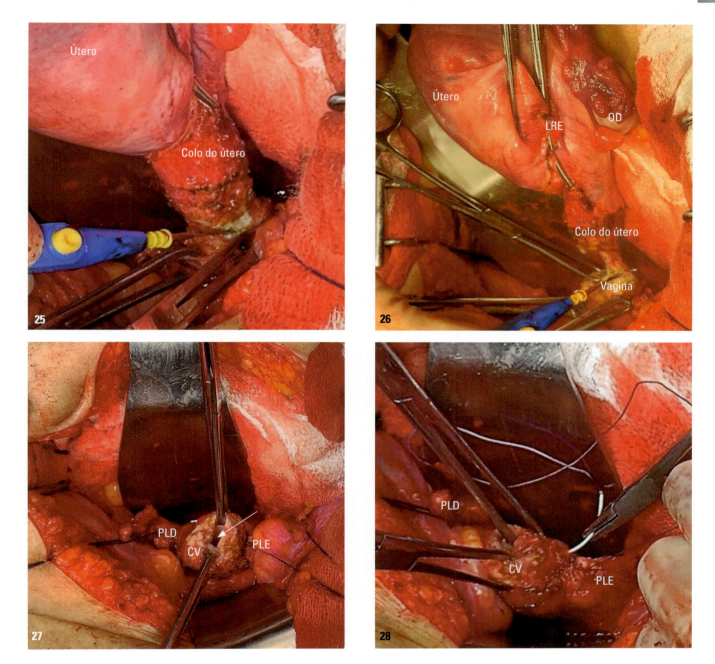

Figura 25.1 Histerectomia total abdominal. (*Continuação*) **(25)** As pinças Allis tracionam as bordas vaginais, enquanto o cirurgião continua a incisão circular ao redor do colo do útero, sempre sob visão direta. **(26)** O útero foi lateralizado para expor e incisar a parede vaginal posterior, finalizando a separação entre colo e vagina. **(27)** As pinças Allis seguram as bordas anterior e posterior da cúpula vaginal. Observa-se a luz vaginal entre as pinças (seta). Os fios reparam os paramétrios laterais bilateralmente. **(28)** O fio que repara o paramétrio lateral esquerdo transfixa o ângulo vaginal esquerdo, fixando o paramétrio e fechando a cúpula vaginal. O mesmo será feito com o paramétrio lateral direito. (*Continua*) ▶

PLD (paramétrio lateral direito); CV (cúpula vaginal); PLE (paramétrio lateral esquerdo); LRE (ligamento redondo esquerdo); OD (ovário direito).

ATLAS DE CIRURGIA GINECOLÓGICA

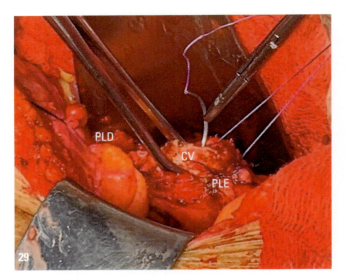 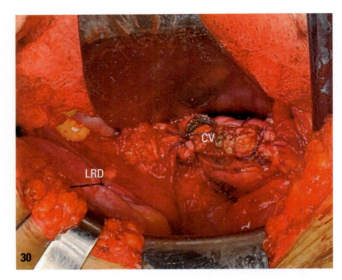

Figura 25.1 **Histerectomia total abdominal.** (*Continuação*) **(29)** É dado ponto de poliglactina 0 no meio da cúpula, para seu fechamento. **(30)** Aspecto final da cúpula após fechamento completo. A peritonização sobre a sutura da cúpula vaginal não é obrigatória. Quando realizada, recomenda-se sutura contínua com fio absorvível como poliglactina 2-0.
PLD (paramétrio lateral direito); LRD (ligamento redondo direito); CV (cúpula vaginal); PLE (paramétrio lateral esquerdo).

Histerectomia Total Laparoscópica

1. A paciente é colocada em posição semiginecológica para laparoscopia, faz-se assepsia e antissepsia, embrocação vaginal e colocação dos campos estéreis. É inserida a sonda vesical 12 ou 14 Fr e o manipulador uterino, preferencialmente com extremidade em formato de copo.
2. Realizam-se a punção umbilical e três acessórias (ver Capítulo 7 | Incisões cirúrgicas em Ginecologia).
3. É feito um inventário completo da cavidade abdominal, incluindo a pelve e o andar superior (Figura 25.2-1).
4. Realiza-se o selamento (cauterização) junto ao útero do ligamento redondo e do pedículo anexial. Desse modo, o anexo é separado do útero e poderá ser retirado no final do procedimento (somente a tuba ou tuba e ovário).
5. Alternativamente, pode-se iniciar o procedimento realizando cauterização do mesossalpinge até a inserção tubária no útero, seguida por cauterização e secção do ligamento redondo e do ligamento útero-ovárico. Desse modo, as tubas são retiradas em bloco com o útero.
6. Se for necessária a remoção dos anexos em bloco com o útero, liga-se o infundíbulo pélvico com dispositivo de energia e secciona-se o mesossalpinge até o útero (ver Capítulos 31 | Salpingectomia e 32 - Ooforectomia), seccionando-se o ligamento redondo em seguida (Figuras 25.2-2 a 25.2-4).
7. Após selamento e secção do ligamento redondo de um lado, abre-se o ligamento largo, incisando-se o peritônio anterior (Figuras 25.2-5 e 25.2-6).
8. Disseca-se o ligamento largo para esqueletização dos vasos uterinos. Realiza-se o selamento e secção dos vasos uterinos, na altura do istmo uterino, bilateralmente (Figuras 25.2-7 a 25.2-9).
9. Prossegue-se a incisão do peritônio anterior, afastando a bexiga do útero (Figuras 25.2-10 e 25.2-11).
10. O mesmo procedimento é realizado do outro lado (Figuras 25.2-12 a 25.2-14).
11. Afasta-se a bexiga do útero por meio de dissecção cortante e/ou romba, com auxílio de gaze, até que ultrapasse a porção da vagina delineada pelo copo do manipulador uterino (Figuras 25.2-15 e 25.2-16).
12. Complementa-se a incisão do peritônio posterior, incluindo o selamento e corte dos ligamentos uterossacros (Figuras 25.2-17 e 25.2-18).

HISTERECTOMIAS

13. Realiza-se colpotomia com alça monopolar em cima do copo do manipulador uterino, circundando a vagina (Figuras 25.2-19 a 25.2-21).
14. O útero solto é tracionado pela vagina por meio do manipulador uterino. Pode ser mantido no canal vaginal para evitar a perda do gás, facilitando a sutura laparoscópica da cúpula vaginal (Figuras 25.2-22 a 25.2-24).
15. Faz-se salpingectomia ou anexectomia, se as tubas e anexos não tiverem sido retirados em bloco com o útero. As peças são extraídas por via vaginal, junto com o útero.
16. A sutura laparoscópica da cúpula é feita continuamente, com fio de poliglactina 0 ou polipropileno 0, envolvendo a parede vaginal, evitando-se transfixar a mucosa (Figuras 25.2-25 a 25.2-28).
17. Alternativamente, a rafia da cúpula vaginal pode ser realizada por via vaginal, com sutura contínua e fio de poliglactina 0.
18. Realiza-se revisão de hemostasia e retirada do gás e dos instrumentais, encerrando o procedimento.

ORIENTE-SE ESPACIALMENTE

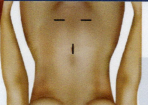

POSIÇÃO DA PACIENTE NAS IMAGENS 25.2-1 A 25.2-28

 FIGURA 25.2 ┆ HISTERECTOMIA TOTAL LAPAROSCÓPICA

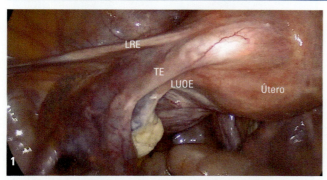
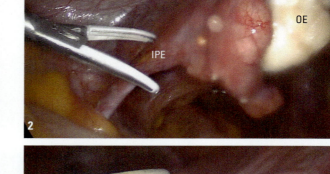
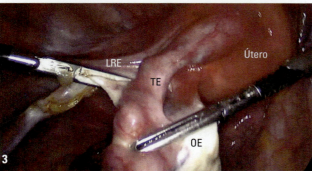
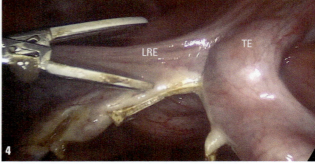

Figura 25.2 Histerectomia total laparoscópica. (**1**) Visão laparoscópica da pelve mostrando útero, ligamento redondo esquerdo, tuba esquerda, infundíbulo pélvico esquerdo, ligamento útero-ovárico esquerdo e ovário esquerdo. (**2**) A pinça está aberta para selamento e secção do ligamento infundíbulo pélvico esquerdo. (**3**) O infundíbulo pélvico foi seccionado e prossegue-se com selamento e corte do mesossalpinge até o útero. A tuba e o ovário esquerdos serão retirados em bloco com o útero. (**4**) A pinça está aberta para realizar o selamento e corte do ligamento redondo esquerdo.

(*Continua*) ▶

LRE (ligamento redondo esquerdo); TE (tuba esquerda); LUOE (ligamento útero-ovárico esquerdo); TE (tuba esquerda); OE (ovário esquerdo); IPE (infundíbulo pélvico esquerdo).

ATLAS DE CIRURGIA GINECOLÓGICA

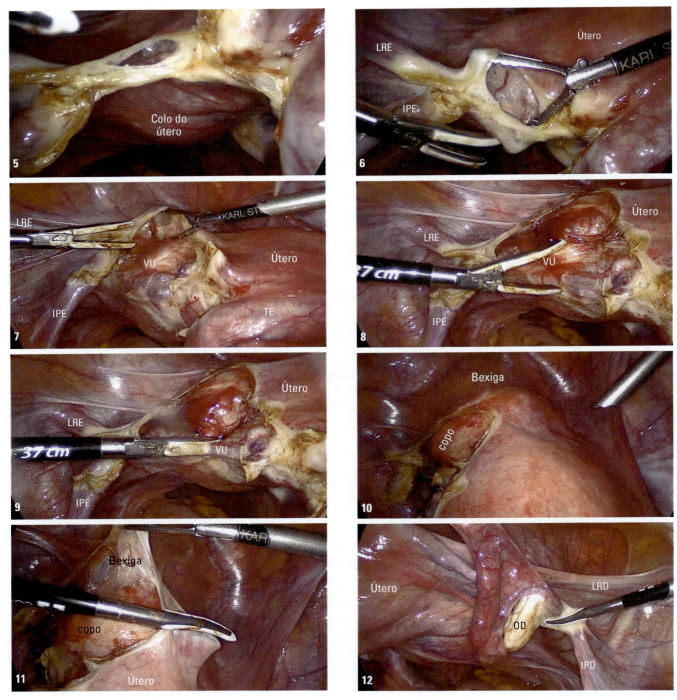

Figura 25.2 Histerectomia total laparoscópica. (*Continuação*) (5) Após o corte do redondo, observa-se a separação dos folhetos do ligamento largo. (6) É feita a dissecção dos folhetos do ligamento largo para esqueletização dos vasos uterinos. (7) A dissecção prossegue abrindo o peritônio anterior para separação da bexiga e melhor exposição dos vasos uterinos. (8) A pinça de energia é colocada perpendicularmente ao istmo para selamento dos vasos uterinos. (9) É feito o selamento e corte dos vasos uterinos com dispositivo de energia. (10) Observa-se a incisão no peritônio anterior sobre o útero. Nota-se o delineamento do fórnice vaginal pelo copo do manipulador uterino. (11) Com auxílio da pinça de apreensão, o peritônio é incisado em direção ao lado direito. (12) Realiza-se o selamento e corte do infundíbulo pélvico direito. (*Continua*) ▶

LRE (ligamento redondo esquerdo); IPE (infundíbulo pélvico esquerdo); TE (tuba esquerda) VU (vasos uterinos; OD (ovário direito); IPD (infundíbulo pélvico direito); LRD (ligamento redondo direito).

HISTERECTOMIAS

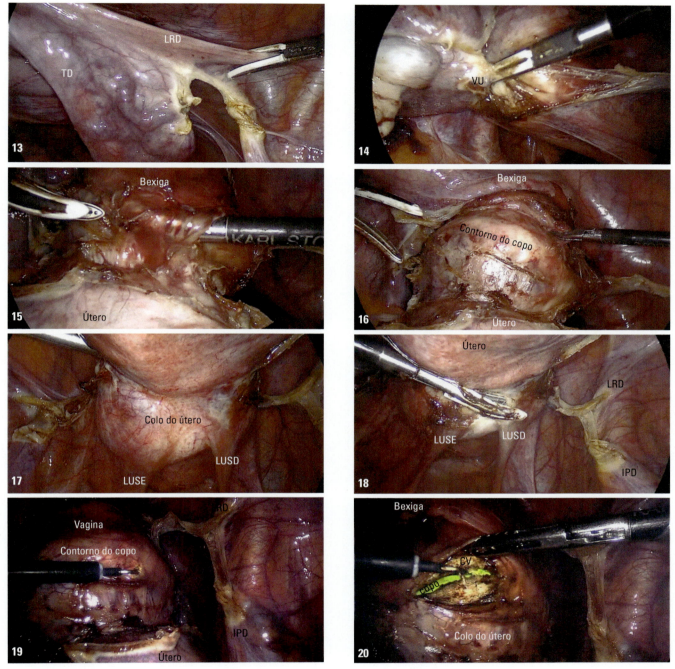

Figura 25.2 Histerectomia total laparoscópica. (*Continuação*) **(13)** A pinça está aberta para selamento e corte do ligamento redondo direito. **(14)** Selamento dos vasos uterinos direitos. **(15)** A pinça da direita é colocada no espaço vesicouterino, para separar a bexiga do útero até abaixo do fórnice vaginal, delineado pelo copo do manipulador uterino. **(16)** Observa-se a bexiga totalmente afastada do útero até o terço médio da vagina. O copo do manipulador uterino expõe o fórnice vaginal para posterior incisão nesse ponto. **(17)** O útero é desviado anteriormente para expor a parede posterior. Observam-se os ligamentos uterossacros direito e esquerdo. **(18)** O peritônio posterior é incisado. O ligamento uterossacro esquerdo foi selado e seccionado e a incisão prossegue em direção ao uterossacro direito e à borda incisada do ligamento largo direito para completar a incisão do peritônio circunferencialmente ao colo do útero. **(19)** O manipulador uterino é empurrado por via vaginal, e o copo expõe o fórnice vaginal. A pinça monopolar inicia a abertura da vagina exatamente em cima do copo. **(20)** A vagina foi incisada expondo a borda plástica do copo, em verde. (*Continua*) ▶

LRD (ligamento redondo direito); TD (tuba direita); VU (vasos uterinos; LUSE (ligamento uterossacro esquerdo); LUSD (ligamento uterossacro direito); IPD (infundíbulo pélvico direito); CV (cúpula vaginal).

ATLAS DE CIRURGIA GINECOLÓGICA

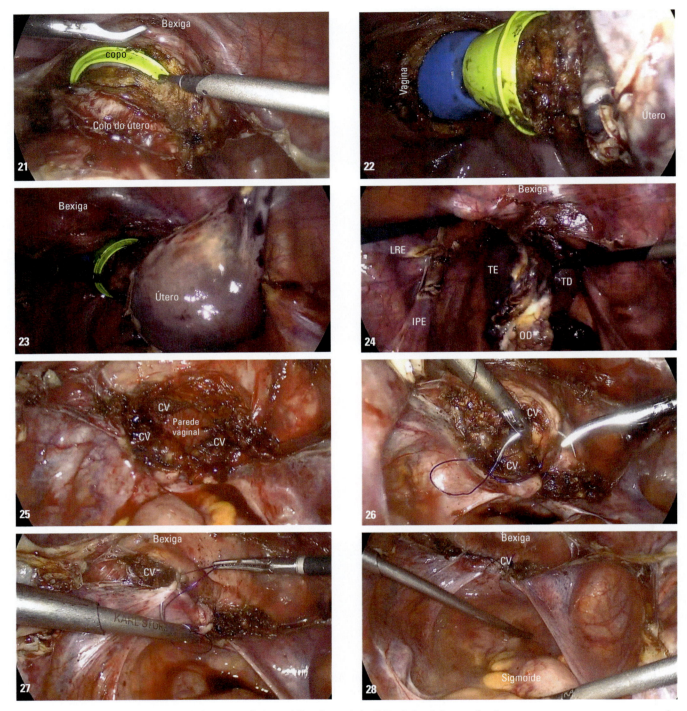

Figura 25.2 Histerectomia total laparoscópica. (*Continuação*) **(21)** A incisão vaginal prossegue com o corte sendo mantido exatamente em cima do copo (verde). **(22)** A incisão vaginal foi completada. Observa-se o colo do útero no interior do copo (verde) e a borda do manipulador (azul) no canal vaginal. **(23)** O manipulador traciona o útero pelo canal vaginal. **(24)** O útero já está no canal vaginal. Observa-se as tubas e ovários sendo retirados em bloco com o útero. **(25)** Aspecto da cúpula vaginal aberta. Nota-se a mucosa da parede vaginal. **(26)** Início da sutura contínua com fio de prolene na cúpula vaginal. **(27)** A sutura prossegue até o fechamento completo da cúpula. **(28)** Aspecto da pelve ao final da cirurgia.

LRE (ligamento redondo esquerdo); TE (tuba esquerda); TD (tuba direita); IPE (infundíbulo pélvico esquerdo); OD (ovário direito); CV (cúpula vaginal)

Histerectomia subtotal abdominal

1. Seguem-se os mesmos passos descritos para a histerectomia total abdominal até o item 9 (Figuras 25.3-1 a 25.3-13).
2. O descolamento vesical deve atingir a cúpula vaginal, até o limite do colo, não sendo necessária dissecção mais distal.
3. A seguir, inicia-se a secção do colo, logo abaixo do orifício interno. A incisão pode ser feita com bisturi ou com cautério, para minimizar sangramentos (Figura 25.3-14).
4. A incisão deve circundar o colo, na região ístmica. O útero é levemente tracionado durante a incisão circular, que vai se aprofundando em direção ao canal endocervical, retirando maior extensão desse canal (Figura 25.3-15).
5. O canal endocervical restante deve ser cauterizado com eletrocautério (Figura 25.3-16).
6. Realiza-se a sutura do coto cervical com pontos separados, com fio de poliglactina 0. O fechamento do peritônio parietal sobre o coto cervical, quando realizado, pode ser feito com sutura contínua e fio absorvível (Figuras 25.3-17 a 25.3-20).
7. Faz-se a contagem e conferência de compressas e gazes e prossegue-se com o fechamento da parede abdominal.

ORIENTE-SE ESPACIALMENTE

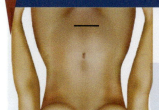

POSIÇÃO DA PACIENTE NAS IMAGENS 25.3-1 A 25.3-20

FIGURA 25.3 HISTERECTOMIA SUBTOTAL ABDOMINAL

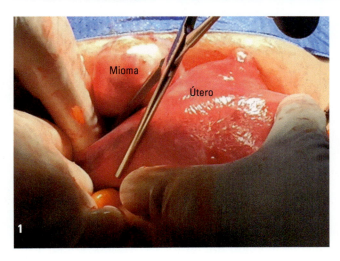
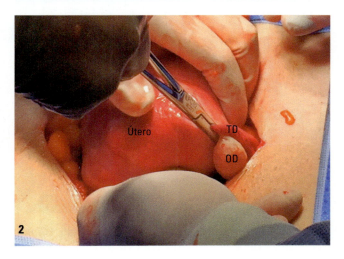

Figura 25.3 Histerectomia subtotal abdominal. (1) Após incisão transversa suprapúbica, o útero é tracionado e coloca-se uma pinça Kocher reta apreendendo o ligamento redondo esquerdo juntamente com o pedículo anexial esquerdo. (2) A pinça Kocher apreende o ligamento redondo e o pedículo anexial direitos.

TD (tuba direita); OD (ovário direito)

(Continua) ▶

ATLAS DE CIRURGIA GINECOLÓGICA

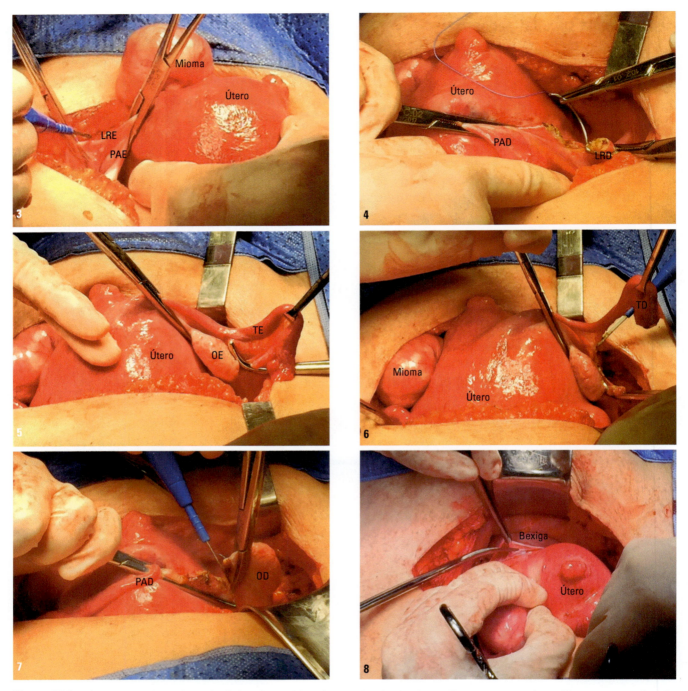

Figura 25.3 Histerectomia subtotal abdominal. (*Continuação*) **(3)** A pinça Faure apreende o ligamento redondo esquerdo, que é seccionado com bisturi elétrico. **(4)** O ligamento redondo direito foi seccionado. É feita a sua ligadura com ponto de fio de poliglactina 0. **(5)** A pinça Allis traciona a tuba direita, e o mesossalpinge foi pinçado com Mixter. **(6)** O mesossalpinge esquerdo foi seccionado com bisturi elétrico. Será feita a ligadura com ponto de poliglactina 0, até atingir a inserção tubária no útero. A tuba permanece ligada ao útero, sendo retirada em bloco ao final da cirurgia. O mesmo procedimento é feito do lado direito. **(7)** O ligamento útero-ovárico é seccionado com bisturi elétrico, preservando o ovário. Repete-se o mesmo do lado direito. **(8)** A pinça dente de rato segura o peritônio visceral anterior, que é incisado a partir do ligamento redondo direito em direção ao esquerdo, para permitir afastar a bexiga em direção à vagina. (*Continua*) ▶

LRE (ligamento redondo esquerdo); PAE (pedículo anexial esquerdo); PAD (pedículo anexial direito); LRD (ligamento redondo direito); TE (tuba esquerda); OE (ovário esquerdo); OD (ovário direito)

HISTERECTOMIAS

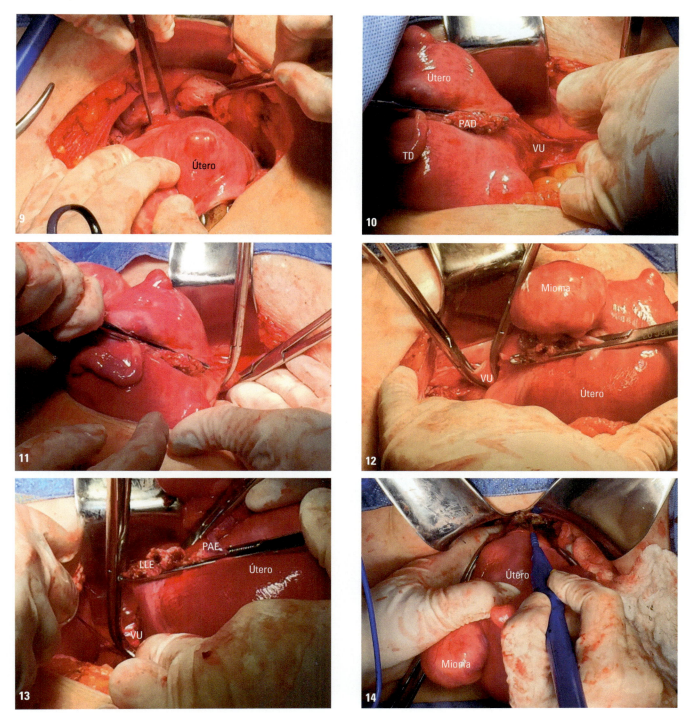

Figura 25.3 Histerectomia subtotal abdominal. (*Continuação*) **(9)** A bexiga é afastada do útero até a cúpula vaginal com gaze montada. **(10)** Observa-se a esqueletização dos vasos uterinos direitos. Ambos os folhetos do peritônio visceral foram abertos e afastados dos vasos. **(11)** Ligadura dos vasos uterinos à direita. Uma pinça Faure é colocada em ângulo reto com o útero, enquanto a segunda pinça é colocada proximalmente, para evitar refluxo de sangue. **(12)** Ligadura dos vasos uterinos à esquerda, do mesmo modo realizado à direita. **(13)** Observa-se o nó dado nos vasos uterinos à esquerda. A pinça proximal é mantida para evitar refluxo de sangue do útero. **(14)** Com bisturi elétrico, secciona-se o útero logo abaixo do istmo, em movimentos concêntricos, para retirar a maior parte do canal endocervical.

PAD (pedículo anexial direito); TD (tuba direita); VU (vasos uterinos); PAE (pedículo anexial esquerdo); LLE (ligamento largo esquerdo)   (*Continua*) ▶

ATLAS DE CIRURGIA GINECOLÓGICA

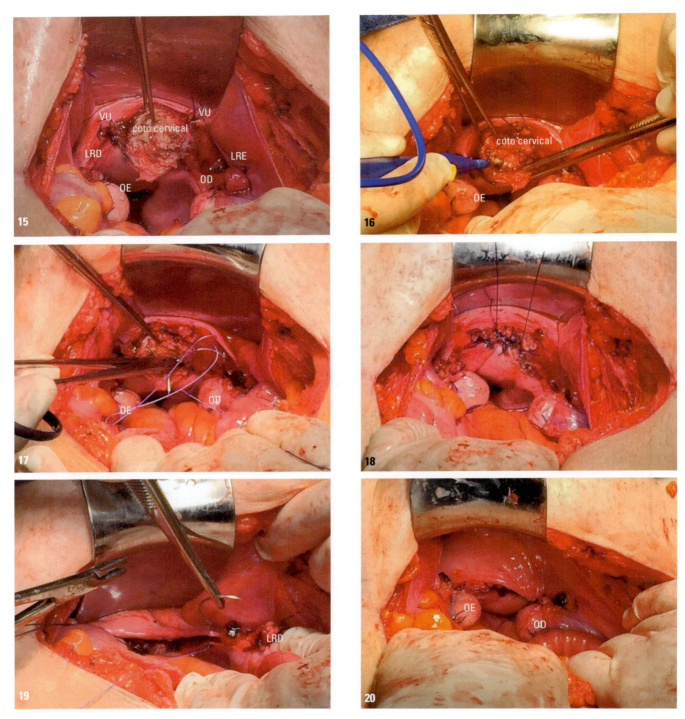

Figura 25.3 **Histerectomia subtotal abdominal.** (*Continuação*) **(15)** O coto cervical está preso pela pinça Pozzi. Observam-se os ligamentos redondos, pedículos anexiais, vasos uterinos e os ovários preservados. **(16)** Utiliza-se o bisturi elétrico para cauterizar o restante do canal endocervical e para hemostasia do coto cervical. **(17)** O coto cervical é suturado com pontos separados de poliglactina 0. **(18)** O coto cervical foi suturado. Os fios reparam os seus ângulos. **(19)** Sutura contínua com fio de poliglactina 0 do peritônio parietal sobre o coto cervical. **(20)** Aspecto final após a peritonização do coto cervical.

VU (vasos uterinos); LRD (ligamento redondo direito); LRE (ligamento redondo esquerdo); OD (ovário direito); OE (ovário esquerdo).

Histerectomia subtotal laparoscópica

1. Seguem-se os mesmos passos descritos para a histerectomia total laparoscópica até o item 10. A bexiga é afastada do colo até que o local da incisão cervical esteja livre (Figuras 25.4-1 a 25.4-10).
2. Incisa-se o colo com alça monopolar até a secção completa (Figura 25.4-11).
3. Faz-se a hemostasia do coto cervical com cauterização e sutura-se com pontos separados. Por vezes, a sutura do coto não é realizada (Figura 25.4-12).
4. O peritônio é suturado continuamente sobre o coto com fio de poliglactina 0 (Figuras 25.4-13 e 25.4-14).
5. A retirada do útero da cavidade abdominal pode ser realizada por morcelamento. Para isso, utiliza-se o morcelador, estando a peça na cavidade abdominal ou dentro de saco protetor, recomendável para evitar que fragmentos se espalhem pela cavidade peritoneal (Figuras 25.4-15 e 25.4-16).
6. O morcelador é inserido por um dos portais, com pinça de apreensão em seu interior, que traciona a peça em direção à lâmina, para fragmentá-la progressivamente (Figuras 25.4-17 a 25.4-20).
7. O morcelador e o saco coletor são retirados pelo mesmo portal.
8. Alternativamente, a peça poderá ser retirada sem fragmentação por minilaparotomia ou por colpotomia.
9. Retiram-se o gás e os instrumentais, encerrando-se o procedimento.

ORIENTE-SE ESPACIALMENTE

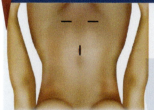

POSIÇÃO DA PACIENTE NAS IMAGENS 25.4-1 A 25.4-20

 FIGURA 25.4 | HISTERECTOMIA SUBTOTAL LAPAROSCÓPICA

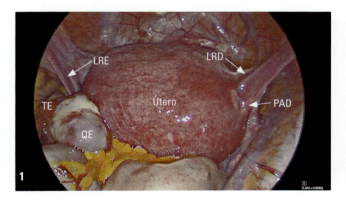
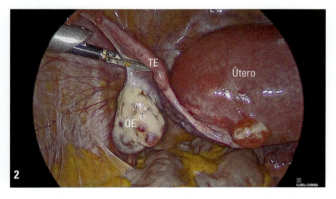

Figura 25.4 Histerectomia subtotal laparoscópica. (1) Imagem da pelve mostrando útero, ligamentos redondos direito e esquerdo, pedículos anexiais direito e esquerdo, tuba e ovário esquerdos. **(2)** O dispositivo de energia pinça o mesossalpinge esquerdo. *(Continua)* ▶

LRE (ligamento redondo esquerdo); LRD (ligamento redondo direito); TE (tuba esquerda); OE (ovário esquerdo); PAD (pedículo anexial direito);

ATLAS DE CIRURGIA GINECOLÓGICA

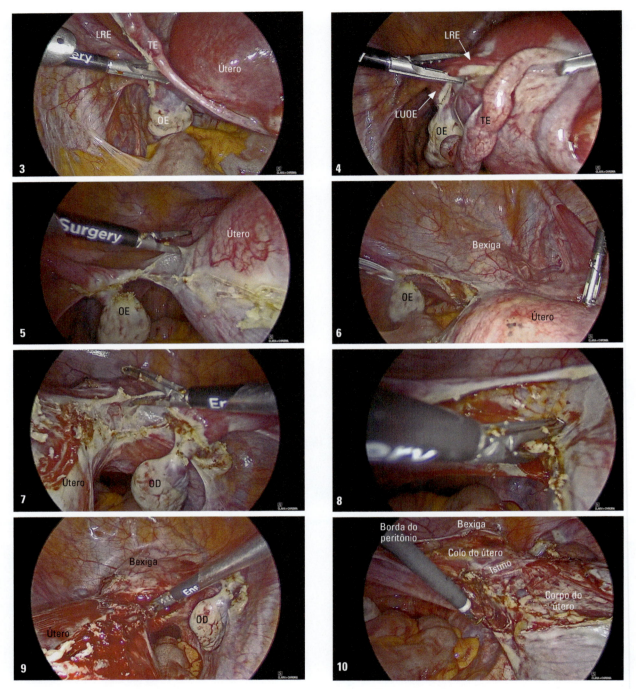

Figura 25.4 Histerectomia subtotal laparoscópica. (*Continuação*) **(3)** É feito o selamento e a secção do mesossalpinge esquerdo. A tuba esquerda permanece conectada ao útero. **(4)** O dispositivo de energia pinça o ligamento redondo e o ligamento útero-ovárico esquerdos. Nota-se que o ovário será preservado. **(5)** É feita abertura do ligamento largo esquerdo e incisa-se o peritônio anterior. Observa-se o tecido conjuntivo frouxo junto à extremidade da pinça. **(6)** A incisão do peritônio prossegue em direção ao lado direito, até atingir a incisão feita naquele lado. **(7)** Observa-se a incisão no peritônio anterior do lado direito. Os ligamentos redondo e útero-ovárico direitos já foram selados e seccionados. **(8)** Com o dispositivo de energia, o ligamento largo foi dissecado, expondo os vasos uterinos, que são selados e seccionados do lado esquerdo. **(9)** O selamento dos vasos uterinos à direita é feito com o dispositivo de energia colocado perpendicularmente ao útero, próximo ao istmo. **(10)** A bexiga foi afastada em direção à vagina, expondo a região ístmica. A pinça monopolar em gancho está posicionada nesse local para iniciar a secção e remoção do corpo uterino. (*Continua*) ▶

LRE (ligamento redondo esquerdo); TE (tuba esquerda); OD (ovário direito); LUOE (ligamento útero-ovárico esquerdo); OE (ovário esquerdo);

HISTERECTOMIAS

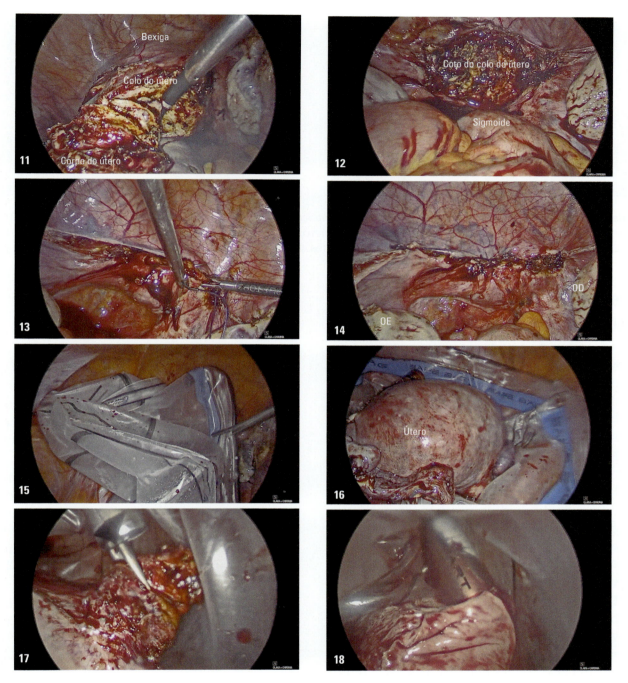

Figura 25.4 Histerectomia subtotal laparoscópica. (*Continuação*) **(11)** Observa-se a incisão feita com o gancho monopolar ao redor do colo uterino, que continua até a separação completa. **(12)** Aspecto do coto cervical depois de completada a incisão. A hemostasia é feita com energia. **(13)** O peritônio é suturado sobre o coto cervical, com fio absorvível de poliglactina 0. **(14)** Aspecto final da sutura do peritônio. **(15)** Um dispositivo coletor é inserido pelo trocarte do lado direito, que será utilizado para o morcelamento e a retirada do corpo do útero. **(16)** Com auxílio de uma pinça de apreensão, a peça é colocada dentro do saco coletor. **(17)** Pela punção esquerda foi passado trocarte de 10 mm com o morcelador. A pinça de dente foi passada por dentro do morcelador e está tracionando a peça em direção à lâmina. **(18)** A ponta do morcelador encosta na peça. A lâmina é acionada e inicia o corte, enquanto a pinça traciona a peça em sua direção. Esse procedimento é repetido até que toda a peça seja retirada.

OD (ovário direito); OE (ovário esquerdo); (*Continua*) ▶

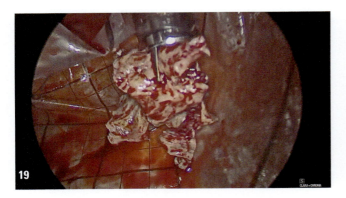 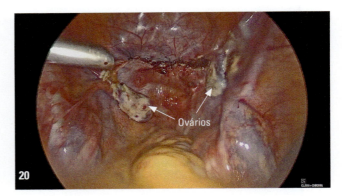

Figura 25.4 **Histerectomia subtotal laparoscópica.** (*Continuação*) **(19)** A pinça de dente segura o último fragmento da peça, que será tracionado pelo trocarte. **(20)** O saco coletor foi retirado, mostrando o aspecto final da pelve, com os ovários preservados. Observa-se que não há fragmentos da peça na cavidade.

Histerectomia vaginal com prolapso estádios III ou IV

1. A paciente é colocada em posição de litotomia, sob anestesia peridural ou raquianestesia, estando suas coxas ligeiramente abduzidas e fletidas, deixando o quadril em leve saliência sobre o bordo da mesa. São feitas assepsia e sondagem vesical com sonda de Foley 12 ou 14 Fr.

2. Faz-se o pinçamento e a tração do colo uterino com duas pinças de Museaux, Pozzi ou Lahers (Figuras 25.5-1 e 25.5-2).

3. Injeta-se solução de adrenalina 2% com vasoconstritor diluída em soro fisiológico ou água destilada (0,1 mL de adrenalina em 20 mL) ou lidocaína a 2% na parede vaginal, para facilitar a dissecção e reduzir o sangramento.

4. Realiza-se incisão circular no colo uterino com bisturi frio ou elétrico, na altura da reflexão vesicouterina. É importante localizar adequadamente essa reflexão, que marca a transição entre a bexiga e a vagina. Uma incisão muito distal não permite encontrar o espaço vesicouterino, e uma incisão muito proximal pode lesar a bexiga (Figura 25.5-3).

5. Inicia-se dissecção cortante com tesoura curva de Metzembaum do espaço vesicouterino até encontrar o plano de dissecção, que pode ser ampliado com manobras digitais (Figuras 25.5-4 e 25.5-5).

6. Faz-se o pinçamento com pinças Kelly curvas, secção e ligadura com pontos simples e fio de poliglactina 0 dos pilares vesicais (ligamentos vesicouterinos) (Figura 25.5-6).

7. Após essas ligaduras, afasta-se mais a bexiga do útero, por meio de digitodivulsão ou com a válvula de Breisky, no sentido cranial (Figura 25.5-7).

8. Libera-se a base da bexiga, até observar a dobra vesicouterina do peritônio anterior, podendo-se abrir o peritônio anterior com tesoura nesse momento (Figura 25.5-8).

9. A seguir, mobiliza-se a pinça de tração do colo, tracionando-o anteriormente. Disseca-se a mucosa vaginal posterior na transição com o colo para abertura do peritônio posterior. O peritônio é pinçado, separado das alças intestinais e seccionado com tesoura (Figuras 25.5-09 e 25.5-10).

10. Amplia-se lateralmente essa incisão para inserir a válvula de peso na abertura do fórnice posterior (Figura 25.5-11).

11. Com o útero tracionado para cima, os parâmetrios posteriores (ligamentos uterossacros) são identificados, pinçados com duas pinças Faure, seccionados entre elas e ligados com pontos de Te Linde e fio de poliglactina 0. Os fios são reparados com pinças Kocher retas (Figuras 25.5-12 e 25.5-13).

12. Com o útero tracionado lateralmente, os parâmetrios laterais são pinçados com Faure ou Kocher reta, colocados perpendiculares ao colo uterino a cada lado, seccionados e ligados com ponto de Te Linde e fio de poliglacti-

na 0, deixando-os reparados a cada lado com pinças Kelly retas (Figura 25.5-14).

13. Os vasos uterinos devem ser pinçados bilateralmente com pinças Faure colocadas de modo perpendicular ao colo uterino. São seccionados e ligados com pontos de Te Linde e fio de poliglactina 0. Esses fios não devem ser reparados (Figura 25.5-15).

14. O cirurgião insere os dedos pelo fórnice posterior, deslizando-os pela parede posterior do útero, até o fundo, identificando eventuais aderências e expondo o peritônio anterior para ser aberto, se isso não tiver sido feito anteriormente. Assim, expõe-se o fundo uterino para ser pinçado com Pozzi ou Museaux (Figura 25.5-16).

15. O corpo uterino é pinçado e tracionado utilizando-se uma pinça de garra pelo espaço vesicouterino ou pelo fórnice posterior, observando-se a porção superior do ligamento largo, da tuba uterina, do ligamento suspensor do ovário e do ligamento redondo (Figura 25.5-17).

16. Mobiliza-se o útero lateralmente e com o auxílio do dedo indicador, coloca-se uma ou duas pinças de Faure ou Z-Clamp próximo ao útero, envolvendo o ligamento redondo e o pedículo anexial e parte do ligamento largo (Figura 25.5-18).

17. Segue-se a secção e ligadura do pedículo anexial e do ligamento redondo, usando pontos de Te Linde com fio de poliglactina 0. Faz-se reparo dos fios do redondo. O procedimento é repetido do outro lado (Figura 25.5-19).

18. O útero é retirado e posteriormente seccionado para se avaliar a cavidade endometrial.

19. Segue-se a revisão das ligaduras e inspeção dos anexos. A remoção dos anexos é feita se for taticamente viável ou se houver indicação clínica (Figura 25.5-20).

20. Inicia-se o fechamento da cúpula vaginal por compartimentos. Os fios dos paramétrios direito e esquerdo são amarrados entre si (Figura 25.5-21).

21. É feito o fechamento do compartimento anterior, suturando os ligamentos redondos ao peritônio e ligamentos pubovesicocervicais; do compartimento médio, suturando os paramétrios laterais ao peritônio e aproximando-os na linha média, e por último, do compartimento posterior, suturando os ligamentos uterossacros ao peritônio, aproximando-os na linha mediana.

22. Alternativamente, pode-se fechar o peritônio em bolsa, passando-se o fio de poliglactina na seguinte sequência: peritônio anterior, ligamento redondo esquerdo, paramétrio lateral esquerdo, ligamento uterossacro esquerdo, peritônio posterior, ligamento uterossacro direito, paramétrio lateral direito, ligamento redondo direito, finalizando com o peritônio anterior, amarrando-se o fio.

23. Se houver procidência de parede vaginal anterior, realiza-se a colporrafia anterior, mas sem suturar a mucosa vaginal nesse momento (Figuras 25.5-22 a 25.5-24) (ver Capítulo 15 | Colporrafia anterior).

24. Transfixa-se a parede vaginal lateral e posterior de cada lado com os fios reparados dos ligamentos redondos, paramétrios laterais e paramétrios posteriores, para pexia da cúpula vaginal (Figuras 25.5-24 e 25.5-25).

25. Prossegue-se com ressecção cuidadosa e econômica do excesso de mucosa vaginal e seu fechamento, com pontos separados de poliglactina 2-0. A mucosa da parede vaginal anterior é fechada no sentido longitudinal e a cúpula no sentido transversal (Figuras 25.5-26 e 25.5-27).

26. Os fios que reparam os paramétrios são amarrados, elevando a cúpula vaginal (Figura 25.5-28).

27. Havendo prolapso de parede vaginal posterior e/ou rotura perineal, faz-se a correção apropriada (ver Capítulo 16 | Colporrafia posterior e Capítulo 36 | Perineoplastia).

ATLAS DE CIRURGIA GINECOLÓGICA

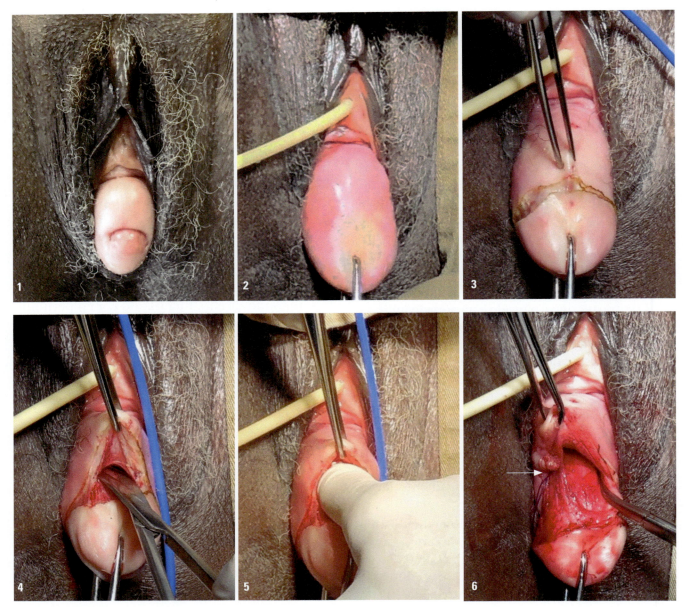

Figura 25.5 Histerectomia vaginal com prolapso estádios III ou IV. (1) Observa-se o colo do útero exteriorizado ultrapassando o anel himenal, caracterizando prolapso genital IIIC. **(2)** O colo foi pinçado com Pozzi. **(3)** Foi feita incisão circular com bisturi elétrico na reflexão vesicouterina. A pinça de dente traciona a parede vaginal anterior. **(4)** O colo do útero é mantido tracionado, enquanto abre-se o espaço vesicouterino com tesoura. **(5)** O cirurgião realiza digitodivulsão do espaço vesicouterino até atingir a reflexão do peritônio entre bexiga e útero. **(6)** A pinça apreende o ligamento vesicouterino à esquerda. O mesmo ligamento à direita já foi seccionado e ligado com fio de poliglactina 0 (seta).

(*Continua*) ▶

HISTERECTOMIAS

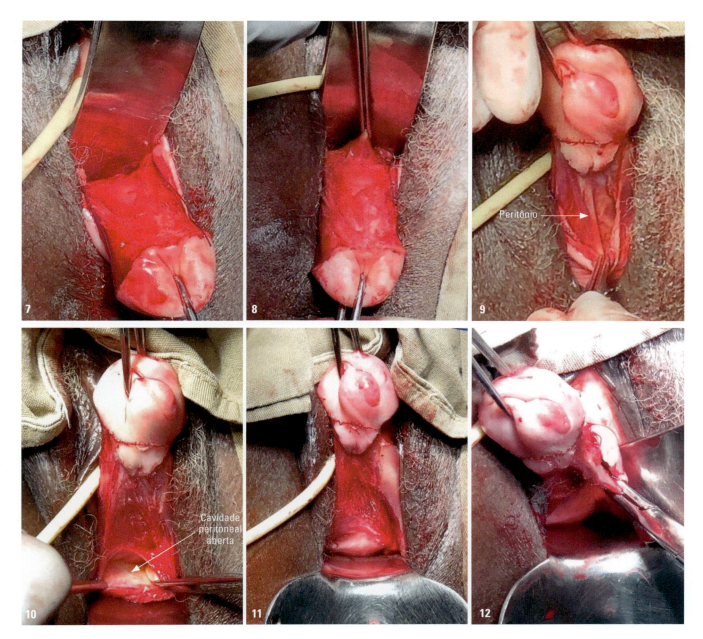

Figura 25.5 **Histerectomia vaginal com prolapso estádios III ou IV.** (*Continuação*) **(7)** A válvula de Breisky foi colocada no espaço dissecado, para afastar ainda mais a bexiga do útero. **(8)** A pinça de dente traciona o peritônio entre bexiga e útero para ser incisado. **(9)** O colo foi tracionado superiormente, e a incisão circular ao redor do colo foi ampliada na porção posterior. A pinça segura a borda do peritônio, já separada da mucosa vaginal. **(10)** Observa-se o peritônio aberto e apresentado por pinças de apreensão. **(11)** A válvula de peso foi inserida na abertura peritoneal. **(12)** A pinça Pozzi traciona o colo para cima e para a direita, expondo o ligamento uterossacro esquerdo, que foi apreendido com Faure.

(*Continua*) ▶

ATLAS DE CIRURGIA GINECOLÓGICA

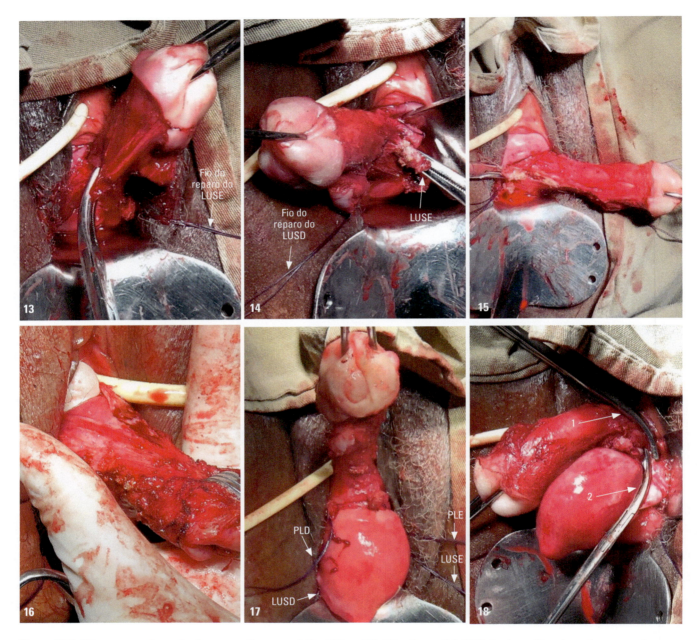

Figura 25.5 **Histerectomia vaginal com prolapso estádios III ou IV.** (*Continuação*) **(13)** A pinça Pozzi traciona o colo para cima e para a esquerda, expondo o ligamento uterossacro direito, que foi apreendido com Faure. Observa-se o fio de poliglactina da ligadura do uterossacro direito reparado. **(14)** O colo foi novamente desviado para cima e para a direita, expondo o paramétrio lateral esquerdo, que foi pinçado com Faure e seccionado com tesoura. Observa-se o fio de poliglactina reparado da ligadura do uterossacro direito. **(15)** Após a secção e o reparo dos uterossacros e paramétrios laterais, há maior exteriorização do útero. A pinça Faure apreende os vasos uterinos direitos. **(16)** O cirurgião passa o dedo indicador pela abertura posterior do peritônio e o exterioriza na abertura anterior, tracionando o corpo do útero pela abertura posterior. **(17)** O corpo uterino foi exteriorizado pela abertura posterior do peritônio. Observam-se os fios reparados dos paramétrios bilateralmente. **(18)** O útero foi tracionado para a direita. Uma pinça Faure apreende o ligamento largo (1) e a outra, o pedículo anexial e o ligamento redondo esquerdos (2), que serão seccionados e ligados. (*Continua*) ▶

PLD (paramétrio lateral direito); PLE (paramétrio lateral esquerdo); LUSE (ligamento uterossacro esquerdo); LUSD (ligamento uterossacro direito)

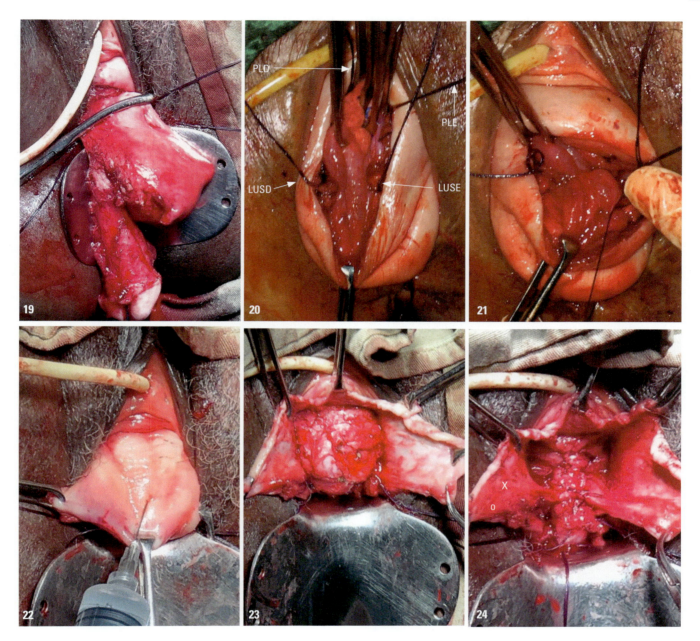

Figura 25.5 Histerectomia vaginal com prolapso estádios III ou IV. (*Continuação*) **(19)** Após a secção do lado esquerdo, o mesmo é feito do lado direito. A pinça Faure apreendeu o ligamento largo e o pedículo anexial com o ligamento redondo. Após a secção e ligadura, o útero é retirado e as ligaduras são revisadas. **(20)** Aspecto da cúpula vaginal aberta após a retirada do útero. As pinças Allis seguram as bordas do peritônio. Uma pinça Collins montada com gazes é usada para rever a hemostasia das ligaduras. Os paramétrios continuam reparados bilateralmente. **(21)** O peritônio foi fechado em bolsa, e amarram-se os fios dos paramétrios da direita com seu respectivo da esquerda. **(22)** É realizada colporrafia anterior, iniciando-se pela infiltração da mucosa com solução de lidocaína diluída. **(23)** As pinças Allis e Kelly reparam as bordas da parede vaginal anterior. A mucosa vaginal foi separada da fáscia endopélvica lacerada. **(24)** A fáscia endopélvica foi suturada na linha média. Os paramétrios são mantidos reparados bilateralmente com os fios de poliglactina e serão passados na parede vaginal para pexia da cúpula. Os fios de reparo dos ligamentos uterossacros serão passados bilateralmente nos locais marcados com "o" e o dos paramétrios laterais nos locais marcados com "x" (*Continua*) ▶

PLD (paramétrio lateral direito); LUSD (ligamento uterossacro direito); LUSE (ligamento uterossacro esquerdo); PLE (paramétrio lateral esquerdo).

ATLAS DE CIRURGIA GINECOLÓGICA

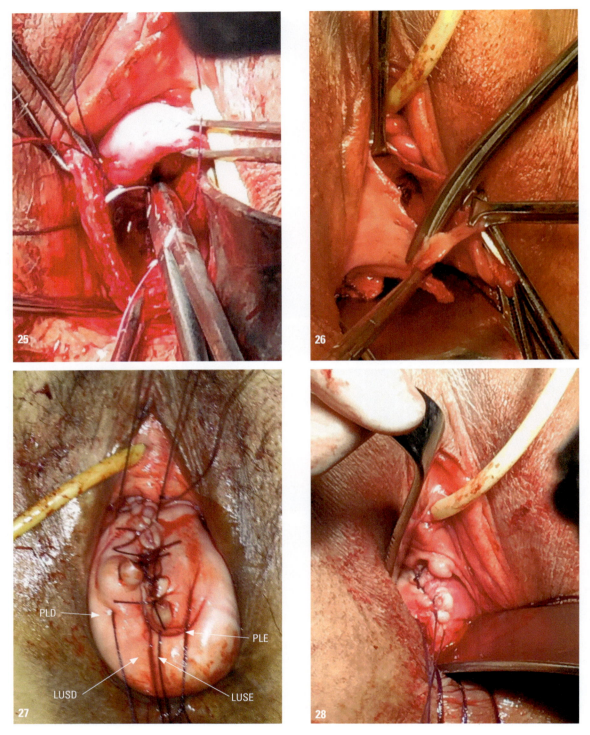

Figura 25.5 Histerectomia vaginal com prolapso estádios III ou IV. (*Continuação*) **(25)** O porta-agulhas segura o fio reparado do paramétrio lateral direito, transfixando a cúpula vaginal de dentro para fora. O mesmo será feito com os demais paramétrios reparados, bilateralmente, nos locais marcados na Figura 25.5-24. **(26)** A tesoura corta o excesso da mucosa da parede vaginal anterior à direita. **(27)** A parede vaginal anterior foi suturada. Os fios de reparo dos paramétrios foram passados na cúpula para pexia. **(28)** Os fios dos reparos parametriais são amarrados entre si, elevando a cúpula vaginal. Em seguida, cortam-se os excessos dos fios.

PLD (paramétrio lateral direito); LUSD (ligamento uterossacro direito); PLE (paramétrio lateral esquerdo); LUSE (ligamento uterossacro esquerdo)

Histerectomia vaginal sem prolapso ou com prolapso estádio I ou II

1. A paciente é posicionada em litotomia, sob anestesia peridural ou raquianestesia, estando suas coxas ligeiramente abduzidas e fletidas, deixando o quadril em leve saliência sobre o bordo da mesa. Realiza-se assepsia e sondagem vesical com sonda de Foley 14 Fr.
2. Utilizam-se válvulas Breisky para exposição do colo uterino, que é tracionado com pinça Pozzi, Musseaux ou Lahey (Figura 25.6-1).
3. Infiltra-se solução de lidocaína com vasoconstritor 2% (20 mL) em 100 mL de soro fisiológico ou solução fisiológica ao redor do colo, mucosa anterior e posterior, para facilitar a dissecção e hemostasia (Figura 25.6-2).
4. É feita incisão arciforme, com bisturi frio ou elétrico, na transição da vagina com o colo uterino, circundando o colo (Figuras 25.6-3 e 25.6-4).
5. Segue-se a secção do fórnice posterior, com tesoura de Metzenbaum, até abertura do peritônio. A incisão é ampliada no sentido transversal, e o cirurgião introduz o dedo na cavidade peritoneal, inspecionando a presença de aderências e avaliando o útero e anexos. Em seguida, a válvula de peso é introduzida nesse espaço (Figuras 25.6-5 e 25.6-6).
6. Segue-se dissecção romba ou com tesoura de Metzenbaum da fáscia vesicouterina até a visualização do peritônio anterior, podendo-se nesse momento abri-lo. A bexiga é afastada com auxílio de válvula de Breisky (Figura 25.6-7).
7. Traciona-se o colo para os lados, para expor os paramétrios laterais (cardinais), e para cima, expondo os paramétrios posteriores (uterossacros), apresentando-os para pinçamento (Figura 25.6-8).
8. Certificando-se de que a bexiga está bem afastada, faz-se pinçamento, secção e ligadura dos ligamentos uterossacros e dos paramétrios laterais bilateralmente, isoladamente ou em conjunto, com pinça Faure ou Z-Clamp, incluindo a mucosa vaginal, com fio de poliglactina 0 e pontos de Te Linde. Reparo dos fios (Figuras 25.6-9 a 25.6-11).
9. Prossegue-se com pinçamento, secção e ligadura dos vasos uterinos, com fio de poliglactina 0 (Figuras 25.6-12 e 25.6-13).
10. Abre-se o peritônio anterior com tesoura Metzenbaum, caso ainda não tenha sido aberto, e traciona-se o corpo do útero com pinça Pozzi pelo fórnice posterior (Figura 25.6-14).
11. O útero é tracionado para um dos lados, para ligadura contralateral dos ligamentos redondos e pedículos anexiais (Figura 25.6-15).
12. Com uma ou duas pinças Faure ou Z-Clamp, realiza-se o pinçamento, seguido por secção e ligadura dos ligamentos redondos e do pedículo anexial, próximo ao corno uterino, com fio de poliglactina 0 e pontos de Te Linde (Figuras 25.6-16 a 25.6-19). Quando se utilizam duas pinças, uma é colocada de cima para baixo e a outra, de baixo para cima, com as pontas encostadas.
13. O útero é retirado e revisa-se a hemostasia das ligaduras (Figura 25.6-20).
14. Os ovários são palpados bilateralmente, podendo ser preservados ou não, de acordo com indicação clínica ou tática cirúrgica. Se forem retirados, realiza-se o pinçamento proximal e distal, secção e ligadura dos infundíbulos pélvicos, com fio de poliglactina 0 e pontos de Te Linde. É recomendado realizar rotineiramente salpingectomia, por meio de ligadura do mesossalpinge (Figuras 25.6-21 a 25.6-23).
15. Prossegue-se com a sutura da cúpula vaginal com pontos separados de fio poliglactina 0 ou 2-0 (Figuras 25.6-24 e 25.6-25).
16. Após a sutura da cúpula, se houver necessidade, realiza-se a colporrafia posterior e/ou perineorrafia (ver Capítulo 16 | Colporrafia posterior e Capítulo 36 | Perineoplastia).

ATLAS DE CIRURGIA GINECOLÓGICA

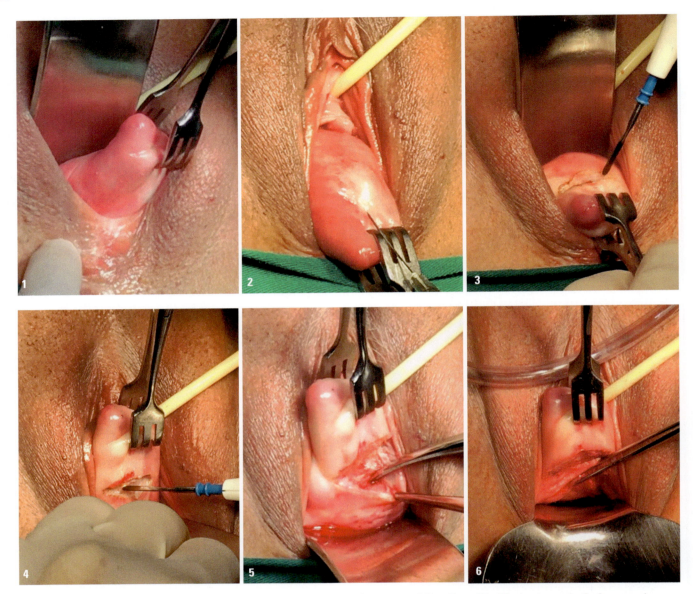

Figura 25.6 Histerectomia vaginal sem prolapso ou com prolapsos estádios I ou II. (1) A pinça de Lahey traciona o colo uterino, mostrando prolapso estádio IIC. **(2)** Infiltra-se a solução de lidocaína entre a mucosa vaginal e a fáscia endopélvica nas paredes vaginais anterior, posterior e laterais. **(3)** O cirurgião incisa com bisturi elétrico a mucosa vaginal anterior, na reflexão com o colo, circunferencialmente. **(4)** O mesmo é feito na parede posterior. **(5)** Segura-se a borda da mucosa da parede vaginal posterior com pinça com dente, enquanto abre-se o peritônio com tesoura para alcançar a escavação retouterina. **(6)** A incisão foi ampliada e a válvula de peso foi introduzida no espaço retouterino.

(Continua) ▶

HISTERECTOMIAS

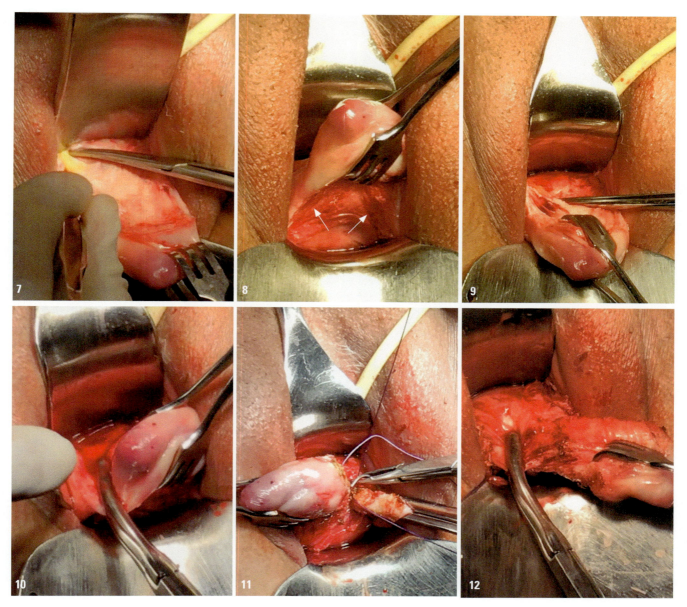

Figura 25.6 **Histerectomia vaginal sem prolapso ou com prolapsos estádios I ou II.** (*Continuação*) **(7)** A bexiga foi afastada do colo do útero cranialmente com auxílio da tesoura. Observa-se a válvula de Breisky afastando a bexiga. **(8)** O colo do útero foi tracionado superiormente, expondo os paramétrios posteriores (setas). **(9)** A ponta da pinça está colocada na inserção do paramétrio lateral direito. **(10)** A pinça com garra traciona o colo para a esquerda, enquanto os paramétrios lateral e uterossacro direitos são pinçados, em conjunto com a mucosa vaginal. Nota-se que a bexiga está afastada pela válvula de Breisky. A seguir, os paramétrios serão seccionados e ligados. **(11)** Os paramétrios lateral e uterossacro esquerdos foram pinçados e seccionados, sendo ligados com ponto de Te Linde e fio de poliglactina 0 e reparados. **(12)** Nota-se a maior exteriorização do útero após a secção dos paramétrios. A pinça apreende os vasos uterinos direitos para secção e ligadura.

(*Continua*) ▶

CAPÍTULO 25

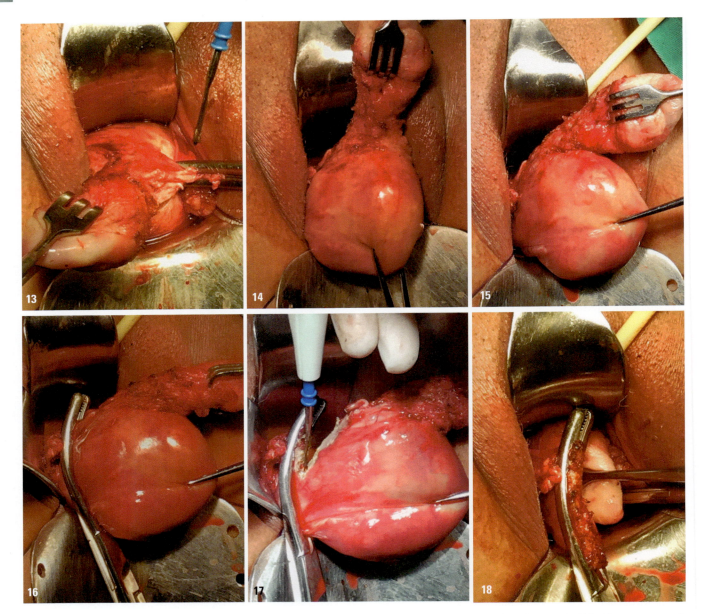

Figura 25.6 **Histerectomia vaginal sem prolapso ou com prolapsos estádios I ou II.** (*Continuação*) **(13)** Os vasos uterinos esquerdos foram pinçados e seccionados. A seguir, serão ligados com ponto de Te Linde de poliglactina 0. **(14)** O corpo do útero é tracionado por pinça de Pozzi pelo espaço vesicouterino. Observa-se que os ligamentos redondos e pedículos anexiais ainda não foram seccionados. **(15)** As pinças tracionam o colo e o corpo para a esquerda, para expor o ligamento redondo e pedículo anexial direitos. **(16)** O ligamento redondo e pedículo anexial direitos foram pinçados com Z-Clamp único. **(17)** As estruturas pinçadas são seccionadas com bisturi elétrico. **(18)** A pinça segura o pedículo anexial e o ligamento redondo direitos. Será passado ponto de Te Linde e o fio será reparado.

(*Continua*) ▶

HISTERECTOMIAS

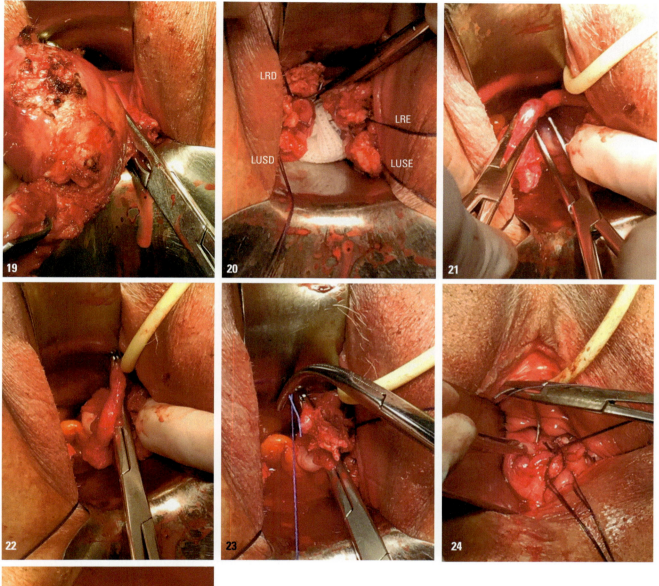

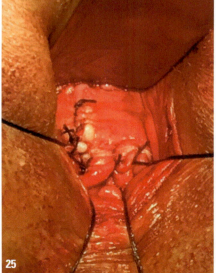

Figura 25.6 Histerectomia vaginal sem prolapso ou com prolapsos estádios I ou II. (*Continuação*) **(19)** O útero foi tracionado para a direita. O ligamento redondo e pedículo anexial esquerdos foram pinçados com Z-Clamp único. **(20)** O útero foi retirado. Foi inserida pinça Collin com gazes montadas para revisão de hemostasia. Os fios reparados correspondem às ligaduras de ligamentos redondos direito e esquerdo e complexo dos ligamentos laterais e uterossacros direitos e esquerdos. **(21)** As pinça Allis seguram a tuba uterina direita para salpingectomia. **(22)** A pinça Mixter foi colocada no mesossalpinge a partir da ligadura do pedículo anexial. **(23)** O mesossalpinge foi seccionado e está sendo ligado com fio de poliglactina 0. **(24)** Após a revisão de hemostasia, a mucosa da cúpula vaginal é fechada no sentido transversal. **(25)** Aspecto final da sutura da cúpula vaginal. Os pontos reparados dos paramétrios são cortados e a cirurgia é encerrada.

LRD (ligamento redondo direito); LRE (ligamento redondo esquerdo); LUSD (ligamento uterossacro direito); LUSE (ligamento uterossacro esquerdo)

Histerectomia radical ou ampliada ou cirurgia de Wertheim-Meigs

1. A paciente é colocada em decúbito dorsal horizontal, sob efeito anestésico. Deve-se sempre realizar o toque genital bimanual para avaliação pélvica. É feita a assepsia abdominal, perineal e embrocação vaginal e sondagem vesical de demora (Foley 12 ou 14 Fr).

2. A incisão abdominal pode ser longitudinal mediana infraumbilical ou transversa suprapúbica, preferencialmente Maylard ou Cherney. Em geral, nesse tipo de histerectomia, a incisão costuma ser mais ampla do que a utilizada na histerectomia abdominal. A colocação de afastadores autoestáticos e compressas úmidas para afastar alças intestinais auxilia a exposição do campo cirúrgico.

3. Após a exposição da pelve, faz-se inventário minucioso da cavidade, examinando particularmente os linfonodos pélvicos, ilíacos e periaórticos (Figura 25.7-1).

4. Análise dos linfonodos pélvicos:

    a) Linfonodos aumentados, com aspecto suspeito para neoplasias, deverão ser retirados e analisados por congelação.

    b) Se não houver linfonodos clinicamente suspeitos, faz-se a linfadenectomia pélvica bilateral (Meigs) ou a retirada do linfonodo sentinela.

    c) Para a detecção do linfonodo sentinela, antes da abertura da cavidade abdominal, infiltra-se 0,5 a 1 mL de solução de azul patente às 3, 6, 9 e 12 horas no colo uterino, por via vaginal. Em seguida, realiza-se a abertura da cavidade, e faz-se a localização visual dos linfonodos sentinelas na cadeia ilíaca interna, bilateralmente, que são ressecados.

    d) Se a congelação de linfonodos suspeitos ou do linfonodo sentinela mostrar metástase linfonodal, encerra-se o procedimento, sem prosseguir com a cirurgia de Wertheim.

    e) Caso o linfonodo sentinela esteja negativo, prossegue-se com a cirurgia de Wertheim sem a linfadenectomia pélvica (Meigs).

    f) Se o linfonodo sentinela não for identificado ou não puder ser pesquisado, realiza-se a linfadenectomia pélvica (Meigs).

5. Inicia-se a linfadenectomia com a abertura do ligamento largo, separando seus folhetos e expondo o retroperitônio. A ligadura e secção do ligamento redondo são opcionais nesse momento (Figuras 25.7-2 a 25.7-4).

6. As incisões são direcionadas cranialmente sobre o músculo psoas em direção ao ceco à direita e ao retossigmoide à esquerda e caudalmente até a prega vesical. O ureter é mantido preso ao folheto medial (Figura 25.7-5).

7. É feita a identificação das principais estruturas superficiais da linfadenectomia pélvica. Nesse momento, identifica-se o linfonodo sentinela na maioria das vezes (Figuras 25.7-6 e 25.7-7).

8. Realiza-se a linfadenectomia pélvica (Ver Capítulo 51 | Linfadenectomias).

9. Após o término da linfadenectomia (Figuras 25.7-8 e 25.7-9), inicia-se a cirurgia de Wertheim.

10. O ligamento redondo é pinçado, seccionado e ligado bilateralmente, caso isso não tenha sido realizado no início da linfadenectomia. Realiza-se salpingectomia bilateral ou anexectomia bilateral, de acordo com indicação clínica, seguindo os passos 3 a 7 descritos no item 25.1 (histerectomia total abdominal) (Figuras 25.7-10 e 25.7-11).

11. Prossegue-se com a dissecção do peritônio visceral uterino e abaixamento vesical até o terço médio vaginal, afastando a bexiga por meio de dissecção romba com gazes ou cortante, em caso de fibrose maior (Figura 25.7-12).

12. Deve-se identificar a artéria ilíaca interna, já dissecada na linfadenectomia, e realiza-se a dissecção do espaço pararretal (Latzko), identificando a artéria uterina (Figura 25.7-13).

13. Passa-se uma pinça Mixter abaixo da artéria uterina próximo à sua origem na artéria ilíaca interna (Figura 25.7-14).

14. Utilizando-se o Mixter, passam-se dois fios de algodão 2-0 envolvendo a artéria uterina. Os fios são amarrados cranial e caudalmente e só depois a artéria é seccionada (Figuras 25.7-15 a 25.7-17).

15. Com pinça Mixter, pinça anatômica e tesoura, disseca-se o tecido periuretral, seguindo o ureter até sua entrada no paramétrio lateral, liberando-o do peritônio medial.

HISTERECTOMIAS

16. Constrói-se o chamado "túnel do ureter", por meio de tração cranial leve do ureter e introdução da Mixter por cima dele e por baixo do paramétrio em direção ao espaço paravesical medial (espaço de Yabuki) (Figura 25.7-18).
17. Com o Mixter, passa-se um fio de algodão por baixo do paramétrio (dentro do túnel) para a ligadura medial, seguindo-se passagem de outro fio para a ligadura lateral do paramétrio.
18. Os fios são amarrados e depois secciona-se o paramétrio com tesoura e abre-se o teto do túnel do ureter (Figura 25.7-19).
19. O ureter é exposto e lateralizado para prosseguir com a preensão, secção, ligadura dos paracolpos.
20. Todas as manobras são realizadas no outro lado da pelve.
21. Com pinça de Wertheim, apreende-se a vagina no terço proximal distando 2 cm do colo do útero (Figuras 25.7-20 e 25.7-21). Pode ser necessária complementação da apreensão da vagina com outra pinça do tipo Faure.
22. A vagina é seccionada caudalmente à pinça de Wertheim, com liberação e exérese da peça completa em bloco composto de útero, paramétrios e terço superior da vagina, sem contato do tumor com a cavidade peritoneal (Figuras 25.7-22 a 25.7-25).
23. Preensão das bordas vaginais com pinça Allis (Figura 25.7-26).
24. É feita sutura da cúpula, com pontos simples separados de poliglactina 0 ou contínua em bolsa (à Meigs) (Figura 25.7-27).
25. Realiza-se rigorosa revisão de hemostasia, conferência de gazes, compressas e instrumentos.
26. Não há necessidade de drenagem da cavidade.
27. Faz-se o fechamento da incisão abdominal.

ORIENTE-SE ESPACIALMENTE

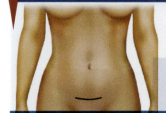

POSIÇÃO DA PACIENTE NAS IMAGENS 25.7-1 A 25.7-27

 FIGURA 25.7 | HISTERECTOMIA RADICAL (WERTHEIM-MEIGS)

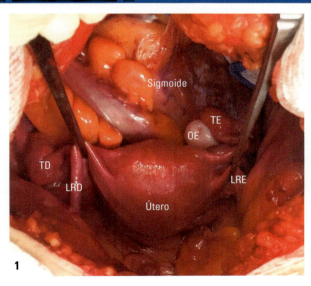

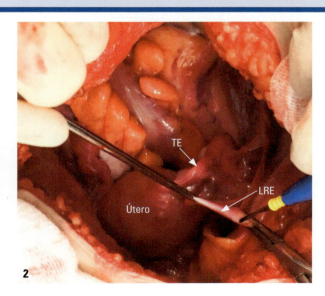

Figura 25.7 Histerectomia radical (Wertheim-Meigs). (1) Foi realizada incisão abdominal longitudinal mediana, com posicionamento de afastadores de Gosset para exposição adequada da pelve. Pinças anatômicas apreendem os ligamentos redondos bilateralmente. **(2)** Abertura do ligamento redondo com bisturi elétrico para o início da linfadenectomia.

TE (tuba esquerda); OE (ovário esquerdo); TD (tuba direita); LRD (ligamento redondo direito); LRE (ligamento redondo esquerdo)

(*Continua*) ▶

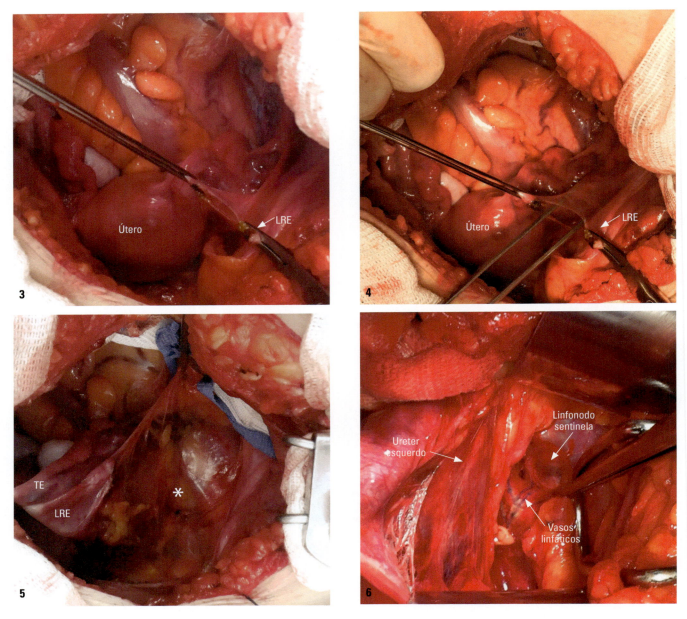

Figura 25.7 Histerectomia radical (Wertheim-Meigs). (*Continuação*) (3) O ligamento redondo esquerdo foi seccionado. (4) Separação dos folhetos do ligamento largo, para atingir o espaço retroperitoneal. A pinça anatômica está colocada entre os folhetos do ligamento largo. (5) Exposição do espaço retroperitoneal (*) para realização da linfadenectomia pélvica. Nota-se que a incisão peritoneal seguiu em direção ao sigmoide, cranialmente, e à prega vesical, caudalmente. (6) Identifica-se o linfonodo sentinela, bem como os vasos linfáticos, corados em azul. Observa-se a proximidade do ureter esquerdo com o linfonodo sentinela. (*Continua*) ▶

LRE (ligamento redondo esquerdo); TE (tuba esquerda);

HISTERECTOMIAS

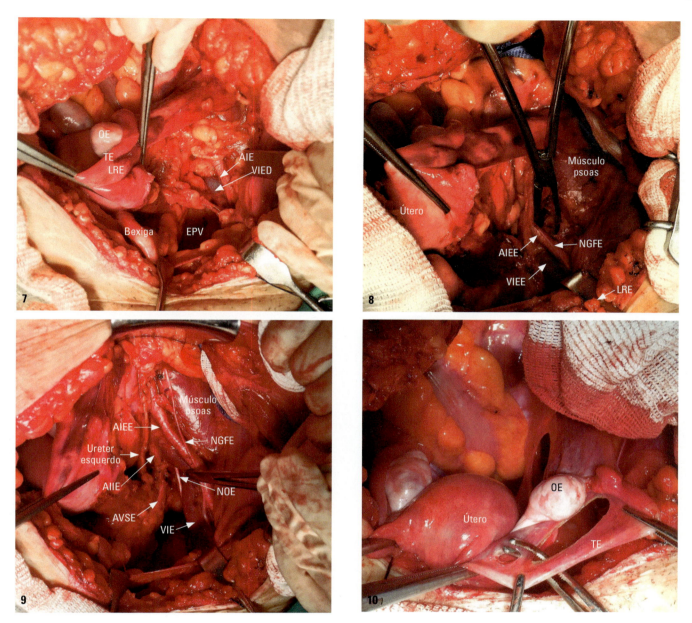

Figura 25.7 Histerectomia radical (Wertheim-Meigs). (*Continuação*) **(7)** Identificação dos vasos ilíacos, localizando-se a artéria lateral à veia e do espaço pré-vesical. **(8)** A pinça Collin é usada para dissecção do espaço entre o músculo psoas e os vasos ilíacos. Deve-se tomar cuidado com as artérias perfurantes do músculo psoas. Observa-se o nervo genitofemoral esquerdo sobre a artéria ilíaca externa esquerda. **(9)** Observam-se as estruturas dissecadas para linfadenectomia pélvica à esquerda com seus limites, sendo: "cranial", bifurcação da artéria ilíaca esquerda; "medial", ureter esquerdo e artéria vesical superior esquerda; "lateral", músculo psoas e nervo genitofemoral esquerdo; "profundo", nervo obturatório esquerdo; e "caudal", veia circunflexa do íleo esquerda. **(10)** As pinças anatômicas apreendem a tuba esquerda para realização da salpingectomia. A pinça Mixter apreende vaso do mesossalpinge. Após a linfadenectomia, faz-se a ligadura dos ligamentos útero-ovárico e redondo esquerdos. (*Continua*) ▶

OE (ovário esquerdo); TE (tuba esquerda); LRE (ligamento redondo esquerdo); AIE (artéria ilíaca esquerda); VIED (veia ilíaca externa direita); EPV (espaço pré-vesical); NGFE (nervo genitofemoral esquerdo); AIEE (artéria ilíaca externa esquerda); VIEE (veia ilíaca externa esquerda); AIIE (arteria iliaca interna esquerda); NOE (nervo obturatório esquerdo); VIE (veia ilíaca externa); AVSE (artéria vesical superior esquerda).

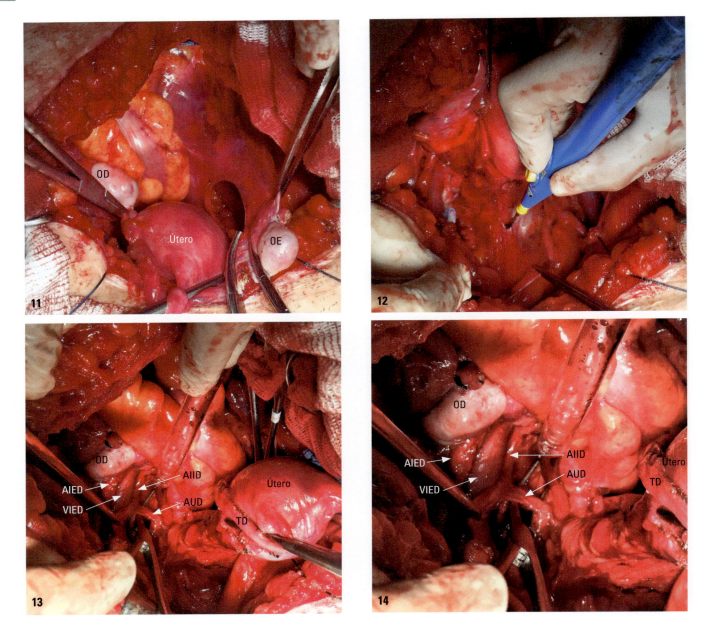

Figura 25.7 Histerectomia radical (Wertheim-Meigs). (*Continuação*) **(11)** A pinça anatômica segura o infundíbulo pélvico. O ligamento útero-ovárico esquerdo está clampeado por duas pinças Faure. **(12)** A bexiga é afastada do útero por dissecção cortante com bisturi elétrico. A pinça anatômica segura o peritônio sobre a bexiga. **(13)** A pinça Mixter é passada por baixo da artéria uterina direita, próximo à sua saída da artéria ilíaca interna direita. **(14)** Imagem em detalhe da pinça sob a artéria uterina direita. (*Continua*) ▶

OD (ovário direito); OE (ovário esquerdo); AIID (artéria ilíaca interna direita); AIED (artéria ilíaca externa direita); AUD (artéria uterina direita); TD (tuba direita); VIED (veia ilíaca externa direita); TD (tuba direita)

HISTERECTOMIAS

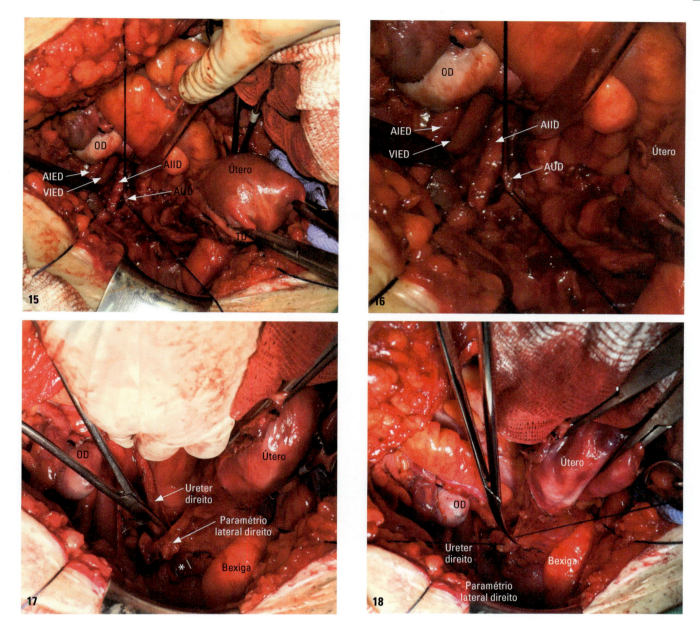

Figura 25.7 Histerectomia radical (Wertheim-Meigs). (*Continuação*) **(15)** Com o auxílio da pinça Mixter, passam-se dois fios de algodão 2-0 sob a artéria uterina direita. **(16)** Imagem em detalhe demonstrando o posicionamento dos fios, cranial e caudal na artéria uterina direita. Os fios serão amarrados e a artéria será seccionada com tesoura. **(17)** A pinça Mixter foi introduzida abaixo do paramétrio lateral direito e acima do ureter direito. Observa-se a ponta da pinça direcionada ao espaço paravesical medial direito (*). **(18)** Com auxílio da pinça Mixter, foram passados dois fios de algodão por baixo do paramétrio lateral direito, que será seccionado com a tesoura. (*Continua*) ▶

OD (ovário direito); AIED (artéria ilíaca externa direita); VIED (veia ilíaca externa direita); AIID (artéria ilíaca interna direita); AUD (artéria uterina direita);

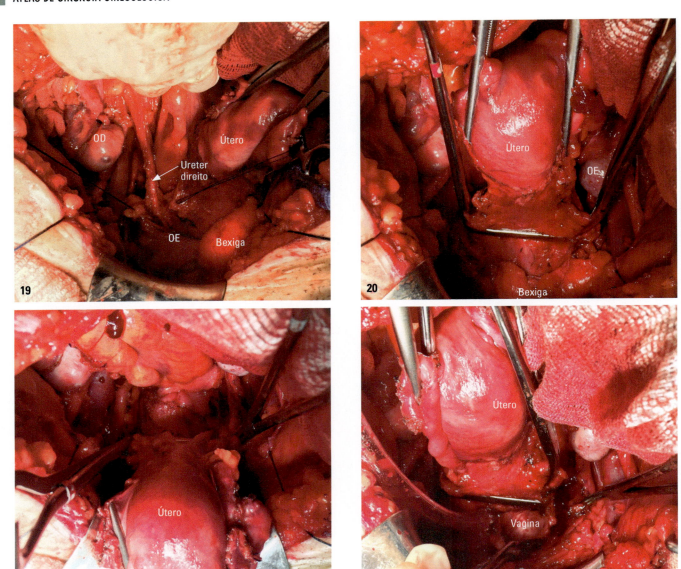

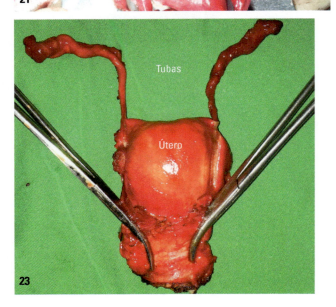

Figura 25.7 Histerectomia radical (Wertheim-Meigs). (*Continuação*) **(19)** Observam-se as ligaduras medial e lateral do paramétrio direito, que foi seccionado e reparado, abrindo o túnel do ureter. **(20)** A pinça de Wertheim foi colocada no terço proximal da vagina, da direita para a esquerda. A pinça Faure à esquerda complementa o fechamento vaginal, evitando a exposição do tumor na cavidade abdominal. **(21)** Visão posterior das pinças de Wertheim e Faure no terço superior da vagina. **(22)** A parede vaginal anterior foi aberta, segurada pela pinça Allis, mantendo-se as pinças de Wertheim e Faure fechadas. À esquerda, uma pinça Mixter faz hemostasia. (*Continua*) ▶

OD (ovário direito); OE (ovário esquerdo)

HISTERECTOMIAS

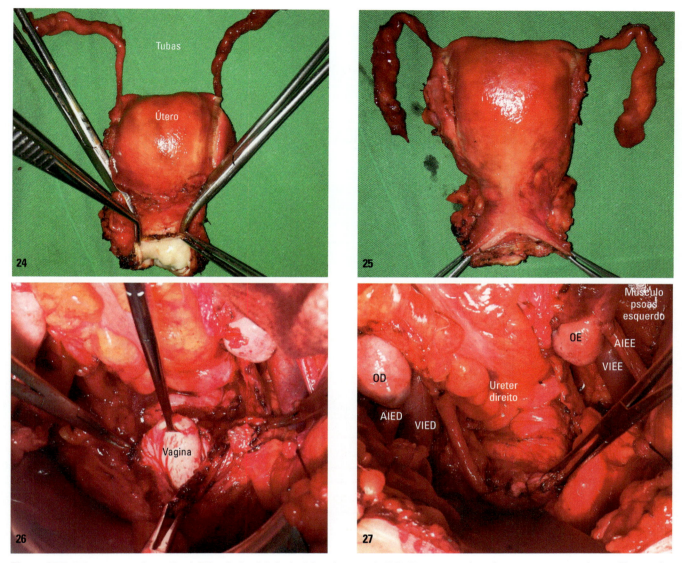

Figura 25.7 **Histerectomia radical (Wertheim-Meigs).** (*Continuação*) **(23)** Face anterior da peça com as pinças Faure delimitando o colo do útero na inserção dos paramétrios laterais. **(24)** Face anterior da peça. As pinças de apreensão seguram as bordas vaginais. **(25)** Face posterior da peça. As pinças tracionam os ligamentos uterossacros. **(26)** Cúpula vaginal aberta, antes de ser suturada. As pinças Allis seguram as bordas vaginais e as Mixter fazem hemostasia. **(27)** Aspecto final da sutura da cúpula vaginal com pontos separados.

OD (ovário direito); OE (ovário esquerdo); AIEE (artéria ilíaca externa esquerda); VIEE (veia ilíaca externa esquerda); AIED (artéria ilíaca externa direita); VIED (veia ilíaca externa direita)

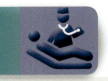 ## CUIDADOS PÓS-OPERATÓRIOS

Nas histerectomias, a sonda vesical é mantida por no máximo 24 horas, podendo ser retirada antes nos casos sem bloqueio raquimedular. Nas cirurgias de Wertheim-Meigs, no entanto, a sonda é mantida por cerca de 15 dias, recomendando-se monitoração de resíduo pós-miccional após a retirada da sonda.

Na via abdominal e vaginal, recomenda-se repouso relativo de sete dias, com liberação progressiva das atividades físicas. Exercícios aeróbicos e de impacto devem ser evitados por 60 dias. Na via laparoscópica, exercícios de maior carga são liberados após 30 dias.

ATLAS DE CIRURGIA GINECOLÓGICA

No cuidado da incisão deve ser feita higiene local com sabonete neutro. A retirada dos pontos, quando necessária, é feita após sete a dez dias.

Nos casos em que o colo do útero é retirado, proíbe-se coito vaginal por 45 a 60 dias.

MODELO DE DESCRIÇÃO CIRÚRGICA

HOSPITAL
DESCRIÇÃO DE CIRURGIA

DATA

HORÁRIO DE INÍCIO

HORÁRIO DE TÉRMINO

NOME DO PACIENTE...PRONTUÁRIO...

CIRURGIÃO..CRM...
1º auxiliar...CRM...
2º auxiliar...CRM...
3º auxiliar...CRM...
Anestesista..CRM...
Instrumentador...

DIAGNÓSTICO PRÉ-OPERATÓRIO
Mioma uterino

CIRURGIA PROPOSTA
Histerectomia abdominal

DIAGNÓSTICO PÓS-OPERATÓRIO
O mesmo

DESCRIÇÃO DA CIRURGIA

1. Paciente em decúbito dorsal horizontal, realizada antissepsia, assepsia abdominal e vaginal, sondagem vasical e colocação de campos estéreis.
2. Incisão de Pfannenstiel.
3. Observa-se útero aumentado com múltiplos nódulos endurecidos intramurais e subserosos, tubas e ovários sem alterações.
4. Pinçamento dos pedículos anexiais e redondos para apresentação do útero.
5. Pinçados, seccionados e ligados ligamentos redondos com fio de poliglactina 0.
6. Pinçados, seccionados e ligados mesossalpinges com fio de poliglactina 0.
7. Pinçados, seccionados e ligados ligamentos útero-ováricos, com fio de poliglactina 0, preservando os ovários.
8. Abertura do peritônio anterior afastando a bexiga do colo do útero.
9. Pinçados, seccionados e ligados vasos uterinos.
10. Incisão do colo do útero na altura do istmo e retirado o útero.
11. Sutura do coto cervical com pontos separados de poliglactina 0. Peritonização do coto cervical com sutura contínua de poliglactina 2-0.
12. Revisão de hemostasia, retirada e conferência de instrumentais, gazes e compressas.
13. Fechamento da incisão abdominal por planos.
14. Encaminhamento da peça para anátomo-patológico.

COMENTÁRIOS DOS EDITORES

A histerectomia é uma cirurgia de grande porte, em que algumas recomendações são de extrema importância para evitar complicações. As lesões de trato urinário são uma preocupação constante. Os ureteres passam a 2,5 cm dos paramétrios laterais e das artérias uterinas, portanto, a ligadura dessas estruturas deve ser rente ao útero (exceto na cirurgia de Wertheim).

A dissecção da bexiga do istmo pode ser dificultada pela presença de cicatrizes de cesárias prévias. Nessa situação, a dissecção cuidadosa com tesoura, sempre rente ao útero, minimiza o risco de abertura inadvertida da bexiga.

A ligamentopexia, fixando os paramétrios laterais e uterossacros à cúpula vaginal nas histerectomias totais abdominais, é recomendada. Quando se faz por laparoscopia, a pexia dos paramétrios à cúpula não é realizada, pois não são seccionados do anel pericervical nessa via de acesso.

A salpingectomia bilateral é mandatória em todos os casos de histerectomia, porém na via vaginal pode haver dificuldades técnicas que a impossibilitem. Desse modo, diminui-se o risco de neoplasias ovarianas, cuja etiologia vem sendo reportada ao epitélio tubário.

INFORMAÇÕES SUPLEMENTARES

As Tabelas 25.1 a 25.8 a seguir mostram os códigos, valores, número de auxiliares e porte anestésico dos procedimentos descritos nesse capítulo, pelo SUS (Sistema Único de Saúde), pela AMB (Associação Médica Brasileira) e pela CBHPM (Classificação Brasileira Hierarquizada de Procedimentos Médicos).

Os valores estão em reais e variam de acordo com a tabela de pagamento. Assim, pelo SUS (a) incluem todos os honorários médicos e todas as despesas hospitalares ou ambulatoriais; pela AMB (b) incluem apenas o valor dos honorários do cirurgião, em número de CH (coeficiente de honorários) e pela CBHPM (c) incluem apenas o valor dos honorários do cirurgião, em reais, de acordo com o porte cirúrgico (valores aferidos em setembro de 2021). Para mais informações sobre como calcular os valores de honorários da equipe cirúrgica, consulte o ANEXO 1

TABELA 25.1 Histerectomia subtotal (com ou sem anexectomia)

Tabela	Código	Valor total*	Porte	Custo operacional	Número de auxiliares	Porte anestésico
SUS	04.09.06.012-7	R$ 546,04[a]	—	—	—	—
AMB	45.05.008-2	700 CH[b]	—	—	2	3
CBHPM	3.13.03.08-0	R$ 3990.66[c]	9C	—	2	4

ATLAS DE CIRURGIA GINECOLÓGICA

TABELA 25.2 Histerectomia subtotal laparoscópica (com ou sem anexectomia)

Tabela	Código	Valor total*	Porte	Custo operacional	Número de auxiliares	Porte anestésico
SUS	04.09.06.015-1#	R$ 464,61[a]	—	—	—	—
AMB	—	—	—	—	—	—
CBHPM	3.13.03.20-0	R$ 3.490,67[c]	10C	56,770	2	5

histerectomia laparoscópica

TABELA 25.3 Histerectomia total (qualquer via)

Tabela	Código	Valor total*	Porte	Custo operacional	Número de auxiliares	Porte anestésico
SUS	04.09.06.013-5 04.16.06.011-0#	R$ 634,03[a] R$ 2.279,24[a]	—	—	—	—
AMB	45.05.007-4	1.000 CH[b]	—	—	2	4
CBHPM	3.13.03.10-2	R$ 3225,33[c]	10A	—	2	5

histerectomia total em oncologia

TABELA 25.4 Histerectomia total laparoscópica

Tabela	Código	Valor total*	Porte	Custo operacional	Número de auxiliares	Porte anestésico
SUS	04.09.06.015-1	R$ 464,61[a]	—	—	—	—
AMB	—	—	—	—	—	—
CBHPM	3.13.03.21-8	R$ 3756,00[c]	11B	60,830	2	6

TABELA 25.5 Histerectomia total com anexectomia (qualquer via)

Tabela	Código	Valor total*	Porte	Custo operacional	Número de auxiliares	Porte anestésico
SUS	04.09.06.011-9 04.16.06.011-0#	R$ 770,70[a] R$ 2.279,24[a]	—	—	—	—
TUSS	45.05.011-2	1.300 CH[b]	—	—	2	4
CBHPM	3.13.03.12-9	R$ 3358,00[c]	10B	—	2	5

histerectomia total em oncologia

TABELA 25.6 Histerectomia total laparoscópica com anexectomia

Tabela	Código	Valor total*	Porte	Custo operacional	Número de auxiliares	Porte anestésico
SUS	04.09.06.015-1#	R$ 464,61[a]	—	—	—	—
AMB	—	—	—	—	—	—
CBHPM	3.13.03.23-4	R$ 4021,34[c]	12A	60,830	2	6

histerectomia laparoscópica

TABELA 25.7 Histerectomia vaginal

Tabela	Código	Valor total*	Porte	Custo operacional	Número de auxiliares	Porte anestésico
SUS	04.09.06.010-0	R$ 460,08[a]	—	—	—	—
AMB	45.09.009-0	1200 CH[b]	—	—	2	4
CBHPM	3.13.03.10-2#	R$ 3225,33[c]	10A	—	2	5

histerectomia total qualquer via

TABELA 25.8 Histerectomia total ampliada

Tabela	Código	Valor total*	Porte	Custo operacional	Número de auxiliares	Porte anestésico
SUS	04.09.06.014-3 04.16.06.006-4#	R$ 717,90[a] R$ 5.403,43[a]	—	—	—	—
TUSS	45.05.006-6	1.750 CH[b]	—	—	3	5
CBHPM	3.13.03.11-0 3.09.14.06-0[&]	R$ 3756,00[c] R$ 3225,33[c]	11B 10A	—	2 2	6 4

histerectomia total ampliada em oncologia e linfadenectomia pélvica

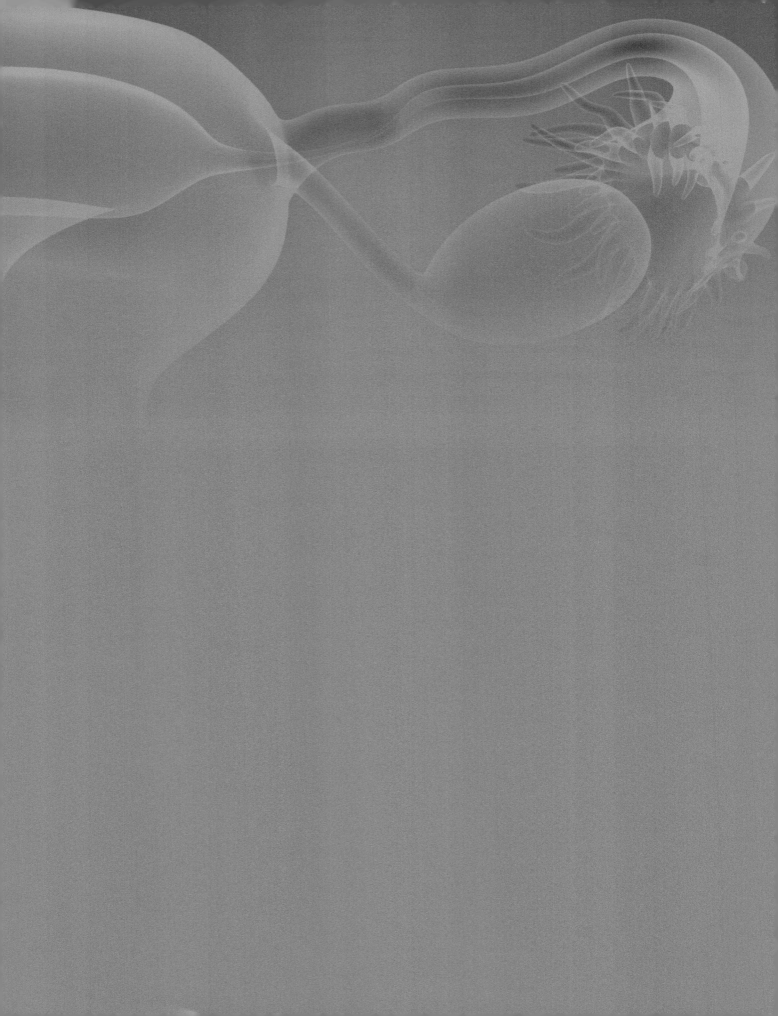

capítulo 26

HISTEROSCOPIA

INTRODUÇÃO

A histeroscopia permite a visibilização da cavidade uterina e a realização de procedimentos como biópsias, lise de aderências ou de septos, ressecção de endométrio ou retirada de pólipos, miomas e corpos estranhos, particularmente de dispositivos intrauterinos, fios ou calcificações.
Trata-se de um procedimento indispensável para o ginecologista.

TÉCNICAS CIRÚRGICAS

Histeroscopia diagnóstica ambulatorial

1. A paciente fica em posição ginecológica, e utiliza-se o conjunto de histeroscopia composto de ótica de 2,7 ou 2,9 mm com camisa diagnóstica unidirecional ou sistema Bettocchi com canal de trabalho.

2. Inicia-se o procedimento pela vaginoscopia com meio líquido de distensão (solução fisiológica ou glicina se for utilizar energia elétrica monopolar) (Figura 26.1-1). Direciona-se o histeroscópio para o fundo de saco vaginal, com os dedos do cirurgião fechando a vulva para distensão vaginal com o líquido.

3. Localiza-se o colo uterino e seu orifício externo, introduzindo-se o histeroscópio progressivamente pelo canal endocervical em direção à cavidade uterina (Figuras 26.1-2 a 26.1-5).

4. Realiza-se a observação sistemática da cavidade uterina, examinando o canal endocervical (Figura 26.1-6), o formato da cavidade (Figura 26.1-7), a superfície do endométrio (Figuras 26.1-8 e 26.1-9), os orifícios tubários (Figuras 26.1-10 a 26.1-12) e a presença de alterações, como pólipos, sinéquias, miomas, malformações ou neoplasias (Figuras 26.1-13 a 26.1-16).

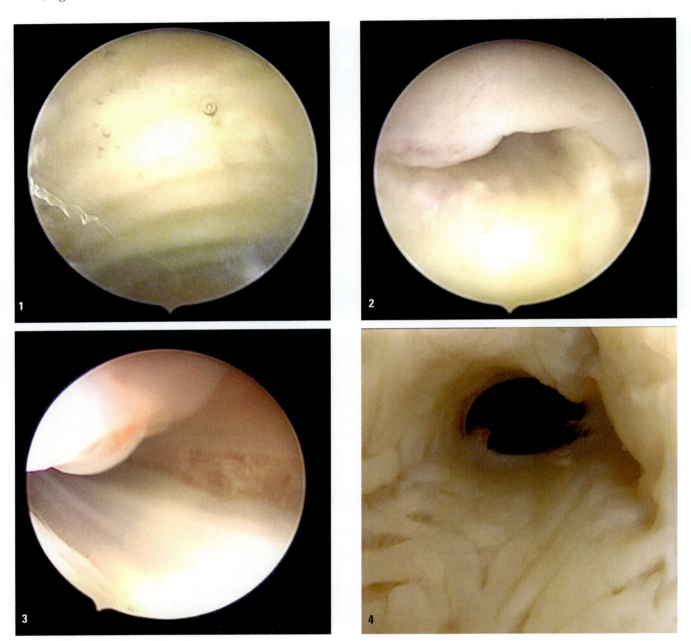

▲ **Figura 26.1 Histeroscopia diagnóstica.** (1) Vaginoscopia. Observa-se a parede vaginal distendida por líquido, pequenas bolhas de gás e as pregas da mucosa vaginal. (2) O colo do útero e seu orifício externo são identificados. (3) Observa-se o canal endocervical à medida que o histeroscópio progride em direção à cavidade uterina. (4) O orifício interno é visibilizado. Observam-se as criptas do canal endocervical.

(*Continua*) ▶

5. O procedimento pode ser complementado com biópsias ou retirada de pequenos pólipos endometriais a partir de sua base.
6. Retira-se o instrumental, observando-se mais uma vez o canal endocervical.
7. Se houver necessidade de procedimentos adicionais, como em miomas ou pólipos grandes, a paciente será encaminhada para histeroscopia cirúrgica.

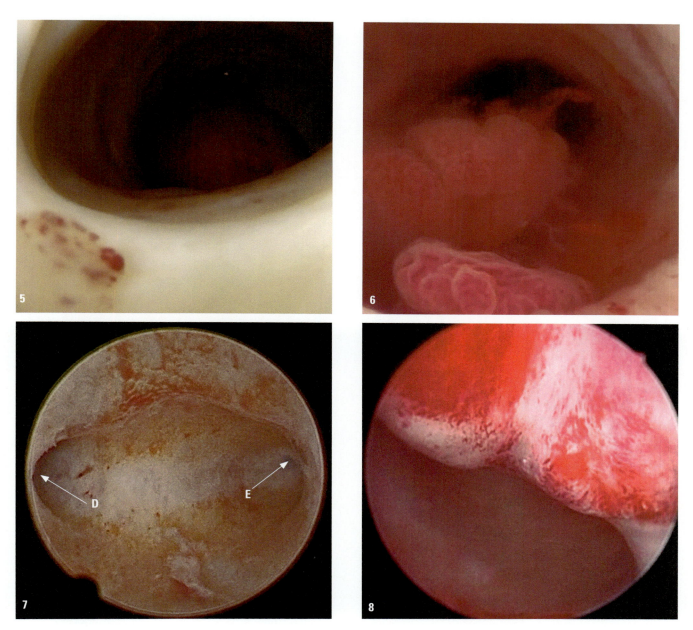

▲Figura 26.1 Histeroscopia diagnóstica. (*Continuação*) (5) O orifício interno está mais aberto e já é possível observar a cavidade endometrial, com a presença de lesão arredondada e saliente. (6) Pólipos endocervicais visíveis nas paredes lateral esquerda e posterior do canal endocervical. (7) Cavidade uterina com o típico aspecto quase triangular. O endométrio é atrófico e são observadas múltiplas petéquias em sua superfície. As setas indicam os locais dos orifícios tubários direito (D) e esquerdo (E). (8) Abaulamento na parede anterior do útero, que deforma a cavidade, sugestivo de mioma submucoso. (*Continua*) ▶

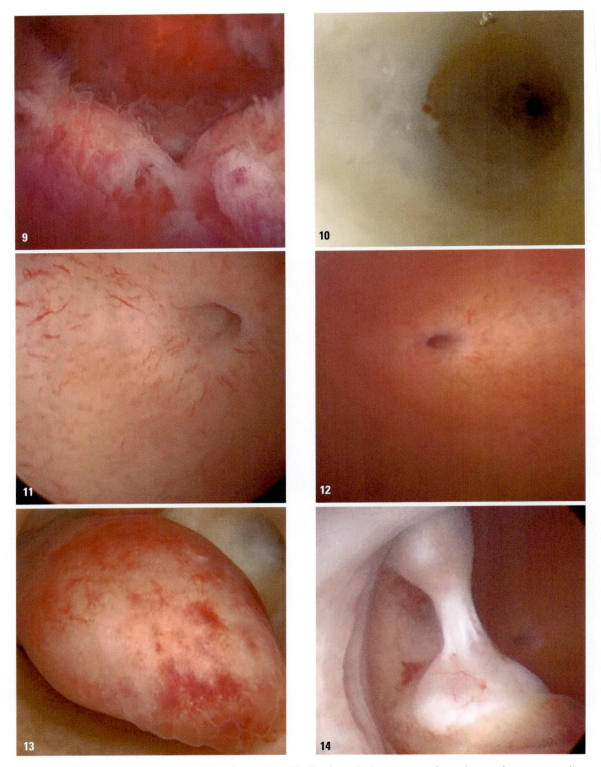

▲ **Figura 26.1 Histeroscopia diagnóstica.** (*Continuação*) **(9)** Endométrio espessado e irregular em paciente com sangramento uterino anormal. **(10)** Orifício tubário esquerdo, com corno uterino bem pronunciado. **(11)** Orifício tubário esquerdo, com corno uterino em formato mais plano. **(12)** Orifício tubário direito, com corno uterino em formato mais plano **(13)** Pólipo endometrial ocupando mais da metade da cavidade endometrial. **(14)** Sinéquia endometrial. Nota-se trave fibrosa entre as paredes anterior e posterior do útero.

(*Continua*) ▶

HISTEROSCOPIA

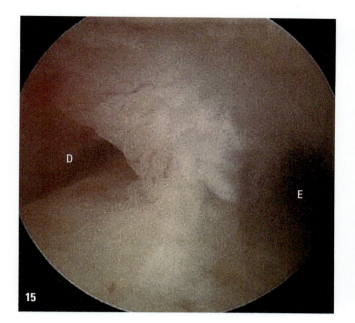 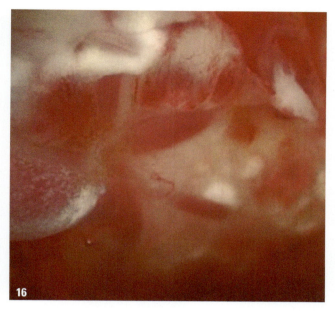

▲ **Figura 26.1** **Histeroscopia diagnóstica.** (*Continuação*) **(15)** Septo uterino. Observam-se duas cavidades endometriais, direita (D) e esquerda (E). **(16)** Endométrio irregular, espesso e vascularizado em paciente na pós-menopausa, suspeito para neoplasia endometrial.

Histeroscopia cirúrgica com biópsia, lise de sinéquias ou retirada de corpo estranho

1. A paciente fica em posição ginecológica, sob anestesia geral ou locorregional, realiza-se assepsia e colocam-se campos estéreis. Faz-se o esvaziamento da bexiga com sonda vesical.

2. Insere-se espéculo vaginal para exposição do colo do útero, que é tracionado, em geral, pelo lábio anterior com pinça Pozzi ou Museaux. Realiza-se a histerometria inicial (Figura 26.2-1).

3. Inicia-se o procedimento pela histeroscopia diagnóstica. Caso não seja identificada lesão passível de ressecção cirúrgica, pode-se realizar biópsia com pinças apropriadas acopladas ao sistema Betocchi e o procedimento é encerrado (Figuras 26.2-2 e 26.3-3).

4. Nos casos de retirada de corpos estranhos, utiliza-se pinça de apreensão para removê-los (Figuras 26.2-4 e 26.2-5).

5. O dispositivo intrauterino (DIU) cujo fio não é visível pelo colo pode requerer histeroscopia para sua retirada. Inicia-se pela identificação da posição do DIU e de seu fio na cavidade uterina (Figuras 26.2-6 e 26.2-7). Introduz-se pinça de apreensão e apreende-se a haste transversa do DIU, mantendo a pinça fechada durante a retirada. É importante tracionar a haste, e não o fio (Figura 26.2-8). Retira-se o elemento de trabalho trazendo o DIU pelo canal endocervical até sua retirada (Figuras 26.2-9 e 26.2-10).

ATLAS DE CIRURGIA GINECOLÓGICA

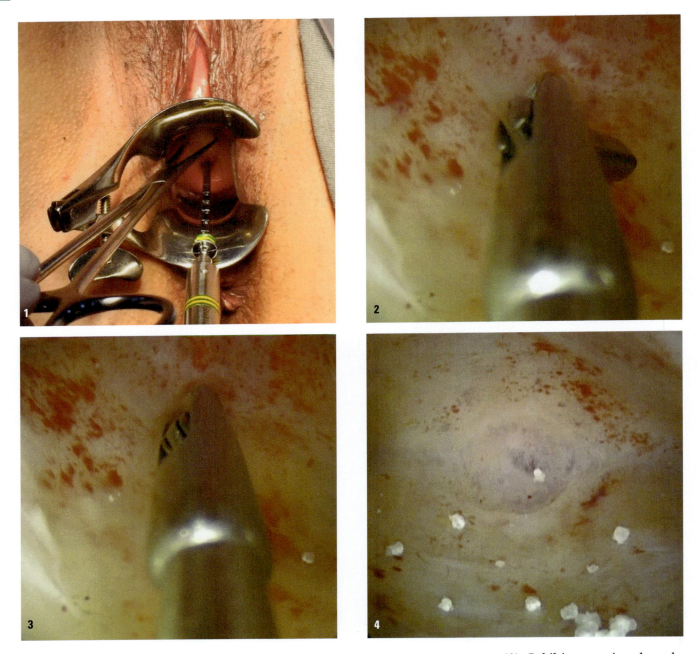

▲ **Figura 26.2 Histeroscopia cirúrgica (para biópsia e retirada de corpo estranho).** **(1)** O lábio anterior do colo está pinçado com pinça Pozzi e é feita a histerometria inicial. **(2)** A pinça de biópsia histeroscópica está aberta e encostada no endométrio. **(3)** A pinça foi fechada, apreendendo fragmento de endométrio a ser retirado para biópsia. **(4)** Cavidade uterina com múltiplos fragmentos de DIU, que havia ficado no útero por mais de 30 anos.

(*Continua*) ▶

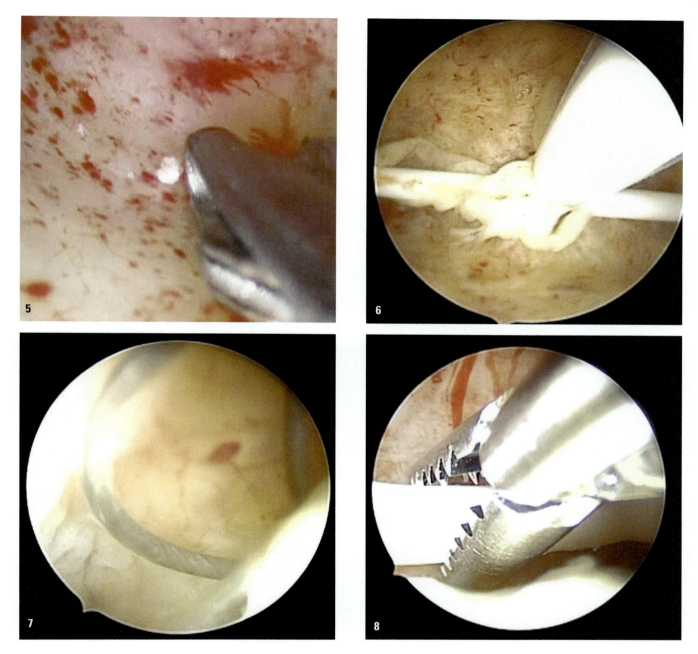

▲ **Figura 26.2** Histeroscopia cirúrgica (para biópsia e retirada de corpo estranho). (*Continuação*) **(5)** Os fragmentos são apreendidos e retirados com pinça histeroscópica de apreensão. **(6)** DIU na cavidade uterina, cujo fio não se exteriorizava pelo colo do útero. **(7)** Observa-se o fio do DIU totalmente dentro da cavidade uterina. **(8)** A pinça apreende um dos braços do DIU e traciona-o em direção ao colo do útero.

(*Continua*) ▶

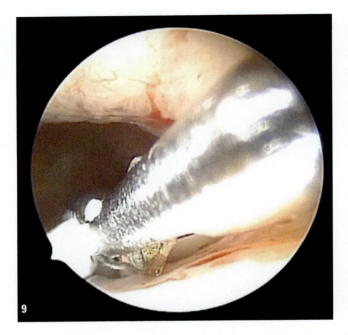 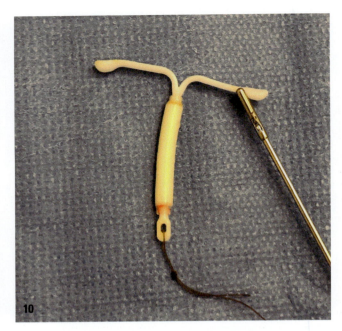

▲ **Figura 26.2** Histeroscopia cirúrgica (para biópsia e retirada de corpo estranho). (*Continuação*) **(9)** Passagem da pinça segurando o DIU pelo canal endocervical. **(10)** DIU retirado, mostrando o local de apreensão pela pinça.

Histeroscopia cirúrgica para polipectomia, miomectomia, metroplastia, endometrectomia e ressecção de sinéquias

1. A paciente é colocada em posição ginecológica, sob anestesia locorregional, sendo realizada assepsia e colocados campos estéreis. Utiliza-se sonda vesical de demora. Insere-se espéculo vaginal para exposição do colo do útero, que é tracionado, em geral, pelo lábio anterior com pinça Pozzi ou Museaux (Figuras 26.3-1 e 26.3-2).

2. Inicia-se o procedimento pela histeroscopia diagnóstica e, a seguir, prossegue-se com dilatação do canal endocervical com velas de Hegar até vela 9 (ver Capítulo 23 | Dilatação do colo e curetagem uterina) (Figura 26.3-3).

3. Introduz-se a bainha interna e a externa do ressectoscópio. A seguir, acopla-se o sistema de energia com alça e retira-se o espéculo (Figura 26.3-1).

4. Utiliza-se como meio de distensão glicina ou manitol, ao se usar energia monopolar, ou solução salina, ao se usar energia bipolar.

5. Realiza-se o procedimento de acordo com o diagnóstico inicial (descrições nas figuras 26.4 a 26.8).

6. A retirada do instrumental após os procedimentos segue os seguintes passos:
   a) revisão de hemostasia;
   b) observação do canal endocervical;
   c) avaliação do local de pinçamento do colo uterino;
   d) monitoração do sangramento após a retirada do instrumental.

HISTEROSCOPIA

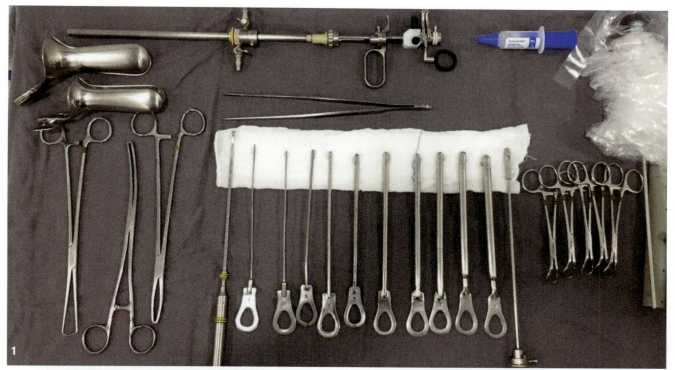

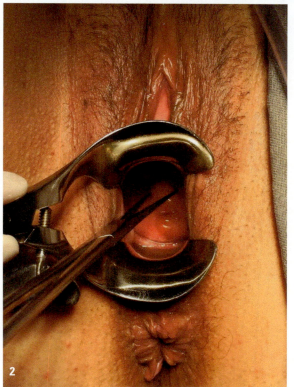

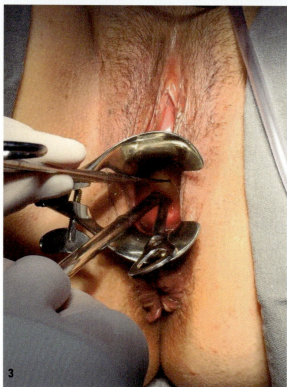

▲**Figura 26.3 Histeroscopia cirúrgica.** **(1)** Mesa montada para histeroscopia cirúrgica. Observam-se as velas dispostas em ordem crescente de diâmetro. **(2)** O espéculo vaginal expõe adequadamente o colo do útero, que é pinçado com Pozzi. **(3)** Com o colo tracionado, utilizam-se velas de Hegar para dilatação cervical. Observa-se a vela de menor diâmetro inserida no canal, que será removida pelo auxiliar, para que o cirurgião introduza a vela maior.

(*Continua*) ▶

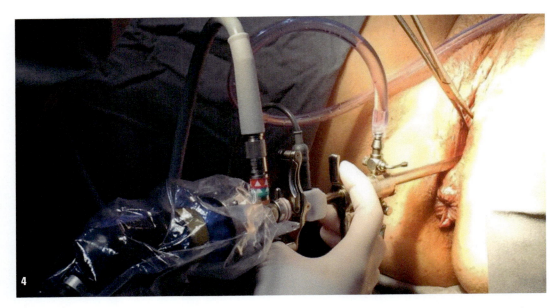

▲Figura 26.3 **Histeroscopia cirúrgica.** (*Continuação*) (4) Equipamento completo composto de ressectoscópio, câmera de vídeo, cabo de luz, irrigador e aspirador. O espéculo foi retirado e o colo é mantido tracionado durante todo o procedimento.

Histeroscopia cirúrgica para polipectomia

1. Com o ressectoscópio posicionado, identifica-se a inserção e a extensão do pólipo (Figura 26.4-1).

2. Pólipos pequenos podem ser removidos por secção a partir de sua base, sendo retirados junto com a alça de ressecção (Figuras 26.4-2 e 26.4-3).

3. Pólipos grandes devem ser fragmentados antes da ressecção da sua base, para que pos-

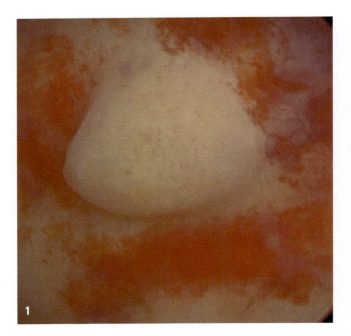
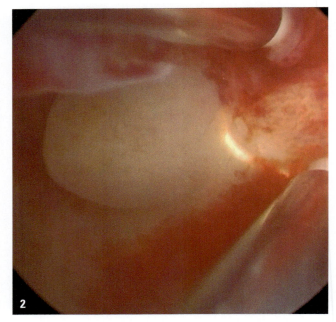

Figura 26.4 **Histeroscopia cirúrgica para polipectomia.** (1) Identifica-se pequeno pólipo endometrial na parede lateral esquerda do útero. (2) A alça de ressecção é passada na base do pólipo, em movimento constante, até ressecá-lo totalmente.

(*Continua*) ▶

sam ser removidos, em pedaços, pelo canal endocervical (Figuras 26.4-1 a 26.4-9).

4. A ressecção deve envolver o endométrio ao redor da base do pólipo.

5. Os fragmentos são retirados pelo sistema de camisas, curetas ou pinça de restos.

6. Reduz-se a pressão na cavidade uterina, mantendo-a sob visão, e realiza-se a revisão cuidadosa da hemostasia (Figuras 26.4-10 a 26.4-13).

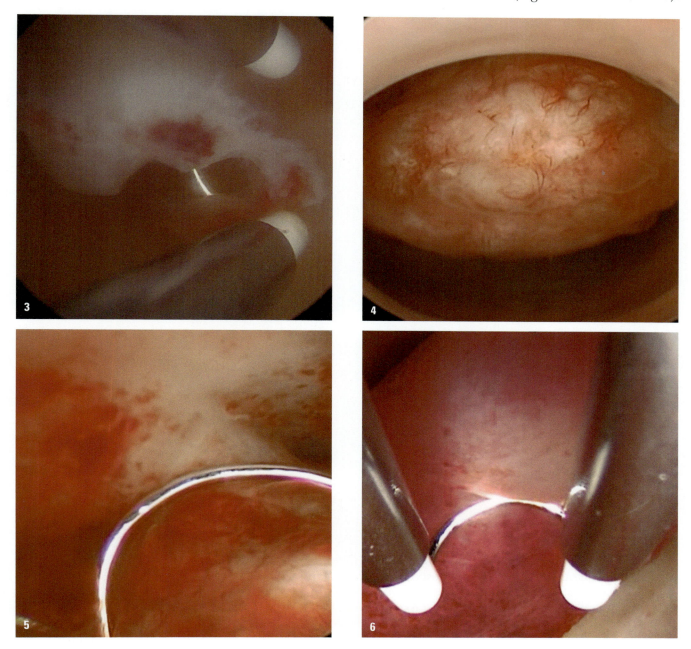

Figura 26.4 **Histeroscopia cirúrgica para polipectomia.** (*Continuação*) **(3)** A alça é tracionada em direção ao colo do útero, trazendo o pólipo. **(4)** Imagem histeroscópica de volumoso pólipo endometrial ocupando 2/3 da cavidade uterina. **(5)** Foi possível identificar o pedículo desse pólipo na parede posterofúndica do útero. A alça está exatamente na inserção do pedículo, que não deve ser seccionado antes da fragmentação total do pólipo. **(6)** A alça é colocada na superfície do pólipo para iniciar a sua ressecção. (*Continua*) ▶

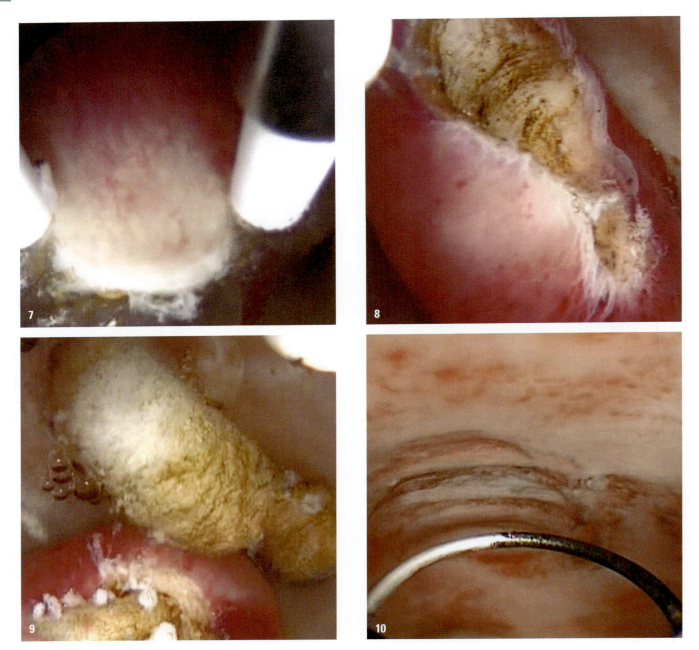

Figura 26.4 Histeroscopia cirúrgica para polipectomia. (*Continuação*) (**7**) A ressecção do pólipo é feita por meio de várias passagens da alça de ressectoscópio sobre sua superfície, seccionando-o em vários fragmentos. (**8**) Observa-se a superfície cauterizada do pólipo onde foi passada a alça de ressecção. (**9**) Os fragmentos do pólipo ficam soltos na cavidade e serão removidos pelo canal de trabalho ou com auxílio de curetas. (**10**) Aspecto do local da base do pólipo após ressecção completa. É feita a hemostasia com a alça do ressectoscópio.

(*Continua*) ▸

HISTEROSCOPIA

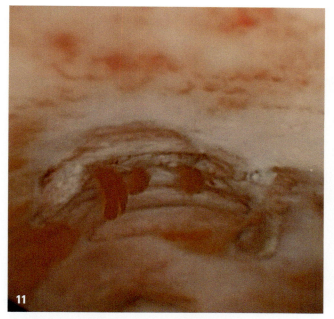

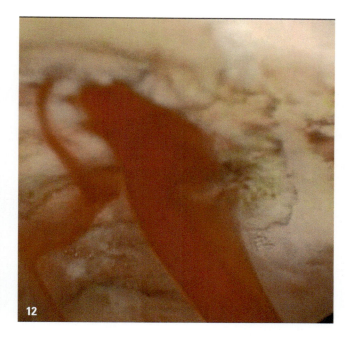

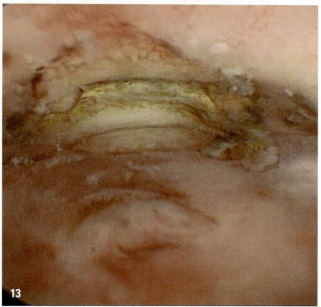

Figura 26.4 Histeroscopia cirúrgica para polipectomia. (*Continuação*) (11) Foi diminuída a pressão intrauterina para observar a hemostasia. Nota-se que se inicia sangramento ativo na base do pólipo assim que a pressão é reduzida. (12) Observa-se sangramento ativo da base do pólipo com a menor pressão intrauterina. (13) O local é novamente cauterizado, mostrando o aspecto da cavidade uterina ao final do procedimento.

Histeroscopia cirúrgica para miomectomia

1. Na histeroscopia diagnóstica prévia, identifica-se o mioma de acordo com a classificação da FIGO em G0 (totalmente submucoso), G1 (até 50% submucoso) ou G2 (menos de 50% submucoso) (Figuras 26.5-1 a 26.5-3).

2. Realiza-se fragmentação do mioma com alça do ressectoscópio, lembrando-se que o sangramento é maior do que o observado na polipectomia. Desse modo, mais vasos são expostos e há maior risco de entrada de líquido na corrente sanguínea, com hemodiluição e hiponatremia (Figura 26.5-4).

3. Além da fragmentação, a alça pode ser usada como alavanca para desinserção do mioma, diminuindo a necessidade de energia. Geralmente, os limites entre o mioma e o miométrio normal são facilmente identificados (Figuras 26.5-5 e 26.5-6).

4. Os fragmentos são retirados pelo elemento de trabalho ou com curetas ou pinças de apreensão (Figura 26.5-7).

5. Faz-se a revisão da hemostasia ao final da ressecção do mioma (Figura 26.5-8).

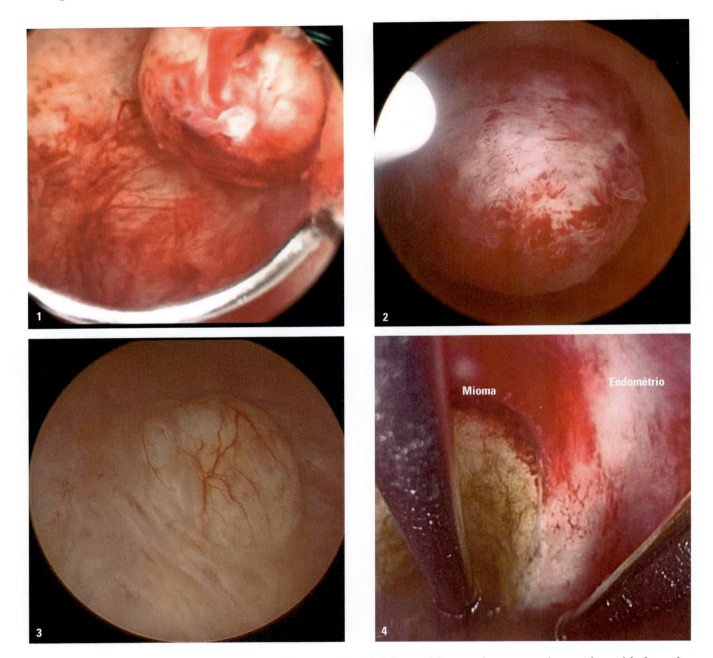

▲ **Figura 26.5 Histeroscopia cirúrgica para miomectomia. (1)** Mioma G0: completamente dentro da cavidade endometrial. **(2)** Mioma G1: mais do que 50% do mioma está na cavidade endometrial. **(3)** Mioma G2: mais de 50% do mioma está no miométrio, apenas pequena parte adentra a cavidade uterina. **(4)** A alça do ressectoscópio é passada sobre o mioma, ressecando um fragmento. Observa-se a superfície cauterizada onde o mioma foi seccionado.

(*Continua*) ▶

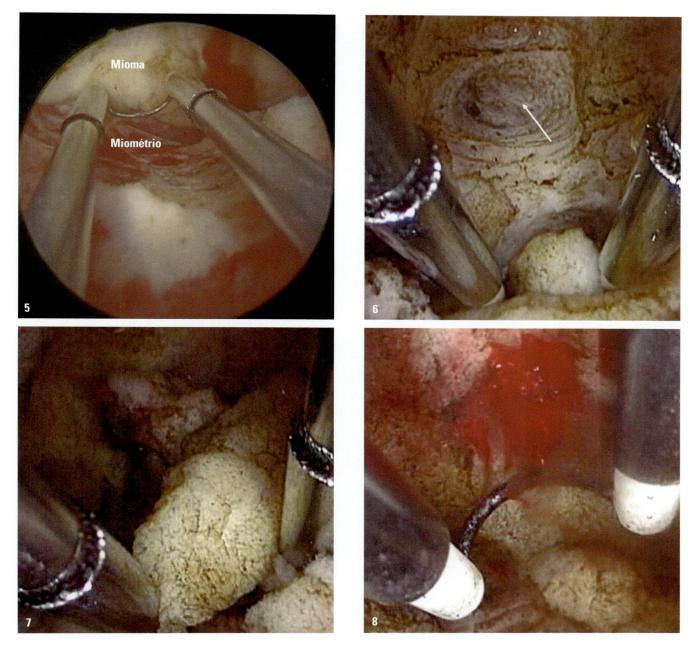

▲Figura 26.5 Histeroscopia cirúrgica para miomectomia. (*Continuação*) (5) A alça do ressectoscópio desinsere o mioma do miométrio normal em movimento de alavanca. (6) Aspecto do miométrio normal (seta), onde estava inserido o nódulo de mioma. (7) Os fragmentos do mioma são retirados pela camisa do ressectoscópio. (8) A pressão na cavidade foi reduzida, sendo possível identificar área de sangramento, que é cauterizada.

Histeroscopia cirúrgica para metroplastia

1. O septo uterino é uma das principais indicações de metroplastia histeroscópica, para recompor a cavidade uterina (Figura 26.6-1).

2. Pelo risco de perfuração uterina, é desejável o controle da ressecção histeroscópica do septo com laparoscopia ou ultrassonografia intraoperatória. Em septos fúndicos, pequenos ou incompletos, não há essa necessidade.

3. Utiliza-se eletrodo mono ou bipolar, em "faca", incisando-se o septo em sua porção média. Observa-se que o septo é, habitualmente, fibroso e pouco vascularizado, diferente do miométrio (Figura 26.6-2).

4. Progride-se na secção do septo até o limite de visibilização dos óstios tubários (Figuras 26.6-3 e 26.6-4).

5. Faz-se a revisão de hemostasia e encerra-se o procedimento.

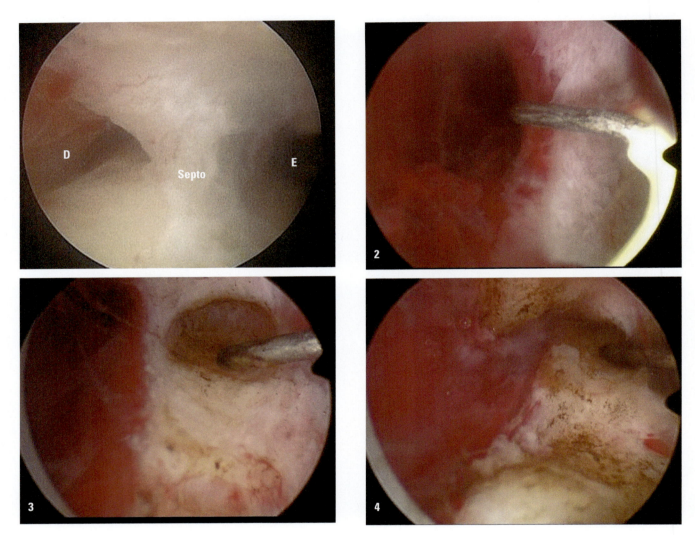

▲ **Figura 26.6** Histeroscopia cirúrgica para metroplastia com ressecção de septo uterino. **(1)** Observa-se septo uterino dividindo a cavidade em duas partes, direita (D) e esquerda (E). **(2)** O eletrodo em faca encosta no septo para iniciar o corte. **(3)** O septo é seccionado com o eletrodo. Observa-se o tecido fibroso mais esbranquiçado do que o miométrio. **(4)** O septo foi completamente incisado, o que permite a restauração da cavidade uterina.

Histeroscopia cirúrgica para endometrectomia

1. Utiliza-se eletrodo em alça, bipolar ou monopolar, iniciando-se a ressecção do endométrio das paredes anterior e posterior, no sentido do fundo para o colo do útero (Figura 26.7-01).

2. Deve-se retirar todo o endométrio até a camada basal, expondo-se o miométrio (Figuras 26.7-2 a 26.7-5).

HISTEROSCOPIA

3. A região cornual é mais fina e a ressecção deve ser mais cuidadosa, para não ocorrer perfuração uterina. Pode-se optar por eletrocoagulação dessa região (Figura 26.7-6).

4. Se for necessário, a hemostasia é realizada com fulguração pela alça ou com eletrodo em bola.

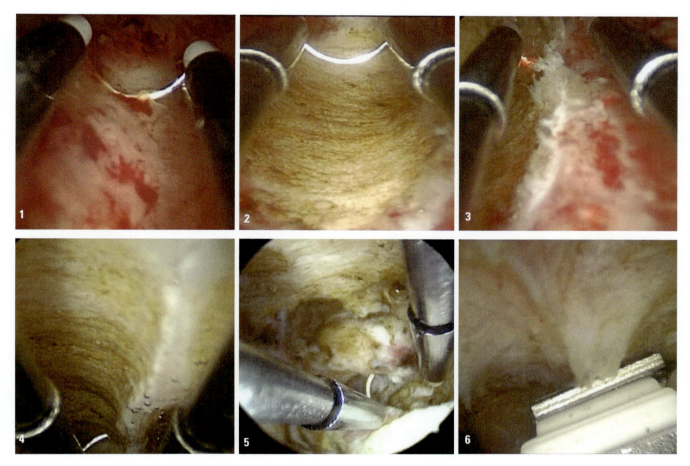

▲ **Figura 26.7** Histeroscopia cirúrgica para endometrectomia (ablação de endométrio). (1) A alça de ressecção é colocada na parede posterior do útero, próximo ao fundo. (2) É feita a resseção do endométrio do fundo em direção ao colo do útero na parede uterina posterior. Observa-se a área cauterizada mais clara que o endométrio íntegro. (3) O mesmo procedimento é realizado em todas as paredes uterinas. Observa-se a ressecção de faixa de endométrio pela alça. (4) A ressecção é realizada na parede anterior do útero. (5) Os fragmentos de endométrio são retirados pela camisa do ressectoscópio. (6) Cauterização com eletrodo na região cornual. Observa-se a área ressecada previamente com o eletrodo em alça (*).

Histeroscopia cirúrgica para ressecção de sinéquias

1. Para lise de sinéquias frouxas, a própria pressão do meio de distensão promove sua liberação. A passagem de pinça pela superfície endometrial acaba de desfazer as sinéquias frouxas.

2. É importante ressaltar que na presença de sinéquias extensas, esse procedimento deve ser monitorado por visão laparoscópica simultânea.

3. Para ressecção de sinéquias firmes, pode-se utilizar eletrodo em formato de faca ou alça, que secciona e cauteriza as aderências entre as paredes uterinas (Figuras 26.8-1 a 26.8-6).

4. Faz-se revisão de hemostasia e encerra-se o procedimento.

ATLAS DE CIRURGIA GINECOLÓGICA

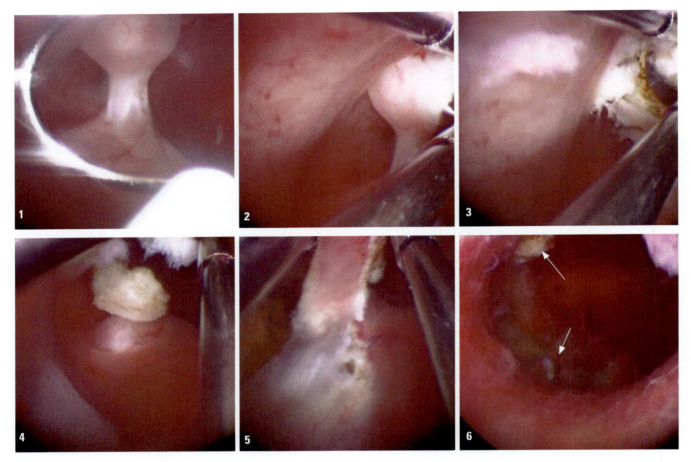

▲ **Figura 26.8** **Histeroscopia cirúrgica para ressecção de sinéquias.** **(1)** Observa-se a alça do ressectoscópio junto à trave fibrosa entre as paredes uterinas. **(2)** Secção da inserção da trave fibrosa na parede uterina anterior com alça. **(3)** Observa-se o corte da trave fibrosa. **(4)** A porção da trave fibrótica é separada da parede uterina anterior, porém ainda está presa na parede uterina posterior. **(5)** Ressecção da porção fixa da trave na parede posterior. **(6)** Aspecto da cavidade uterina ao final do procedimento. Observam-se os locais onde a trave estava inserida apontados pelas setas.

Laparoscopia após perfuração uterina durante histeroscopia utilizando energia

1. Identificando-se perfuração uterina por perda abrupta da distensão abdominal durante uso de energia mono ou bipolar, indica-se laparoscopia diagnóstica, com duas punções acessórias.

2. Faz-se a revisão sistemática da pelve e do abdome, observando o local da perfuração uterina, a bexiga, o reto e o sigmoide, aspirando o líquido extravasado. Em posição de Trendelenburg para a laparoscopia, é comum que o líquido se aloje no andar superior do abdome, que deve ser inspecionado (Figuras 26.9-1 a 26.9-4).

3. Havendo sangramento da parede uterina, indica-se cauterização com energia bipolar. Pode ser necessário sutura da lesão, em casos de ferida extensa.

4. Prossegue-se com a revisão sistemática dos intestinos. Inicia-se pela válvula ileocecal, com pinças de apreensão segurando e expondo adequadamente as alças até o jejuno. O intestino grosso também é observado, do sigmoide até a válvula ileocecal (Figuras 26.9-5 a 26.9-8).

5. Os órgãos eventualmente lesados deverão ser suturados de acordo com o tipo de lesão. Pode ser necessário realizar ressecção intestinal ou colostomia, a depender das lesões.

HISTEROSCOPIA

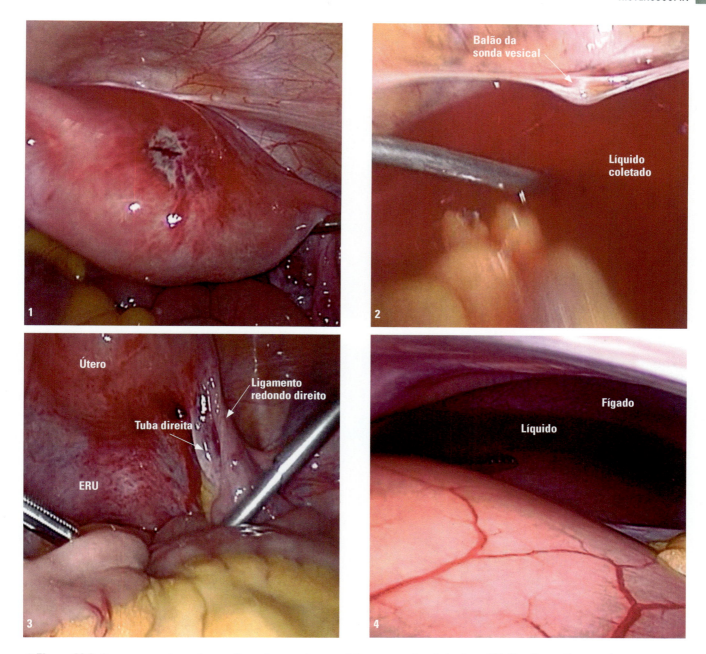

▲ **Figura 26.9 Laparoscopia após perfuração uterina em histeroscopia cirúrgica. (1)** Perfuração uterina na parede anterofúndica do útero, sem sinais de sangramento ativo. Observa-se a área esbranquiçada ao redor da lesão, compatível com efeito térmico. **(2)** O aspirador aspira o líquido extravasado pela ferida uterina e coletado na pelve. **(3)** As pinças afastam as alças intestinais para exposição adequada da escavação retouterina (ERU) à procura de lesões. **(4)** Aspiração do líquido extravasado na loja hepática. *(Continua)* ▶

ATLAS DE CIRURGIA GINECOLÓGICA

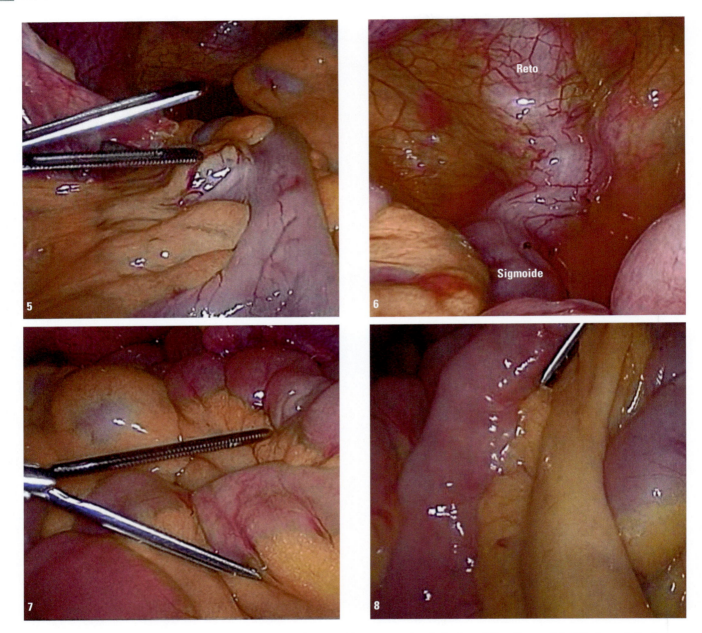

▲ **Figura 26.9** **Laparoscopia após perfuração uterina em histeroscopia cirúrgica.** (*Continuação*) **(5)** A revisão intestinal deve ser completa. A pinça atraumática irá segurar o ceco para ser avaliado. **(6)** O cólon sigmoide é observado desde a escavação retouterina. **(7 e 8)** As alças de intestino delgado são sistematicamente seguradas com pinças atraumáticas e observadas à procura de lesões.

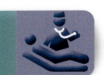 ## CUIDADOS PÓS-OPERATÓRIOS

Após histeroscopia, a paciente deve ser orientada sobre a possibilidade de haver pequeno sangramento vaginal por poucos dias. Caso ocorra sangramento vivo, ela deverá retornar ao serviço para ser examinada e o foco de sangramento ser identificado.

Pode ser necessário procedimento hemostático, como eletrocauterização, particularmente quando o sangramento é originado no lábio do colo pinçado para o procedimento.

O procedimento causa pouca dor pós-operatória, sendo a paciente orientada a usar analgésicos como dipirona, se necessário.

MODELO DE DESCRIÇÃO CIRÚRGICA

HOSPITAL
DESCRIÇÃO DE CIRURGIA

DATA

HORÁRIO DE INÍCIO

HORÁRIO DE TÉRMINO

NOME DO PACIENTE...PRONTUÁRIO..
CIRURGIÃO...CRM...
1º auxiliar...CRM...
2º auxiliar...CRM...
3º auxiliar...CRM...
Anestesista..CRM...
Instrumentador...

DIAGNÓSTICO PRÉ-OPERATÓRIO
Pólipo endometrial

CIRURGIA PROPOSTA
Polipectomia por histeroscopia

DIAGNÓSTICO PÓS-OPERATÓRIO
O mesmo

DESCRIÇÃO DA CIRURGIA
1. Paciente em posição ginecológica, sob anestesia . . . .
2. Antissepsia e assepsia com . . . . e colocação de campos estéreis.
3. Passagem de sonda vesical número . . . .
4. Inserido espéculo vaginal e pinçado o colo com Pozzi.
5. Dilatado colo com velas de Hegar até número 9.
6. Inserido ressectoscópia utilizando solução de glicina com meio de distensão da cavidade.
7. Observada lesão sobrelevada, lisa, em parede anterior, medindo cerca de 0,5 cm.
8. Ressecada lesão com alça de ressecção.
9. Retirados fragmentos que serão encaminhados para anátomo-patológico e revisão da hemostasia.
10. Retirado instrumental e encerrado o procedimento.

CAPÍTULO 26

ATLAS DE CIRURGIA GINECOLÓGICA

COMENTÁRIOS DOS EDITORES

Alguns passos da histeroscopia cirúrgica devem ser ressaltados. O balanço hídrico é fundamental. Deve-se sempre controlar a entrada e a saída de fluido pelo equipamento. O tempo cirúrgico deve ser o menor possível, evitando a hemodiluição.

Nas ressecções maiores, mais vasos são expostos e há maior risco de entrada de líquido na corrente sanguínea, com hemodiluição e hiponatremia.

Na ressecção de pólipos grandes ou miomas pediculados, é importante não seccionar a base antes de fragmentar o pólipo. Caso a base seja seccionada inicialmente, é muito difícil apreender o pólipo e passá-lo pelo orifício do colo.

Os miomas G0 e G1 podem ser ressecados somente por histeroscopia em tempo único. Os miomas G2 exigem maior cautela, podendo ser retirados em dois tempos, já que, após o primeiro procedimento, eles tendem a migrar para posição submucosa.

O controle de hemostasia deve ser observado diminuindo-se levemente a pressão intracavitária, já que sangramentos podem estar falsamente ausentes quando a pressão elevada no útero comprime os vasos sanguíneos. Assim, reduzindo-se a pressão, identificam-se os pontos sangrantes, que são cauterizados.

Nos casos de ressecção extensa de sinéquias ou nas metroplastias, é fundamental que a histeroscopia seja acompanhada por laparoscopia simultaneamente, orientando a ressecção e observando eventuais lesões da parede uterina. Pode ser necessária nova histeroscopia passados entre 15 e 40 dias para desfazer eventuais áreas de sinéquias neoformadas.

Se houver perfuração uterina durante a dilatação do colo ou na histeroscopia diagnóstica sem uso de energia, recomenda-se interromper o procedimento e observar a paciente quanto aos sinais de sangramento abdominal.

Se houver perfuração uterina durante uso de energia mono ou bipolar, recomenda-se a realização de laparoscopia e análise cuidadosa de órgãos pélvicos e alças intestinais.

INFORMAÇÕES SUPLEMENTARES

As Tabelas 26.1 a 26.3 a seguir mostram os códigos, valores, número de auxiliares e porte anestésico dos procedimentos descritos nesse capítulo, pelo SUS (Sistema Único de Saúde), pela AMB (Associação Médica Brasileira) e pela CBHPM (Classificação Brasileira Hierarquizada de Procedimentos Médicos).

Os valores estão em reais e variam de acordo com a tabela de pagamento. Assim, pelo SUS (a) incluem todos os honorários médicos e todas as despesas hospitalares ou ambulatoriais; pela AMB (b) incluem apenas o valor dos honorários do cirurgião, em número de CH (coeficiente de honorários) e pela CBHPM (c) incluem apenas o valor dos honorários do cirurgião, em reais, de acordo com o porte cirúrgico (valores aferidos em setembro de 2021). Para mais informações sobre como calcular os valores de honorários da equipe cirúrgica, consulte o ANEXO 1

HISTEROSCOPIA

TABELA 26.1 Histeroscopia diagnóstica

Tabela	Código	Valor total*	Porte	Custo operacional	Número de auxiliares	Porte anestésico
SUS	02.11.04.004-5	R$ 25,00[a]	—	—	—	—
AMB	45.01.013-7	240 CH[b]	—	—	—	2
CBHPM	4.02.01.15-5	R$ 837,29[c]	4A	2,780	0	0

TABELA 26.2 Histeroscopia cirúrgica com biópsia

Tabela	Código	Valor total*	Porte	Custo operacional	Número de auxiliares	Porte anestésico
SUS	02.09.03.001-1	R$ 76,50[a]	—	—	—	—
AMB	45.02.005-1	430 CH[b]	—	—	—	3
CBHPM	3.13.03.17-0	R$ 2429,32[c]	8A	24,330	1	4

TABELA 26.3 Histeroscopia cirúrgica com ressectoscópio

Tabela	Código	Valor total*	Porte	Custo operacional	Número de auxiliares	Porte anestésico
SUS	04.09.06.017-8	R$ 173,33[a]	—	—	—	—
AMB	45.02.006-0	600 CH[b]	—	—	—	4
CBHPM	3.13.03.18-8	R$ 2561,98[c]	8B	24,330	1	4

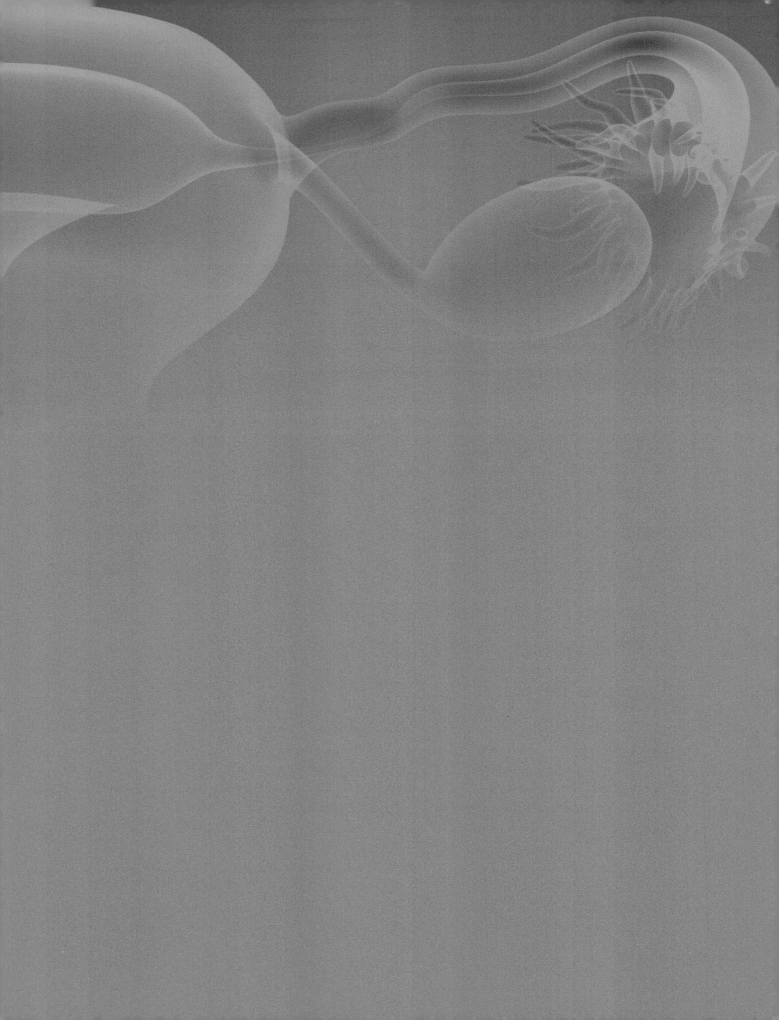

capítulo 27

IMPLANTE DE DISPOSITIVO INTRAUTERINO

I INTRODUÇÃO

Os dispositivos intrauterinos (DIUs), tanto o hormonal (liberador de levonorgestrel) como o não hormonal (cobre associado ou não a prata), são considerados LARC (métodos contraceptivos reversíveis de longa ação). São inseridos preferencialmente em ambiente ambulatorial, com ou sem anestesia local. Inserções no centro cirúrgico sob anestesia são reservadas para os casos de tentativa frustrada de inserção em ambiente ambulatorial ou desejo da paciente.

São indicados para mulheres desejosas de contracepção segura, incluindo as adolescentes e adultas nulíparas. Contraindicam-se os DIUs em casos de deformidade da cavidade uterina (alguns miomas e malformações), na presença de infecção do trato genital ou nas neoplasias uterinas. O DIU hormonal também é contraindicado na presença de neoplasias hormoniodependentes, como câncer de mama. Considera-se como ideal a inserção do DIU durante o período menstrual ou ovulatório, porém pode ser inserido a qualquer momento, desde que se tenha certeza da não ocorrência de gestação.

Mais recentemente, têm-se realizado a inserção de DIU imediatamente após o parto ou aborto em populações vulneráveis. Essa opção pode ser praticada 10 minutos após a saída do concepto até no máximo 48 horas após com insertor longo. Dá se prefrência ao DIU de cobre pelo custo mais acessível, e pelo risco de ao redor de 20% do DIU não permanecer bem posicionado.

TÉCNICAS CIRÚRGICAS

Implante de DIU não hormonal

1. Confirma-se a não ocorrência de gestação por meio de avaliação do método contraceptivo em uso e, se necessário, de teste de urina ou ultrassonografia endovaginal.
2. Solicita-se que a paciente urine imediatamente antes do procedimento e que fique em posição ginecológica. Realiza-se o toque vaginal para identificar o tamanho e a posição do útero (Figura 27.1-1).

3. Introduz-se o espéculo vaginal de forma a se observar adequadamente o colo uterino, realizando-se assepsia da vagina e do colo uterino com clorexidina aquosa (Figuras 27.1-2 e 27.1-3).
4. A aplicação de anestesia no colo do útero é opcional para a inserção do DIU. Utiliza-se agulha de 2,5 ou 3 cm própria para carpule para injetar um tubete com 54 mg de mepivacaína – 1,8 mL no colo uterino às 12 horas e/ou às 3 e 9 horas. São alternativas a lidocaína e a bupivacaína, em seringas de 3 mL.
5. A seguir, o colo uterino é pinçado em seu lábio anterior com Pozzi. Em úteros retrovertidos o lábio posterior pode ser pinçado. A tração do colo durante todo o procedimento faz com que a curvatura uterina diminua, facilitando a introdução do histerômetro e do DIU pelo canal cervical (Figura 27.1-4).
6. Realiza-se a histerometria inicial, introduzindo-se suavemente o histerômetro plástico ou metálico pelo orifício externo do colo uterino, de modo que sua curvatura coincida com a curvatura uterina e sinta-se a ponta do histerômetro tocar o fundo uterino após passagem pelo orifício interno do colo (Figuras 27.1-5 a 27.1-7). Para a inserção do DIU, recomenda-se histerometria mínima de 5 cm.
7. Aconselha-se abrir a embalagem estéril do DIU apenas após a certeza de que o histerômetro passe pelo canal endocervical.
8. DIU de cobre em T (Figuras 27.1 e 27.2):

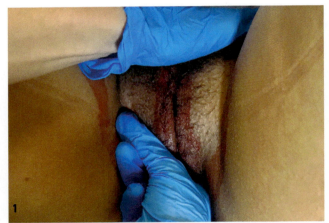
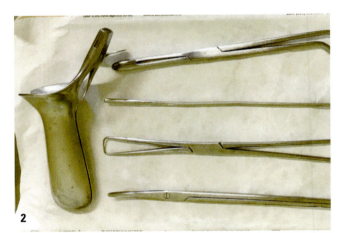
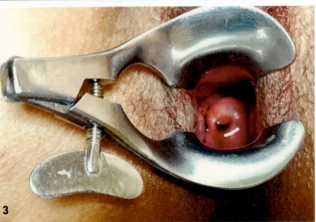
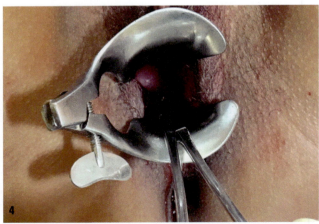

▲**Figura 27.1 Inserção de DIU de cobre em T. (1)** Realiza-se o toque vaginal bimanual para analisar o tamanho e a posição do útero. **(2)** O instrumental estéril é separado e colocado sobre a mesa auxiliar. **(3)** Introduz-se o espéculo vaginal de forma a observar toda a superfície e o orifício externo do colo uterino, realizando-se nesse momento a assepsia com antisséptico aquoso. **(4)** Colocação da pinça Pozzi, aberta no sentido horizontal, no lábio anterior do colo uterino, e fechando a pinça no primeiro dente. Mantém-se suave tração na pinça, retificando o útero durante todo o procedimento.

(Continua) ▶

IMPLANTE DE DISPOSITIVO INTRAUTERINO

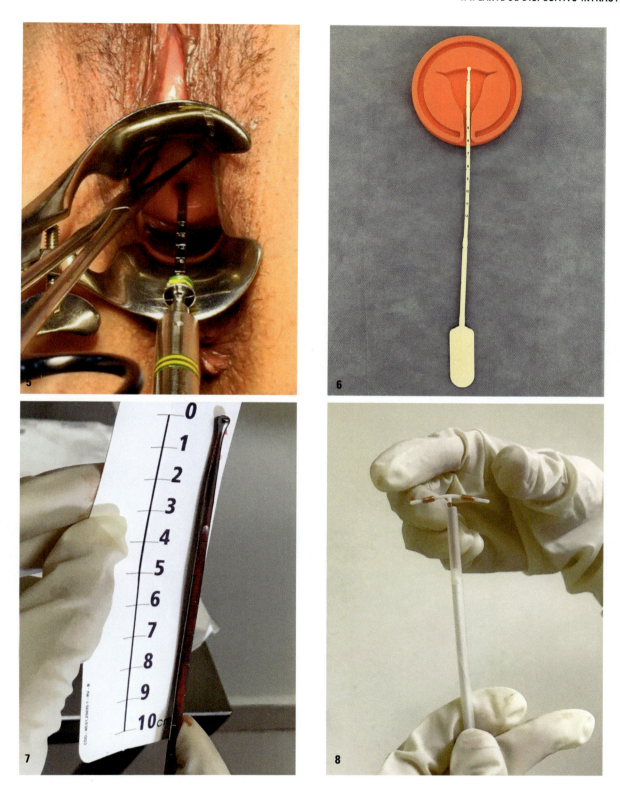

▲ **Figura 27.1 Inserção de DIU de cobre em T.** (*Continuação*) **(5)** O histerômetro é introduzido cuidadosamente pelo orifício externo do colo uterino até que se sinta o toque no fundo do útero. **(6)** Representação em modelo anatômico da histerometria medindo 6 cm. **(7)** Retira-se o histerômetro e observa-se o valor apontado pelo instrumento. A embalagem do DIU deve ser aberta somente nessa fase do procedimento. **(8)** Inserem-se com as mãos portando luva estéril os braços do DIU dentro da cânula de plástico.

(*Continua*) ▶

a) Introduzem-se as hastes do DIU na cânula de inserção com os dedos, utilizando luva estéril e tomando cuidado para que o êmbolo não caia (Figuras 27.1-8 a 27.1-10).

b) Ajusta-se o anel de medição conforme a medida da histerometria, deixando-o paralelo aos braços do DIU (Figura 27.1-11).

c) Introduz-se a cânula de inserção portando êmbolo e o DIU pelo canal endocervical, passando pelo orifício interno, até faltar 1 cm da medida da histerometria (Figura 27.1-12).

d) Traciona-se a cânula no sentido distal por 2 cm sobre o êmbolo, que é mantido fixo, quando se sente que as hastes do DIU foram liberadas (Figuras 27.1-13 e 27.1-14).

e) Empurra-se a cânula até que o anel atinja o colo e, portanto, a cânula atinja o fundo uterino, posicionando adequadamente o DIU. Retira-se o êmbolo e a cânula em conjunto (Figuras 27.1-15 a 27.1-17).

9. DIU de cobre e prata (Figura 27.3):

a) Puxam-se os fios para a retração dos braços do DIU dentro da cânula de inserção.

b) A inserção no útero segue os mesmos passos descritos para o DIU de cobre em T.

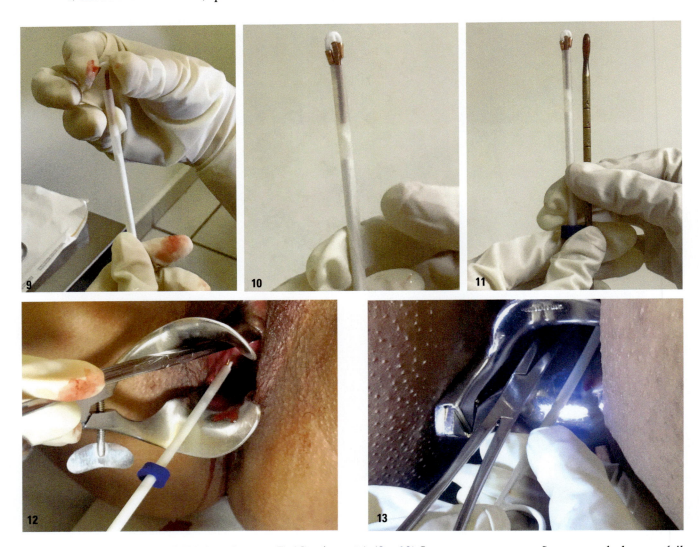

▲ **Figura 27.1 Inserção de DIU de cobre em T.** (*Continuação*) **(9 a 10)** Inserem-se com as mãos portando luva estéril os braços do DIU dentro da cânula de plástico. **(11)** Ajusta-se o anel plástico da cânula ao valor apontado pela histerometria. **(12)** Insere-se a cânula contendo o DIU e o êmbolo pelo orifício externo do colo uterino. **(13)** Observa-se a introdução da cânula, até que o anel chegue a 1 cm do colo. (*Continua*) ▶

IMPLANTE DE DISPOSITIVO INTRAUTERINO

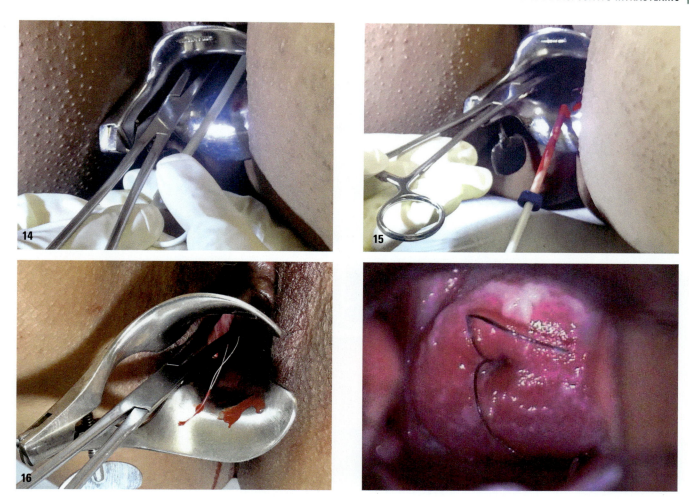

▲ **Figura 27.1** Inserção de DIU de cobre em T. (***Continuação***) **(14)** A cânula é tracionada 2 cm, mantendo-se o êmbolo fixo. Essa manobra solta os braços do DIU dentro da cavidade uterina. Em seguida, a cânula é empurrada até que o anel atinja o colo. **(15)** Retiram-se em conjunto a cânula e o êmbolo. **(16)** Observa-se o fio depois de a cânula ter sido removida, que será cortado com tesoura a cerca de 1,5 cm do orifício cervical. **(17)** Imagem colposcópica mostrando o fio do DIU cortado adequadamente.

10. DIU em formato de ferradura (Figura 27.4):
    a) Não há necessidade de introduzir as hastes na cânula de inserção.
    b) Mantêm-se os fios tracionados e introduz-se a cânula de inserção contendo o DIU pelo canal endocervical até que o anel medidor atinja o colo, o que significa que o dispositivo toca o fundo uterino. Não há utilização de êmbolo e as hastes do DIU se dobram durante a inserção.
    c) Traciona-se e retira-se a cânula de inserção, o que automaticamente libera o DIU na cavidade uterina.

11. Cortam-se os fios, deixando aproximadamente 1,5 cm visível na vagina. Recomenda-se mostrar para a paciente a sobra dos fios para que ela possa identificar sua textura.

12. Retira-se a pinça Pozzi e observa-se possível sangramento do lábio anterior do colo uterino. Se houver sangramento mais importante, faz-se compressão com algodão até cessar.

13. Retira-se o espéculo e o procedimento é encerrado.

ATLAS DE CIRURGIA GINECOLÓGICA

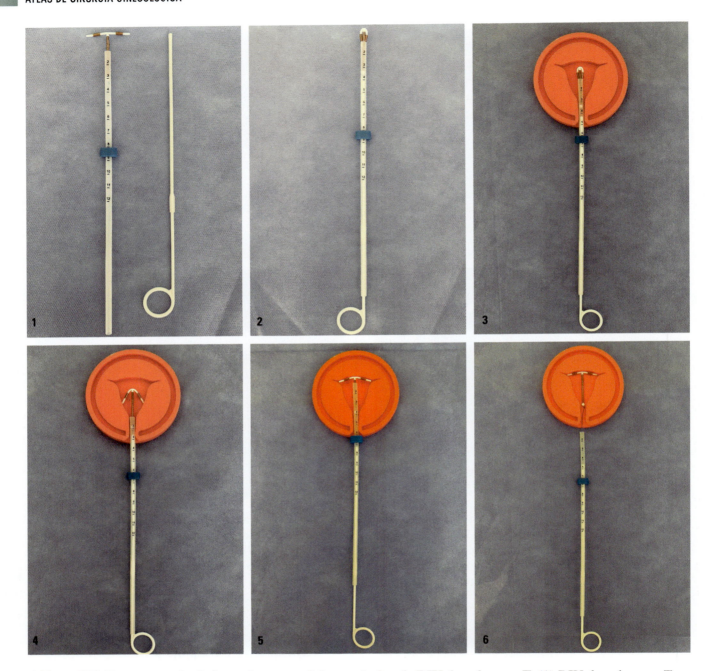

▲ **Figura 27.2 Representação da inserção em modelo anatômico de DIU de cobre em T.** (1) DIU de cobre em T na cânula de inserção. O anel de medição (azul) marca a histerometria de 6 cm e o êmbolo (à esquerda) ainda não foi inserido na cânula. Observa-se que as hastes do DIU estão paralelas ao diâmetro transversal do anel medidor. (2) As hastes do DIU foram inseridas na cânula de inserção, assim como o êmbolo, tornando o dispositivo pronto para ser inserido no útero. (3) A cânula de inserção foi passada pelo canal cervical. Observa-se que foi introduzida até a marcação de 5 cm, ou seja, 1 cm antes da histerometria total. (4) A cânula de inserção foi tracionada por cerca de 2 cm, mantendo-se o êmbolo posicionado. Observa-se que as hastes do DIU foram liberadas da cânula de inserção. (5) A cânula foi inserida até o anel de medição atingir o colo do útero. Observa-se que o êmbolo foi mantido em sua posição e que o DIU se posiciona junto ao fundo do útero. (6) O conjunto cânula e êmbolo é retirado e o DIU permanece em posição adequada.

IMPLANTE DE DISPOSITIVO INTRAUTERINO

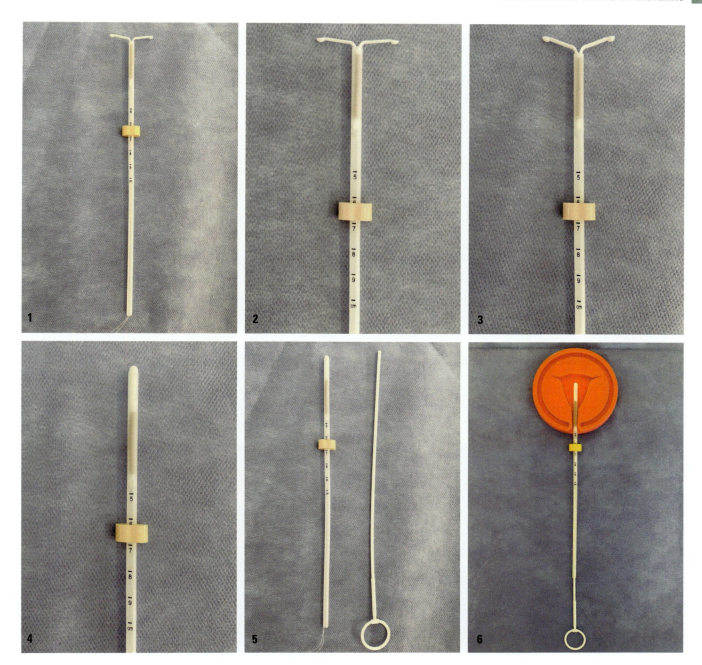

▲ **Figura 27.3 Representação da inserção em modelo anatômico de DIU de cobre e prata em T. (1)** DIU de cobre e prata em T inserido na cânula de inserção. O anel de medição (amarelo) marca a histerometria de 6 cm. **(2 a 4)** O fio do DIU é tracionado, fazendo com que as hastes se dobrem para cima, encaixando-se na cânula de inserção. **(5)** Dispositivo posicionado na cânula com o êmbolo à esquerda. **(6)** A cânula de inserção já com o êmbolo posicionado foi passada pelo canal cervical. Observa-se que foi introduzida até a marcação de 5 cm, ou seja, 1 cm antes da histerometria total.

(*Continua*) ▶

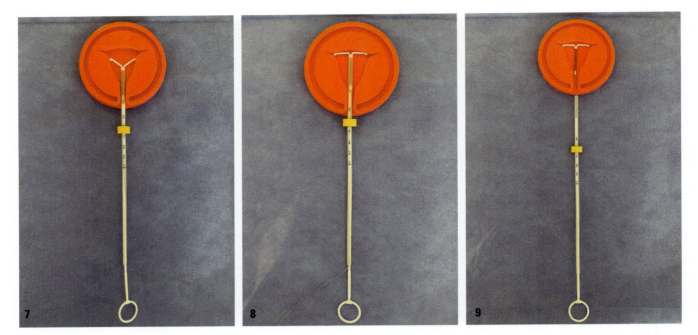

▲**Figura 27.3** **Representação da inserção em modelo anatômico de DIU de cobre e prata em T.** (*Continuação*) **(7)** A cânula de inserção foi tracionada por cerca de 2 cm, mantendo-se o êmbolo posicionado. Observa-se que as hastes do DIU foram liberadas da cânula de inserção. **(8)** A cânula foi inserida até o anel de medição atingir o colo do útero. Observa-se que o êmbolo foi mantido em sua posição e que o DIU se posiciona junto ao fundo do útero. **(9)** O conjunto cânula e êmbolo é retirado e o DIU permanece em posição adequada.

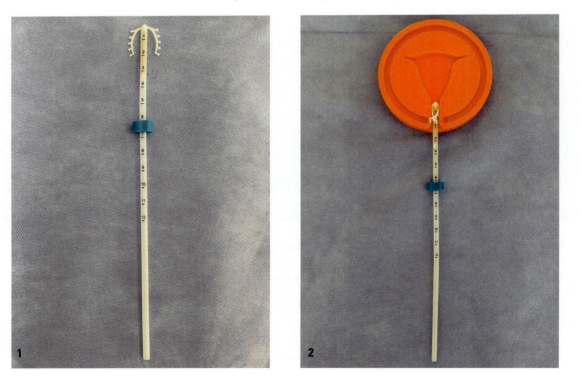

▲**Figura 27.4** **Representação da inserção em modelo anatômico de DIU em ferradura.** **(1)** DIU em ferradura na cânula de inserção. **(2)** A cânula de inserção é passada pelo canal endocervical. Observa-se que as hastes do DIU se dobram durante a passagem no canal e que não se utiliza êmbolo para liberação do DIU na cavidade uterina.

(*Continua*) ▶

IMPLANTE DE DISPOSITIVO INTRAUTERINO

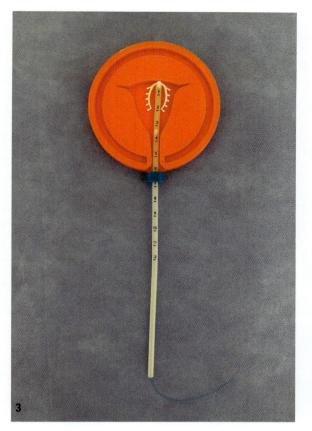 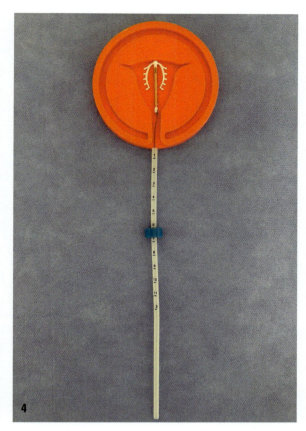

▲ **Figura 27.4** Representação da inserção em modelo anatômico de DIU em ferradura. (*Continuação*) **(3)** A cânula é inserida até que o anel de medição (azul) encoste no colo uterino. **(4)** A cânula é tracionada e o DIU é liberado na cavidade uterina.

IMPLANTE DE DIU HORMONAL

1. Realizam-se os passos descritos nos itens 1 a 7 da inserção de DIU de cobre em T.
2. Segura-se firmemente o DIU hormonal e empurra-se o guia de deslizamento para cima, observando o DIU retrair para dentro do tubo de inserção. Esses passos são fundamentais para a adequada inserção do DIU (Figuras 27.5-1 a 27.5-4).
3. Mantendo-se o guia de deslizamento na posição com o polegar, com a mão dominante ajusta-se a borda distal do anel de medição conforme a histerometria obtida (27.5-5).
4. A seguir, introduz-se o insertor pelo canal endocervical com a mão dominante, mantendo a pinça Pozzi tracionada com a outra mão, até que o anel de medição esteja a 1 cm do orifício externo do colo (Figuras 27.5-6 e 27.5-7).
5. Segurando de forma firme o insertor, puxa-se o guia de deslizamento para trás até a marca inicial (centro do guia), com isso haverá abertura das hastes do DIU.
6. Aguardam-se 10 segundos para que as hastes se abram completamente e empurra-se a cânula de inserção até que o anel de medição encoste no colo do útero, o que coincide com o DIU encostado no fundo do útero.
7. Segura-se o insertor e retrocede-se o guia de deslizamento por completo, liberando o DIU dentro do útero na posição adequada.
8. Remove-se o insertor (Figura 27.5-8).
9. Realizam-se os passos descritos nos itens 13 a 15 da inserção de DIU de cobre.

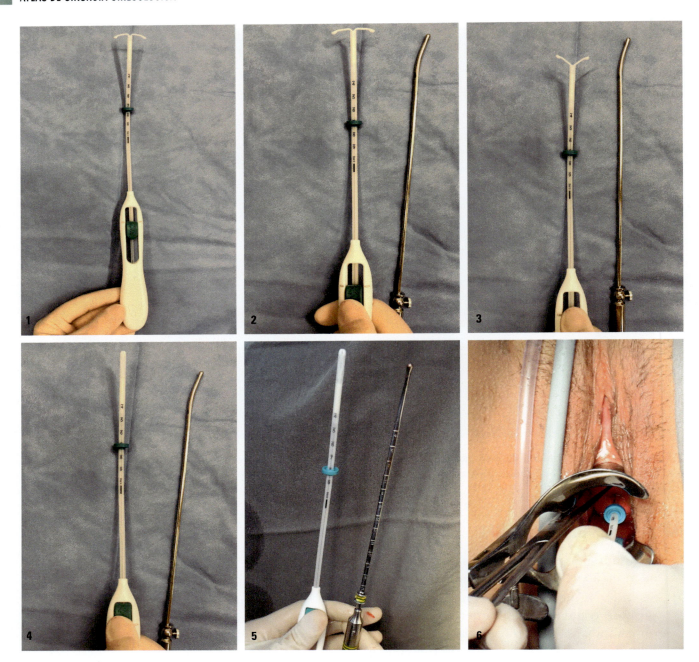

▲**Figura 27.5 Inserção de DIU hormonal. (1)** DIU hormonal retirado da embalagem. Nota-se que as hastes estão posicionadas em paralelo com o anel de medição (azul). **(2 a 4)** As hastes do DIU entram na cânula de inserção à medida que o guia de deslizamento é empurrado para cima. **(5)** O anel de medição é ajustado ao valor encontrado na histerometria, mantendo-se com o polegar o guia de deslizamento fixo. **(6)** O dispositivo foi inserido pelo canal endocervical. Observa-se que o anel de medição está a 1 cm do orifício externo do colo. *(Continua)* ▶

IMPLANTE DE DISPOSITIVO INTRAUTERINO

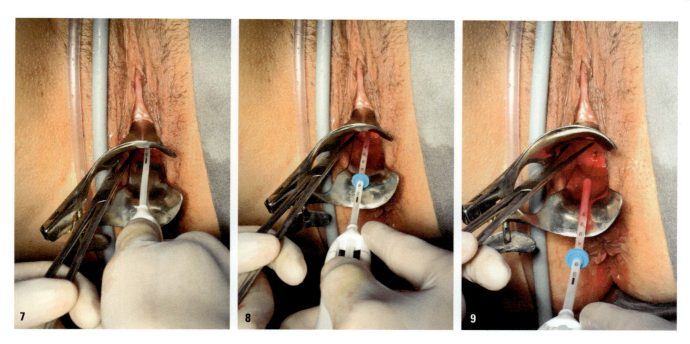

▲ **Figura 27.5 Inserção de DIU hormonal.** (*Continuação*) **(7)** Desliza-se o guia para trás, liberando as hastes e empurra-se o insertor até que o anel de medição atinja o colo. **(8)** O guia de deslizamento está completamente puxado para trás, liberando o DIU na cavidade. **(9)** A cânula de inserção foi removida.

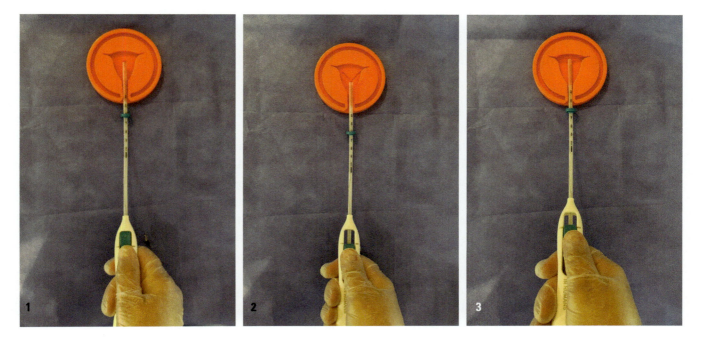

▲ **Figura 27.6 Representação da inserção em modelo anatômico de DIU hormonal.** **(1)** A cânula de inserção foi passada pelo canal cervical. Observa-se que foi introduzida até a marcação de 5 cm, ou seja, 1 cm antes da histerometria total. **(2)** O guia de deslizamento foi deslizado para trás, até a marca no centro do guia, liberando as hastes do DIU. **(3)** A cânula de inserção foi empurrada até o anel de medição encostar no colo do útero. Observa-se que as hastes do DIU estão abertas e encostadas no fundo do útero.

(*Continua*) ▶

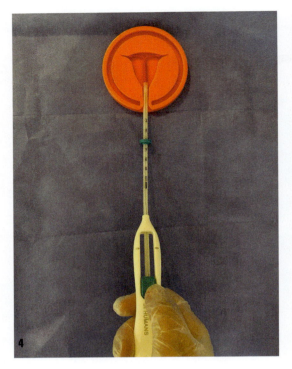 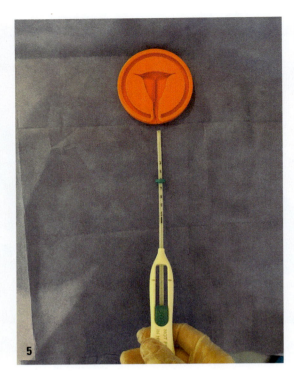

▲ **Figura 27.6** ▲ **Representação da inserção em modelo anatômico de DIU hormonal.** (*Continuação*) **(4)** O guia de deslizamento foi retrocedido por completo, liberando o DIU na posição intrauterina adequada. **(5)** A cânula foi removida.

INSERÇÃO DE DIU IIMEDIATAMENTE APÓS PARTO

1. O ideal é que seja inserido 10 minutos após a dequitação (pós-parto vaginal imediato) naquelas mulheres com alta chance de nova gestação em curto período. No entanto, o procedimento pode ser realizado em até 48 horas após o parto (pós-parto vaginal precoce).

2. Com uma pinça Foerster, apreende-se o DIU em sua extremidade com fio, sem acionar a cremalheira para não danificar o cobre. A ponta superior do DIU deve ficar no mesmo nível que a extremidade da ponta da pinça. A haste e os fios ficam paralelos à pinça. Recomenda-se tomar cuidado com os fios, que devem permanecer longe do eixo da pinça para evitar que se enrolem ou se prendam nela (Figura 27.7-1).

3. Duas válvulas Doyen são introduzidas na vagina para expor e visualizar o lábio anterior e o posterior do colo uterino.

4. Apreende-se o lábio anterior do colo uterino com outra pinça Foerster e traciona-se delicadamente o colo.

5. Introduz-se, sob visão direta, o DIU fixo na pinça Foerster, com mão abdominal sobre o fundo do útero para mantê-lo estabilizado. Deve-se encostar o DIU no fundo uterino (Figura 27.7-2).

6. Abre-se a pinça o máximo possível e solta-se o DIU. O instrumento é girado 45 graus, movido lateralmente e retirado cuidadosamente da cavidade uterina (Figuras 27.7-3 e 27.7-4).

7. Não se deve cortar o fio do DIU durante a inserção, e sim aguardar o período de involução uterina para cortá-lo posteriormente no retorno ambulatorial.

8. Nos casos de cesárea, o DIU pode ser colocado dentro do útero manualmente. Para isso, é apreendido entre os dedos indicador e médio e colocado pela incisão junto ao fundo do útero. O fio é direcionado para o canal endocervical com auxílio de uma pinça. No pós-parto vaginal imediato, o DIU pode também ser inserido com a mão (Figuras 27.7-5 e 27.7-6).

IMPLANTE DE DISPOSITIVO INTRAUTERINO

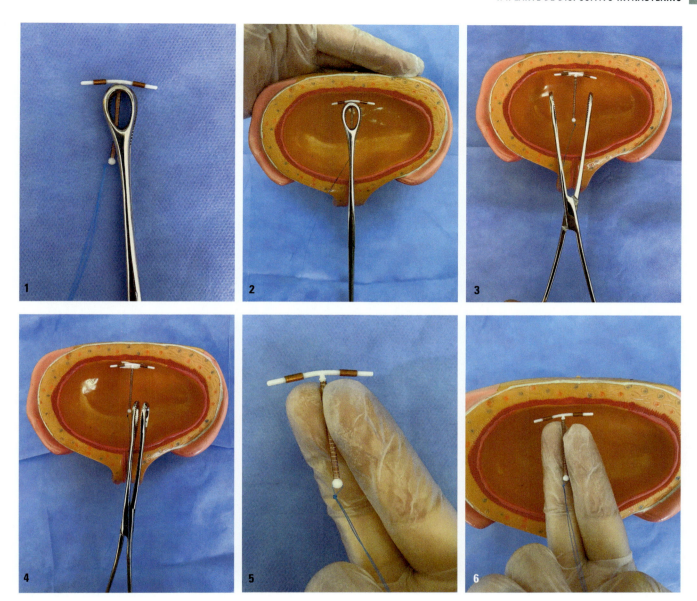

▲ **Figura 27.7 Inserção de DIU pós-parto imediato ou precoce. (1)** Pinça Foerster segurando o DIU adequadamente para inserção pós-parto. **(2)** Introdução da pinça em modelo anatômico simulando útero puerperal, até atingir o fundo uterino. A mão apoia o fundo do útero pelo abdome durante a inserção do dispositivo. **(3)** A pinça é aberta totalmente assim que atinge o fundo do útero, liberando o DIU. **(4)** Rotação da pinça em 45 graus para ser retirada sem tracionar o DIU. **(5)** Apreensão manual do DIU para ser colocado imediatamente após parto vaginal ou durante cesárea. O DIU deve ser segurado entre os dedos indicador e médio do cirurgião. **(6)** Introdução manual do DIU em modelo de útero gravídico. O fio será direcionado pelo colo do útero com auxílio de uma pinça.

INSERÇÃO DE DIU DE COBRE APÓS ABORTO

1. Nos casos de abortamento com mais de 16 semanas, emprega-se a mesma técnica de inserção do DIU pós-parto.
2. Em idade gestacional inferior a 16 semanas, após o esvaziamento uterino, mantém-se o colo do útero pinçado e tracionado e utiliza-se a própria cureta para a medição da cavidade uterina.
3. Utiliza-se o DIU com aplicador longo. O anel de medição é ajustado à medida da cavidade do útero (Figura 27.8-1).
4. A cânula de inserção é então passada pelo colo, até que o anel de medição o atinja, e retirada em seguida, liberando o DIU na cavidade (Figuras 27.8-2 e 27.8-3).
5. O fio deve ser cortado a cerca de 3 cm do colo do útero.

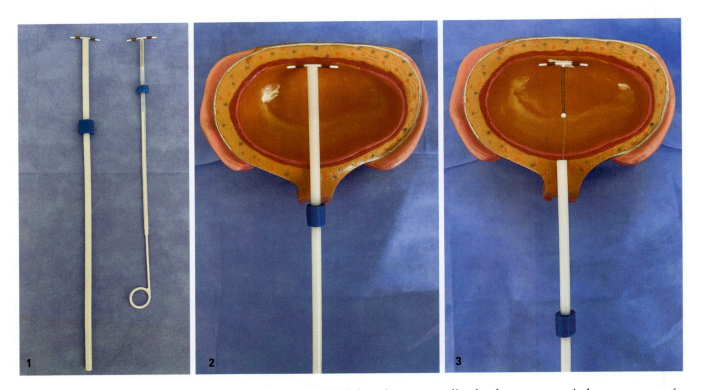

▲Figura 27.8 **DIU de cobre em aplicador longo.** (1) DIU de cobre com aplicador longo apropriado para uso após abortamento até 16 semanas. Observa-se a diferença de tamanho entre o aplicador para uso após abortamento (à direita) e o tradicional (à esquerda). Nota-se que ambos apresentam anel de medição e que o aplicador longo não necessita de êmbolo para a liberação do DIU no útero. (2) O aplicador foi inserido até o anel de medição (ajustado ao valor da histerometria) encostar no colo. (3) O aplicador é tracionado, liberando o DIU próximo ao fundo do útero.

 ## CUIDADOS PÓS-PROCEDIMENTO

Após a inserção do DIU, observam-se queixas álgicas, comumente cólicas, que diminuem de intensidade nos primeiros minutos e podem ser medicadas com analgésicos, antiespasmódicos ou anti-inflamatórios. Em situações raras, verifica-se reação vagal com queda da pressão arterial e do pulso e sensação de desmaio, que dura alguns minutos, a seguir, os parâmetros hemodinâmicos se normalizam. Não há necessidade de antibioticoprofilaxia.

As mulheres devem ser orientadas previamente em relação ao padrão de menstruação possivelmente mais abundante em usuárias de DIU de cobre e, ao contrário, com menor volume no DIU hormonal, podendo ser irregular e frequente ou até mesmo ocorrer amenorreia. Recomenda-se a realização de ultrassonografia endovaginal após 30 dias da inserção do DIU para confirmar o posicionamento, quando possível.

MODELO DE DESCRIÇÃO CIRÚRGICA

HOSPITAL
DESCRIÇÃO DE CIRURGIA

DATA

HORÁRIO DE INÍCIO

HORÁRIO DE TÉRMINO

NOME DO PACIENTE...PRONTUÁRIO...
CIRURGIÃO..CRM...
1º auxiliar..CRM...
2º auxiliar..CRM...
3º auxiliar..CRM...
Anestesista...CRM...
Instrumentador..

DIAGNÓSTICO PRÉ-OPERATÓRIO
Anticoncepção

CIRURGIA PROPOSTA
Inserção de DIU de cobre

DIAGNÓSTICO PÓS-OPERATÓRIO
O mesmo

DESCRIÇÃO DA CIRURGIA
1. Paciente em posição ginecológica, antissepsia e assepsia
2. Toque vaginal: útero em anteversão, móvel, de tamanho e consistência normais, anexos sem alterações
3. Inserido espéculo vaginal
4. Pinçado lábio anterior do colo com Pozzi
5. Histerometria de 7 cm
6. Inserido DIU em T de cobre sem dificuldades
7. Cortado fio a 2 cm do colo do útero
8. Retirado Pozzi e verificada ausência de sangramento no colo do útero no local de apreensão

COMENTÁRIOS DOS EDITORES

A inserção de DIU é simples, porém, por se tratar de procedimento realizado sem visão direta, exige treinamento minucioso para minimizar complicações, como a perfuração uterina. O uso de anestésico local é optativo, porém certamente traz conforto para a paciente.

Apesar de se tratar de método contraceptivo de alta eficácia, ainda é pouco utilizado mundialmente, porém nos últimos anos têm sido observadas maiores taxas de adesão ao uso do dispositivo.

A inserção do DIU no pós-parto imediato ou precoce e no pós-aborto imediato é indicada principalmente na população vulnerável (drogaditas, adolescentes e moradoras de rua), que corre alto risco de nova gestação, antes mesmo do retorno ambulatorial pós-parto ou pós-aborto.

A queixa mais frequente é a exteriorização do fio do DIU pela vagina. Existe maior risco de expulsão do dispositivo nessas situações de pós-parto ou pós-aborto imediato, na comparação com o DIU inserido em mulheres com histórico de parto ou aborto há mais de 42 dias.

INFORMAÇÕES SUPLEMENTARES

As Tabelas 27.1 a 27.2 a seguir mostram os códigos, valores, número de auxiliares e porte anestésico dos procedimentos descritos nesse capítulo, pelo SUS (Sistema Único de Saúde), pela AMB (Associação Médica Brasileira) e pela CBHPM (Classificação Brasileira Hierarquizada de Procedimentos Médicos).

Os valores estão em reais e variam de acordo com a tabela de pagamento. Assim, pelo SUS (a) incluem todos os honorários médicos e todas as despesas hospitalares ou ambulatoriais; pela AMB (b) incluem apenas o valor dos honorários do cirurgião, em número de CH (coeficiente de honorários) e pela CBHPM (c) incluem apenas o valor dos honorários do cirurgião, em reais, de acordo com o porte cirúrgico (valores aferidos em setembro de 2021). Para mais informações sobre como calcular os valores de honorários da equipe cirúrgica, consulte o ANEXO 1

TABELA 27.1 Implante de DIU hormonal

Tabela	Código	Valor total	Porte	Custo operacional	Número de auxiliares	Porte anestésico
SUS	—	—	—	—	—	—
AMB	—	—	—	—	—	—
CBHPM	3.13.03.29-3	R$ 837,29[c]	4A	—	—	0

TABELA 27.2 Implante de DIU não hormonal

Tabela	Código	Valor total	Porte	Custo operacional	Número de auxiliares	Porte anestésico
SUS	03.01.04.002-8#	0	—	—	—	—
AMB	—	—	—	—	—	—
CBHPM	3.13.03.26-9	R$ 837,29[c]	4A	—	—	0

Atendimento clínico p/ indicação, fornecimento e inserção do dispositivo intrauterino (DIU). Não consta valor na tabela SUS.

capítulo 28

MIOMECTOMIA

I INTRODUÇÃO

A retirada dos miomas é um procedimento que visa à preservação uterina em casos de miomas sintomáticos, podendo ser realizada por histeroscopia, laparotomia ou laparoscopia. Para miomas submucosos, ou submucosos e parcialmente intramurais (G0 e G1), é recomendada a retirada por histeroscopia.

TÉCNICAS CIRÚRGICAS

Miomectomia por laparotomia

1. Com a paciente anestesiada, em decúbito dorsal horizontal, com sonda vesical e campos estéreis instalados, realiza-se a incisão abdominal adequada para o procedimento.
2. Faz-se cuidadoso exame do útero, identificando os nódulos e seus limites (Figuras 28.1-1 e 28.2-1).
3. O auxiliar traciona e expõe o útero. Na presença de vários nódulos, prefere-se iniciar a retirada dos maiores em primeiro lugar (Figura 28.2-2).
4. Em caso de miomas com componente intramural, deve-se incisar o miométrio sobre o nódulo, preferencialmente no sentido longitudinal, evitando-se incisões que possam atingir as tubas ou a bexiga (Figura 28.1-2).
5. A incisão na serosa e no miométrio deve ser aprofundada até atingir o mioma, que se apresenta mais esbranquiçado e endurecido do que o miométrio normal (Figuras 28.1-2 e 28.2-2).
6. Apreendem-se as bordas de miométrio com pinça Allis ou Kelly enquanto o nódulo uterino é tracionado com pinça Allis, Pozzi ou Museaux. Eventualmente, a pinça Backaus também pode ser usada com essa finalidade (Figuras 28.2-2 a 28.2-4).

7. Inicia-se incisão romba entre o miométrio e o nódulo, enucleando-o completamente (Figura 28.1-2).
8. Durante a enucleação do nódulo, pode ser necessário o corte de traves teciduais mais densas. Além disso, realiza-se a hemostasia simultaneamente à dissecção. Para a enucleação, pode-se usar tesoura, bisturi elétrico ou, mais frequentemente, ambos (Figuras 28.2-5 e 28.2-6).
9. Após a enucleação, faz-se rigorosa hemostasia da loja cruenta, com ligaduras ou cauterização (Figuras 28.2-7 e 28.2-8). Podem, ainda, ser usados agentes hemostáticos para auxiliar a hemostasia local.
10. A seguir, são aplicados pontos separados de fio absorvível (poliglactina 0 ou 2-0), para o fechamento da loja, seguidos do fechamento das bordas miometriais, com sutura contínua ancorada de fio absorvível (poliglactina 0), envolvendo a camada seromuscular (Figuras 28.1-7 e 28.2-9 a 28.2-10).
11. O mesmo procedimento é realizado nos demais nódulos intramurais.
12. Nos casos de miomas subserosos pediculados, realizam-se pinçamento, secção e ligadura do pedículo com fio absorvível de poliglactina 0, com pontos em U ou de Te Linde (Figuras 28.3-1 e 28.3-2).
13. Todos os nódulos ressecados devem ser enviados para exame anatomopatológico (Figuras 28.1-4, 28.2-11 e 28.3-3).
14. Realizam-se a contagem e a conferência de compressas, gazes e instrumentais antes do fechamento da parede abdominal.

ORIENTE-SE ESPACIALMENTE

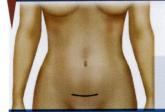

POSIÇÃO DA PACIENTE NAS IMAGENS 28.1-1 A 28.1-4

 FIGURA 28.1 | MIOMECTOMIA POR LAPAROTOMIA.

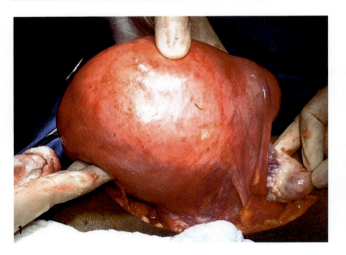
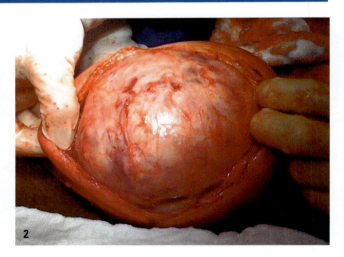

▲ **Figura 28.1 Miomectomia por laparotomia.** Mioma intramural único. **(1)** Útero tracionado, expondo volumoso nódulo em parede antero-fúndica. **(2)** Incisão no miométrio, expondo o nódulo. Observa-se o plano de dissecção entre os dedos do cirurgião para enucleação do mioma.

(*Continua*) ▶

MIOMECTOMIA

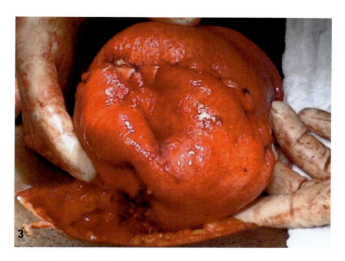
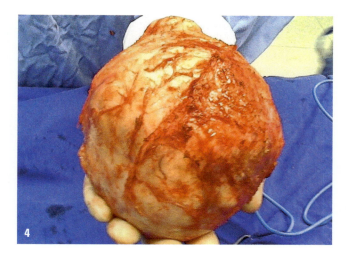

▲ **Figura 28.1 Miomectomia por laparotomia.** (*Continuação*) Mioma intramural único. **(3)** Após a enucleação do mioma, o miométrio foi suturado com sutura contínua de fio de poliglactina 0. **(4)** Aspecto da peça cirúrgica, que será enviada para exame anatomopatológico.

ORIENTE-SE ESPACIALMENTE

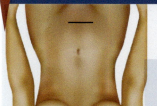

POSIÇÃO DA PACIENTE NAS IMAGENS 28.2-1 A 28.2-11

 FIGURA 28.2 | MIOMECTOMIA POR LAPAROTOMIA. MÚLTIPLOS MIOMAS

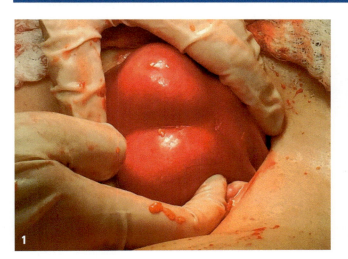
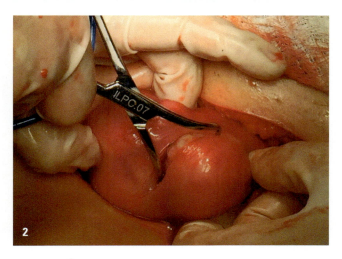

▲ **Figura 28.2 Miomectomia por laparotomia. Múltiplos miomas. (1)** Útero tracionado, evidenciando dois nódulos subserosos com componente intramural. **(2)** Incisão do miométrio sobre o nódulo maior. Pinça Backaus aberta para apreender o mioma.

(*Continua*) ▶

CAPÍTULO 28

399

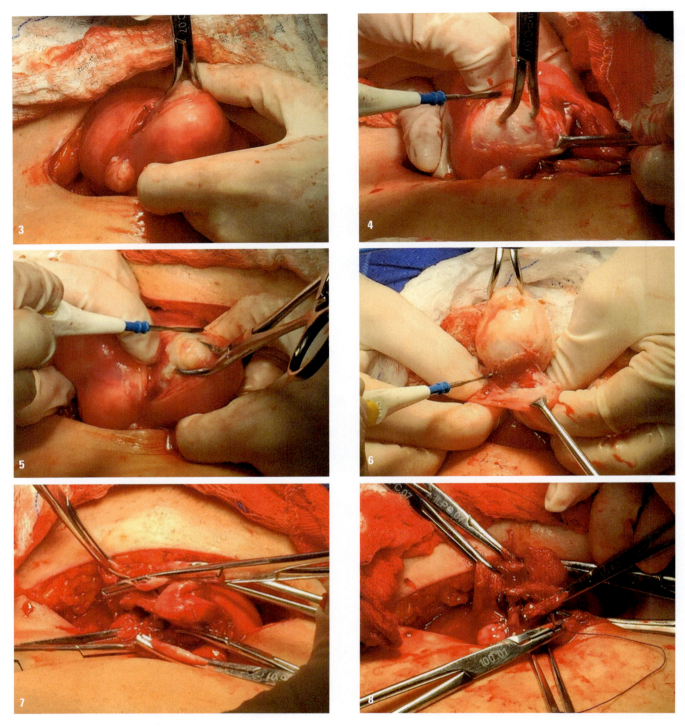

▲ **Figura 28.2 Miomectomia por laparotomia. Múltiplos miomas.** (*Continuação*) **(3)** Pinça Backaus tracionando o mioma para o início da enucleação. **(4)** Com o bisturi elétrico em função *blend*, separa-se o miométrio do mioma. O plano correto de dissecção provoca menor sangramento. **(5)** O auxiliar comprime o miométrio sob o mioma entre os dedos para diminuir o sangramento enquanto o cirurgião utiliza energia de corte e coagulação para enuclear o nódulo. **(6)** O mioma é tracionado continuamente pela pinça Backaus. O miométrio é apreendido pela pinça Allis e a dissecção prossegue. Observa-se a vascularização na porção inferior do mioma, que pode ser seccionada ou pinçada e ligada com fio. **(7)** Retirada de dois nódulos e pinçamento de seus pedículos vasculares com pinças Faure. **(8)** Os pedículos vasculares são ligados com fio de poliglactina 0 ou 2-0, com pontos de Te Linde. (*Continua*) ▶

MIOMECTOMIA

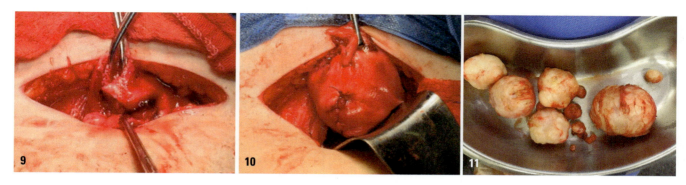

▲ **Figura 28.2** Miomectomia por laparotomia. Múltiplos miomas. (*Continuação*) **(9)** Pinças apreendendo as bordas do miométrio que serão suturadas. **(10)** Miométrio suturado com sutura contínua ancorada com fio de poliglactina 0. **(11)** Repetição do procedimento nos diversos nódulos. Observam-se as peças retiradas que serão encaminhadas para exame anatomopatológico.

ORIENTE-SE ESPACIALMENTE

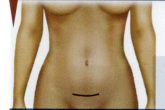

POSIÇÃO DA PACIENTE NAS IMAGENS 28.3-1 A 28.3-3

 FIGURA 28.3 ⋮ **MIOMECTOMIA POR LAPAROTOMIA. MIOMA PEDICULADO**

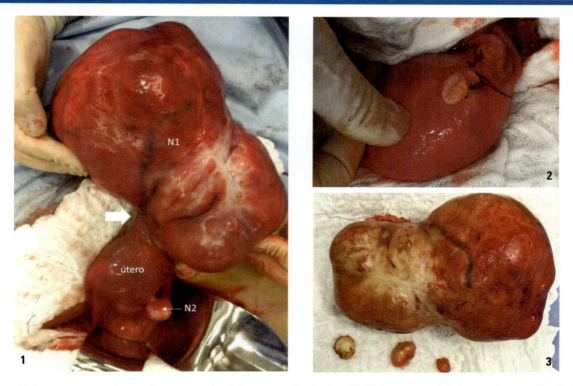

▲ **Figura 28.3** Miomectomia por laparotomia. Mioma pediculado. **(1)** Volumoso nódulo uterino pediculado no fundo uterino (N1). O pedículo está marcado com a seta grossa. Nota-se nódulo subseroso na parede anterolateral esquerda (N2). **(2)** O pedículo do nódulo maior foi seccionado e ligado com ponto de Te Linde, com fio de poliglactina 2-0. **(3)** Peças cirúrgicas que serão enviadas para exame anatomopatológico.

Miomectomia por laparoscopia

1. A paciente é colocada em posição semiginecológica, sob anestesia, com assepsia, campos estéreis e sonda vesical. Insere-se o manipulador uterino para adequada mobilização do útero durante o procedimento e realizam-se as punções para pneumoperitônio e a inserção dos trocateres (ver Capítulo 7 | Incisões Cirúrgicas em Ginecologia).
2. Identificam-se as características do nódulo com o bastão palpador. É importante identificar não apenas o tamanho, mas também a posição do nódulos, particularmente quanto sua proximidade aos óstios tubários ou vasos uterinos (Figura 28.4.1).
3. Faz-se incisão longitudinal do miométrio com eletrodo monopolar até atingir o nódulo. Em geral, o nódulo apresenta-se com superfície mais esbranquiçada do que o miométrio adjacente (Figuras 28.4-2 e 28.4-3).
4. Descola-se progressivamente o nódulo do miométrio com pinças de dissecção, bastão palpador ou cautério (Figura 28.4-4).
5. Apreende-se o nódulo com pinça de apreensão traumática, como Pozzi ou Grasper.
6. Com auxílio das pinças laparoscópicas, são feitos movimentos de tração e de contratração entre o miométrio e o nódulo para finalizar a enucleação (Figuras 28.4-5 e 28.4-6).
7. Realiza-se a hemostasia dos planos com energia bipolar, evitando a cauterização de endométrio se a dissecção atingir a cavidade uterina (Figura 28.4-7).
8. Prossegue-se com sutura da incisão miometrial, contínua ou separada, com fio absorvível, em uma ou duas camadas, até finalizar com a sutura da serosa (Figuras 28.4-8 a 28.4-11).
9. Acima da linha de sutura pode ser colocada membrana antiaderente, com ou sem fixação por meio de pontos de fios absorvíveis (Figura 28.4-12).
10. O nódulo enucleado pode ser removido da cavidade por morcelamento com dispositivo próprio ou diretamente pelas incisões dos portais, a depender do seu tamanho. Se houver disponibilidade, pode-se morcelar os nódulos enucleados dentro de sacos coletores, para evitar que pequenos fragmentos dos miomas se espalhem pela pelve.
11. Para morcelamento, o nódulo é apreendido por pinça traumática de 10 mm (Pozzi) inserida dentro do morcelador. Essa pinça traciona a peça em direção à lâmina rotativa do morcelador (Figura 28.4-13).
12. A lâmina fragmenta o nódulo sob tração, e os fragmentos são retirados pelo túnel do morcelador. A manobra é repetida até que todo o nódulo seja retirado da cavidade. O morcelador é acionado somente quando em contato com a peça, para diminuir o risco de lesões inadvertidas de orgãos próximos (Figura 28.4-14).
13. Nos casos de miomas subserosos sésseis ou pediculados, a incisão pode ser realizada no pedículo, separando o nódulo do miométrio.
14. Pode ser necessário suturar a base, nos casos de miomas subserosos sésseis, ou somente cauterizá-la, quando a área seccionada for superficial (Figuras 28.5 a 28.7).
15. Faz-se revisão da hemostasia final, retirada do gás e do instrumental e fechamento das incisões.

MIOMECTOMIA

ORIENTE-SE ESPACIALMENTE

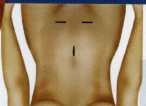

POSIÇÃO DA PACIENTE NAS IMAGENS 28.4-1 A 28.4-12

 FIGURA 28.4 | MIOMECTOMIA POR LAPAROSCOPIA. MIOMA INTRAMURAL

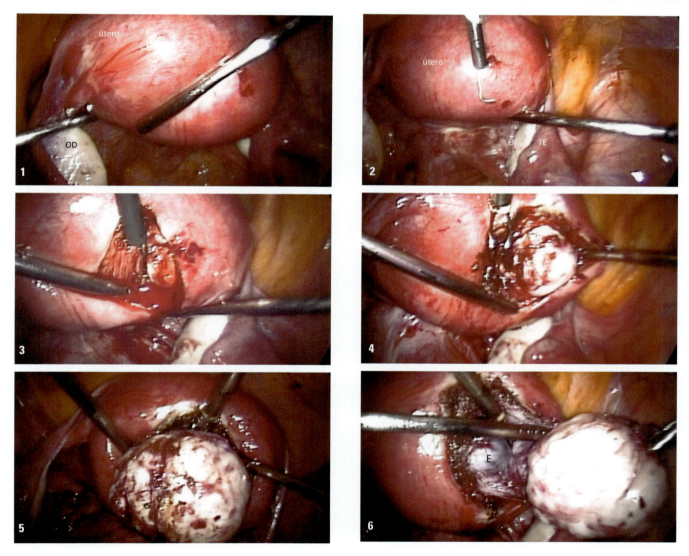

▲ **Figura 28.4 Miomectomia por laparoscopia.** Mioma intramural. **(1)** A pinça palpadora é passada na parede posterior do útero para identificação do nódulo. **(2)** Introdução da pinça monopolar em gancho para incisar a parede posterior do útero. **(3)** A incisão com energia monopolar é aprofundada até atingir o mioma. **(4)** As pinças de apreensão tracionam as bordas do miométrio. A pinça bipolar cauteriza as áreas de sangramento. Observa-se o mioma, que se apresenta com coloração mais branca que o miométrio, sendo enucleado. **(5)** Com as pinças, realizam-se manobras de tração e contratração, circundando o mioma a fim de enucleá-lo completamente. **(6)** O mioma foi enucleado e está apreendido pela pinça com dente. Observa-se a parede uterina e a camada endometrial (E) aparente.

(*Continua*) ▶

CAPÍTULO 28

ATLAS DE CIRURGIA GINECOLÓGICA

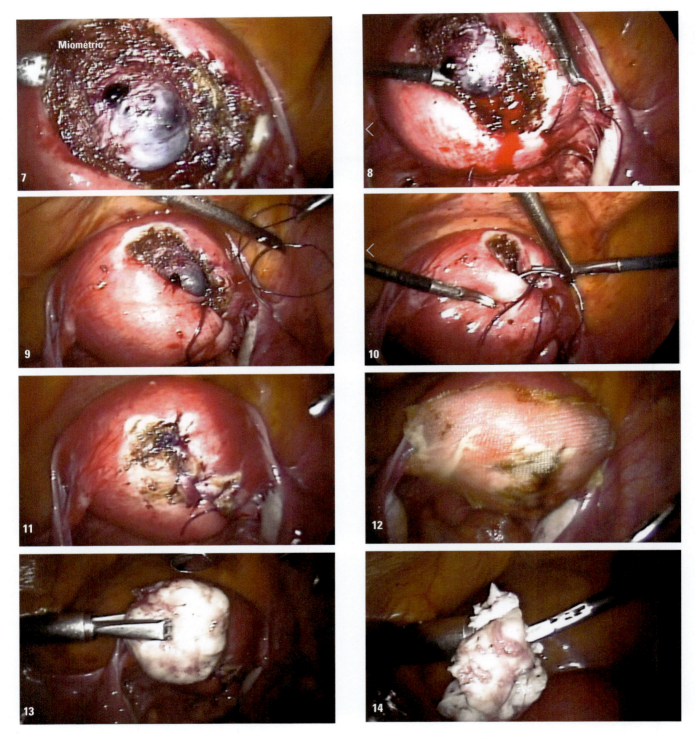

▲ **Figura 28.4 Miomectomia por laparoscopia.** (*Continuação*) Mioma intramural. **(7)** Observa-se a parede uterina com as bordas do miométrio cauterizadas. Ao centro, é possível visualizar a camada endometrial (E) parcialmente exposta, mas não aberta. **(8 a 11)** Sutura contínua do miométrio, fechando a parede uterina **(12)** Término da sutura, aproximando as bordas do miométrio. Colocação de membrana antiaderente de celulose oxidada sobre a sutura. **(13)** Pinça de dente apreendendo o mioma e tracionando-o em direção ao morcelador. **(14)** Parte final da peça sendo morcelada e retirada.

MIOMECTOMIA

ORIENTE-SE ESPACIALMENTE

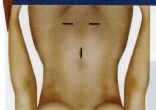

POSIÇÃO DA PACIENTE NAS IMAGENS 28.5-1 A 28.5-8

 FIGURA 28.5 MIOMECTOMIA POR LAPAROSCOPIA. MIOMA SUBSEROSO PEDICULADO

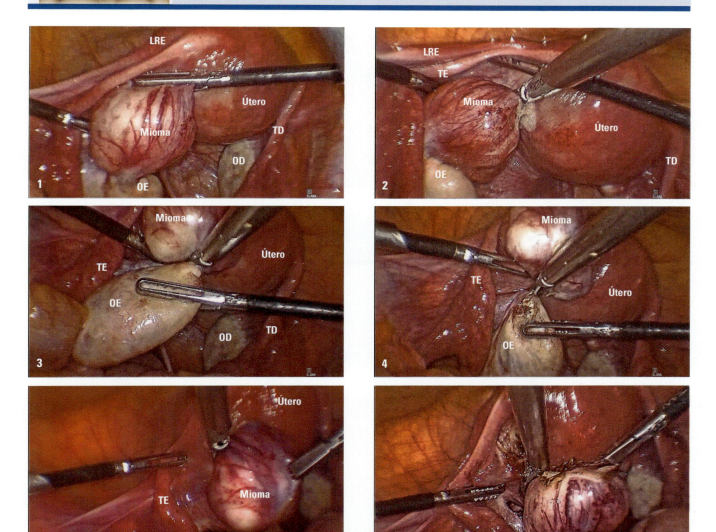

▲**Figura 28.5 Miomectomia por laparoscopia. Mioma subseroso pediculado. (1)** Nódulo subseroso pediculado e vascularizado na parede póstero-lateral esquerda do útero. A pinça de apreensão da direita segura o pedículo e a da esquerda apoia o nódulo. **(2)** Iniciam-se o selamento e o corte do pedículo junto ao útero. **(3)** O nódulo teve o crescimento por dentro do ligamento útero ovárico esquerdo, que está sendo selado e seccionado com o dispositivo de energia. A pinça de apreensão traciona o ovário esquerdo. **(4)** Mioma separado do ovário esquerdo. **(5)** Realizam-se o selamento e corte do pedículo do mioma junto ao útero. **(6)** Observa-se o nódulo sendo tracionado pela pinça da direita e a tuba sendo afastada pela pinça da esquerda durante a secção do pedículo. (*Continua*) ▶

LRE = ligamento redondo esquerdo, TE = tuba esquerda, TD = tuba direita, OD = ovário direito, OE = ovário esquerdo.

CAPÍTULO 28   **405**

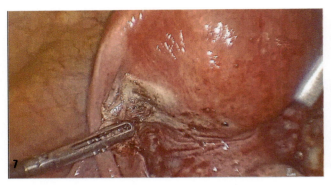 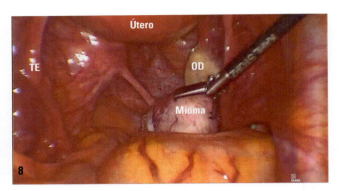

▲**Figura 28.5** **Miomectomia por laparoscopia. Mioma subseroso pediculado** (*Continuação*) **(7)** A base do pedículo é cauterizada, não sendo necessário suturar o local. **(8)** A peça é apreendida pela pinça e será removida por morcelamento ou por ampliação da incisão da punção lateral.
OD = ovário direito.

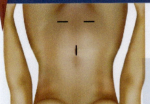

ORIENTE-SE ESPACIALMENTE

POSIÇÃO DA PACIENTE NAS IMAGENS 28.6-1 A 28.6-12

 FIGURA 28.6 MIOMECTOMIA POR LAPAROSCOPIA. MIOMA SUBSEROSO SÉSSIL

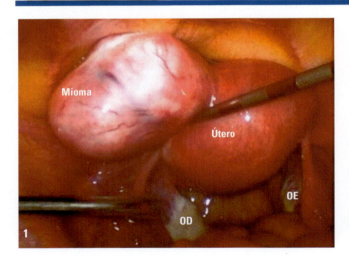 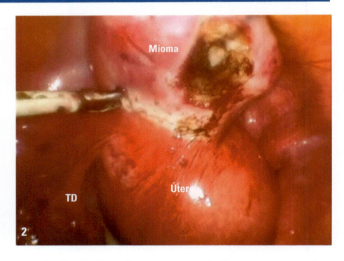

▲**Figura 28.6** **Miomectomia por laparoscopia. Mioma subseroso séssil.** **(1)** Nódulo subseroso séssil no corno uterino esquerdo. A pinça palpadora está colocada na base do mioma. **(2)** A base do mioma subseroso séssil sendo cauterizada.
TD = tuba direita, OD = ovário direito, OE = ovário esquerdo.
(*Continua*) ▶

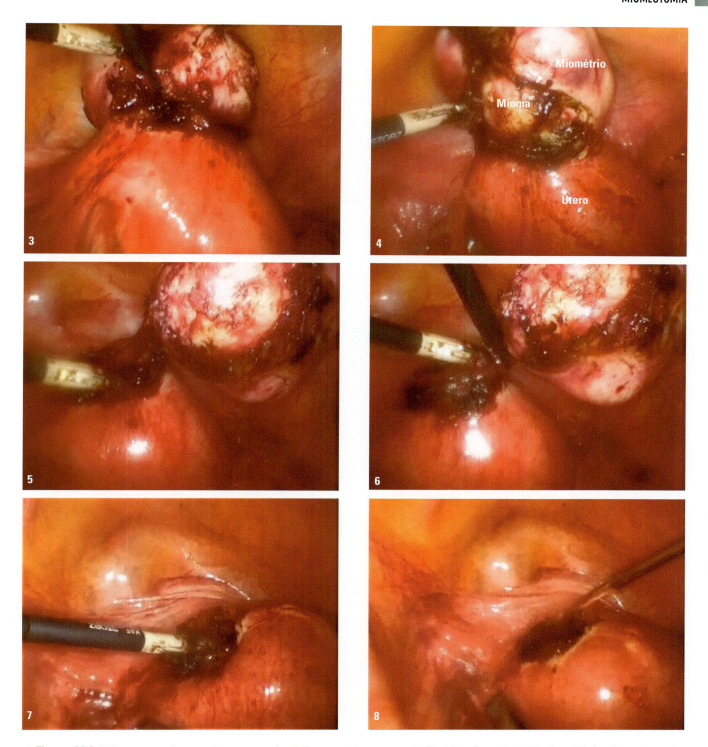

▲**Figura 28.6 Miomectomia por laparoscopia. Mioma subseroso séssil.** (*Continuação*) **(3)** O nódulo é tracionado por pinça de apreensão e o gancho monopolar secciona o miométrio na base do nódulo. **(4)** Mioma exposto logo abaixo do miométrio seccionado. **(5)** Finalização da miomectomia, com cauterização da parede uterina. **(6)** Pinça monopolar finalizando a separação entre mioma e útero. **(7)** A base é novamente cauterizada. **(8)** Com irrigador, lava-se a região seccionada para verificar a hemostasia.

(*Continua*) ▶

ATLAS DE CIRURGIA GINECOLÓGICA

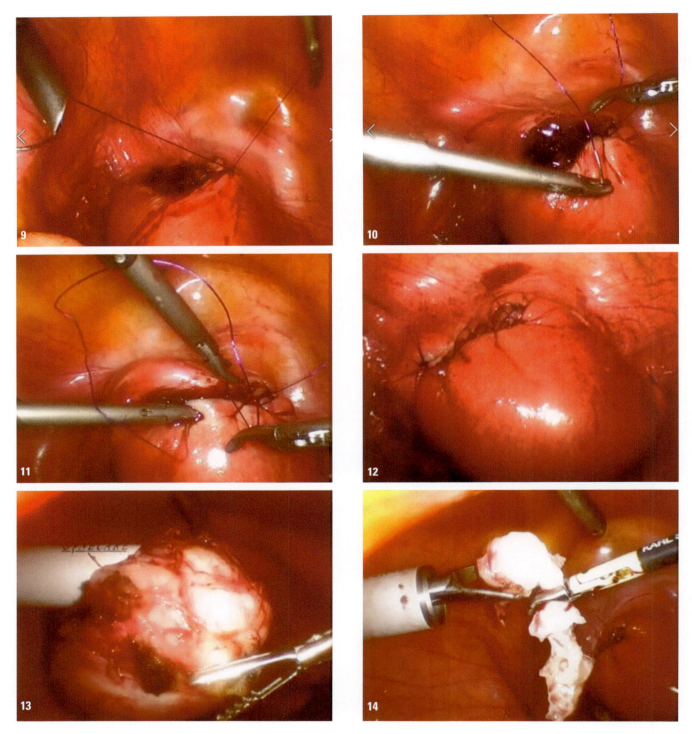

▲ **Figura 28.6** **Miomectomia por laparoscopia. Mioma subseroso séssil.** (*Continuação*) **(9 a 12)** O miométrio é suturado com sutura contínua com fio de poliglactina 0. **(10)** Aspecto do útero após a finalização da sutura. **(11)** O morcelador foi inserido pelo lado esquerdo e está em contato com o mioma. **(12)** Fragmento do mioma sendo tracionado por pinça dentro do morcelador à esquerda, apoiado por pinça de apreensão pela direita.

MIOMECTOMIA

ORIENTE-SE ESPACIALMENTE

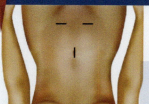

POSIÇÃO DA PACIENTE NAS IMAGENS 28.7-1 A 28.7-4

 FIGURA 28.7 | MIOMECTOMIA POR LAPAROSCOPIA. MIOMA SUBSEROSO PEQUENO

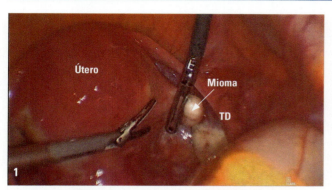
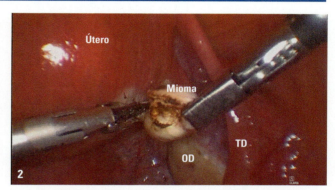
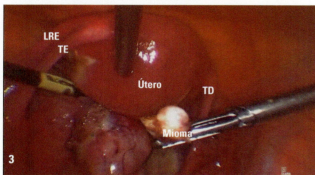
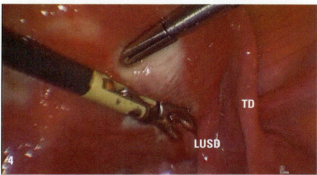

▲**Figura 28.7 Miomectomia por laparoscopia. Mioma subseroso pequeno.** (**1**) A pinça da direita apreende pequeno mioma subseroso na parede posterolateral direita do útero. (**2**) A pinça bipolar à esquerda sela e secciona a base do mioma, que é tracionado pela pinça da direita. (**3**) O mioma foi enucleado e será retirado pelo trocarte. (**4**) A base é cauterizada para hemostasia.
LRE (ligamento redondo esquerdo); LUSD (ligamento uterossacro direito); OD (ovário direito); TD (tuba direita); TE (tuba esquerda)

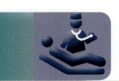 ## CUIDADOS PÓS-OPERATÓRIOS

A paciente deve receber alimentação precoce e analgesia adequada, de acordo com a via de acesso.

A alta pode ser dada após 24 h, com a ressalva de evitar esforços físicos intensos no primeiro mês, em caso de laparotomia. Recomenda-se também abstinência sexual por 30 dias.

Para pacientes que desejam engravidar, solicita-se aguardar pelo menos 6 meses após a cirurgia e prefere-se, como via de parto, a cesária. Nos casos de miomectomia de nódulos submucosos ou subserosos pediculados, não há contraindicação ao parto vaginal.

ATLAS DE CIRURGIA GINECOLÓGICA

MODELO DE DESCRIÇÃO CIRÚRGICA

HOSPITAL
DESCRIÇÃO DE CIRURGIA

DATA

HORÁRIO DE INÍCIO

HORÁRIO DE TÉRMINO

NOME DO PACIENTE...PRONTUÁRIO..

CIRURGIÃO..CRM...
1º auxiliar..CRM...
2º auxiliar..CRM...
3º auxiliar..CRM...
Anestesista...CRM...
Instrumentador..

DIAGNÓSTICO PRÉ-OPERATÓRIO

Mioma uterino intramural

CIRURGIA PROPOSTA

Miomectomia

DIAGNÓSTICO PÓS-OPERATÓRIO

O mesmo

DESCRIÇÃO DA CIRURGIA

1. Paciente em posição ginecológica, sob anestesia.....................
2. Antissepsia e assepsia com .... e colocação de campos estéreis.
3. Passagem de sonda vesical de demora número ....
4. Incisão transversa suprapúbica com abertura da cavidade à Pfannenstiel.
5. Inventário da cavidade: Observa-se útero com nódulo intramural e subseroso de 8 cm em parede anterior. Tubas e ovários sem alterações.
6. Incisão do miométrio sobre o nódulo em sentido longitudinal.
7. Divulsão entre o nódulo e o miométrio, com hemostasia simultânea.
8. Enucleação do nódulo sem abertura da cavidade uterina.
9. Sutura da loja miometrial com pontos de poliglactina 0.
10. Sutura contínua ancorada do miométrio.
11. Revisão da hemostasia e encaminhamento da peça para anatomopatológico.
12. Conferência de gazes, compressas e instrumentos e fechamento da parede abdominal.

MIOMECTOMIA

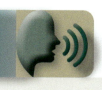

COMENTÁRIOS DOS EDITORES

A miomectomia é indicada para pacientes que desejam engravidar ou que rejeitam a retirada do útero. É uma cirurgia com maior risco de sangramento e de formação de aderências pélvicas. Pode-se utilizar solução de vasopressina diluída em soro fisiológico para aplicação na cápsula dos leiomiomas para redução do sangramento, principalmente nas cirurgias minimamente invasivas (laparoscopia e robótica).

A dor no pós-operatório pode ser intensa, sendo recomendada profilaxia adequada como cirurgia de grande porte, mesmo na via laparoscópica. Caso opte-se por essa via, deve-se lembrar dos riscos inerentes ao morcelamento intrabdominal para retirada dos miomas, em virtude do risco de disseminação de eventual malignidade não identificada previamente. Assim, recomenda-se o uso de sacos para morcelamento cirúrgico ou a retirada dos nódulos por minilaparotomia ou colpotomia.

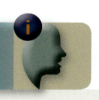

INFORMAÇÕES SUPLEMENTARES

As Tabelas 28.1 a 28.2 a seguir mostram os códigos, valores, número de auxiliares e porte anestésico dos procedimentos descritos nesse capítulo, pelo SUS (Sistema Único de Saúde), pela AMB (Associação Médica Brasileira) e pela CBHPM (Classificação Brasileira Hierarquizada de Procedimentos Médicos).

Os valores estão em reais e variam de acordo com a tabela de pagamento. Assim, pelo SUS (a) incluem todos os honorários médicos e todas as despesas hospitalares ou ambulatoriais; pela AMB (b) incluem apenas o valor dos honorários do cirurgião, em número de CH (coeficiente de honorários) e pela CBHPM (c) incluem apenas o valor dos honorários do cirurgião, em reais, de acordo com o porte cirúrgico (valores aferidos em setembro de 2021). Para mais informações sobre como calcular os valores de honorários da equipe cirúrgica, consulte o ANEXO 1

TABELA 28.1 Valores para a realização de miomectomia por laparotomia.

Tabela	Código	Valor total*	Porte	Custo operacional	Número de auxiliares	Porte anestésico
SUS	04.09.06.019-4	R$ 528,94[a]	—	—	—	—
AMB	45.05.013-9	700 CH[b]	—	—	2	3
CBHPM	3.13.03.14-5	R$ 2827,32[c]	9A	—	1	3

TABELA 28.2 Valores para a realização de miomectomia por laparoscopia.

Tabela	Código	Valor total*	Porte	Custo operacional	Número de auxiliares	Porte anestésico
SUS	04.09.06.020-8	R$ 437,46[a]	—	—	—	—
AMB	—	—	—	—	—	—
CBHPM	3.13.03.25-0	R$ 3490,67[c]	10C	56,770	1	5

CAPÍTULO 28

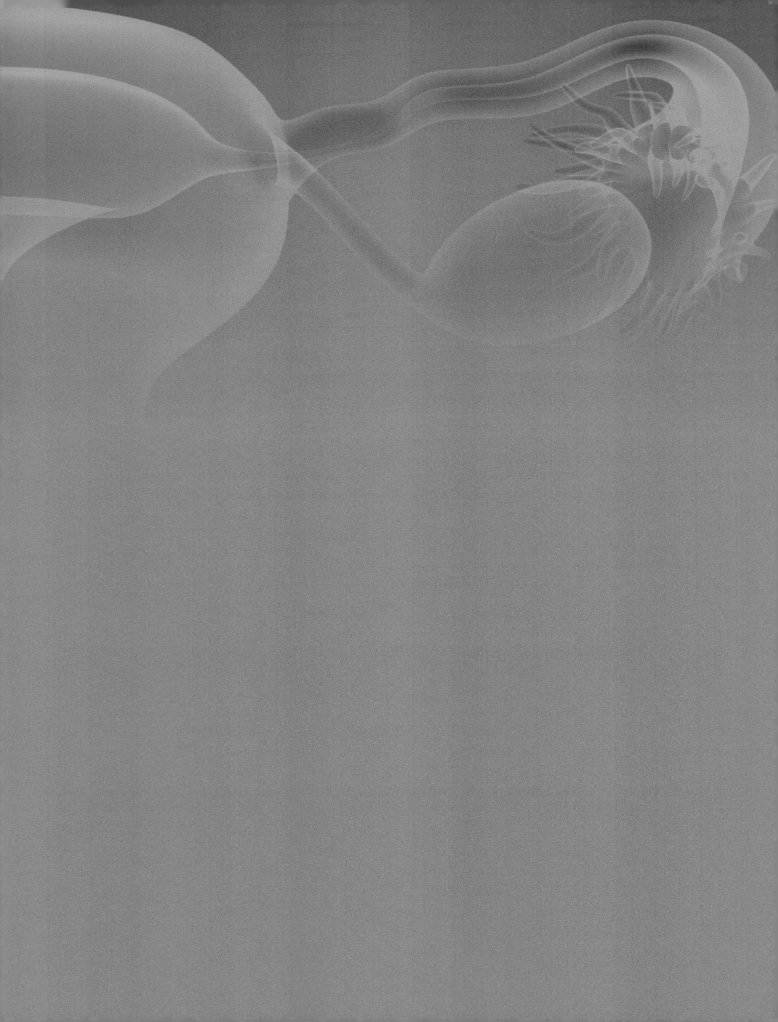

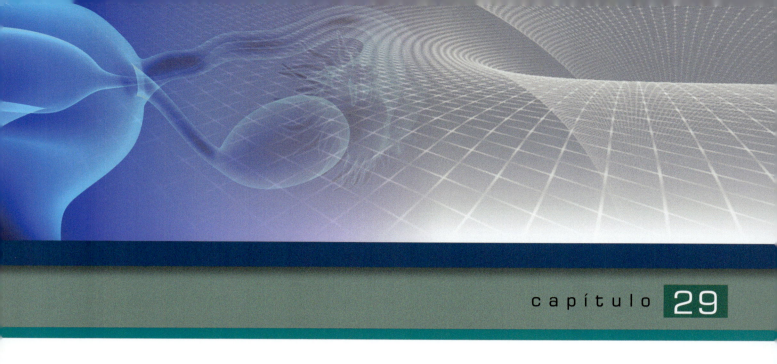

capítulo 29

TRAQUELECTOMIA

INTRODUÇÃO

A ressecção do colo do útero está indicada para diagnóstico ou tratamento das neoplasias intraepiteliais, para retirada de colo residual após histerectomia subtotal ou para tratamento conservador do alongamento hipertrófico. Nos casos de neoplasia intraepitelial ou carcinoma in situ, pode-se realizar a conização clássica, por bisturi ou por eletrocirurgia, também conhecida por CAF (cirurgia de alta frequência) ou por excisão da zona de transformação, nas quais o colo é parcialmente ressecado.

Denomina-se traquelectomia a retirada total do colo do útero. Pode ser radical, não radical ou acompanhada de encurtamento de paramétrios. A traquelectomia radical é indicada para tratamento do câncer de colo do útero em estádios iniciais, em pacientes selecionadas, nas quais se deseja a preservação da fertilidade. A traquelectomia não radical ou amputação do colo pode ser indicada nos casos de colo residual após histerectomia subtotal, se a paciente apresentar sintomas, como sangramento ao coito. A traquelectomia com encurtamento de paramétrios, conhecida como cirurgia de Manchester ou Donald-Fothergill, é indicada nos casos de alongamento hipertrófico do colo do útero, que causa sintomas de prolapso genital, em pacientes que não desejam a histerectomia.

Neste capítulo serão descritas a conização clássica, a exérese da zona de transformação por alta frequência (CAF) e a cirurgia de Manchester.

TÉCNICAS CIRÚRGICAS

Conização clássica

1. A paciente deve ser colocada em posição ginecológica, com pernas apoiadas em perneiras acolchoadas e membros inferiores em leve abdução. É

ATLAS DE CIRURGIA GINECOLÓGICA

feita assepsia da região perineal, suprapúbica e parte proximal das coxas e colocam-se os campos estéreis. A sonda vesical deve ser colocada com os campos posicionados, pelo cirurgião já paramentado. Deve-se escolher a sonda de 12 ou 14 Fr com balão inflado de acordo com as especificações.

2. Afastadores Breisky são colocados nas paredes vaginais anterior e posterior ou laterais, expondo-se adequadamente o colo do útero, no qual aplica-se solução de Schiller (iodo), em toda a superfície, delimitando a região acometida a ser ressecada. A solução de iodo irá impregnar as células ricas em glicogênio, deixando a coloração marrom-escura. A área não corada ou pouco corada indica a região em que a proliferação celular é maior, e que deve ser retirada na conização (Figura 29.1-1).

3. Os lábios inferior e posterior do colo do útero são pinçados separadamente com pinças Pozzi em 6 horas e 12 horas (Figura 29.1-1).

4. Aplica-se tração suave nas pinças Pozzi, desviando o colo para a direita e para a esquerda, para aplicação de pontos hemostáticos, respectivamente, à esquerda e à direita. Os pontos são dados em formato de X ou U, com poliglactina 0, às 3 horas e às 9 horas. Nesses locais, os pontos irão envolver ramos arteriais que nutrem o colo do útero, diminuindo o sangramento operatório (Figuras 29.1-2 e 29.1-3).

5. A seguir, inicia-se incisão circular no colo uterino, com margem adequada da área delimitada previamente pelo Lugol (Figura 29.1-4).

6. A incisão é progressivamente aprofundada simultaneamente à tração contínua e controlada das pinças Pozzi, em direção ao canal endocervical, até a exérese da peça em formato de cone. Deve-se ter cuidado em ressecar o máximo possível do canal endocervical (Figuras 29.1-5 a 29.1-7).

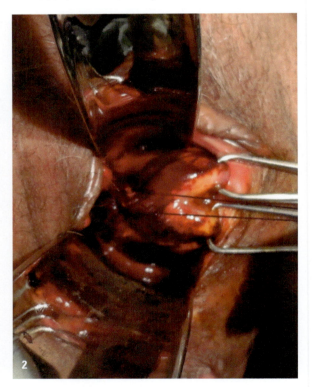

▲ **Figura 29.1 Conização clássica.** (1) As válvulas de Breisky estão colocadas nas paredes vaginais laterais, expondo-se o colo do útero (com solução de Schiller). Observam-se os limites da área mais clara, que deverá ser ressecada. Os lábios anterior e posterior do colo do útero estão pinçados separadamente com pinças Pozzi em 6 h e 12 horas. (2) As pinças Pozzi desviam o colo para a esquerda e é passado ponto de poliglactina na parede lateral direita do mesmo, às 9 horas, para ligadura do ramo cervical da artéria uterina direita.

(Continua) ▶

TRAQUELECTOMIA

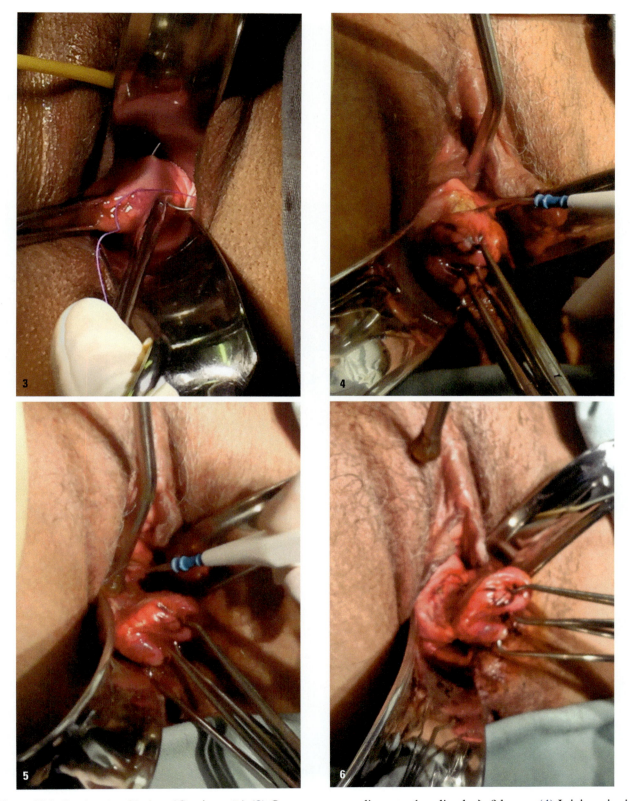

▲ **Figura 29.1 Conização clássica.** (*Continuação*) **(3)** O mesmo procedimento é realizado às 3 horas. **(4)** Inicia-se incisão circular no colo uterino às 12 horas com bisturi elétrico. **(5)** A incisão é progressivamente aprofundada circundando o colo. **(6)** As válvulas de Breisky expõem o colo, e as pinças Pozzi são usadas para mantê-lo tracionado durante a incisão circular.

(*Continua*) ▶

CAPÍTULO 29   415

7. A peça deve ser marcada com ponto de fio de nylon às 12 horas para que o patologista tenha a orientação espacial para a análise histológica (Figuras 29.1-8 e 29.1-9).
8. É feita hemostasia rigorosa do colo residual por meio de cauterização elétrica (Figura 29.1-10).
9. Nesse momento, pode-se realizar curetagem com cureta fenestrada do canal endocervical restante para exame anatomopatológico.
10. Verifica-se a perviedade do orifício interno do útero, para evitar obstrução e acúmulo de secreções ou sangue na cavidade uterina.
11. Aplica-se agente hemostático na área cruenta do colo e coloca-se tampão vaginal por 24 horas.

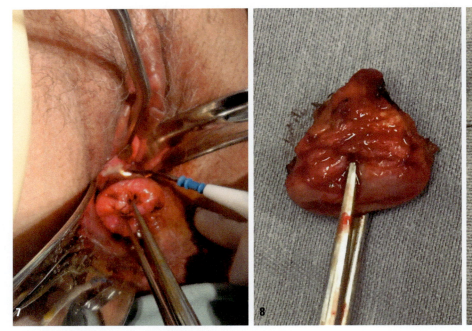
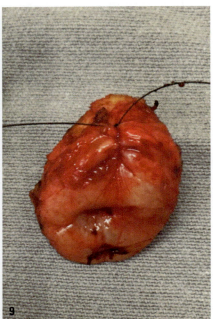
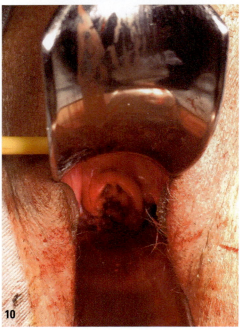

▲**Figura 29.1 Conização clássica.** (*Continuação*) (7) A incisão cervical prossegue na porção lateral, em direção ao canal endocervical. (8) Observa-se o formato em cone da peça retirada. (9) Foi passado um ponto com fio de nylon às 12 horas da peça, para orientar espacialmente o patologista. (10) Aspecto final do colo do útero antes da colocação de solução hemostática.

Exérese da zona de transformação por alta frequência (CAF)

1. Há três tipos de excisão da zona de transformação (EZT) (Figura 29.2-1). A profundidade da exérese depende do tamanho da alça do eletrodo, que deve ser escolhido pelo médico a depender da lesão encontrada. Assim, descrevem-se:

   a) EZT tipo 1, em que se retira a lesão que se apresenta completamente ectocervical;

   b) EZT tipo 2, em que a lesão adentra o canal endocervical, porém é visível, e retira-se entre 1,5 e 2 cm do canal;

   c) EZT tipo 3, quando a lesão adentra o canal, com limite cranial não visível, e retira-se entre 2 e 2,5 cm do canal.

2. A paciente é colocada em posição ginecológica. Insere-se o espéculo vaginal com saída para aspiração de fumaça. O equipamento de eletrocirurgia é configurado para corte (40 W de potência, *blend* 1).

3. Realizam-se os tempos da colposcopia com ácido acético a 3% e solução de Schiller para delimitação da lesão.

4. O procedimento pode ser realizado com raquianestesia ou com anestesia local em regime ambulatorial. Neste caso, realiza-se infiltração com lidocaína a 2% com ou sem vasoconstritor, nos pontos cervicais de 12, 3, 6 e 9 horas, no total de 2 a 4 mL.

5. É feita a escolha do tamanho da alça eletrocirúrgica de acordo com o tipo de zona de transformação, fazendo-se simulação da passagem da alça para analisar se toda a lesão estará contida em seu interior (Figuras 29.2-2 a 29.2-4). Caso não esteja, deve-se tentar novamente com uma alça de maior diâmetro.

6. A seguir, é feita a passagem da alça no sentido laterolateral, de 3 para 9 horas, com movimento lento e contínuo (Figuras 29.2-5 a 29.2-7).

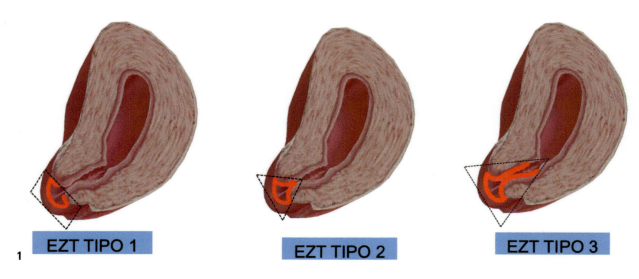

▲ **Figura 29.2 Excisão da zona de transformação com alta frequência.** (1) Representação esquemática da exérese da zona de transformação (EZT): linha pontilhada. A lesão no colo do útero está marcada pela linha vermelha. EZT tipo 1, para lesão completamente ectocervical; EZT Tipo 2, para lesão com parte endocervical, porém completamente visível; e EZT Tipo 3, para lesão que acomete o canal endocervical sem ser totalmente visível. (*Continua*) ▶

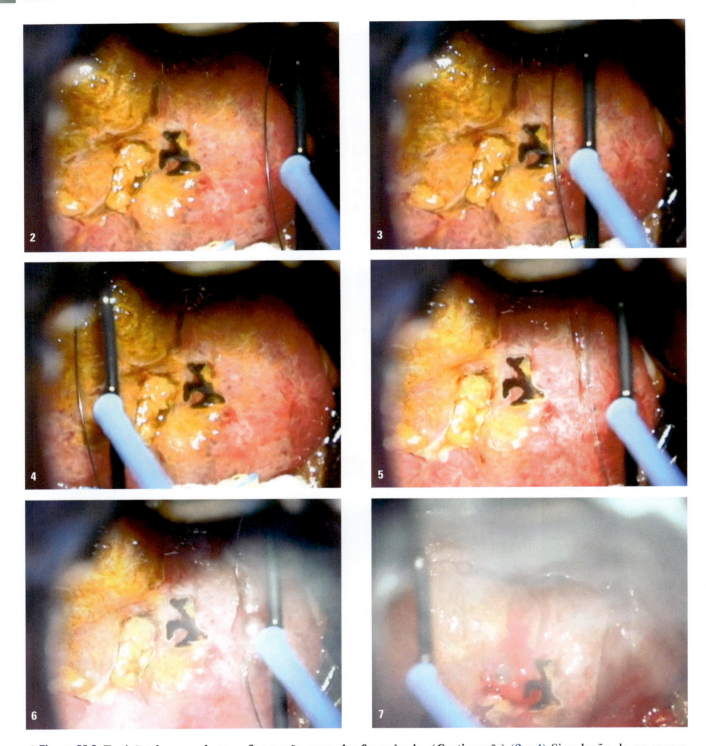

▲ **Figura 29.2 Excisão da zona de transformação com alta frequência.** (*Continuação*) **(2 a 4)** Simulação da passagem da alça a partir do ponto 3 horas, passando pelo centro e chegando até 9 horas. **(5 a 7)** Sequência da passagem da alça para exérese da zona de transformação, a partir do ponto 3 horas. Observa-se o eletrodo cortando o tecido e gerando fumaça até atingir o ponto 9 horas.

(*Continua*) ▶

TRAQUELECTOMIA

7. A depender do tipo de zona de transformação, pode-se fazer uma segunda passada laterolateral. Se a EZT for tipo 3, indica-se segunda passagem com alça quadrada, tamanho 1 x 1 cm, no sentido anteroposterior, retirando um fragmento maior do canal endocervical.

8. Retira-se a peça e passa-se um ponto na posição 12 horas para que o patologista identifique corretamente as bordas da lesão (Figuras 29.2-8 e 29.2-9).

9. Faz-se a hemostasia por meio de cauterização dos pontos sangrantes da cratera com eletrodo esfera e equipamento configurado em 80 W e *blend* 2 ou 3. Também é feita cauterização periférica da margem ectocervical para se promover a exteriorização da nova junção escamocolunar (JEC) (Figuras 29.2-10 e 29.2-11).

10. Após hemostasia, realiza-se curetagem do coto de canal endocervical e cervicometria final.

11. Segue-se com tamponamento com absorvente interno ou tampão de gaze embebido em solução hemostática de percloreto férrico.

12. Deve-se fixar a peça em placa de isopor (todos os fragmentos retirados) procurando simular a anatomia do colo, sempre marcando o ponto de 12 horas com um fio, e embeber em solução de formaldeído a 10%, enviando para estudo histopatológico.

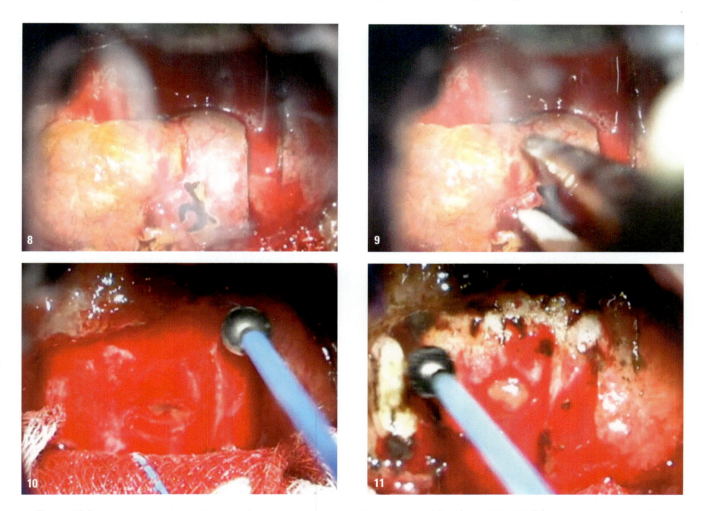

▲ **Figura 29.2 Excisão da zona de transformação com alta frequência.** (*Continuação*) **(8)** Observa-se a peça solta do colo do útero ao final da ressecção. **(9)** A peça é retirada. A pinça indica o local da peça em que será passado um ponto para que o patologista identifique espacialmente a posição da lesão. **(10)** Eletrodo em esfera utilizado para cauterização de pontos sangrantes. **(11)** Cauterização das margens ectocervicais.

Traquelectomia

1. O colo do útero é apreendido com pinça Pozzi, Muzeaux ou Lahey e tracionado.
2. Pode-se usar solução de lidocaína com vasoconstritor diluída a 1:100 na mucosa vaginal ao redor do colo do útero para criar um plano de dissecção e auxiliar a hemostasia.
3. Realiza-se incisão circunferencial na mucosa vaginal na junção da mucosa com o colo do útero, com lâmina de bisturi ou bisturi elétrico na função corte ou *blend* 1 (Figuras 29.3-1 e 29.3-2).
4. Com o colo tracionado para baixo, separa-se a bexiga da face anterior do colo do útero por meio de dissecção cortante (tesoura Metzembaum) e romba (digitodivulsão). A bexiga é empurrada no sentido cranial (Figuras 29.3-3 e 29.3-4). Nos casos de colo residual, a bexiga pode estar firmemente aderida ao colo. Se isso ocorrer, a dissecção deve ser feita cuidadosamente com tesoura, evitando a digitodivulsão até que o plano de dissecção adequado seja atingido. A ponta da tesoura deve ser direcionada para o colo do útero, não para a bexiga.
5. Os ligamentos pubovesicocervicais podem ser pinçados, seccionados com tesoura ou bisturi elétrico e ligados com fio poliglactina 0 para permitir adequada mobilização da bexiga (Figura 29.3-5).
6. A mucosa vaginal é separada do colo nas regiões laterais e posterior, de modo similar ao realizado na região anterior (Figuras 29.3-6 a 29.3-8).
7. Lateralmente ao colo do útero, são identificados os paramétrios laterais, também chamados de ligamentos cardinais. Traciona-se o colo para a direita para ligadura do paramétrio lateral esquerdo e vice-versa. Ambos são pinçados com pinça Faure. A secção pode ser feita com lâmina de bisturi, tesoura ou bisturi elétrico na função corte ou *blend* 1. Deve-se ter certeza de que a bexiga foi elevada o suficiente para não ser apreendida nessa ligadura (Figuras 29.3-9 e 29.3-10).

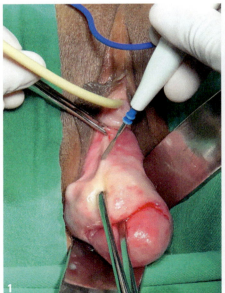
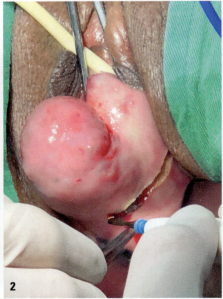
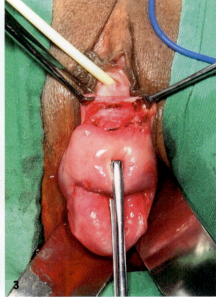

▲ **Figura 29.3 Cirurgia de Manchester.** (**1**) O colo do útero foi apreendido com pinça Muzeux e tracionado para baixo. O cirurgião inicia a incisão circunferencial da mucosa vaginal com o bisturi elétrico, tracionando a mucosa com pinça dente de rato. (**2**) Observa-se a incisão na mucosa vaginal posterolateral esquerda, estando o colo tracionado cranialmente e para a direita. (**3**) Pinças Allis tracionam as bordas da mucosa vaginal anterior para mobilização da bexiga no sentido cranial.

(*Continua*) ▶

TRAQUELECTOMIA

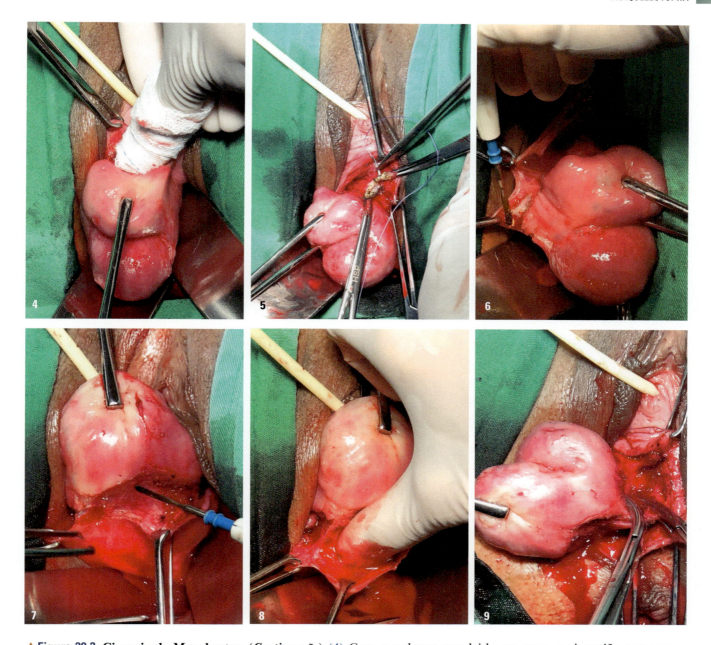

▲ Figura 29.3 Cirurgia de Manchester. (*Continuação*) (4) Com o polegar envolvido em gaze, o cirurgião empurra a bexiga cranialmente, separando-a do colo do útero até a altura em que se deseja seccionar o colo. (5) O ligamento pubovesicocervical esquerdo foi seccionado com bisturi elétrico. Suas bordas estão apreendidas por pinças Faure. Observa-se a aplicação do ponto de poliglactina 0 em uma das bordas do ligamento. (6) Separação da mucosa vaginal lateral direita do colo. (7) Separação da mucosa vaginal posterior do colo. (8) Digitodivulsão do espaço retouterino, sem adentrar o peritônio. (9) O colo do útero é tracionado para a direita. O paramétrio lateral esquerdo foi pinçado duplamente com pinças Faure. A seguir, será seccionado, ligado e reparado. (*Continua*) ▶

8. Realiza-se a sutura com ponto de fio absorvível (poliglactina 0), deixando-se os fios reparados bilateralmente. Sugere-se manter pinça Kelly reta para reparar esses fios e facilitar a identificação no momento da anterofixação dos paramétrios, quando se faz a cirurgia de Manchester (Figuras 29.3-11 e 29.3-12).

9. Pode ser necessária ligadura dos ramos cervicais das artérias uterinas (Figura 29.3-13).

10. Em seguida, inicia-se a amputação do colo do útero, em incisão circunferencial abaixo das ligaduras arteriais e parametriais, feita preferencialmente com bisturi elétrico (Figuras 29.3-14 a 29.3-16). Retirado o colo, realiza-se hemostasia com eletrocautério.

11. Na traquelectomia de colo residual, não é necessário realizar anterofixação dos paramétrios. Após adequada hemostasia, pode-se fechar a mucosa vaginal com pontos simples separados no sentido anteroposterior.

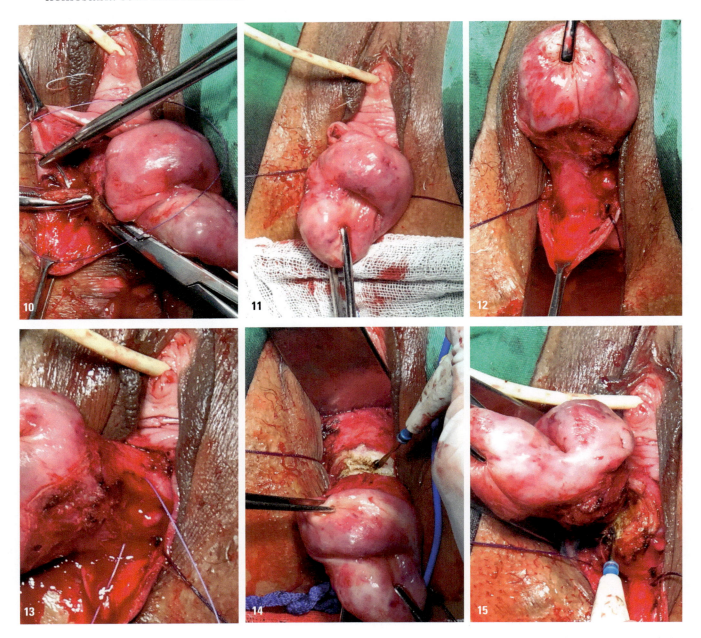

▲ **Figura 29.3 Cirurgia de Manchester.** (*Continuação*) **(10)** O colo do útero foi tracionado para a direita. O paramétrio lateral direito foi pinçado e seccionado. É feita a ligadura com ponto de poliglactina 0 e o fio será reparado. **(11)** Observam-se os dois fios reparando os paramétrios laterais bilateralmente. **(12)** O colo foi tracionado cranialmente e observam-se os paramétrios ligados e reparados, bem como a parede posterior do colo do útero. **(13)** Identifica-se um ramo cervical da artéria uterina esquerda, que é ligado com ponto de fio absorvível 0 ou 2-0. **(14)** O colo do útero é mantido tracionado enquanto realiza-se incisão circunferencial, abaixo da ligadura das artérias cervicais e dos paramétrios. **(15)** A incisão prossegue até a retirada do colo.

(*Continua*) ▶

12. Na cirurgia de Manchester, usada para alongamento hipertrófico ou prolapso uterino, os paramétrios laterais são fixados na parte anterior da porção remanescente do colo do útero, para anteroflexão do útero. Utilizam-se os fios reparados anteriormente para fixar os paramétrios ao colo (Figuras 29.3-17 e 29.3-18).
13. Ainda na cirurgia de Manchester, pode-se fechar a mucosa vaginal com pontos de Stumdorf, que invaginam o epitélio vaginal no orifício cervical. Mantém-se o histerômetro no canal endocervical para sua identificação.
14. Sutura de Stumdorf: inicia-se com um ponto de poliglactina 0 no centro da borda da mucosa vaginal anterior, de fora para dentro; em seguida, esse fio é passado na borda do orifício do colo do útero de dentro para fora e retorna para a borda vaginal, a cerca de 1,5 cm do ponto inicial (Figuras 29.3-19 a 29.3-21).

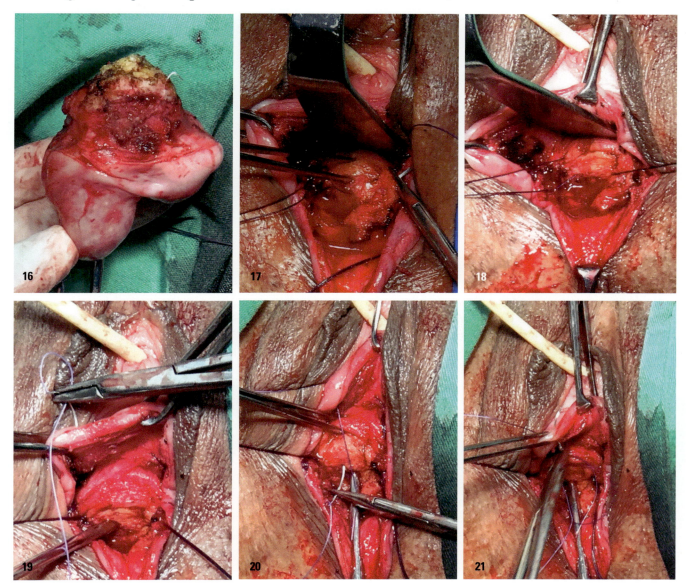

▲Figura 29.3 Cirurgia de Manchester. (*Continuação*) (16) Peça retirada. Deve-se passar um ponto na posição das 12 horas para orientar espacialmente a análise anatomopatológica. (17) O paramétrio lateral esquerdo é fixado na parede anterior do colo residual, transfixando-se a borda do colo com o fio anteriormente reparado. (18) Os dois paramétrios foram fixados na porção incisada do colo. (19) Início da sutura de Stumdorf, com passagem do fio na mucosa vaginal anterior, a 2 cm da borda incisada, de fora para dentro. (20) Passagem do fio no orifício do colo, de dentro para fora. (21) Retorno do fio para a mucosa vaginal anterior, de dentro para fora.

(*Continua*) ▶

15. O mesmo é repetido com a borda da mucosa vaginal posterior (Figura 29.3-22).
16. Amarram-se as extremidades de ambos os pontos, levando a mucosa vaginal a recobrir todo o colo (Figuras 29.3-23 e 29.3-24).
17. Verifica-se a perviedade do canal endocervical nas mulheres no menacme, para evitar a formação de hematometra quando o orifício é obstruído (Figura 29.3-24).
18. Se houver necessidade, realiza-se colporrafia anterior, posterior e/ou perineorrafia (Ver Capítulo 15 | Colporrafia anterior, Capítulo 16 | Colporrafia posterior e Capítulo 36 | Perineorrafia).

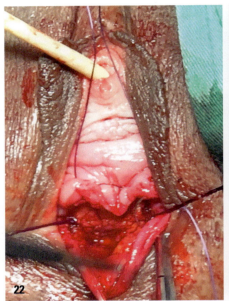 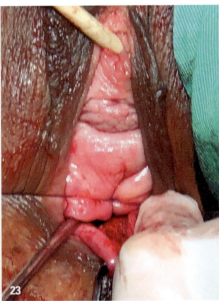 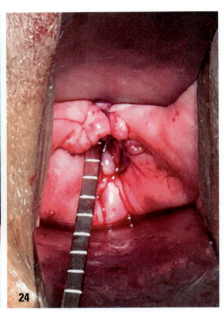

▲ **Figura 29.3** Cirurgia de Manchester. (*Continuação*) **(22)** Realiza-se a mesma sequência na parede vaginal posterior. Observa-se a agulha passando na borda da mucosa vaginal posterior, de fora para dentro. **(23)** O ponto de Stumdorf anterior é amarrado. O mesmo será feito com o ponto posterior. **(24)** Observa-se que as paredes vaginais recobriram o colo. O histerômetro é passado no orifício cervical para se verificar sua perviedade, sendo retirado em seguida, e o procedimento é encerrado.

CUIDADOS PÓS-OPERATÓRIOS

O tamponamento vaginal pode ser mantido por 6 a 12 horas ou até a retirada da sonda vesical, que deve ser feita assim que cessado o efeito do bloqueio raquimedular, quando realizado. A paciente deve retornar entre 7 e 10 dias para reavaliação da perviedade do colo com histerômetro, quando na menacme. O retorno à atividade sexual é liberado 45 a 60 dias após conização clássica ou traquelectomia, e 30 dias após cirurgia de alta frequência.

MODELO DE DESCRIÇÃO CIRÚRGICA

HOSPITAL
DESCRIÇÃO DE CIRURGIA

DATA

HORÁRIO DE INÍCIO

HORÁRIO DE TÉRMINO

NOME DO PACIENTE..PRONTUÁRIO..

CIRURGIÃO..CRM...
1º auxiliar..CRM...
2º auxiliar..CRM...
3º auxiliar..CRM...
Anestesista..CRM...
Instrumentador..

DIAGNÓSTICO PRÉ-OPERATÓRIO
Neoplasia intraepitelial do colo do útero de alto grau

CIRURGIA PROPOSTA
Conização

DIAGNÓSTICO PÓS-OPERATÓRIO
O mesmo

DESCRIÇÃO DA CIRURGIA

1. Paciente em posição ginecológica, sob anestesia ....
2. Antissepsia e assepsia com .... e colocação de campos estéreis
3. Passagem de sonda vesical de demora número ....
4. Exame sob narcose: ....
5. Colocação de válvulas de Breisky para exposição do colo do útero
6. Pinçados lábios anterior e posterior do colo do útero com Pozzi
7. Aplicação de solução de lugol no colo do útero delimitando a área a ser ressecada
8. Passados pontos hemostáticos com fio polivicril 0 lateralmente ao colo às 3h e 9h
9. Incisão circular com margem da área marcada pelo lugol, sendo aprofundada progressivamente até a ressecção da peça em formato de cone
10. Hemostasia com eletrocautério
11. Colocado .... (agente hemostático) e tampão vaginal
12. Peça enviada para exame anatomopatológico marcando-se com fio de nylon a posição 12h
13. Paciente encaminhada à recuperação pós-anestésica

CAPÍTULO 29

COMENTÁRIOS DOS EDITORES

A excisão da zona de transformação se aplica para a retirada da zona de transformação do colo uterino acometido por neoplasia intraepitelial de alto grau. É uma forma mais conservadora de retirada do colo em comparação com a conização clássica. Menos estroma cervical é excisado e, assim, ocorrem menos complicações em termos da qualidade do colo para futuro obstétrico.

Na amputação de colo residual, deve-se realizar dissecção cuidadosa entre a bexiga e o colo. A histerectomia subtotal efetuada anteriormente pode causar aderências firmes entre a bexiga e o colo, dificultando a dissecção e possibilitando lesões vesicais.

A cirurgia de Manchester raramente é usada na correção de prolapso genital. Nos casos de prolapso uterino, dá-se preferência à histerectomia vaginal quando não há desejo reprodutivo. No entanto, nos casos de alongamento hipertrófico do colo, essa cirurgia é uma opção terapêutica.

INFORMAÇÕES SUPLEMENTARES

A Tabela 29.1 a seguir mostra os códigos, valores, número de auxiliares e porte anestésico dos procedimentos descritos nesse capítulo, pelo SUS (Sistema Único de Saúde), pela AMB (Associação Médica Brasileira) e pela CBHPM (Classificação Brasileira Hierarquizada de Procedimentos Médicos).

Os valores estão em reais e variam de acordo com a tabela de pagamento. Assim, pelo SUS (a) incluem todos os honorários médicos e todas as despesas hospitalares ou ambulatoriais; pela AMB (b) incluem apenas o valor dos honorários do cirurgião, em número de CH (coeficiente de honorários) e pela CBHPM (c) incluem apenas o valor dos honorários do cirurgião, em reais, de acordo com o porte cirúrgico (valores aferidos em setembro de 2021). Para mais informações sobre como calcular os valores de honorários da equipe cirúrgica, consulte o ANEXO 1.

TABELA 29.1 Traquelectomia – amputação, conização com ou sem CAF

Tabela	Código	Valor total	Porte	Custo operacional	Número de auxiliares	Porte anestésico
SUS	04.09.06.003-8[#] 04.16.06.001-3[&] 04.09.06.002-0[*]	R$ 443,66[a] R$ 1.808,69[a] R$ 449,20[a]	—	—	—	—
AMB	45.05.016-3	400 CH[b]	—	—	2	2
CBHPM	3.13.03.15-3	R$ 1765,97[c]	6B	—	1	3

[#] excisão de zona de transformação III ou conização ou CAF
[&] amputação cônica do colo em oncologia
[*] amputação de colo com colporrafia anterior e posterior
valores aferidos em 2019

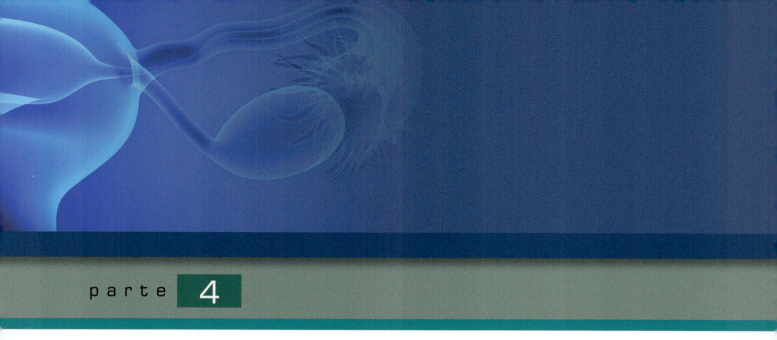

parte 4

TUBAS

▶ **Capítulo 30** Laqueadura
▶ **Capítulo 31** Salpingectomia

capítulo 30

LAQUEADURA

INTRODUÇÃO

A indicação da laqueadura tubária é regida pela Lei do Planejamento Familiar n. 9.263. A requerente deve ter plena capacidade civil, assinar documento expressando o desejo, ter pelo menos 25 anos ou ter dois filhos vivos, desde que observado o prazo mínimo de 60 dias entre a manifestação da vontade e o ato cirúrgico. Na vigência de sociedade conjugal, o consentimento do parceiro é obrigatório. Pode ser autorizada nos períodos peri--parto e pós-aborto se comprovada a necessidade devido a partos cesáreos anteriores ou nos casos de risco de morte da mãe ou do futuro concepto, desde que testemunhado em relatório assinado por dois médicos. Pode ser realizada por laparotomia, laparoscopia e, ainda, pela via vaginal.

TÉCNICAS CIRÚRGICAS

Laqueadura por laparotomia | Técnica de Pomeroy

1. Após incisão abdominal, localiza-se uma das tubas, que é apreendida com pinça Allis em seu segmento intermediário, formando uma alça. A pinça envolve a tuba e é fechada no mesossalpinge (Figura 30.1-1).
2. O mesossalpinge da alça tubária é transfixado por ponto com fio absorvível de longa duração, evitando-se vasos que são facilmente visíveis pela transparência do mesossalpinge (Figuras 30.1-2 e 30.1-3).
3. O fio é amarrado ao redor de um dos segmentos da alça tubária, ocluindo--o totalmente (Figura 30.1-4).
4. Este mesmo fio é a seguir amarrado ao redor do outro segmento tubário, formando uma alça (Figura 30.1-5).
5. O segmento de tuba entre os nós é ressecado com tesoura (Figuras 30.1-6 e 30.1-7).

ATLAS DE CIRURGIA GINECOLÓGICA

6. As bordas de ambos os segmentos tubários remanescentes são cauterizadas (Figura 30.1-8).

7. Revisa-se a hemostasia do mesossalpinge e repete-se o procedimento na outra tuba.

8. Realiza-se o fechamento da incisão abdominal após a conferência das gazes, das compressas e dos instrumentais.

ORIENTE-SE ESPACIALMENTE

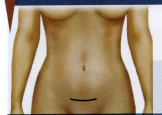

POSIÇÃO DA PACIENTE NAS IMAGENS 30.1-1 A 30.1-8

 FIGURA 30.1 | **LAQUEADURA POR LAPAROTOMIA PELA TÉCNICA DE POMEROY**

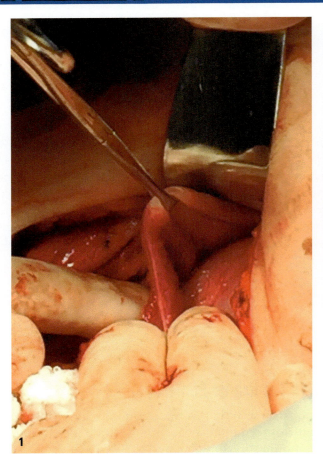

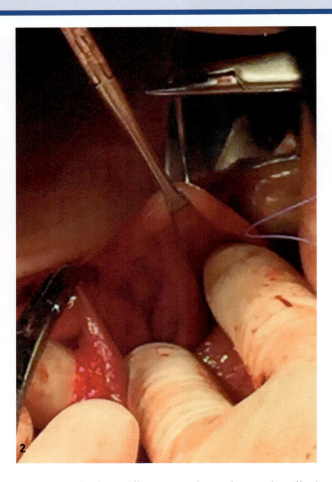

▲**Figura 30.1 Laqueadura por laparotomia pela técnica de Pomeroy.** (1) A pinça Allis apreende a tuba uterina direita, formando uma alça. (2) A agulha presa pelo porta-agulhas está posicionada para transfixar o mesossalpinge, próximo ao segmento tubário apreendido pela pinça Allis.

(Continua) ▶

430   CAPÍTULO 30

LAQUEADURA

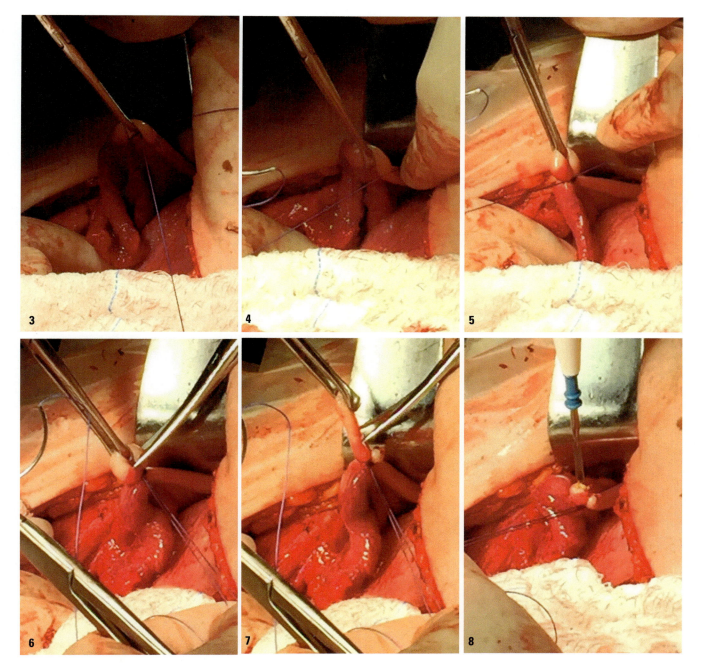

▲ **Figura 30.1 Laqueadura por laparotomia pela técnica de Pomeroy.** (*Continuação*) **(3)** Observa-se o fio absorvível transfixando o mesossalpinge. **(4)** O ponto é amarrado ao redor da parte proximal da tuba. **(5)** O mesmo fio é amarrado ao redor da parte distal da tuba, formando uma alça. **(6)** A parte proximal da tuba é cortada com tesoura de Metzembaum. **(7)** A parte distal da tuba é cortada, ressecando-se o segmento tubário apreendido pela pinça Allis. **(8)** Cauterização de ambos os cotos tubários após a ressecção do segmento. Observa-se que os cotos ficam próximos entre si.

Laqueadura por laparotomia | Técnica de Parkland

1. Após a incisão abdominal, identifica-se a tuba, que é apreendida em sua porção média por uma pinça, como a pinça Allis, com cuidado para não exercer tração excessiva (Figura 30.2-1).

2. Com bisturi elétrico, faz-se uma pequena janela no mesossalpinge, em uma área avascular, rente à tuba, com extensão de 1 a 2 cm.

ATLAS DE CIRURGIA GINECOLÓGICA

3. Por essa janela, colocam-se duas pinças Kelly nas partes proximal e distal da tuba, com distância de 2 cm entre elas (Figura 30.2-2).
4. Secciona-se com tesoura o segmento tubário entre as pinças Kelly (Figuras 30.2-3 a 30.2-5).
5. Ambas as partes tubárias restantes são ligadas com fio absorvível, como poliglactina 0.

Os cotos tubários ficam separados (Figuras 30.2-6 a 30.2-8).

6. Revisa-se a hemostasia, particularmente do mesossalpinge, e repete-se o procedimento na tuba contralateral.
7. Encerra-se o procedimento com a conferência das gazes, das compressas e dos instrumentais e com o fechamento da incisão.

ORIENTE-SE ESPACIALMENTE

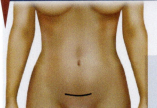

POSIÇÃO DA PACIENTE NAS IMAGENS 30.2-1 A 30.2-8

 FIGURA 30.2 | LAQUEADURA POR LAPAROTOMIA PELA TÉCNICA DE PARKLAND

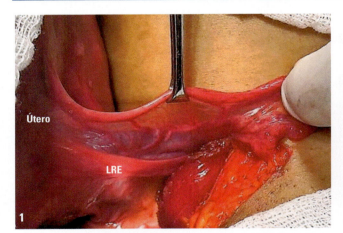
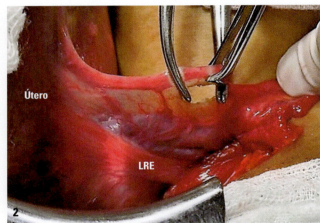
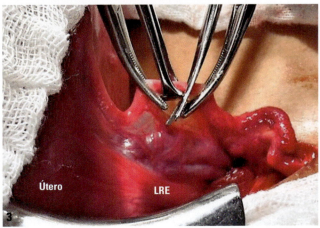
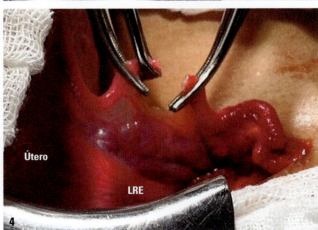

▲ **Figura 30.2 Laqueadura por laparotomia pela técnica de Parkland.** (1) A pinça Allis apreende a tuba esquerda. Observa-se o ligamento redondo esquerdo em posição anterior à tuba. (2) Abertura do messosalpinge, pela qual foram colocadas duas pinças Kelly na tuba, com 2 cm de distância entre elas. (3) Tesoura posicionada para seccionar a parte distal da tuba. (4) Parte distal seccionada. A pinça Allis segura a tuba para secção da parte proximal.

LRE: ligamento redondo esquerdo.

(*Continua*) ▶

LAQUEADURA

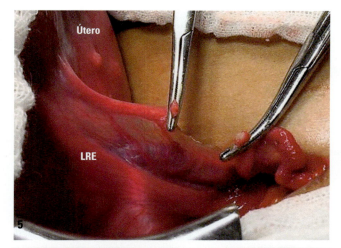
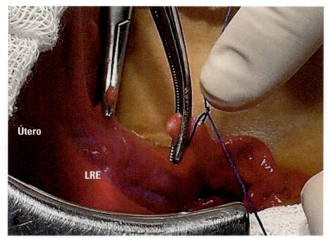
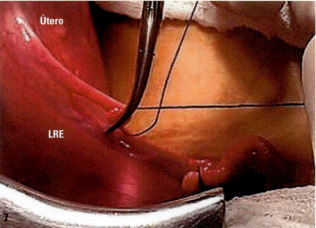
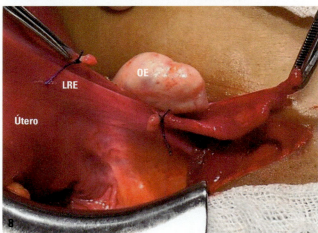

▲**Figura 30.2 Laqueadura por laparotomia pela técnica de Parkland.** (*Continuação*) **(5)** Remoção do segmento da tuba entre as pinças Kelly, observando-se os cotos tubários apreendidos pelas pinças Kelly. **(6 e 7)** Cotos tubários amarrados com fio absorvível de poliglactina 2-0. **(8)** Cotos tubários amarrados, distantes entre si.
OE: ovário esquerdo; LRE: ligamento redondo esquerdo.

Laqueadura por laparoscopia

1. O acesso é realizado, habitualmente, com apenas duas punções auxiliares. O uso de manipulador uterino é recomendável, para o desvio do útero e melhor exposição das tubas (Figura 30.3-1)
2. A tuba é tracionada por pinça de apreensão em sua região mais distal, expondo a região médio-ampular, onde será realizada a laqueadura (Figura 30.3-2)
3. Nesse segmento, realiza-se cauterização com energia bipolar, envolvendo a tuba e parcialmente o mesossalpinge, na região contramesentérica, em extensão de cerca de 1,5 cm. Dever-se evitar a laqueadura na porção mais próxima do útero devido à menor mobilidade tubária desse segmento e maior risco de sangramento (Figuras 30.3-2 a 30.3-6)
4. No local cauterizado, incisa-se a tuba com tesoura laparoscópica até o início do mesossalpinge (Figuras 30.3-7 a 30.3-9). O mesossalpinge não deve ser seccionado em maior extensão para evitar lesão da artéria tubária
5. Os cotos da tuba seccionada podem ser novamente cauterizados com energia bipolar, caso seja necessário (Figuras 30.3-10 a 30.3-12)
6. O mesmo procedimento é realizado na tuba contralateral
7. Finaliza-se com revisão de hemostasia, retirada do instrumental e fechamento das incisões

ATLAS DE CIRURGIA GINECOLÓGICA

ORIENTE-SE ESPACIALMENTE

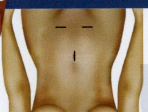

POSIÇÃO DA PACIENTE NAS IMAGENS 30.3.1 A 30.3.8

 FIGURA 30.3 | **LAQUEADURA POR LAPAROSCOPIA**

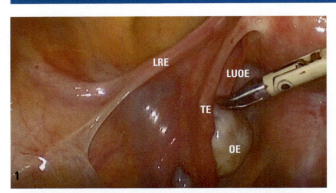
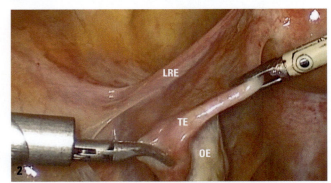
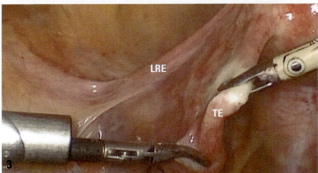
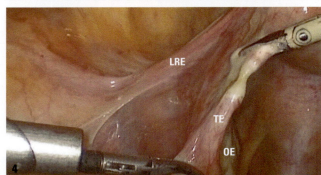
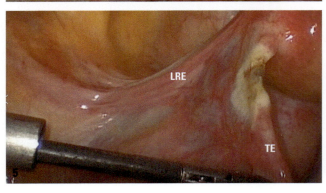
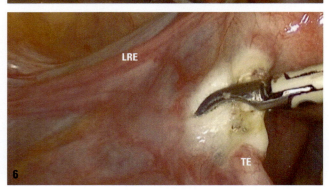

▲**Figura 30.3 Laqueadura por laparoscopia. (1)** No início do procedimento, é importante identificar corretamente o ligamento redondo, a tuba e o ligamento úteroovárico, do lado esquerdo nessa imagem. **(2)** A pinça de apreensão, à esquerda da imagem, segura a porção mais distal da tuba esquerda. A pinça bipolar localiza-se à direita. Observa-se o ligamento redondo em posição anterior à tuba. **(3)** Inicia-se a cauterização do segmento tubário apreendido com a pinça bipolar. **(4 e 5)** Observa-se o segmento tubário cauterizado em extensão de cerca de 1,5 cm. **(6)** Imagem aproximada da cauterização do segmento tubário. Observa-se a coloração esbranquiçada atingindo a parte proximal do mesossalpinge, indicando adequada cauterização tecidual. *(Continua)* ▶

LRE: ligamento redondo esquerdo; LUOE: ligamento útero-ovárico esquerdo; TE: tuba esquerda, OE: ovário esquerdo.

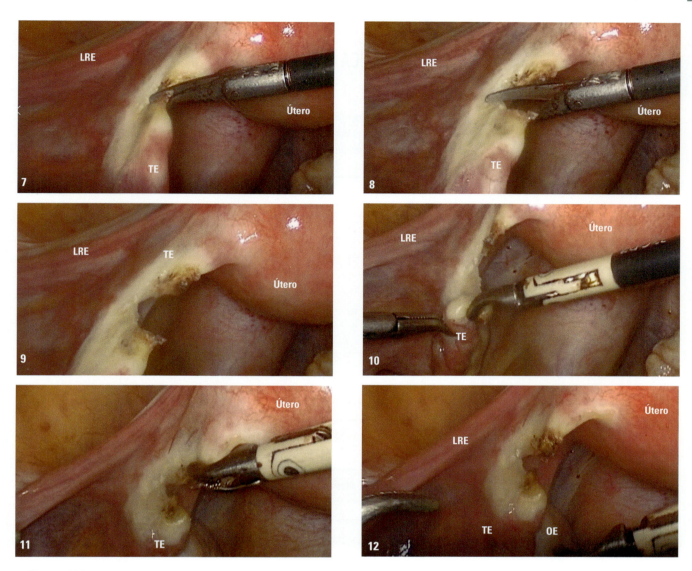

▲**Figura 30.3 Laqueadura por laparoscopia.** (*Continuação*) **(7 e 8)** A tesoura secciona a tuba no centro do segmento cauterizado, atingindo pequena porção do mesossalpinge. **(9)** Detalhe dos cotos tubários seccionados. **(10-11)** Cauterização das extremidades dos cotos tubários. **(12)** Aspecto final da laqueadura tubária esquerda.
LRE: ligamento redondo esquerdo; TE: tuba esquerda, OE: ovário esquerdo.

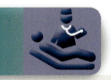

CUIDADOS PÓS-OPERATÓRIOS

A laqueadura tubária é considerada uma cirurgia de pequeno porte, independentemente da via escolhida, sendo indicado repouso relativo, sem atividade física e com abstinência sexual, por 15 dias. Estima-se um risco de recanalização tubária e/ou falha desse método contraceptivo em 0,5% a 1%.

Não é indicado realizar histerossalpingografia rotineira no pós-operatório.

ATLAS DE CIRURGIA GINECOLÓGICA

MODELO DE DESCRIÇÃO CIRÚRGICA

HOSPITAL
DESCRIÇÃO DE CIRURGIA

DATA

HORÁRIO DE INÍCIO

HORÁRIO DE TÉRMINO

NOME DO PACIENTE...PRONTUÁRIO ....
CIRURGIÃO..CRM..
1º auxiliar..CRM..
2º auxiliar..CRM..
3º auxiliar..CRM..
Anestesista...CRM..
Instrumentador...

DIAGNÓSTICO PRÉ-OPERATÓRIO
Indicação de esterilização definitiva

CIRURGIA PROPOSTA
Laqueadura tubária laparoscópica

DIAGNÓSTICO PÓS-OPERATÓRIO
O mesmo

DESCRIÇÃO DA CIRURGIA

1. Paciente em posição semiginecológica, sob anestesia............., assepsia e antissepsia com......... e colocação de campos estéreis.
2. Passagem de sonda vesical número ....
3. Inserção de manipulador uterino.
4. Punção umbilical e 2 punções acessórias sem intercorrências.
5. Identificação de útero com tamanho e superfície normais, ovários e tubas uterinas sem alterações.
6. Apreensão e cauterização da tuba esquerda com energia bipolar em seu segmento médio.
7. Secção da tuba com tesoura laparoscópica.
8. Repetição do procedimento na tuba direita.
9. Revisão da hemostasia.
10. Retirada de gás e instrumental e fechamento das incisões.
11. Encaminhamento da paciente à recuperação pós-anestésica.

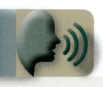

COMENTÁRIOS DOS EDITORES

A esterilização cirúrgica feminina é regida pela Lei do Planejamento Familiar; portanto, para que o ginecologista não corra riscos de ser acusado por lesão corporal grave, é fundamental seguir suas determinações. Embora a maioria das mulheres não apresente queixas, distúrbios menstruais e dor pélvica podem ocorrer em 2,5% a 60% das vezes, e a taxa de arrependimento é de cerca de 6,5%.

É muito importante diferenciar corretamente a tuba do ligamento redondo – este se localiza anteriormente à tuba. Além disso, como os segmentos proximal e médio da tuba podem ser visualmente similares a esse ligamento, é importante identificar as fímbrias para certificar-se de que a estrutura correta será ligada. Assim, evita-se a fimbriectomia pelo risco frequente de hidrossalpinge.

INFORMAÇÕES SUPLEMENTARES

As Tabelas 30.1 e 30.2 a seguir mostram os códigos, valores, número de auxiliares e porte anestésico dos procedimentos descritos nesse capítulo, pelo SUS (Sistema Único de Saúde), pela AMB (associação Médica Brasileira) e pela CBHPM (Classificação Brasileira Hierarquizada de Procedimentos Médicos).

Os valores estão em reais e variam de acordo com a tabela de pagamento. Assim, pelo SUS (a) incluem todos os honorários médicos e todas as despesas hospitalares ou ambulatoriais; pela AMB (b) incluem apenas o valor dos honorários do cirurgião, em número de CH (coeficiente de honorários) e pela CBHPM (c) incluem apenas o valor dos honorários do cirurgião, em reais, de acordo com o porte cirúrgico (valores aferidos em setembro de 2021). Para mais informações sobre como calcular os valores de honorários da equipe cirúrgica, consulte o ANEXO 1.

TABELA 30.1 Valores para realização de laqueadura.

Tabela	Código	Valor total	Porte	Custo operacional	Número de auxiliares	Porte anestésico
SUS	04.09.06.018-6	R$ 339,02[a]	—	—	—	—
AMB	—	—	—	—	—	—
CBHPM	3.13.04.01-0	R$ 2429,32[c]	8A	—	1	3

TABELA 30.2 Valores para realização de laqueadura laparoscópica.

Tabela	Código	Valor total	Porte	Custo operacional	Número de auxiliares	Porte anestésico
SUS	—	—	—	—	—	—
AMB	—	—	—	—	—	—
CBHPM	3.13.04.05-2	R$ 2429,32[c]	8A	24,330	1	5

capítulo 31

SALPINGECTOMIA

INTRODUÇÃO

A retirada da tuba isoladamente está indicada em casos de gestação ectópica, abscesso tubário e, eventualmente, hidrossalpinge. Na maioria dos casos, na ausência de doença, a tuba é retirada junto com o ovário, em procedimento conhecido como anexectomia.

As salpingectomias são realizadas, preferencialmente, por laparoscopia. Na impossibilidade de acesso laparoscópico, utiliza-se a via abdominal, que segue os mesmos passos da via laparoscópica, utilizando instrumentais comuns de laparotomia.

TÉCNICAS CIRÚRGICAS

Salpingectomia por laparotomia

1. Após a abertura da parede abdominal pela incisão mais indicada, localiza-se a tuba que será retirada.
2. A tuba é suspensa em suas porções distal e média por pinças de apreensão, como Allis ou anatômica (Figura 31.1-1).
3. Realiza-se a abertura do mesossalpinge, próximo à tuba, em local avascular, com bisturi elétrico (Figura 31.1-2).
4. Secciona-se o mesossalpinge com bisturi elétrico ou tesoura. Os vasos perpendiculares à tuba são ligados e seccionados (Figuras 31.1-3 a 31.1-5). Em geral, são necessárias duas a três ligaduras do mesossalpinge para retirada da tuba.
5. Desprendem-se as fimbrias do ovário com bisturi elétrico ou tesoura, podendo ser necessárias preensão e ligadura.
6. Pinça-se a tuba em sua porção proximal, secciona-se com bisturi elétrico ou tesoura e procede-se a ligadura com ponto de poliglactina 0 ou 2-0 (Figura 31.1-6).

7. 5. Passam-se pontos separados de algodão ou poliglactina 0 ou 2-0 no mesossalpinge (Figuras 31.1-6 e 31.1-7).

8. Realizam-se revisão da hemostasia, conferência de gazes, compressas e instrumentais, além de fechamento da parede abdominal, e encerra-se o procedimento.

ORIENTE-SE ESPACIALMENTE

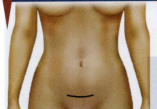

POSIÇÃO DA PACIENTE NAS IMAGENS 31.1.1 A 31.1.8

 FIGURA 31.1 ┊ SALPINGECTOMIA POR LAPAROTOMIA

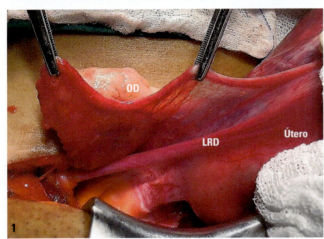
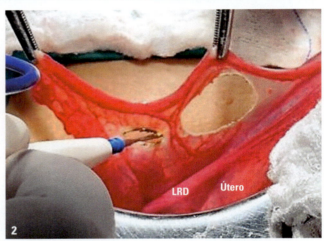
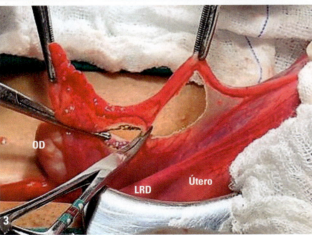
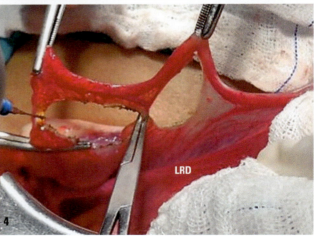

▲**Figura 31.1 Salpingectomia por laparotomia.** (1) Tuba uterina direita suspensa por duas pinças anatômicas. O ligamento redondo encontra-se anterior à tuba (incisão transversa suprapúbica). (2) Com bisturi elétrico, incisa-se o mesossalpinge em suas porções avasculares. Nota-se o vaso sanguíneo perpendicular à tuba. (3) O mesmo vaso é pinçado com pinça Kelly. Outra pinça liga a porção distal do mesossalpinge, próximo às fímbrias. (4) O mesossalpinge é incisado com bisturi elétrico.
LRD: ligamento redondo direito; OD: ovário direito.

(*Continua*) ▶

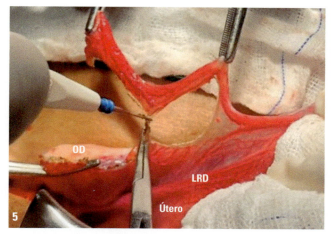 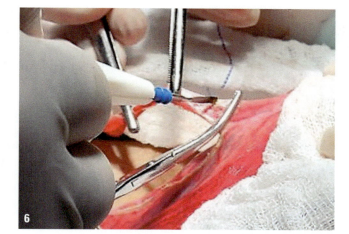
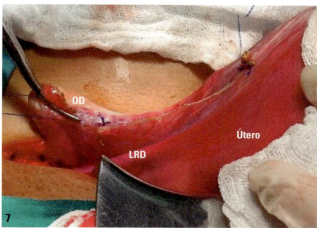 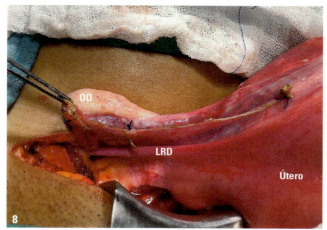

▲ **Figura 31.1 Salpingectomia por laparotomia.** (*Continuação*) **(5)** O vaso sanguíneo é cauterizado. **(6)** A porção proximal da tuba é pinçada com Kelly junto ao útero e, em seguida, seccionada, retirando-se a tuba direita. **(7)** O coto tubário e o vaso sanguíneo são ligados com pontos simples de poliglactina 0. O mesossalpinge pinçado pela pinça Kelly é amarrado com fio de poliglactina 0. **(8)** Aspecto final da cirurgia. Observam-se o ovário e o ligamento redondo preservados.
LRD: ligamento redondo direito; OD: ovário direito.

Salpingectomia por laparoscopia

1. Após a punção umbilical, são realizadas duas a três punções auxiliares. O manipulador uterino é recomendado para adequada exposição dos segmentos tubários.
2. Apreende-se a tuba expondo sua inserção uterina bem como o infundíbulo pélvico (Figuras 31.2-1 e 31.2-2).
3. Realizam-se selamento e secção da inserção tubária junto ao útero para ligadura da artéria tubária, ramo da artéria uterina (Figura 31.2-3). Desse modo, interrompe-se imediatamente o sangramento ativo (p. ex., oriundo de uma gestação ectópica rota).
4. Desprendem-se as fímbrias do ovário entre tuba e ovário, preservando a irrigação ovariana (Figura 31.2-4).
5. Seccionam-se as fímbrias e o mesossalpinge com tesoura ou dispositivo de endocirurgia, em direção à sua inserção uterina e vice-versa, até a separação completa da tuba do útero (Figuras 31.2-5 a 31.2-9).
6. Realiza-se a revisão cuidadosa de hemostasia e aspira-se o líquido da pelve.
7. Retira-se a peça por um dos trocartes de 5 ou 10 mm ou por dispositivo de bolsa coletora (Figura 31.2-10).
8. Revisão final de hemostasia, particularmente do infundíbulo pélvico. Retiram-se o gás e o instrumental e faz-se o fechamento das incisões.

ATLAS DE CIRURGIA GINECOLÓGICA

ORIENTE-SE ESPACIALMENTE

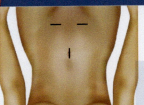

POSIÇÃO DA PACIENTE NAS IMAGENS 31.2-1 A 31.2-10

 FIGURA 31.2 | SALPINGECTOMIA POR LAPAROSCOPIA

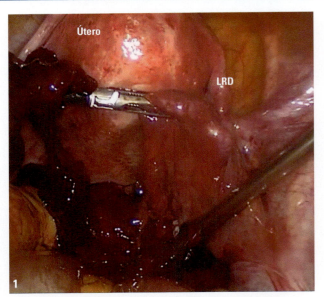
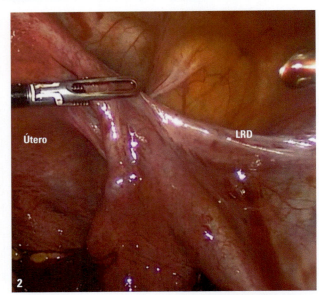
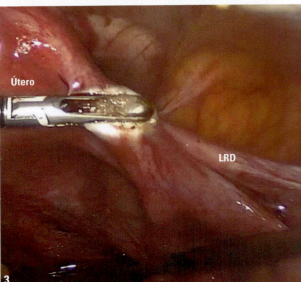
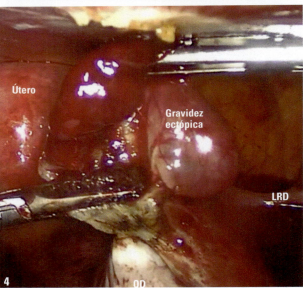

▲**Figura 31.2 Salpingectomia por laparoscopia.** (1) A pinça de apreensão segura a tuba direita, onde houve a rotura de gestação ectópica. Com aspirador-irrigador, retiram-se os coágulos sanguíneos. (2) O bisturi bipolar apreende o pedículo anexial direito junto ao útero. (3) Observa-se a área cauterizada pelo bisturi bipolar no pedículo anexial direito. (4) Inicia-se a cauterização do mesossalpinge a partir da região das fímbrias em direção ao útero. Observa-se o abaulamento tubário causado pela gestação ectópica. (*Continua*) ▶

LRD: ligamento redondo direito; OD: Ovário direito

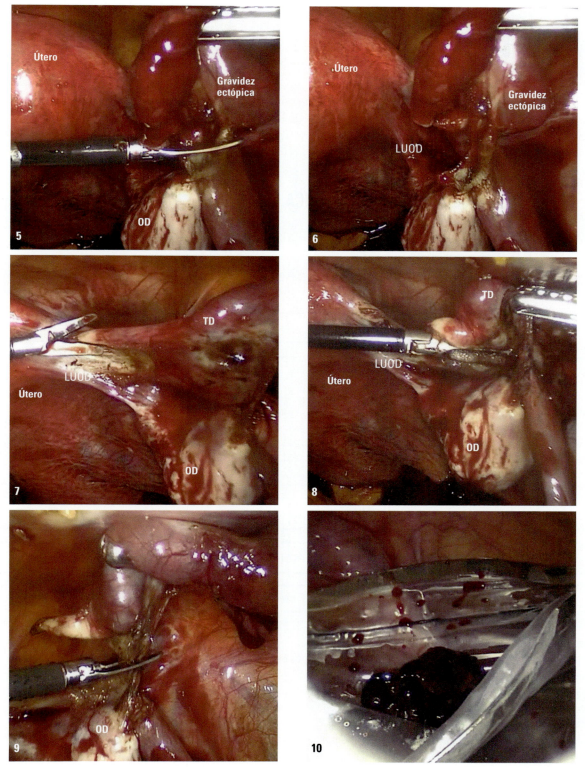

▲Figura 31.2 Salpingectomia por laparoscopia. (*Continuação*) (5) Mesossalpinge e fímbrias cauterizados são cortados com tesoura. (6) O mesossalpinge é incisado. Notam-se ligamento útero-ovárico e ovário preservados. (7) A tesoura secciona a tuba junto à sua inserção no útero. (8) A pinça com energia bipolar cauteriza o mesossalpinge restante. (9) A tesoura finaliza a secção do mesossalpinge para retirada da tuba. (10) Bolsa coletora com a tuba em seu interior, para ser removida da cavidade abdominal.

LRD: ligamento redondo direito; OD: ovário direito; TD: tuba direita; LUOD: ligamento útero-ovárico direito.

ATLAS DE CIRURGIA GINECOLÓGICA

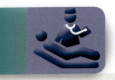

CUIDADOS PÓS-OPERATÓRIOS

Não há cuidados específicos para a salpingectomia, mas sim quanto à incisão realizada.

Recomenda-se repouso relativo por 30 dias nos casos de incisão laparotômica, com cuidados usuais de analgesia e antibioticoprofilaxia.

MODELO DE DESCRIÇÃO CIRÚRGICA

**HOSPITAL
DESCRIÇÃO DE CIRURGIA**

DATA

HORÁRIO DE INÍCIO

HORÁRIO DE TÉRMINO

NOME DO PACIENTE...PRONTUÁRIO.................................
CIRURGIÃO..CRM..
1º auxiliar..CRM..
2º auxiliar..CRM..
3º auxiliar..CRM..
Anestesista..CRM..
Instrumentador..

DIAGNÓSTICO PRÉ-OPERATÓRIO
Gravidez ectópica rota à esquerda

CIRURGIA PROPOSTA
Laparoscopia com salpingectomia esquerda

DIAGNÓSTICO PÓS-OPERATÓRIO
O mesmo

DESCRIÇÃO DA CIRURGIA
1. Paciente em posição ginecológica, sob anestesia ....
2. Antissepsia e assepsia com .... e colocação de campos estéreis.
3. Passagem de sonda vesical número ....
4. Punção umbilical e duas punções acessórias sem intercorrências.
5. Observada moderada quantidade de sangue na cavidade peritoneal.
6. Útero, ovários e tuba direita sem alterações.
7. Tuba esquerda com abaulamento arroxeado, apresentando rotura com sangramento ativo.
8. Pinçado e selado o pedículo anexial e o mesossalinge esquerdos, cessando o sangramento ativo.
9. Secção dessas estruturas com tesoura, retirando a tuba esquerda.
10. Aspiração do sangue na cavidade peritoneal.
11. Revisão da hemostasia.
12. Retirada da peça em bolsa coletora e encaminhada para anátomo-patológico.
13. Retirado de gás e instrumental e sutura das incisões.

444   CAPÍTULO 31

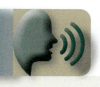

COMENTÁRIOS DOS EDITORES

A retirada isolada da(s) tuba(s) é feita principalmente em afecções como gravidez ectópica, hidrossalpinge ou abscesso tubário.

No entanto, tubas de aspecto normal devem ser retiradas em casos de histerectomias por doenças benignas, inclusive na via vaginal. A salpingectomia bilateral nessa situação visa à prevenção de neoplasias ovarianas, sendo que os ovários devem ser preservados, principalmente na pré-menopausa, para manutenção dos níveis estrogênicos.

INFORMAÇÕES SUPLEMENTARES

As Tabelas 31.1 e 31.3 a seguir mostram os códigos, valores, número de auxiliares e porte anestésico dos procedimentos descritos nesse capítulo, pelo SUS (Sistema Único de Saúde), pela AMB (Associação Médica Brasileira) e pela CBHPM (Classificação Brasileira Hierarquizada de Procedimentos Médicos).

Os valores estão em reais e variam de acordo com a tabela de pagamento. Assim, pelo SUS (a) incluem todos os honorários médicos e todas as despesas hospitalares ou ambulatoriais; pela AMB (b) incluem apenas o valor dos honorários do cirurgião, em número de CH (coeficiente de honorários) e pela CBHPM (c) incluem apenas o valor dos honorários do cirurgião, em reais, de acordo com o porte cirúrgico (valores aferidos em setembro de 2021). Para mais informações sobre como calcular os valores de honorários da equipe cirúrgica, consulte o ANEXO 1.

TABELA 31.1 Valores para a realização de salpingectomia.

Tabela	Código	Valor total	Porte	Custo operacional	Número de auxiliares	Porte anestésico
SUS	04.09.06.023-2	R$ 465,59[a]	—	—	—	—
AMB	45.06.002-9	700 CH[b]	—	—	1	3
CBHPM	3.13.04.04-4	R$ 2296,65[c]	7C	—	1	3

TABELA 31.2 Valores para a realização de salpingectomia laparoscópica.

Tabela	Código	Valor total	Porte	Custo operacional	Número de auxiliares	Porte anestésico
SUS	04.09.06.024-0	R$ 376,84[a]	—	—	—	—
AMB	—	—	—	—	—	—
CBHPM	3.13.04.08-7	R$ 2827,32[c]	9A	44,610	1	5

TABELA 31.3 Valores para a realização de cirurgia em caso de gravidez ectópica.

Tabela	Código	Valor total	Porte	Custo operacional	Número de auxiliares	Porte anestésico
SUS	04.11.02.004-8	R$ 459,18[a]	—	—	—	—
TUSS	3.13.09.089	1000CH[b]	—	—	1	5
CBHPM	3.13.09.08-9	R$1117,84[c]	8A	44,610	1	4

TABELA 31.4 Valores para a realização de cirurgia laparoscópica em caso de gravidez ectópica.

Tabela	Código	Valor total	Porte	Custo operacional	Número de auxiliares	Porte anestésico
SUS	—	—	—	—	—	—
TUSS	3.13.09.186	1000CH[b]	—	—	1	5
CBHPM	3.13.09.18-6	R$ 1412,69[c]	9B	44,610	1	5

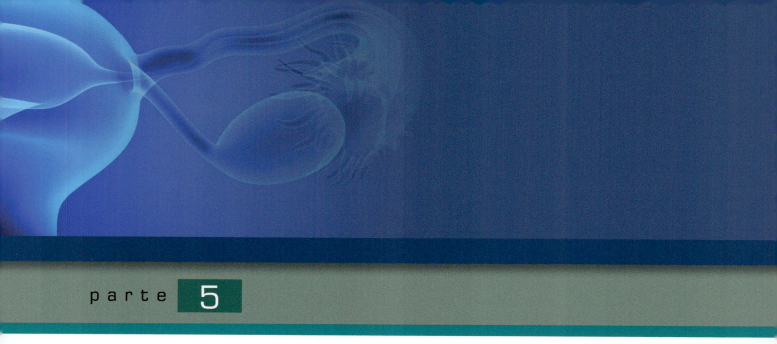

parte 5

OVÁRIOS

- **Capítulo 32** Ooforectomia
- **Capítulo 33** Ooforoplastia

capítulo 32

OOFORECTOMIA

INTRODUÇÃO

A retirada do ovário pode ser feita por via abdominal ou laparoscópica. Mesmo nas doenças benignas do ovário, está recomendada a salpingectomia do mesmo lado. Assim, o procedimento é denominado anexectomia.

Descrevem-se neste capítulo as técnicas cirúrgicas de anexectomia por via abdominal e laparoscópica.

TÉCNICAS CIRÚRGICAS

Ooforectomia (ou anexectomia) por laparotomia

1. A paciente é colocada em decúbito dorsal horizontal (DDH), sob efeito anestésico, realiza-se a sondagem vesical, a antissepsia, a assepsia e colocam-se campos estéreis.
2. Após a abertura da parede abdominal pela incisão mais conveniente, localiza-se o ovário que será retirado. É importante avaliar toda a pelve, principalmente o ovário contralateral, antes de se realizar a ooforectomia (Figura 32.1-1).
3. O ligamento infundíbulo pélvico é identificado e pinçado com duas pinças Faure ou Mixter. Se estiver torcido e o ovário não for viável, recomenda-se não o destorcer (Figuras 32.1-2 a 32.1-6).
4. Secciona-se o infundíbulo pélvico com tesoura ou bisturi elétrico entre as duas pinças (Figura 32.1-7).
5. O infundíbulo pélvico deve ser ligado com ponto de Te Linde ou "U" e fio de poliglactina 0 (Figura 32.1-8).

ATLAS DE CIRURGIA GINECOLÓGICA

6. O pedículo anexial (próximo ao útero) é identificado e pinçado com pinça Faure ou Kocher curva, seccionado e ligado com ponto de Te Linde (Figuras 32.1-9 a 32.1-12).
7. Segue-se com a secção do mesossalpinge com bisturi elétrico entre o pedículo anexial e o infundíbulo pélvico até a retirada do anexo, composto de tuba e ovário (Figuras 32.1-13 a 32.1-22).
8. Revisão de hemostasia, contagem e conferência de compressas e fechamento da incisão.

ORIENTE-SE ESPACIALMENTE

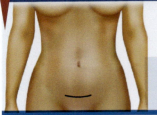

POSIÇÃO DA PACIENTE NAS IMAGENS 32.1-1 A 32.1-22

 FIGURA 32.1 | OOFORECTOMIA (ANEXECTOMIA) BILATERAL POR LAPAROTOMIA EM CASO DE TORÇÃO ANEXIAL

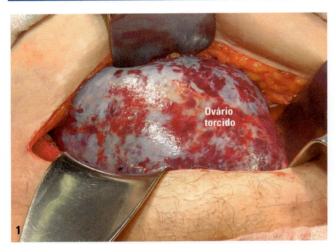
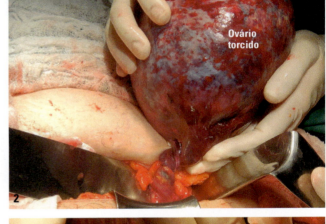
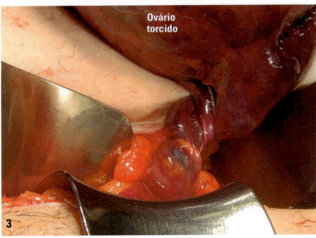
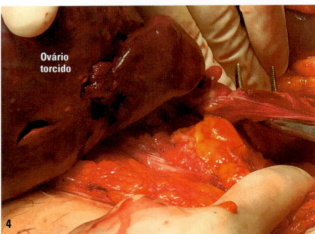

▲ **Figura 32.1 Ooforectomia (anexectomia) bilateral por laparotomia em caso de torção anexial.** (**1**) Foi realizada incisão transversa suprapúbica, observando-se volumoso tumor pélvico com sinais de isquemia. (**2**) Depois de ser tracionado, observa-se que se trata de tumor de ovário esquerdo torcido. (**3**) Detalhe do ligamento infundíbulo pélvico esquerdo torcido. (**4**) Sem destorcer o ligamento infundíbulo-pélvico, a pinça Mixter perfura o peritônio, criando janela por onde serão inseridas as pinças para ligadura dos vasos.

(*Continua*) ▶

OOFORECTOMIA

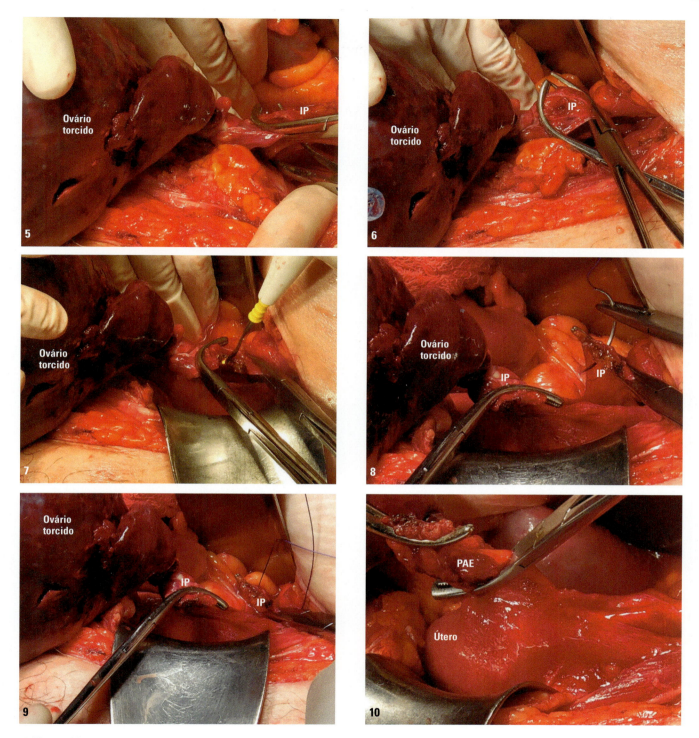

▲ **Figura 32.1** **Ooforectomia (anexectomia) bilateral por laparotomia em caso de torção anexial.** (*Continuação*) **(5)** Uma segunda pinça Mixter foi inserida nessa janela e apreende a porção distal do infundíbulo pélvico. **(6)** A primeira pinça é reposicionada para ligadura da porção proximal do ligamento infundíbulo pélvico. **(7)** O pedículo vascular é seccionado entre as pinças com bisturi elétrico. **(8 e 9)** Ponto de Te Linde com fio de poliglactina 0 no infundíbulo pélvico. **(10)** As pinças apreendem o restante do mesossalpinge e o pedículo anexial esquerdo.
IP: infundíbulo-pélvico; PAE: pedículo anexial esquerdo.

(*Continua*) ▶

CAPÍTULO 32

ATLAS DE CIRURGIA GINECOLÓGICA

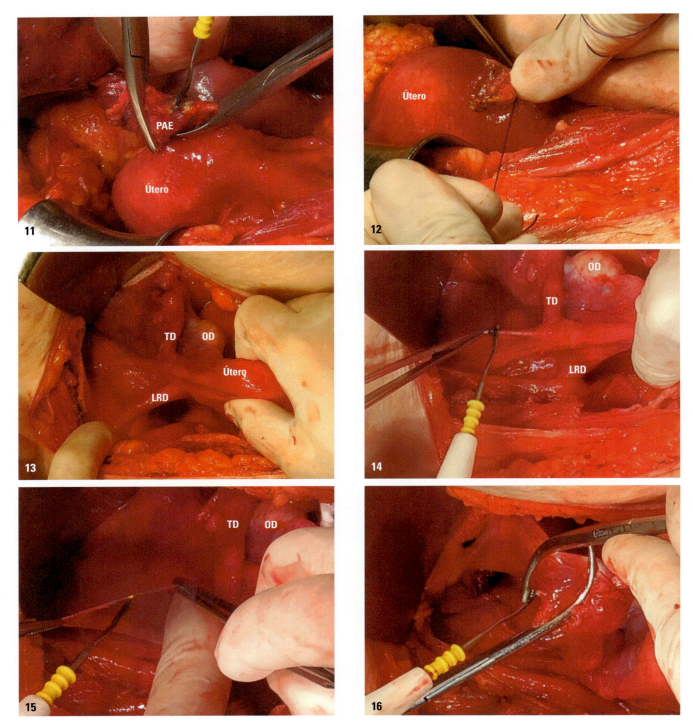

▲ **Figura 32.1** **Ooforectomia (anexectomia) bilateral por laparotomia em caso de torção anexial.** (*Continuação*) **(11)** As pinças apreendem o restante do mesossalpinge e o pedículo anexial esquerdo, composto de tuba e ligamento útero--ovárico, que são seccionados com bisturi elétrico. O anexo é removido. **(12)** O pedículo anexial seccionado é ligado com ponto de Te Linde e amarrado. **(13)** Por se tratar de paciente na pós-menopausa com tumor de ovário esquerdo torcido, optou-se pela anexectomia bilateral. O cirurgião traciona o útero para a esquerda, expondo o anexo direito. **(14)** A pinça anatômica segura o peritônio sob o músculo psoas para ser incisado com bisturi elétrico. **(15)** Abertura do peritônio sob o músculo psoas com exposição dos vasos do ligamento infundíbulo pélvico direito para melhor exposição dos vasos a serem ligados. **(16)** As pinças Mixter apreendem o infundíbulo pélvico à direita, que é seccionado com bisturi elétrico.

PAE: pedículo anexial esquerdo; TD: tuba direita; OD: ovário direito; LRD: ligamento redondo direito.

(*Continua*) ▶

OOFORECTOMIA

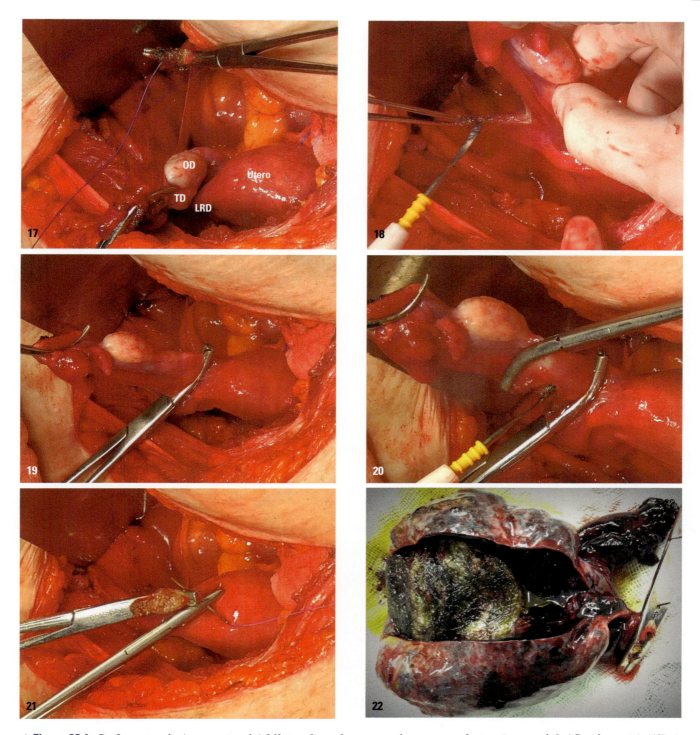

▲ **Figura 32.1** **Ooforectomia (anexectomia) bilateral por laparotomia em caso de torção anexial.** (*Continuação*) **(17)** A porção cranial do infundíbulo pélvico é ligada com ponto de Te Linde e fio de poliglactina 0. **(18)** O mesossalpinge direito é seccionado em direção ao útero. **(19)** A pinça Faure apreende o pedículo anexial direito, composto de tuba e ligamento útero-ovárico direitos, rente ao útero. **(20)** Uma segunda pinça Faure foi colocada na porção distal do pedículo anexial direito e é feita a secção entre as pinças com bisturi elétrico. **(21)** Sutura do pedículo anexial direito com ponto de Te Linde e fio de poliglactina 0. **(22)** Peça cirúrgica aberta, mostrando conteúdo compatível com teratoma.

TD: tuba direita; OD: ovário direito; LRD: ligamento redondo direito.

Ooforectomia (anexectomia) por laparoscopia

1. A paciente é colocada em decúbito dorsal horizontal (DDH) ou posição semiginecológica, sob efeito anestésico, realiza-se a sondagem vesical, a antissepsia, a assepsia e colocam-se campos estéreis.
2. São feitas as punções: umbilical e duas acessórias. Recomenda-se instalar o manipulador uterino (para isso a paciente fica em posição semiginecológica).
3. Realiza-se a inspeção da cavidade abdominal sistematizada e identifica-se o anexo a ser retirado (Figura 32.2-1).
4. Com o manipulador uterino, desvia-se o útero para o lado contrário do anexo que será retirado (Figura 32.2-2).

    Identifica-se o infundíbulo pélvico, que é pinçado e selado com pinça bipolar (bipolar avançada ou ultrassônica), até que o tecido fique esbranquiçado, em extensão de 1,5 cm (Figuras 32.2-4 a 32.2-6).
6. Com tesoura laparoscópica ou com pinça com função selamento e corte, secciona-se o infundíbulo pélvico no local previamente selado com energia bipolar (Figura 32.2-7).
7. Prossegue-se com pinçamento, selamento e secção do mesossalpinge em direção ao útero, até atingir a inserção do pedículo anexial (Figuras 32.2-8 e 32.2-9).
8. Realiza-se o pinçamento do pedículo anexial, composto de tuba e ligamento útero-ovárico, junto ao corno uterino, seguido do seu selamento com pinça bipolar e secção (Figuras 32.2-10 a 32.2-12).
9. O anexo retirado é colocado em bolsa coletora e extraído por punção lateral ou minilaparotomia (Figuras 32.2-13 e 32.2-14).

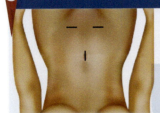

ORIENTE-SE ESPACIALMENTE

POSIÇÃO DA PACIENTE NAS IMAGENS 32.2.1 A 32.2.14

 FIGURA 32.2 OOFORECTOMIA (ANEXECTOMIA) POR LAPAROSCOPIA

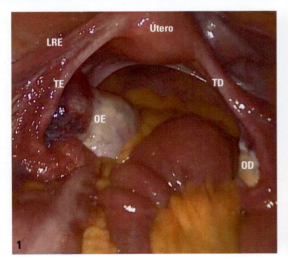
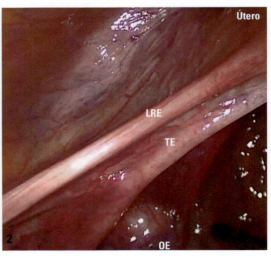

▲**Figura 32.2 Ooforectomia (anexectomia) por laparoscopia.** (1) Imagem laparoscópica da pelve mostrando tumor de ovário esquerdo e ovário direito atrófico. (2) O útero foi desviado para a direita. Observa-se o estiramento da tuba esquerda e do ligamento redondo esquerdo.

OE: ovário esquerdo; OD: ovário direito; TE: tuba esquerda; LRE: ligamento redondo esquerdo; TD: tuba direita.

(*Continua*) ▶

OOFORECTOMIA

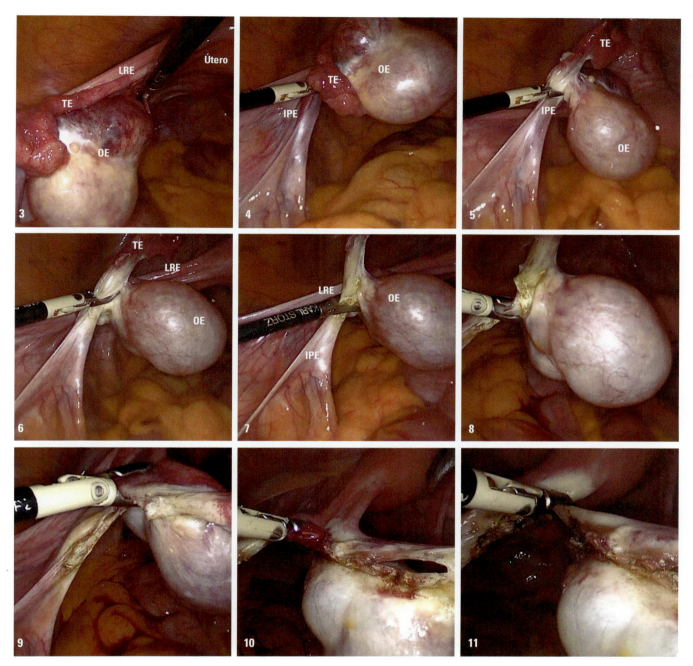

▲ **Figura 32.2 Ooforectomia (anexectomia) por laparoscopia.** (*Continuação*) **(3)** A pinça de apreensão segura o ligamento útero-ovárico esquerdo (LUOE) próximo ao ovário para melhorar a exposição do infundíbulo pélvico esquerdo (LPE). **(4)** A pinça bipolar apreende o infundíbulo pélvico esquerdo. **(5)** A pinça de apreensão foi reposicionada para tracionar a tuba esquerda enquanto realiza-se o selamento do infundíbulo pélvico. **(6)** A cauterização é realizada em extensão de cerca de 1,5 cm. Observa-se o tecido esbranquiçado no local da cauterização. **(7)** Com tesoura, o infundíbulo pélvico esquerdo é seccionado. **(8 e 9)** Prossegue-se com cauterização do restante do infundíbulo pélvico e do mesossalpinge em direção ao útero. **(10)** Cauterização do pedículo anexial esquerdo, próximo ao ligamento redondo esquerdo, que será seccionado a seguir. **(11)** Selamento da tuba esquerda junto ao útero com pinça bipolar.

(*Continua*) ▶

TE: tuba esquerda; OE: ovário esquerdo; LRE: ligamento redondo esquerdo; IPE: infundíbulo pélvico esquerdo.

ATLAS DE CIRURGIA GINECOLÓGICA

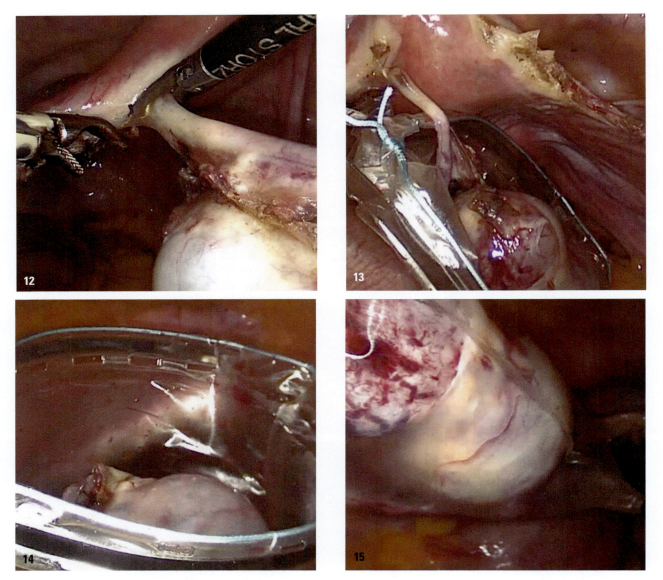

▲Figura 32.2 Ooforectomia (anexectomia) por laparoscopia. (*Continuação*) (12) Corte com tesoura da tuba esquerda, finalizando a secção do pedículo anexial e liberando o anexo esquerdo. (13) O anexo direito também foi removido. Observam-se as áreas de remoção dos anexos cauterizadas e sem sinais de sangramento. A peça removida está dentro da bolsa coletora (14) O anexo foi colocado na bolsa coletora, que ainda está aberta. (15) A bolsa coletora foi fechada e tracionada para o orifício de punção à esquerda. Nesse local, será exteriorizada e o anexo removido, sem contato com a cavidade peritoneal.

CUIDADOS PÓS-OPERATÓRIOS

Não há cuidados específicos para a anexectomia, mas sim quanto à incisão realizada. Recomenda-se repouso relativo por 30 dias nos casos de incisão laparotômica, com cuidados usuais de analgesia e antibioticoprofilaxia (ver Capítulo 1 | Cuidados perioperatórios).

Quando a via de acesso for laparoscópica, recomenda-se repouso relativo de 15 dias.

OOFORECTOMIA

MODELO DE DESCRIÇÃO CIRÚRGICA

HOSPITAL
DESCRIÇÃO DE CIRURGIA

DATA

HORÁRIO DE INÍCIO

HORÁRIO DE TÉRMINO

NOME DO PACIENTE..PRONTUÁRIO..................
CIRURGIÃO...CRM...............................
1º auxiliar...CRM...............................
2º auxiliar...CRM...............................
3º auxiliar...CRM...............................
Anestesista..CRM...............................
Instrumentador..

DIAGNÓSTICO PRÉ-OPERATÓRIO

Tumor de ovário esquerdo

CIRURGIA PROPOSTA

Laparoscopia com anexectomia esquerda

DIAGNÓSTICO PÓS-OPERATÓRIO

O mesmo

DESCRIÇÃO DA CIRURGIA

1. Paciente em posição semiginecológica, sob anestesia ....
2. Antissepsia e assepsia com .... e colocação de campos estéreis
3. Passagem de sonda vesical número ....
4. Punção umbilical e duas acessórias sem intercorrências
5. Observado tumor cistico de cerca de 4 cm em ovário esquerdo
6. Útero, ovário direito e tubas sem alterações
7. Pinçado e selado ligamento infundíbulo pélvico esquerdo, seccionado a seguir
8. Pinçado e seccionado pedículo anexial esquerdo, liberando-se o anexo esquerdo
9. Retirada a peça em bolsa coletora e encaminhada para exame anatomopatológico
10. Retirado gás e instrumental e suturadas as incisões

CAPÍTULO 32

457

ATLAS DE CIRURGIA GINECOLÓGICA

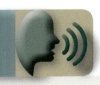

COMENTÁRIOS DOS EDITORES

É altamente recomendado analisar o ovário contralateral antes de se iniciar a ooforectomia. Desse modo, em situações em que ambos os ovários estejam alterados, seria avaliada a possibilidade de preservar parcialmente o parênquima de um deles. Isso se aplica mais a situações de urgência, em laparotomias, em que não há informações mais acuradas do histórico da paciente ou de exames anteriores.

Nos casos de anexo torcido, com ovário não viável, recomenda-se não desfazer a torção do infundíbulo, para evitar que substâncias inflamatórias liberadas pela necrose tecidual retornem à corrente sanguínea.

INFORMAÇÕES SUPLEMENTARES

As Tabelas 32.1 e 32.3 a seguir mostram os códigos, valores, número de auxiliares e porte anestésico dos procedimentos descritos nesse capítulo, pelo SUS (Sistema Único de Saúde), pela AMB (Associação Médica Brasileira) e pela CBHPM (Classificação Brasileira Hierarquizada de Procedimentos Médicos).

Os valores estão em reais e variam de acordo com a tabela de pagamento. Assim, pelo SUS (a) incluem todos os honorários médicos e todas as despesas hospitalares ou ambulatoriais; pela AMB (b) incluem apenas o valor dos honorários do cirurgião, em número de CH (coeficiente de honorários) e pela CBHPM (c) incluem apenas o valor dos honorários do cirurgião, em reais, de acordo com o porte cirúrgico (valores aferidos em setembro de 2021). Para mais informações sobre como calcular os valores de honorários da equipe cirúrgica, consulte o ANEXO 1.

TABELA 32.1 Ooforectomia ou ooforoplastia por laparotomia.

Tabela	Código	Valor total	Porte	Custo operacional	Número de auxiliares	Porte anestésico
SUS	04.09.06.021-6	R$ 509,86[a]	—	—	—	—
AMB	45.07.001-6	700 CH[b]	—	—	1	3
CBHPM	3.13.05.01-6	R$ 2296,55[c]	7C	—	1	3

TABELA 32.2 Ooforectomia ou ooforoplastia laparoscópica.

Tabela	Código	Valor total	Porte	Custo operacional	Número de auxiliares	Porte anestésico
SUS	—	—	—	—	—	—
AMB	—	—	—	—	—	—
CBHPM	3.13.05.03-2	R$ 2827,32[c]	9A	44,610	1	5

valores aferidos em 2019.

capítulo 33

OOFOROPLASTIA

INTRODUÇÃO

Ooforoplastia é a ressecção de tumor ovariano com preservação do parênquima normal. Em geral, a ooforoplastia é realizada em casos de lesões benignas ovarianas, como os teratomas maduros ou endometriomas, em pacientes na pré-menopausa.

Esse é um procedimento realizado preferencialmente por laparoscopia, técnica que será descrita neste capítulo. Nos raros casos em que se faz ooforoplastia por laparotomia, seguem-se os mesmos passos cirúrgicos, com instrumental adequado à via.

TÉCNICA CIRÚRGICA

Ooforoplastia por laparoscopia

1. A paciente é colocada em decúbito dorsal horizontal (DDH) ou posição semiginecológica, sob efeito anestésico, realiza-se a sondagem vesical, a antissepsia, a assepsia e colocam-se campos estéreis.
2. São feitas as punções: umbilical e mais duas ou três acessórias. Recomenda-se instalar o manipulador uterino.
3. Realiza-se a inspeção da cavidade abdominal sistematizada e identifica-se o ovário que será operado (Figura 33.1-1).
4. Com o manipulador uterino, desvia-se o útero para o lado contrário do anexo a ser operado.
5. Com pinça de apreensão, segura-se o ligamento útero-ovárico para estabilizar o ovário, com auxílio de outras pinças de apreensão (Figura 33.1-2). Deve-se ter atenção para não apreender a tuba uterina, evitando lesões inadvertidas dessa estrutura.

6. Realiza-se incisão na cápsula ovariana com energia monopolar ou bipolar, até atingir a parede do tumor, sem perfurá-lo, se possível (Figuras 33.1-3 e 33.1-4). A incisão deve ser iniciada sobre o tumor, de preferência na borda avessa ao mesosalpinge e longe do infundíbulo pélvico.
7. Identifica-se o plano de dissecção entre a cápsula ovariana e a parede do tumor (Figura 33.1-5), por onde prosseguirá a dissecção.
8. É feita dissecção romba ou cortante separando-se o tumor do parênquima ovariano. A separação entre o tumor e o ovário pode ser feita também por hidrodissecção, ou seja, utiliza-se o irrigador colocado no plano de dissecção e injeta-se soro fisiológico para separar os tecidos (Figuras 33.1-6 a 33.1-8).
9. A dissecção prossegue até que o tumor seja completamente enucleado, utilizando-se energia bipolar ou suturas quando houver pedículos vasculares (Figura 33.1-9).
10. Retira-se o tumor, de preferência intacto, e promove-se a hemostasia criteriosa do parênquima ovariano (Figura 33.1-10).
11. Em geral, a hemostasia do tecido ovariano promove um remodelamento do ovário, sem necessidade de sutura (Figura 33.1-11).
12. A sutura da cápsula ovariana é realizada a depender do tamanho da área cruenta ou da necessidade de maior hemostasia, evitando-se cauterização excessiva. Quando necessária, utiliza-se sutura contínua, ancorada ou não, com fio de poliglactina 0 (Figuras 33.1-12 a 33.1-14).
13. A peça cirúrgica é retirada em saco coletor (Figuras 33.1-15 a 33.1-18) e enviada para exame histológico.

ORIENTE-SE ESPACIALMENTE

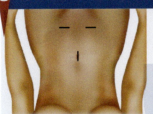

POSIÇÃO DA PACIENTE NAS IMAGENS 33.1-1 A 33.1-18

 FIGURA 33.1 | OOFOROPLASTIA POR TERATOMA DE OVÁRIO

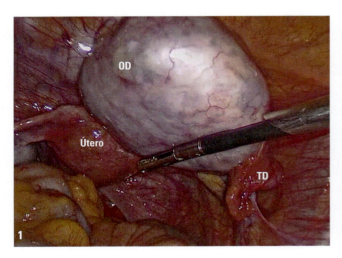
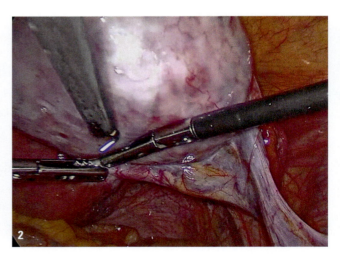

▲ **Figura 33.1 Ooforoplastia por teratoma de ovário.** (1) Visão laparoscópica da pelve mostrando volumoso tumor em ovário direito. (2) A pinça da esquerda apreende o ligamento útero-ovárico e pinça da direita auxilia na estabilização do ovário para iniciar a incisão na cápsula com pinça monopolar. *(Continua)* ▶
OD: Ovário direito; TD: Tuba direita.

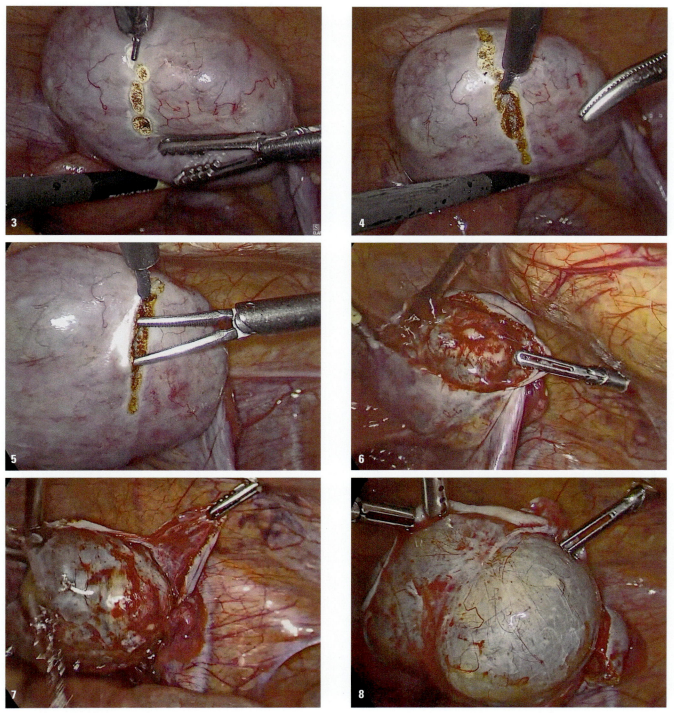

▲ **Figura 33.1 Ooforoplastia por teratoma de ovário.** (*Continuação*) **(3)** Com energia monopolar, inicia-se a incisão na cápsula ovariana. **(4)** A incisão é aprofundada até que se atinja a parede do tumor, sem perfurá-la. **(5)** A pinça de dissecção entra no espaço entre a cápsula ovariana e a parede do tumor. Observa-se que a ponta da pinça está voltada para a cápsula do ovário, e não para a parede do tumor. **(6)** As pinças de apreensão tracionam as bordas da cápsula ovariana enquanto utiliza-se o irrigador para hidrodissecção do tumor. **(7)** A enucleação do tumor prossegue, com hidrodistensão e tração constante das bordas do ovário. **(8)** Observa-se o volumoso tumor sendo enucleado.

(*Continua*) ▶

ATLAS DE CIRURGIA GINECOLÓGICA

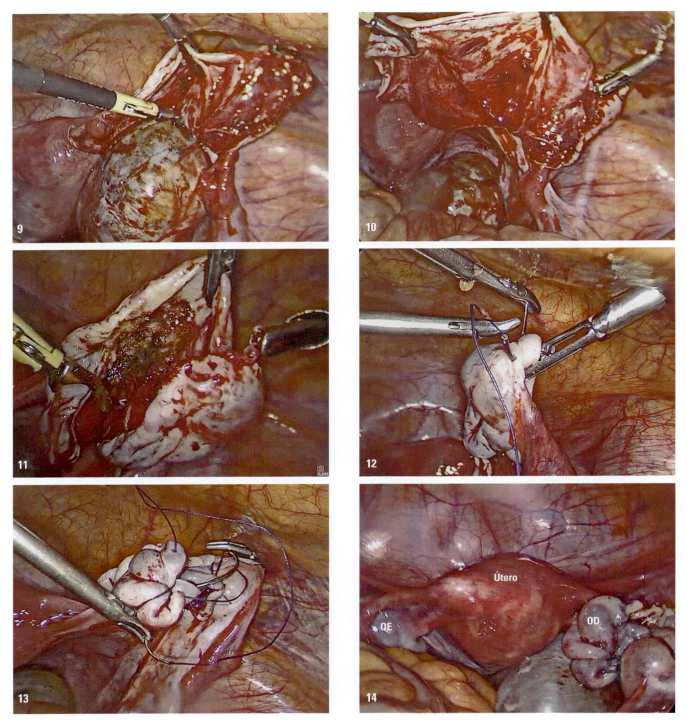

▲ **Figura 33.1 Ooforoplastia por teratoma de ovário.** (*Continuação*) **(9)** Com pinça bipolar, cauterizam-se vasos entre o tumor e o ovário. **(10)** Observa-se a área cruenta no parênquima ovariano após a enucleação completa do tumor. **(11)** É feita cauterização cuidadosa dos pontos de sangramento com energia bipolar. Observa-se que o ovário restante já se apresenta parcialmente remoldado. **(12)** Início de sutura contínua com poliglactina 2-0. **(13)** Finalização da sutura da cápsula ovariana. **(14)** Aspecto final da pelve após a sutura. Observa-se o tumor ovariano na escavação retrouterina.
OE: Ovário esquerdo; OD: Ovário direito

(*Continua*) ▶

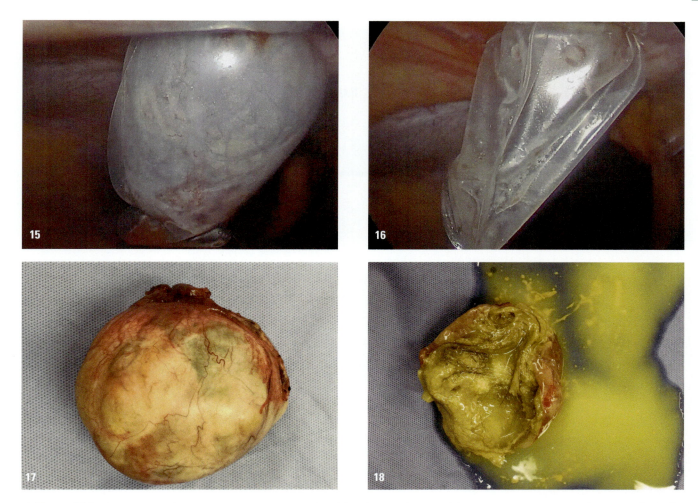

▲**Figura 33.1 Ooforoplastia por teratoma de ovário.** (*Continuação*) (15) Observa-se o tumor no interior da bolsa coletora, que foi tracionada pela punção do lado direito. (16) O tumor foi parcialmente removido da bolsa, verificando-se que não há extravasamento de seu conteúdo para a pelve. (17) Peça cirúrgica. (18) O tumor foi aberto, mostrando a presença de gordura e de pelos, compatível com teratoma.

14. Nos casos de endometrioma ovariano, a retirada do cisto intacto raramente é possível, em geral pela presença de aderências importantes e pelo processo inflamatório causado pela endometriose. Deve-se iniciar o procedimento liberando-se o ovário acometido das aderências na pelve (Figuras 33.2-1 a 33.2-3).

15. Quando há abertura do cisto, ocorre saída do seu característico líquido espesso de cor achocolatada. Esse líquido deve ser aspirado e a cavidade pélvica deve ser irrigada e lavada com soro fisiológico (Figuras 33.2-4 e 33.2-5).

16. Apreendem-se as bordas da cápsula ovariana e da parede do endometrioma, separando-as por meio de tração e contratração (Figuras 33.2-6 a 33.2-9).

17. A cápsula do endometrioma pode ser retirada pelo trocarte da punção abdominal (Figura 33.2-10).

18. Realiza-se a revisão da hemostasia, lavagem da cavidade pélvica e aspiração do líquido coletado (Figuras 33.2-11 e 33.2-12). Todos os focos de endometriose indentificados são cauterizados ou ressecados (Figuras 32.2-13 e 32.2-14)

19. Retiram-se o gás e os instrumentos e suturam-se as incisões.

ATLAS DE CIRURGIA GINECOLÓGICA

ORIENTE-SE ESPACIALMENTE

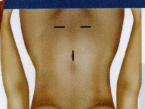

POSIÇÃO DA PACIENTE NAS IMAGENS 33.2-1 A 33.2-12

 FIGURA 33.2 | OOFOROPLASTIA POR ENDOMETRIOMA DE OVÁRIO

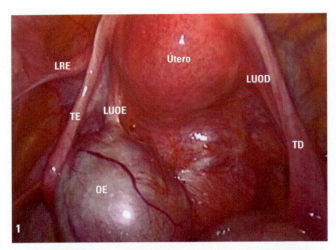
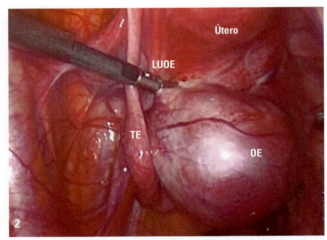
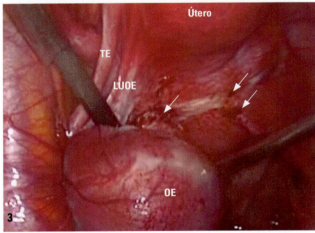
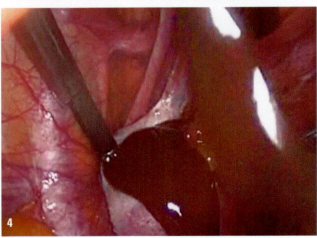

▲ **Figura 33.2 Ooforoplastia por endometrioma de ovário.** (1) Visão laparoscópica da pelve mostrando volumoso tumor em ovário esquerdo. (2) A pinça de apreensão segura o ligamento útero-ovárico para estabilização do ovário esquerdo. (3) Faz-se dissecção romba do tecido aderencial separando o ovário da escavação retrouterina. Observam-se os focos de endometriose de cor marrom (setas). (4) Durante a dissecção houve rotura do endometrioma, com extravasamento de seu conteúdo característico de cor achocolatada. *(Continua)* ▶

TE: tuba esquerda; LRE: ligamento redondo esquerdo; TD: tuba direita; LUOE: ligamento útero-ovárico esquerdo; LUOD: ligamento útero-ovárico direito.

OOFOROPLASTIA

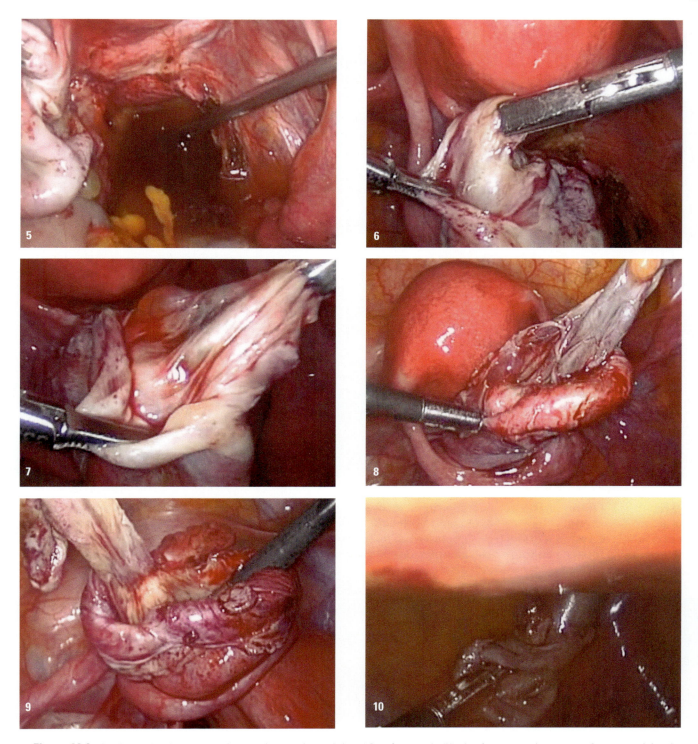

▲ **Figura 33.2 Ooforoplastia por endometrioma de ovário.** (*Continuação*) **(5)** Após o esvaziamento do conteúdo do endometrioma, irriga-se e aspira-se o líquido coletado na pelve. **(6)** A pinça da direita segura a cápsula ovariana, enquanto a da esquerda traciona a parede do endometrioma. **(7)** A separação entre o endometrioma e o ovário prossegue com manobras de tração e contratração. **(8 e 9)** Finalização da retirada da cápsula do endometrioma. **(10)** A cápsula do endometrioma é retirada da cavidade pelo trocarte à esquerda. (*Continua*) ▶

ATLAS DE CIRURGIA GINECOLÓGICA

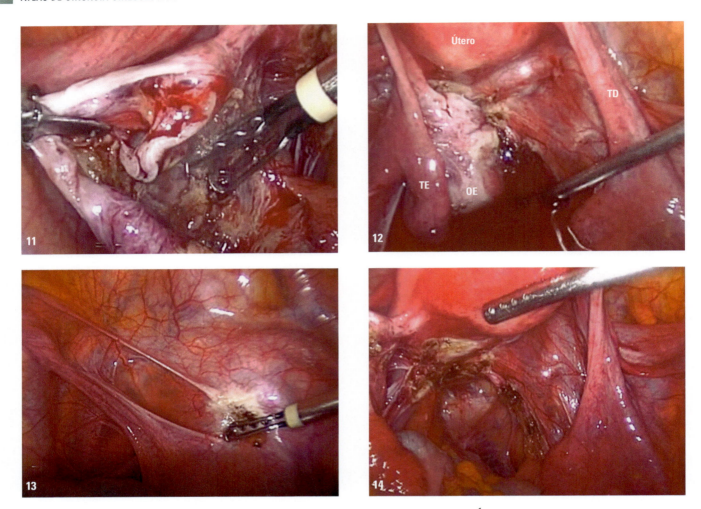

▲ **Figura 33.2 Ooforoplastia por endometrioma de ovário.** (*Continuação*) **(11)** É feita a hemostasia do parênquima ovariano com energia bipolar. **(12)** O líquido coletado na pelve é aspirado e o ovário apresenta-se remodelado, sem necessidade de sutura. **(13)** foco de endometriose na reflexão do peritônio entre útero e bexiga sendo cauterizado **(14)** todos os focos de endometriose identificados na escavação retouterina foram cauterizados ou ressecados.
TE: Tuba esquerda; OE: Ovário esquerdo; TD: Tuba direita

 ## CUIDADOS PÓS-OPERATÓRIOS

Para a via laparoscópica, recomenda-se repouso relativo de 15 dias e de 30 dias nos casos de incisão laparotômica, com cuidados usuais de analgesia e antibioticoprofilaxia.

OOFOROPLASTIA

MODELO DE DESCRIÇÃO CIRÚRGICA

HOSPITAL
DESCRIÇÃO DE CIRURGIA

DATA

HORÁRIO DE INÍCIO

HORÁRIO DE TÉRMINO

NOME DO PACIENTE...PRONTUÁRIO.................................

CIRURGIÃO...CRM...
1º auxiliar...CRM...
2º auxiliar...CRM...
3º auxiliar...CRM...
Anestesista..CRM...
Instrumentador...

DIAGNÓSTICO PRÉ-OPERATÓRIO

Cisto complexo de ovário direito

CIRURGIA PROPOSTA

Laparoscopia com ooforoplastia direita

DIAGNÓSTICO PÓS-OPERATÓRIO

O mesmo

DESCRIÇÃO DA CIRURGIA

1. Paciente em posição semiginecológica, sob anestesia ....
2. Antissepsia e assepsia com .... e colocação de campos estéreis.
3. Passagem de sonda vesical número ....
4. Punção umbilical e duas acessórias sem intercorrências.
5. Útero, ovário esquerdo e tubas sem alterações.
6. Ovário direito aumentado de tamanho pela presença de formação cística de cerca de 4 cm.
8. Incisão da cápsula ovariana até a parede do cisto.
9. Separadas as paredes do cisto do parênquima ovariano até enucleação completa do tumor.
10. Hemostasia do ovário com energia bipolar.
11. Retirada a peça em bolsa coletora e enviada para exame anatomopatológico.
12. Revisão da hemostasia.
13. Retirado gás e instrumental e suturadas as incisões.

CAPÍTULO 33

467

COMENTÁRIOS DOS EDITORES

A ooforoplastia deve preservar o máximo possível de parênquima ovariano normal. Assim, deve-se evitar o uso excessivo de energia para hemostasia, diminuindo o efeito térmico e dano tecidual.

Na realização da tração e contratração para enucleação do tumor, deve-se evitar força excessiva para não rasgar e danificar tecido ovariano sadio. Além disso, deve-se evitar atingir o infundíbulo pélvico.

A vitalidade do tecido remanescente deve ser sempre avaliada no final da cirurgia. Tecidos desvitalizados precisam ser removidos.

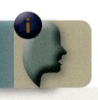

INFORMAÇÕES SUPLEMENTARES

As Tabelas 33.1 e 33.2 a seguir mostram os códigos, valores, número de auxiliares e porte anestésico dos procedimentos descritos nesse capítulo, pelo SUS (Sistema Único de Saúde), pela AMB (Associação Médica Brasileira) e pela CBHPM (Classificação Brasileira Hierarquizada de Procedimentos Médicos).

Os valores estão em reais e variam de acordo com a tabela de pagamento. Assim, pelo SUS (a) incluem todos os honorários médicos e todas as despesas hospitalares ou ambulatoriais; pela AMB (b) incluem apenas o valor dos honorários do cirurgião, em número de CH (coeficiente de honorários) e pela CBHPM (c) incluem apenas o valor dos honorários do cirurgião, em reais, de acordo com o porte cirúrgico (valores aferidos em setembro de 2021). Para mais informações sobre como calcular os valores de honorários da equipe cirúrgica, consulte o ANEXO 1.

TABELA 33.1 Ooforectomia ou ooforoplastia por laparotomia.

Tabela	Código	Valor total*	Porte	Custo operacional	Número de auxiliares	Porte anestésico
SUS	04.09.06.021-6	R$ 509,86[a]	—	—	—	—
AMB	45.07.001-6	700 CH[b]	—	—	1	3
CBHPM	3.13.05.01-6	R$ 1.043,81[c]	7C	—	1	3

TABELA 33.2 Ooforectomia ou ooforoplastia laparoscópica.

Tabela	Código	Valor total*	Porte	Custo operacional	Número de auxiliares	Porte anestésico
SUS	—	—	—	—	—	—
AMB	—	—	—	—	—	—
CBHPM	3.13.05.03-2	R$ 1.314,12[c]	9A	44,610	1	5

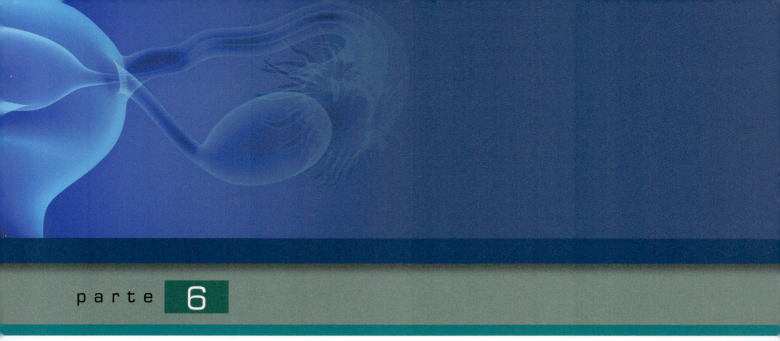

parte 6

PERÍNEO

▶ **Capítulo 34** Correção de enterocele
▶ **Capítulo 35** Correção de rotura perineal de 3º ou 4º graus
▶ **Capítulo 36** Perineorrafia

capítulo 34

CORREÇÃO DE ENTEROCELE

INTRODUÇÃO

A enterocele corresponde a uma bolsa peritoneal e seu conteúdo, que normalmente são alças do intestino delgado, os quais fazem protusão em direção ao introito vaginal devido a um defeito apical da fáscia endopélvica. Desse modo, o peritônio fica diretamente em contato com a mucosa vaginal.

O defeito fascial corresponde à separação da fáscia pubocervical da retovaginal, na ausência cirúrgica do útero, ou do destacamento da fáscia retovaginal do anel pericervical, quando há útero.

A enterocele se apresenta posteriormente ao colo do útero e anteriormente ao reto. Na ausência cirúrgica do útero, pode ocorrer na cúpula vaginal ou anteriormente à ela.

TÉCNICAS CIRÚRGICAS

Correção de enterocele por via vaginal

1. A paciente é colocada em posição ginecológica, realiza-se assepsia adequada e posicionam-se os campos estéreis. A bexiga é cateterizada com sonda de Foley 12 Fr ou 14 Fr.
2. Identifica-se a lesão fascial, observando-se a protusão da parede vaginal recoberta por mucosa geralmente lisa, sem rugosidades.
3. Se houver retocele associada, pode-se iniciar a incisão longitudinal na mucosa da parede vaginal posterior a partir da fúrcula vaginal, como na colporrafia posterior (Figuras 34.1-1 e 34.1-2; Capítulo 16 | Colporrafia Posterior)
4. Se a enterocele não for acompanhada de retocele, são colocadas pinças Allis na mucosa vaginal nos limites superior e inferior do defeito fascial (Figura 34.2-1). Se o útero está presente, pode-se pinçar o colo com pinça

Muzeaux ou Pozzi e tracioná-lo anteriormente para auxiliar a identificação do defeito, e a mucosa vaginal é incisada com bisturi entre pinças Allis colocadas nos limites superior e inferior do defeito fascial (Figura 34.2-2).

5. A incisão deve ser feita no sentido longitudinal, em profundidade suficiente para atingir a bolsa herniária, sem abri-la (Figuras 34.1-3 e 34.2-3).

6. Prossegue-se separando a bolsa herniária da mucosa vaginal, com dissecção cortante com tesoura de Metzembaum e romba com gaze (Figuras 34.1-1 a 34.1-4 e 34.2-2 e 34.2-3).

7. Faz-se exame retal pelo dedo do cirurgião, o que pode facilitar a identificação do reto, distinguindo-o da enterocele.

8. Após a separação completa da bolsa herniária, pode-se abri-la (com cuidado para não lesar alças intestinais) e seccionar e remover o excesso de peritônio. As bordas do peritônio são fechadas com sutura em bolsa ou pontos em U com fio absorvível como poliglactina 2-0 (Figuras 34.2-4 a 34.2-7).

9. Alternativamente, pode-se realizar o pregueamento do peritônio com sutura em bolsa de fio absorvível, como poliglactina 2-0, reduzindo o saco herniário sem abri-lo (Figura 34.1-5 a 34.1-7).

10. Sempre que possível, a sutura em bolsa do peritônio deverá envolver os ligamentos uterossacros para redução do espaço retouterino.

11. Após a correção do saco herniário, fecha-se o defeito na fáscia retovaginal, envolvendo a mucosa vaginal, com pontos separados de fio absorvível, como poliglactina 2-0 (Figuras 34.1-8 e 34.2-7)

12. Por fim, resseca-se o excesso de mucosa vaginal e sutura-se a parede posterior da vagina com fio de poliglactina 2-0, em sutura contínua ou com pontos simples separados.

13. Em caso de retocele e/ou rotura perineal associada, prossegue-se com a correção desses defeitos (Figuras 34.1-9 e 34.1.10

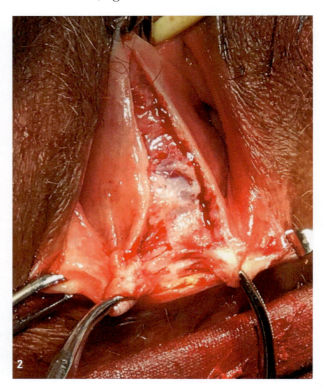

▲ **Figura 34.1 Correção de enterocele sem abertura do peritônio.** (1) As pinças Allis seguram as bordas da mucosa vaginal na extremidade inferior dos pequenos lábios. As pinças Kelly seguram a porção medial da transição cutâneo mucosa, já incisada. (2) Incisão longitudinal na mucosa vaginal realizada com bisturi, expondo a fáscia retovaginal.

(*Continua*) ▶

CORREÇÃO DE ENTEROCELE

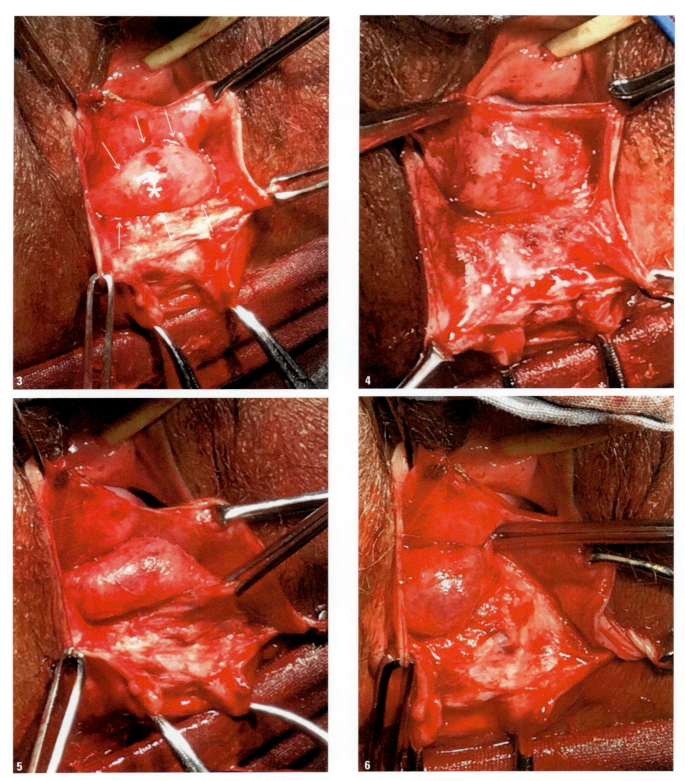

▲ **Figura 34.1 Correção de enterocele sem abertura do peritônio.** (*Continuação*) **(3)** Mucosa vaginal dissecada da enterocele (*). Observam-se os limites do defeito fascial (setas). **(4)** Dissecção ampliada, expondo toda a enterocele. **(5)** Pinças Allis tracionando as bordas da mucosa e pinça com dente tracionando a borda posterior do defeito fascial. **(6)** Borda do defeito fascial posterior tracionada cranialmente para simular o fechamento do defeito sobre a enterocele.

(*Continua*) ▶

CAPÍTULO 34

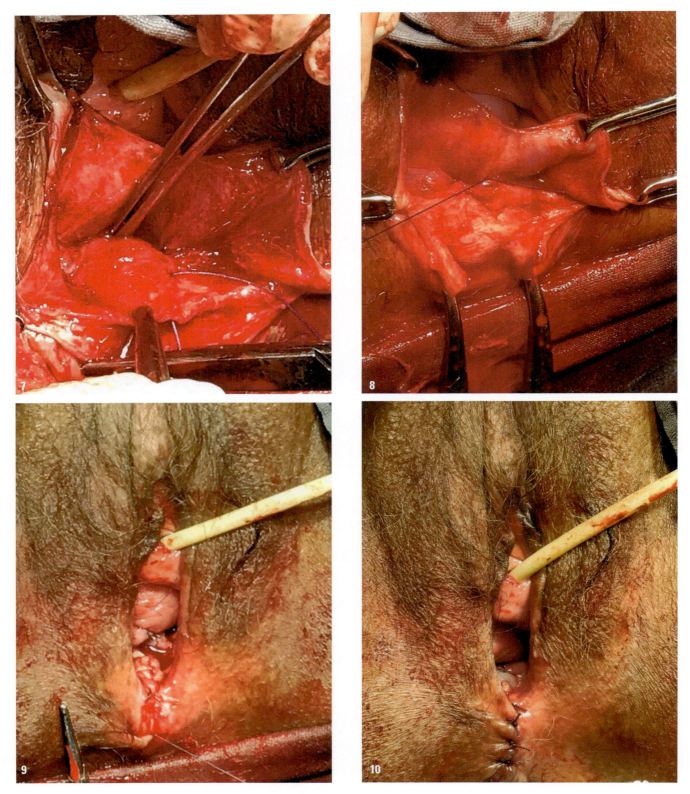

▲**Figura 34.1 Correção de enterocele sem abertura do peritônio.** (*Continuação*) **(7)** Pregueamento do peritônio sobre a enterocele com sutura em bolsa com fio de poliglactina 2-0. **(8)** Final da sutura na fáscia retovaginal, corrigindo a enterocele sobre a sutura peritoneal. **(9)** Sutura da mucosa vaginal posterior, retocele corrigida e realização de sutura da perineorrafia. **(10)** Aspecto final após a perineorrafia.

CORREÇÃO DE ENTEROCELE

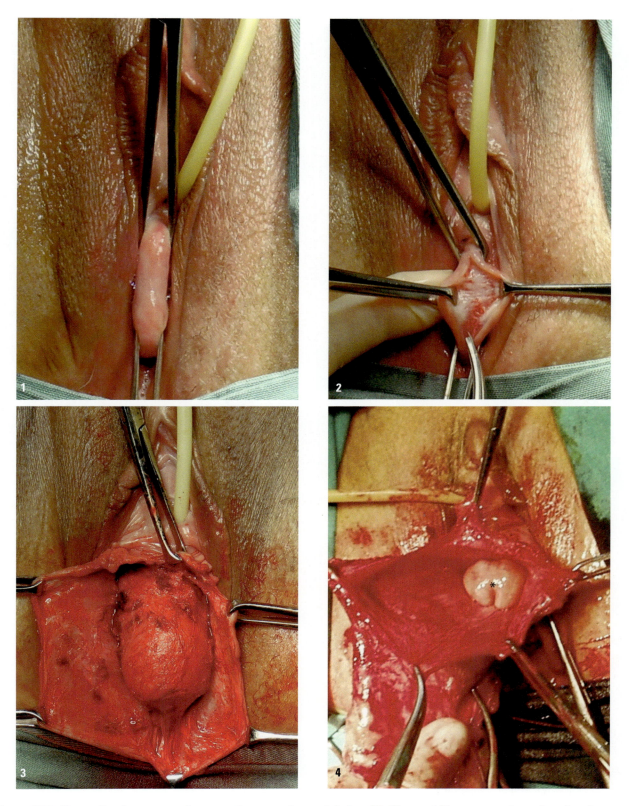

▲ **Figura 34.2 Correção de enterocele com abertura do peritônio.** (1) Pinças Allis segurando as bordas da parede vaginal, cranial e caudal à enterocele. (2) Incisão longitudinal entre as pinças Allis e dissecção entre mucosa e fáscia retovaginais. (3) Incisão ampliada, expondo a enterocele. (4) Abertura do peritônio, expondo as alças intestinais (*).

(*Continua*) ▶

ATLAS DE CIRURGIA GINECOLÓGICA

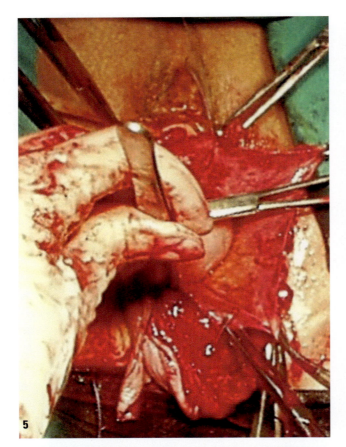

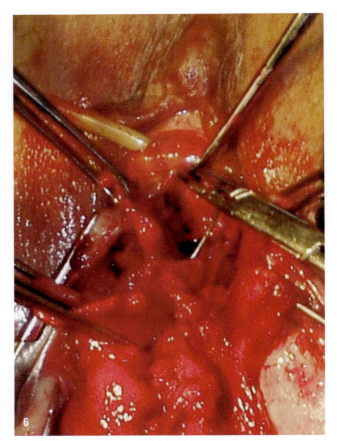

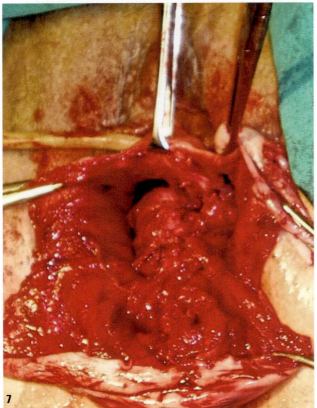

▲ **Figura 34.2 Correção de enterocele com abertura do peritônio.** (*Continuação*) **(5)** Após ressecção do excesso de peritônio, inicia-se sutura em bolsa, fechando-o. **(6)** Sutura da fáscia retovaginal sobre a sutura do peritônio com pontos separados de poliglactina 2-0. **(7)** Aspecto final da sutura da enterocele.

CORREÇÃO DE ENTEROCELE

CUIDADOS PÓS-OPERATÓRIOS

Recomenda-se evitar exercícios físicos pesados, banho de imersão e atividade sexual por 60 dias.
A higiene local deve ser feita com água e sabonete, sendo proibida realização de duchas vaginais e banhos de assento.
A paciente deverá retornar em 7 e 30 dias para reavaliação.

MODELO DE DESCRIÇÃO CIRÚRGICA

HOSPITAL
DESCRIÇÃO DE CIRURGIA

DATA
HORÁRIO DE INÍCIO
HORÁRIO DE TÉRMINO

NOME DO PACIENTE...PRONTUÁRIO ....
CIRURGIÃO..CRM..
1º auxiliar..CRM..
2º auxiliar..CRM..
3º auxiliar..CRM..
Anestesista..CRM..
Instrumentador...

DIAGNÓSTICO PRÉ-OPERATÓRIO
Enterocele

CIRURGIA PROPOSTA
Correção de enterocele e colporrafia posterior

DIAGNÓSTICO PÓS-OPERATÓRIO
O mesmo

DESCRIÇÃO DA CIRURGIA

1. Paciente em posição ginecológica, sob anestesia ....
2. Antissepsia e assepsia com .... e colocação de campos estéreis.
3. Passagem de sonda vesical número ....
4. Incisão transversa na transição entre mucosa e pele na fúrcula vaginal.
5. Abertura longitudinal na mucosa da parede vaginal posterior.
6. Dissecção da mucosa vaginal da fáscia pré-retal bilateralmente à incisão.
7. Dissecção da bolsa de enterocele e realização de sutura em bolsa no peritônio.
8. Realização de pontos em bolsa na fáscia endopélvica, corrigindo a enterocele.
9. Revisão de hemostasia e cauterização com bisturi elétrico.
10. Ressecamento do excesso de mucosa e realização de sutura em pontos separados com fio ....
11. Encaminhamento da paciente à recuperação anestésica.

CAPÍTULO 34

ATLAS DE CIRURGIA GINECOLÓGICA

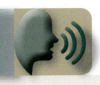

COMENTÁRIOS DOS EDITORES

Para a adequada correção da enterocele, deve-se identificar a lesão fascial, recolocar a bolsa peritoneal e seu conteúdo na cavidade abdominal e corrigir o defeito.

Muitas vezes, há prolapso vaginal de outros compartimentos, como anterior e posterior, que também deverão ser corrigidos para que o resultado final seja apropriado.

INFORMAÇÕES SUPLEMENTARES

A Tabela 34.1 a seguir mostra os códigos, valores, número de auxiliares e porte anestésico dos procedimentos descritos nesse capítulo, pelo SUS (Sistema Único de Saúde), pela AMB (Associação Médica Brasileira) pela CBHPM (Classificação Brasileira Hierarquizada de Procedimentos Médicos).

Os valores estão em reais e variam de acordo com a tabela de pagamento. Assim, pelo SUS (a) incluem todos os honorários médicos e todas as despesas hospitalares ou ambulatoriais; pela AMB (b) incluem apenas o valor dos honorários do cirurgião, em número de CH (coeficiente de honorários) e pela CBHPM (c) incluem apenas o valor dos honorários do cirurgião, em reais, de acordo com o porte cirúrgico (valores aferidos em setembro de 2021). Para mais informações sobre como calcular os valores de honorários da equipe cirúrgica, consulte o ANEXO 1

TABELA 34.1 Valores para correção de enterocele.

Tabela	Código	Valor total	Porte	Custo operacional	Número de auxiliares	Porte anestésico
SUS	04.09.07.009-2[#] 04.09.07.005-0[$]	R$ 372,54[a] R$ 472,43[a]	—	—	—	—
AMB	45.04.011-7[#]	400 CH[b]	—	—	2	2
CBHPM	3.13.06.02-0	R$ 3092,66[c]	9C	—	2	4

[#] Colporrafia não obstétrica.
[$] Colporrafia anterior e posterior.

capítulo 35

CORREÇÃO DE ROTURA PERINEAL DE 3º OU 4º GRAUS

INTRODUÇÃO

As lesões perineais que envolvem o esfíncter anal são conhecidas como rotura perineal de 3º ou de 4º graus. Podem ser subdivididas em 3A e 3B, respectivamente, quando há lesão de menos ou de mais de 50% do músculo esfíncter anal externo, e 3C, quando acomete o esfíncter anal interno. A lesão de 4º grau inclui o acometimento da mucosa anorretal, além dos esfíncteres anais interno e externo.

Em geral, tratam-se de lesões obstétricas de esfíncter anal - OASIS (*Obstetric Anal Sphincter Injuries*), que podem ser diagnosticadas imediatamente no parto ou tardiamente ao longo da vida da mulher.

TÉCNICAS CIRÚRGICAS

Reparo imediato de lesão obstétrica de esfíncter anal

1. O primeiro passo é identificar e reparar corretamente as estruturas anatômicas: parede vaginal, músculos transverso superficial do períneo, bulbocavernoso, esfíncter anal externo e interno, além da mucosa anorretal (Figuras 35.1-1 e 35.1-2).
2. A correção cirúrgica deve ser feita em camadas, de baixo para cima, ou seja, da mucosa retal para a mucosa vaginal.
3. Inicia-se o procedimento separando-se a mucosa anorretal do músculo esfíncter anal interno, com tesoura, para criar espaço suficiente para a rafia da parede retal (Figura 35.1-3). Por vezes essa separação não é possível devido à gravidade da lesão muscular.

4. Pode-se palpar a parede do reto durante a dissecção por meio de toque retal (Figura 35.1-4).
5. Em seguida, o músculo esfíncter anal externo deve ser identificado bilateralmente e apreendido com Allis (Figura 35.1-5). Ele apresenta-se com aspecto mais esbranquiçado do que o esfíncter anal interno, que em geral é arroxeado.
6. Disseca-se o esfíncter anal externo do interno em cerca de 2 cm de extensão, do lado em que a lesão muscular for menor, tornando possível fazer a separação (Figuras 35.1-6 a 35.1-8). O lado oposto pode ser dissecado em menor extensão.
7. Com as estruturas dissecadas e identificadas, inicia-se a correção das lesões (Figura 35.1-9).
8. Insere-se um êmbolo no canal anal para auxiliar a sutura da parede retal.
9. A mucosa anorretal é fechada com sutura contínua ou pontos separados de fio absorvível (poliglactina 3-0 ou PDS 3-0). Os nós podem ser deixados para dentro do canal anal ou não (Figuras 35.1-10 e 35.1-11).
10. A seguir, as bordas do esfíncter anal interno reparadas com Allis são suturadas ponta a ponta (*end-to-end*), com pontos simples, sem sobreposição. Os pontos são amarrados mantendo-se o dedo no canal anal, o que evita tensão excessiva nos nós (Figuras 35.1-12 e 35.1-13).
11. Para a sutura do esfíncter anal externo, utiliza-se a sutura em sobreposição (em jaqueta ou *overlapping*). Para isso, transfixa-se o esfíncter anal externo com ponto de poliglactina ou PDS 3-0, no sentido de fora para dentro, a cerca de 2 cm da borda dissecada (Figuras 35.1-14 a 35.1-16).

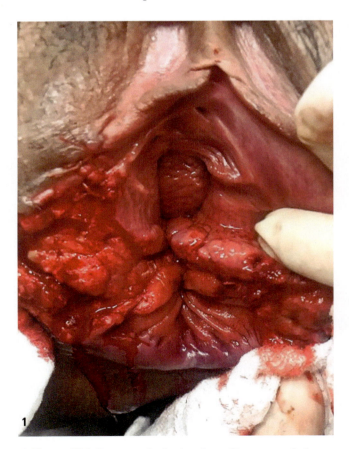
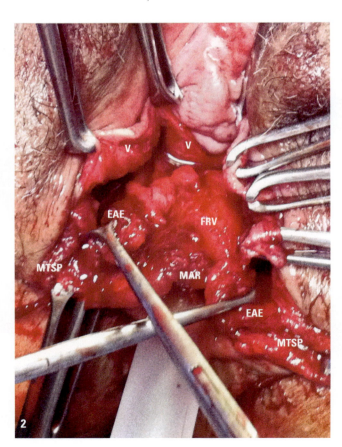

▲Figura 35.1 **Reparo de lesão de esfíncter anal durante parto (OASIS).** (1) Trauma perineal grave no pós-parto imediato, com OASIS de 4º grau, ou seja, acometimento dos esfíncteres externo e interno do ânus e da mucosa anorretal. (2) Outro exemplo de OASIS de 4º grau, estando as principais estruturas a serem corrigidas apreendidas com pinças
(*Continua*) ▶

EAE: esfíncter anal externo; MTSP: músculo transverso superficial do períneo; PVP: parede vaginal posterior; MAR: mucosa anorretal; FRV: fáscia retovaginal.

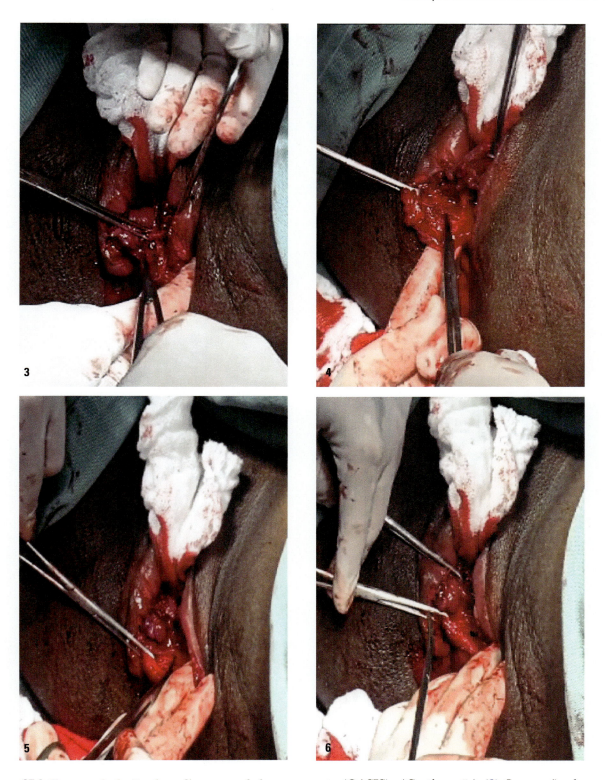

▲Figura 35.1 Reparo de lesão de esfíncter anal durante parto (OASIS). (*Continuação*) (3) Separação da mucosa anorretal do músculo esfíncter anal interno por meio de dissecção com tesoura. A pinça Allis da esquerda apreende o esfíncter anal externo e a pinça anatômica segura a borda da mucosa anorretal. (4) O cirurgião insere o dedo indicador pelo ânus para apresentar a mucosa anorretal para a dissecção. (5) As pinças Allis seguram a extremidade do esfíncter anal externo à direita. (6) Essa extremidade foi liberada do esfíncter anal interno em cerca de 2 cm, propiciando sua mobilização em direção à extremidade da esquerda. (*Continua*) ▶

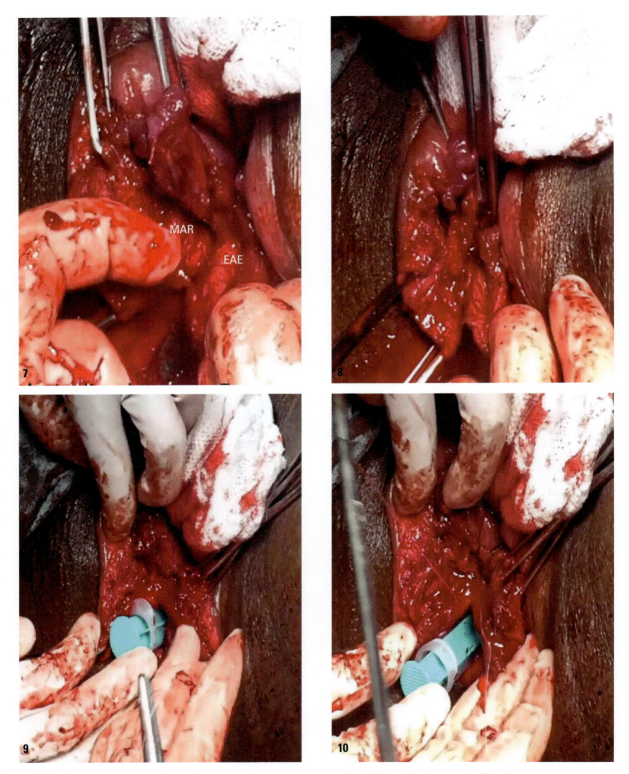

▲ **Figura 35.1 Reparo de lesão de esfíncter anal durante parto (OASIS).** (*Continuação*) **(7)** Observam-se as estruturas esfincterianas dissecadas. **(8)** Ambas as extremidades do esfíncter anal externo estão apreendidas com Allis. **(9)** Uma seringa de 10 mL foi introduzida no canal anal para facilitar a sutura da mucosa anorretal. **(10)** Início da sutura contínua da mucosa anorretal com fio de absorção tardia 2-0. (*Continua*) ▶

MAR: mucosa anorretal; EAE: esfíncter anal externo.

CORREÇÃO DE ROTURA PERINEAL DE 3º OU 4º GRAUS

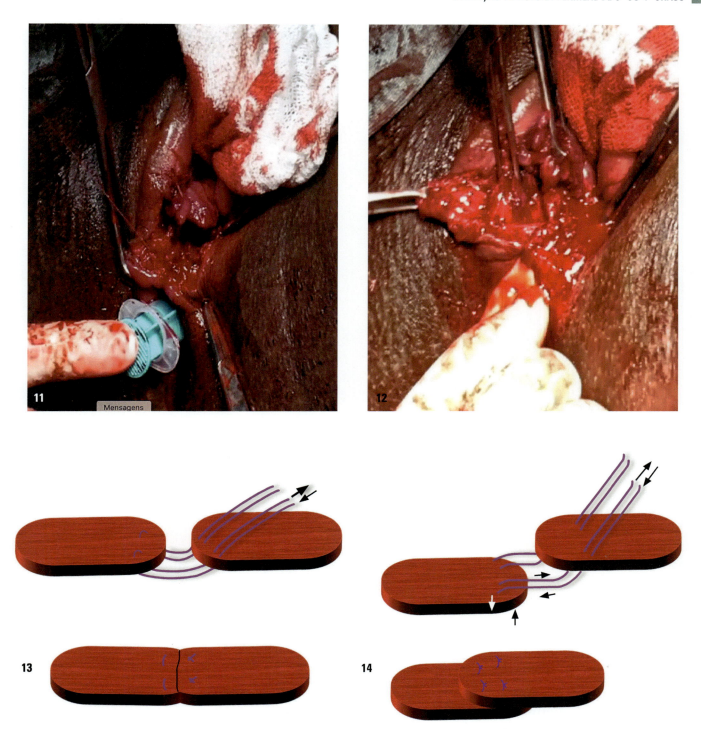

▲ **Figura 35.1 Reparo de lesão de esfíncter anal durante parto (OASIS).** (*Continuação*) **(11)** A mucosa anorretal foi suturada até a borda anal. **(12)** O esfíncter anal interno foi aproximado com pontos simples, que foram amarrados mantendo-se o dedo no canal anal para adequar a tensão do nó. **(13)** Esquema da sutura *end-to-end*. **(14)** Esquema da sutura em *overlapping*. A extremidade esquerda fica por cima da direita, sendo passados pontos para fixação da área muscular sobreposta.

(*Continua*) ▶

CAPÍTULO 35   483

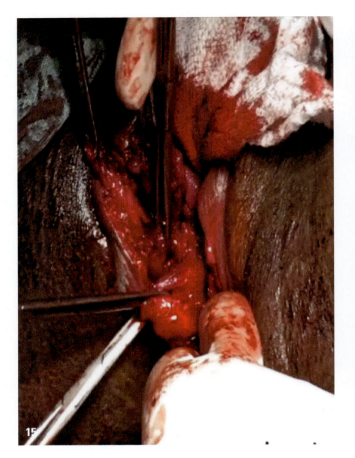 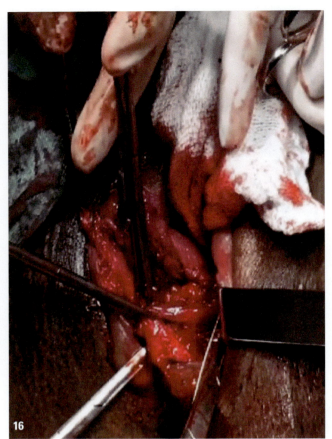

▲ **Figura 35.1** Reparo de lesão de esfíncter anal durante parto (OASIS). (*Continuação*) **(15)** Mobiliza-se a extremidade direita do EAE, para início da sutura em sobreposição. Essa extremidade ficará por cima da extremidade direita. **(16)** O ponto é passado a 2 cm da borda esquerda do EAE, de cima para baixo. (*Continua*) ▶

EAE: esfíncter anal externo

12. O fio é levado à borda contralateral desse músculo, que foi menos dissecada anteriormente. Passa-se o fio também de fora para dentro, próximo à borda (Figuras 35.1-17 e 35.1-18).

13. O ponto, então, retorna para a primeira extremidade do músculo, sendo transfixado agora no sentido de dentro para fora, próximo à primeira entrada do ponto. Isso faz com que a segunda extremidade fique por baixo da primeira (Figura 35.1-19).

14. São dados de dois a três pontos desse modo. Os pontos são amarrados mantendo-se o dedo no canal anal para evitar tensão excessiva (Figura 35.1-20).

15. A borda sobressalente da primeira extremidade do músculo esfíncter anal externo pode ser fixada na outra borda com pontos simples (Figuras 35.1-21 e 35.1-22).

16. Após a correção dos esfíncteres, faz-se a plicatura da fáscia retovaginal, com pontos simples ou sutura contínua e fio de poliglactina ou PDS 3-0 (Figuras 35.1-23 e 35.1-24).

17. Identificam-se os músculos transverso superficial do períneo e bulbocavernoso bilateralmente, aproximando-os com pontos simples (Figuras 35.1-25 e 35.1-26).

18. Os demais passos cirúrgicos são a sutura da parede vaginal e a perineorrafia, descritos nos Capítulo 16 | Colporrafia posterior e Capítulo 36 | Perineorrafia.

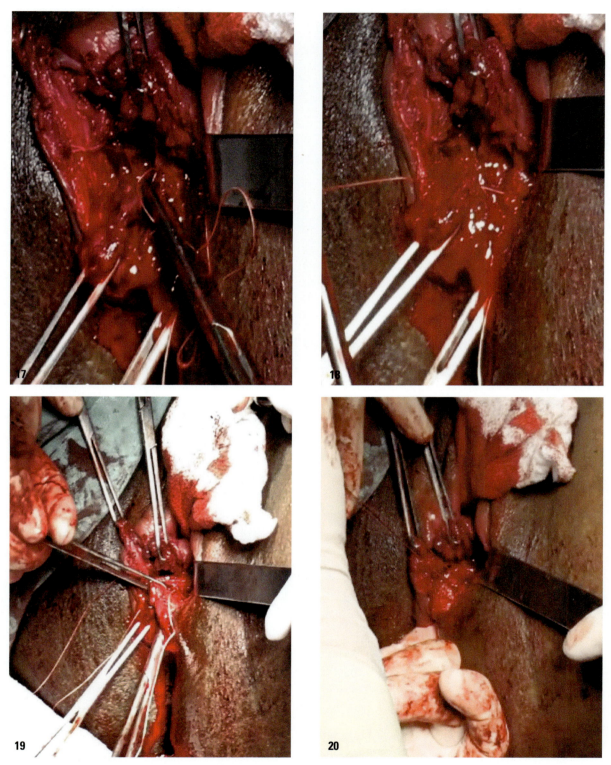

▲ **Figura 35.1 Reparo de lesão de esfíncter anal durante parto (OASIS).** (*Continuação*) **(17)** O mesmo fio é passado rente à borda direita do EAE, de baixo para cima. **(18)** Observa-se o fio passado nas duas extremidades do EAE. **(19)** O mesmo fio transfixa a borda esquerda do EAE, de baixo para cima, próximo ao local da primeira passagem da agulha. **(20)** O ponto é amarrado, levando a extremidade direita para baixo da esquerda. O dedo do cirurgião no canal anal guia o ajuste do nó.

(*Continua*) ▶

EAE: esfíncter anal externo.

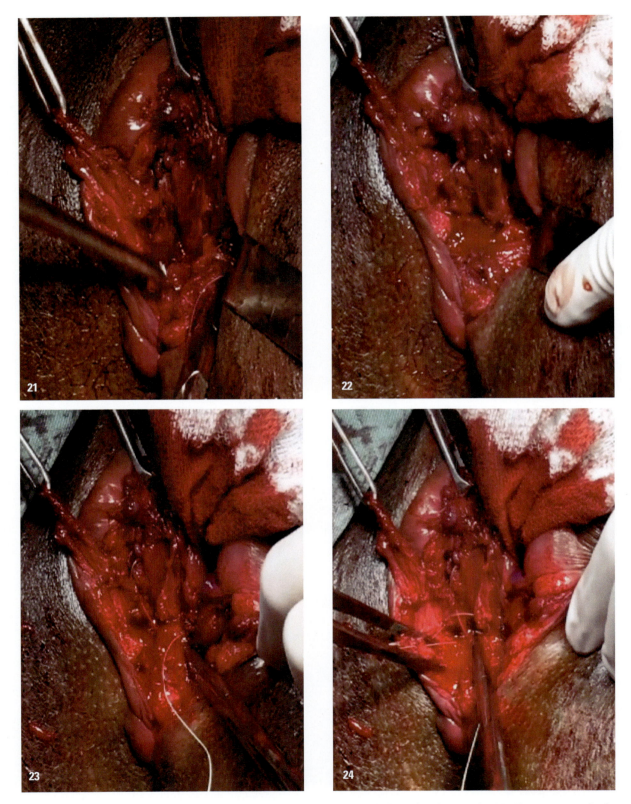

▲ **Figura 35.1 Reparo de lesão de esfíncter anal durante parto (OASIS).** (*Continuação*) **(21)** Resta cerca de 1 cm de músculo da extremidade esquerda do EAE solto, que é fixado com pontos simples do lado direito. **(22)** Aspecto ao final da esfincteroplastia. **(23 e 24)** Plicatura da fáscia retovaginal com sutura contínua. (*Continua*) ▶

EAE: esfíncter anal externo.

CORREÇÃO DE ROTURA PERINEAL DE 3º OU 4º GRAUS

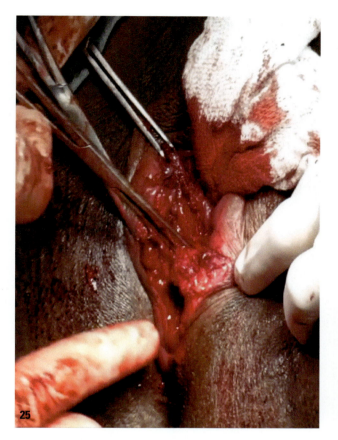 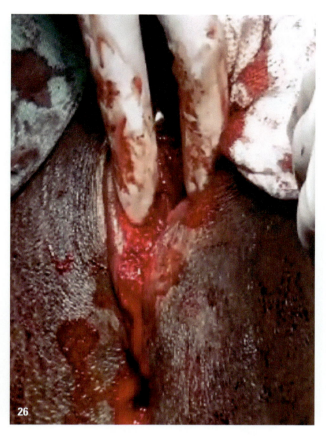

▲ **Figura 35.1** **Reparo de lesão de esfíncter anal durante parto (OASIS).** (*Continuação*) **(25)** Extremidades do músculo transverso superficial do períneo reparadas com Allis para serem aproximadas com pontos simples. **(26)** Aspecto após a sutura do músculo transverso superficial do períneo. A seguir, será realizada a perineorrafia.

Reparo de lesão de esfíncter anal de 3º grau antiga

1. Em lesões antigas e cicatrizadas, é necessário dissecar os planos para identificar as estruturas a serem corrigidas.

2. Apreendem-se com Allis as bordas da transição entre a parede vaginal e a parede retal (Figura 35.2-1). Observa-se que o corpo perineal é praticamente ausente nos casos de rotura perineal de 3º ou 4º graus (Figura 35.2-2).

3. Com bisturi incisa-se transversalmente a transição entre as paredes vaginal e retal. A infiltração de solução de lidocaína com vasoconstritor 2% (20 mL) em 100 mL de soro fisiológico pode auxiliar a dissecção dos planos (Figura 35.2-3).

4. Amplia-se o espaço entre as paredes por meio de dissecação romba e cortante.

5. Prossegue-se dissecando lateralmente as bordas do ânus até encontrar as extremidades dos músculos esfíncter anal externo e interno a cada lado. Em lesões antigas a identificação isolada desses músculos não costuma ser possível (Figuras 35.2-4 a 35.2-9).

6. Caso haja lesão da mucosa anorretal, realiza-se sutura contínua ou em pontos separados de poliglactina ou PDS 3-0 (Figura 35.2-10).

7. Os músculos esfíncter anal externo e interno são apreendidos com Allis e suturados ponta a ponta ou em sobreposição, de acordo com a possibilidade técnica. Devem ser dados de dois a três pontos. Os nós são atados mantendo-se o dedo no canal anal para evitar tensão excessiva (Figuras 35.2-11 e 35.2-12).

8. Após a correção dos esfíncteres, faz-se a plicatura da fáscia retovaginal, com pontos simples ou sutura contínua e fio de poliglactina ou PDS 3-0 (Figuras 35.2-13 a 35.2-15).

9. Identificam-se os músculos transverso superficial do períneo e bulbocavernoso bilateralmente, aproximando-os com pontos simples (Figuras 35.2-16 a 35.2-18).

10. Os demais passos cirúrgicos são a sutura da parede vaginal e a perineorrafia, descritos nos Capítulo 16 | Colporrafia posterior e Capítulo 36 | Perineorrafia.

ATLAS DE CIRURGIA GINECOLÓGICA

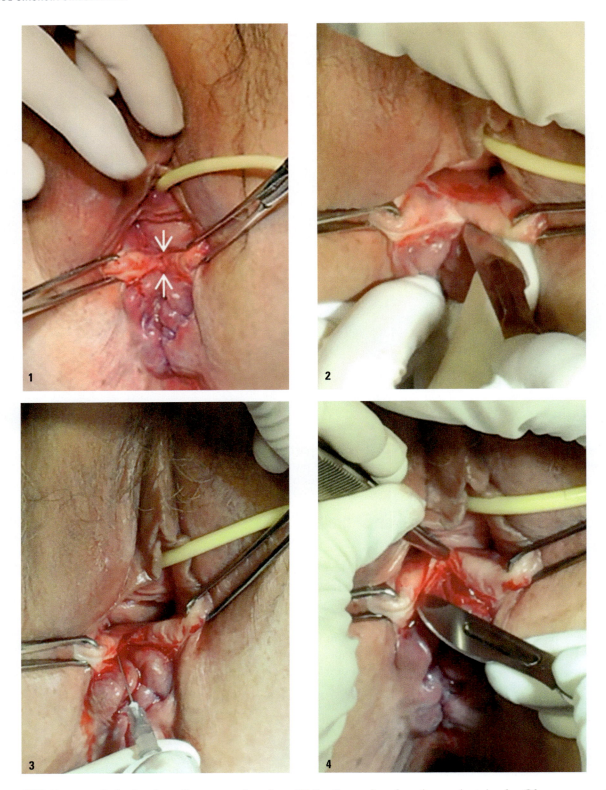

▲ **Figura 35.2 Reparo de lesão de esfíncter anal antiga.** (1) Lesão perineal antiga e cicatrizada. Observa-se entre as setas a pequena espessura do corpo perineal. (2) Separação da mucosa anorretal da parede vaginal posterior com bisturi. (3) Infiltração de solução de adrenalina diluída 1:100 para auxiliar na dissecção dos planos. (4) A dissecção prossegue lateralmente para encontrar os esfíncteres anais externo e interno, cirurgião insere o dedo indicador pelo ânus para apresentar a mucosa anorretal para a dissecção. (*Continua*) ▶

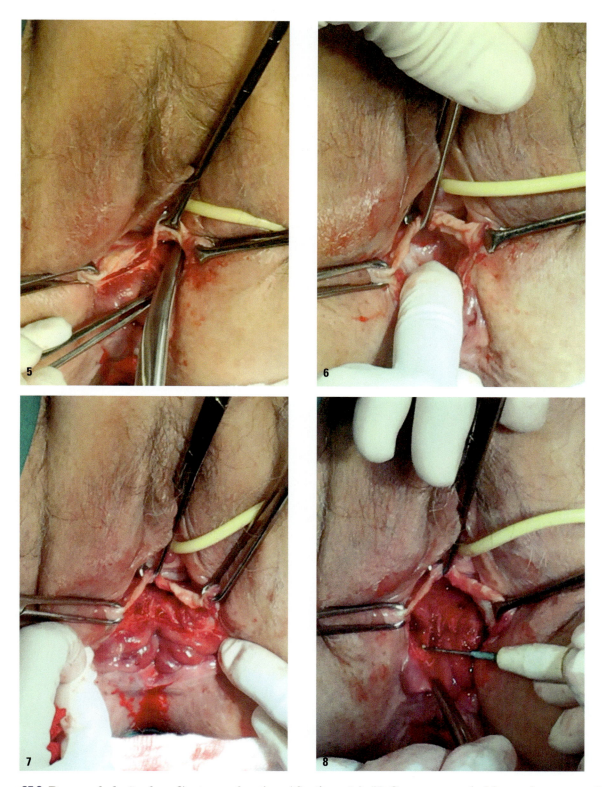

▲ **Figura 35.2 Reparo de lesão de esfíncter anal antiga.** (*Continuação*) **(5)** Com tesoura de Metzembaum, amplia-se a dissecção do lado esquerdo, em direção ao EAE. **(6)** Observa-se a parede retal separada da parede vaginal, de coloração mais branca em decorrência da solução de adrenalina infiltrada. **(7)** Aspecto da mucosa vaginal separada da parede retal. Pode-se observar que o EAE e o EAI não estão visíveis. **(8)** Dissecção lateral do EAE com bisturi elétrico.

EAE: esfíncter anal externo; EAI: esfíncter anal interno. (*Continua*) ▶

ATLAS DE CIRURGIA GINECOLÓGICA

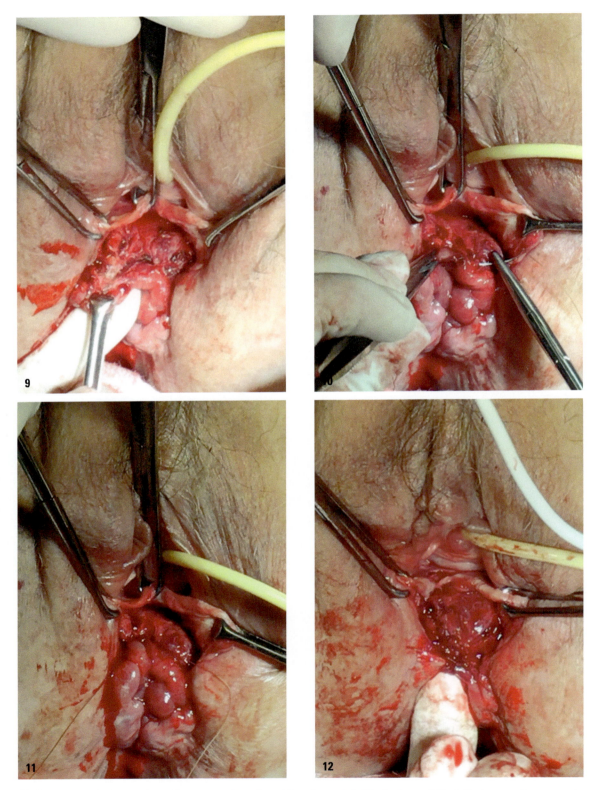

▲ **Figura 35.2 Reparo de lesão de esfíncter anal antiga.** (*Continuação*) **(9)** A pinça Allis inferior traciona a extremidade direita do EAE. Por se tratar de lesão antiga, é muito difícil identificar e isolar os músculos EAE e EAI. **(10)** As bordas da mucosa anorretal são aproximadas com pontos simples. **(11)** Foi passado um ponto nas duas extremidades do EAE. **(12)** O ponto é amarrado mantendo-se o dedo no canal anal para adequar a tensão do nó. (*Continua*) ▶

EAE: esfíncter anal externo; EAI: esfíncter anal interno.

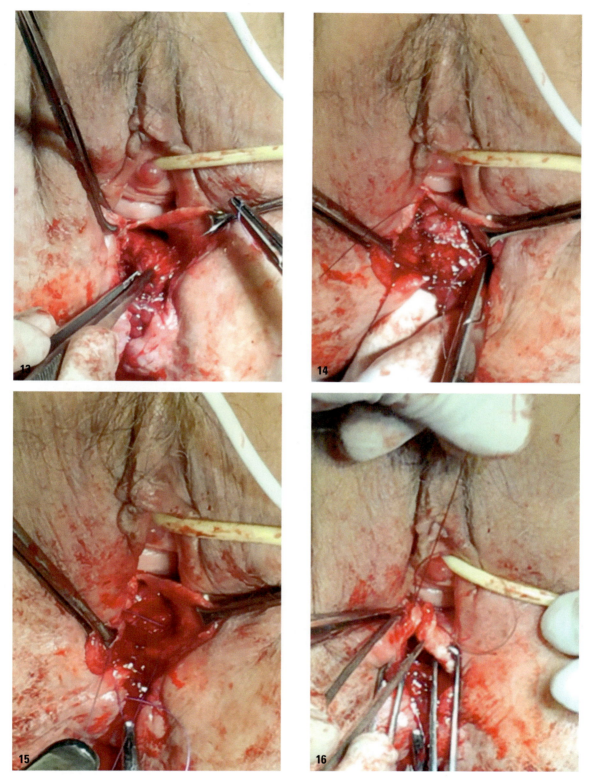

▲Figura 35.2 Reparo de lesão de esfíncter anal antiga. (*Continuação*) (13) A pinça de dente segura a fáscia retovaginal para plicatura em preparação para o ponto que irá aproximar as bordas. (14) A plicatura da fáscia retovaginal foi feita com sutura contínua. O ponto está sendo passado no MTSP à esquerda. (15) Observa-se o fio passado nas duas extremidades do MTSP. (16) Início da sutura da mucosa vaginal contínua com fio absorvível de poliglactina 2-0. (*Continua*) ▶

MTSP: músculo transverso superficial do períneo.

ATLAS DE CIRURGIA GINECOLÓGICA

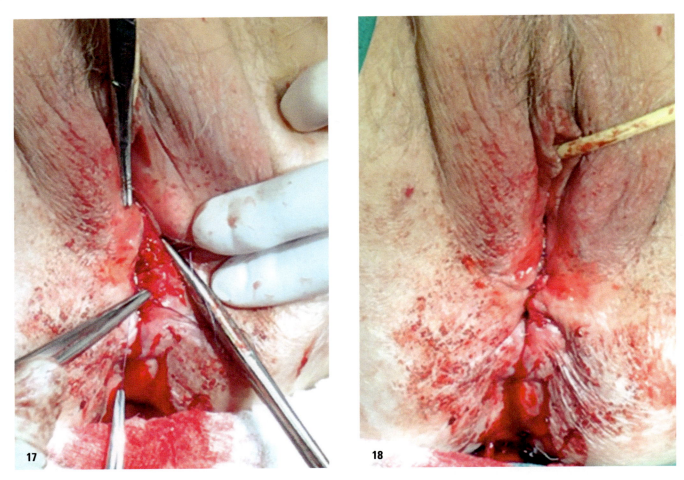

▲ **Figura 35.2 Reparo de lesão de esfíncter anal antiga.** (*Continuação*) **(17)** Aproximação do músculo bulbocavernoso. **(18)** Aspecto final após a cirurgia.

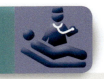 ## CUIDADOS PÓS-OPERATÓRIOS

Recomenda-se utilizar antibioticoterapia durante a cirurgia e até sete dias de pós-operatório, de amplo espectro, principalmente com cobertura para anaeróbios. O uso de anti-inflamatórios também é recomendado.

A dieta deve ser laxativa, recomendando-se a utilização de laxantes, como lactulona, durante sete dias.

Deve-se evitar banhos de imersão por 40 dias e atividade sexual por 60 dias.

CORREÇÃO DE ROTURA PERINEAL DE 3º OU 4º GRAUS

 ## MODELO DE DESCRIÇÃO CIRÚRGICA

HOSPITAL
DESCRIÇÃO DE CIRURGIA

DATA

HORÁRIO DE INÍCIO

HORÁRIO DE TÉRMINO

NOME DO PACIENTE..PRONTUÁRIO..

CIRURGIÃO...CRM...
1º auxiliar..CRM...
2º auxiliar..CRM...
3º auxiliar..CRM...
Anestesista...CRM...
Instrumentador..

DIAGNÓSTICO PRÉ-OPERATÓRIO
Rotura de perineo de 3º grau

CIRURGIA PROPOSTA
Correção de rotura de esfíncer anal

DIAGNÓSTICO PÓS-OPERATÓRIO
O mesmo

DESCRIÇÃO DA CIRURGIA

1. Paciente em posição ginecológica, sob anestesia ....
2. Antissepsia e assepsia com .... e colocação de campos estéreis.
3. Passagem de sonda vesical de demora número ....
4. Incisão na transição entre a parede retal anterior e vaginal posterior com dissecção entre ambas as paredes.
5. Indentificadas as bordas do complexo dos músculos esfincteres externo e interno do ânus e dissecadas.
6. Realizados 2 pontos em sobreposição entre as bordas do esfíncter anal com fio de poliglactina 2-0.
7. Amarrados os pontos, mantendo-se êmbolo no canal anal.
8. Plicatura da fáscia retovaginal.
9. Sutura da parede vaginal com fio de poliglactina 2-0.
10. Sutura com ponto simples (poliglactina 2-0) no músculo transverso superficial do períneo.
11. Realizada perineorrafia com pontos separados na pele.
12. Paciente encaminhada para a recuperação pós-anestésica.

CAPÍTULO 35

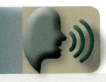

COMENTÁRIOS DOS EDITORES

As lesões agudas do esfíncter anal devem ser identificadas preferencialmente durante o parto, e corrigidas em até 72 horas, para que os resultados sejam melhores. Recomenda-se exame retal após partos vaginais para palpação dos músculos esfíncteres anais e verificação de sua integridade, já que lesões podem ocorrer mesmo sem laceração visível na pele.

Os casos de lacerações antigas e cicatrizadas podem cursar com incontinência anal e também devem ser corrigidos.

A correção dos esfíncteres anais deve ser sempre realizada com fios de absorção tardia, como poliglactina ou PDS. O uso dos fios absorvíveis tipo categute deve ser evitado.

A paciente deve ser informada de que nem sempre os resultados em relação à continência anal são perfeitos. Recomenda-se encaminhamento para fisioterapia após dois meses de pós-operatório para que os resultados quanto à continência anal sejam melhores.

INFORMAÇÕES SUPLEMENTARES

A Tabela 35.1 a seguir mostra os códigos, valores, número de auxiliares e porte anestésico dos procedimentos descritos nesse capítulo, pelo SUS (Sistema Único de Saúde), pela AMB (Associação Médica Brasileira) e pela CBHPM (Classificação Brasileira Hierarquizada de Procedimentos Médicos).

Os valores estão em reais e variam de acordo com a tabela de pagamento. Assim, pelo SUS (a) incluem todos os honorários médicos e todas as despesas hospitalares ou ambulatoriais; pela AMB (b) incluem apenas o valor dos honorários do cirurgião, em número de CH (coeficiente de honorários) e pela CBHPM (c) incluem apenas o valor dos honorários do cirurgião, em reais, de acordo com o porte cirúrgico (Valores aferidos em setembro de 2021). Para mais informações sobre como calcular os valores de honorários da equipe cirúrgica, consulte o ANEXO 1

TABELA 35.1 Correção de rotura perineal de III grau.

Tabela	Código	Valor total	Porte	Custo operacional	Número de auxiliares	Porte anestésico
SUS	04.09.07.007-6[#]	R$ 372,54[a]	—	—	—	—
AMB	45.03.013-8	900 CH[b]	—	—	2	2
CBHPM	3.13.06.03-9	R$ 3358,00[c]	10B	—	2	3

[#]Colpoperineorrafia não obstétrica

capítulo 36

PERINEORRAFIA

INTRODUÇÃO

A perineorrafia é indicada em mulheres com alargamento do introito vaginal em decorrência de laceração de períneo. Envolve a plicatura do músculo transverso superficial do períneo e do músculo bulbocavernoso.

A plicatura do músculo levantador do ânus costuma ser realizada, apesar de não ser anatomicamente correta, já que os feixes puborretais desse músculo originalmente não se posicionam entre a vagina e o reto.

Quando há retocele, a perineorrafia é acompanhada de colporrafia posterior, sendo duas cirurgias distintas, comumente realizadas em conjunto.

TÉCNICA CIRÚRGICA
Perineorrafia

1. A paciente é colocada em posição ginecológica, em geral sob raquianestesia, realiza-se assepsia e antissepsia, colocam-se campos estéreis e passa-se sonda vesical 12 ou 14 Fr.
2. As extremidades inferiores dos pequenos lábios são pinçadas bilateralmente com pinças Allis ou Kelly. Aproximando-se medialmente as pinças, observa-se como ficará o introito vaginal. Se necessário, as pinças serão recolocadas em nível mais superior ou mais inferior, para respectivamente se obter menor ou maior calibre do introito vaginal (Figura 36.1-1).
3. Pode-se infiltrar solução de lidocaína para auxiliar na dissecção do plano entre a mucosa vaginal e a fáscia retovaginal (Figura 36.1-2).
4. A parede vaginal posterior é pinçada e tracionada em sua região central, no terço inferior da vagina, com pinça Allis (Figura 36.1-2).

5. Realiza-se secção transversal da transição cutaneomucosa, com tesoura ou bisturi frio, entre as duas pinças colocadas anteriormente. A incisão poderá ter formato triangular, com base no introito e ângulo em direção ao ânus, quando se pretende diminuir mais o diâmetro do introito vaginal (Figuras 36.1-3 e 36.1-4).
6. Secciona-se a mucosa vaginal com tesoura, no sentido longitudinal, na linha média, entre duas pinças Kelly tracionando a mucosa. Disseca-se um túnel até atingir o ápice da retocele (Figuras 36.1-5 e 36.1-6).
7. Separa-se por dissecção cortante ou tesoura a mucosa vaginal posterior da fáscia retovaginal, em direção à pinça Allis que traciona a parede vaginal posterior. A dissecção prossegue lateralmente à linha média, mantendo-se as pinças tracionando as bordas da mucosa vaginal (Figuras 36.1-7 e 36.1-8).
8. Completa-se a separação da mucosa vaginal da fáscia retovaginal lateralmente, até que a retocele, caso exista, fique exposta e seja corrigida (ver Capítulo 16 | Colporrafia posterior).
9. As bordas mediais dos feixes puborretais dos músculos levantadores do ânus são pinçadas com Allis bilateralmente. Percebe-se a apreensão adequada do músculo quando, ao se mobilizar o Allis lateralmente e soltá-lo, ele rapidamente volta para a posição medial (Figura 36.1-9).
10. São passados dois a três pontos de fio de poliglactina 0 entre os músculos à direita e à esquerda, com distância de cerca de 2 cm entre si. O número de pontos deve ser adequado para não estreitar em demasia o introito vaginal. Esses pontos podem ser amarrados nesse momento ou podem ser reparados e amarrados após a sutura da parede vaginal (Figuras 36.1-10 a 36.1-12).
11. Resseca-se o excesso de mucosa vaginal a cada lado da incisão, em pequena extensão, se necessário.
12. Inicia-se o fechamento da mucosa vaginal posterior com sutura contínua de fio de poliglactina 2-0 ou categute simples 2-0 (Figura 36.1-13).
13. Ao se atingir o introito, a sutura é interrompida temporariamente para que os pontos do levantador do ânus sejam amarrados, caso já não tenham sido.
14. Mantêm-se dois dedos no canal vaginal, o que evita o estreitamento excessivo da vagina.
15. Termina-se a sutura da mucosa vaginal.
16. Em seguida, aplicam-se um ou dois pontos de poliglactina 0 aproximando as bordas do músculo bulboesponjoso. O mesmo é feito com o músculo transverso superficial do períneo (Figuras 36.1-14 e 36.1-15).
17. Prossegue-se com o fechamento da pele perineal com pontos separados de categute 2-0 ou poliglactina 2-0 (Figura 36.1-16).
18. É sempre recomendado o toque retal após a miorrafia dos levantadores do ânus para certificar-se de que não houve transfixação do ponto na mucosa retal (Figura 36.1-17).
19. Eventualmente, pode-se prescindir da miorrafia do levantador do ânus, aproximando apenas os músculos bulbocavernoso e transverso superficial do períneo (Figuras 36.2-1 a 36.2-12).

PERINEORRAFIA

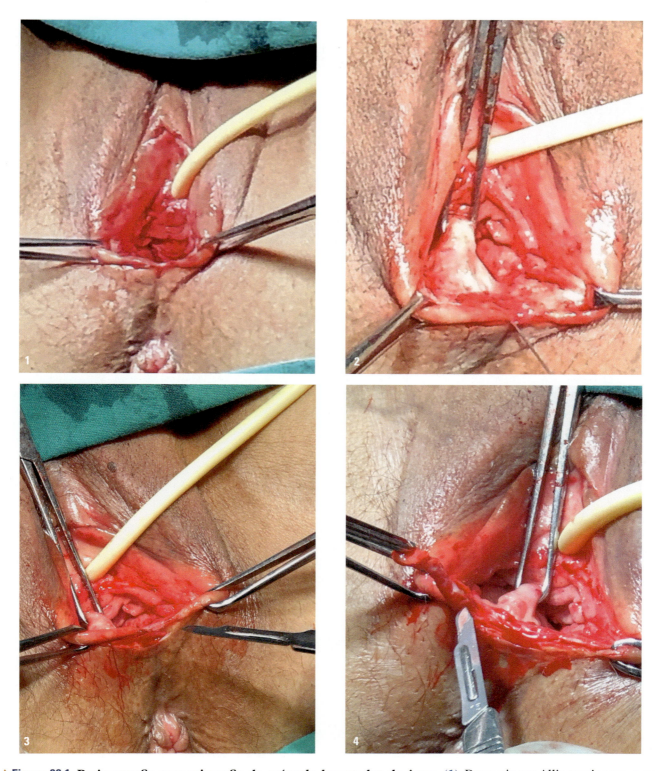

▲Figura 36.1 **Perineorrafia com miorrafia do músculo levantador do ânus.** (1) Duas pinças Allis tracionam a extremidade inferior dos pequenos lábios. (2) Uma terceira pinça Allis traciona a parede vaginal posterior no ápice da retocele. Infiltra-se a mucosa com solução de lidocaína para dissecção entre a mucosa e a fáscia retovaginal. (3) Incisão transversa em formato triangular na transição cutaneomucosa na fúrcula vaginal. (4) Resseca-se a transição cutaneomucosa com bisturi.

(*Continua*) ▶

CAPÍTULO 36

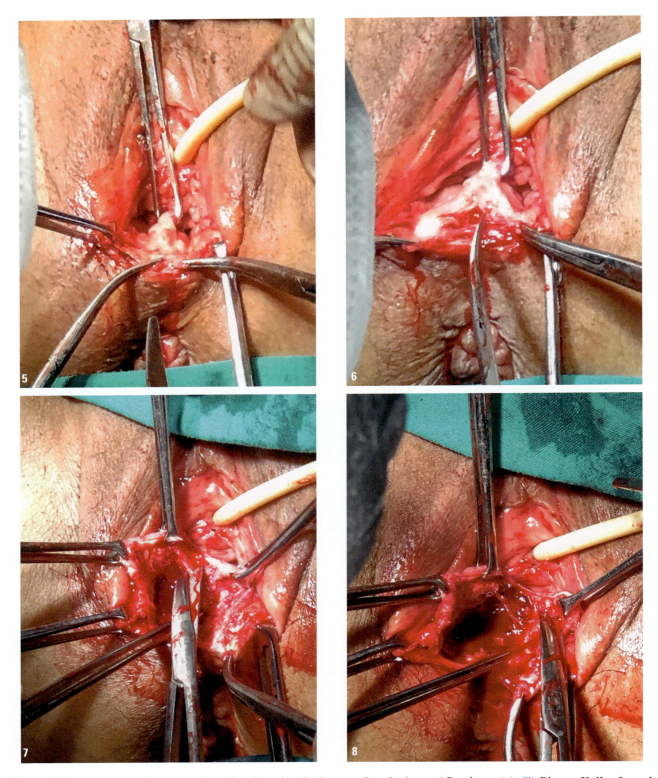

▲ **Figura 36.1** **Perineorrafia com miorrafia do músculo levantador do ânus.** (*Continuação*) (5) Pinças Kelly são colocadas na linha média da borda vaginal para facilitar a separação entre a mucosa e a fáscia retovaginal com tesoura. (6) Observa-se o corte longitudinal da parede vaginal posterior com tesoura, em direção ao Allis locado no ápice da retocele. (7) A dissecção é ampliada lateralmente com tesoura. (8) Observa-se o espaço criado do lado direito, em direção ao feixe puborretal do músculo levantador do ânus (MLA), enquanto se disseca com tesoura o espaço à esquerda.

(*Continua*) ▶

PERINEORRAFIA

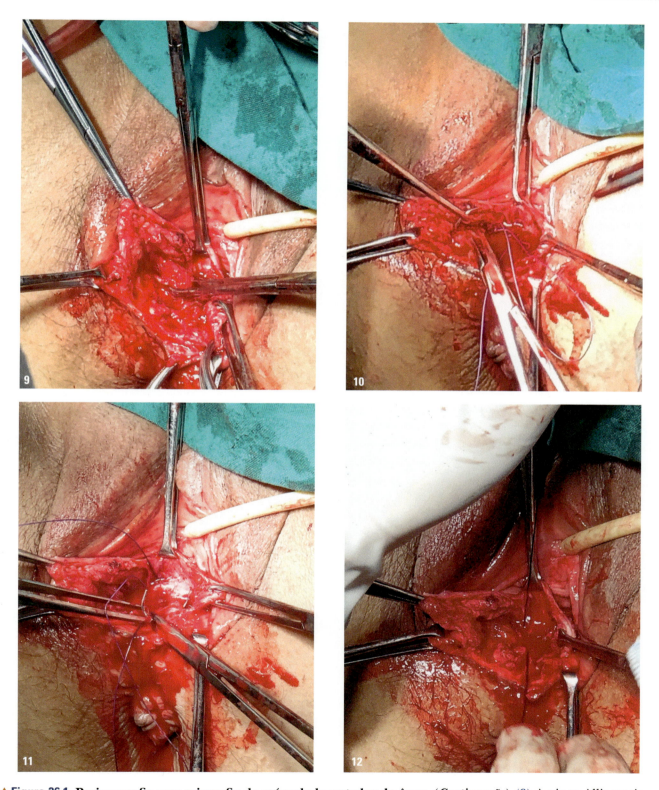

▲Figura 36.1 **Perineorrafia com miorrafia do músculo levantador do ânus.** (*Continuação*) **(9)** A pinça Allis traciona a borda medial do músculo levantador do ânus à direita. **(10)** Passagem do primeiro ponto transfixando o MLA à direita. **(11)** O fio é levado para transfixar o MLA à esquerda. **(12)** O ponto é amarrado, aproximando as bordas mediais do MLA sobre a fáscia retovaginal (*Continua*) ▶

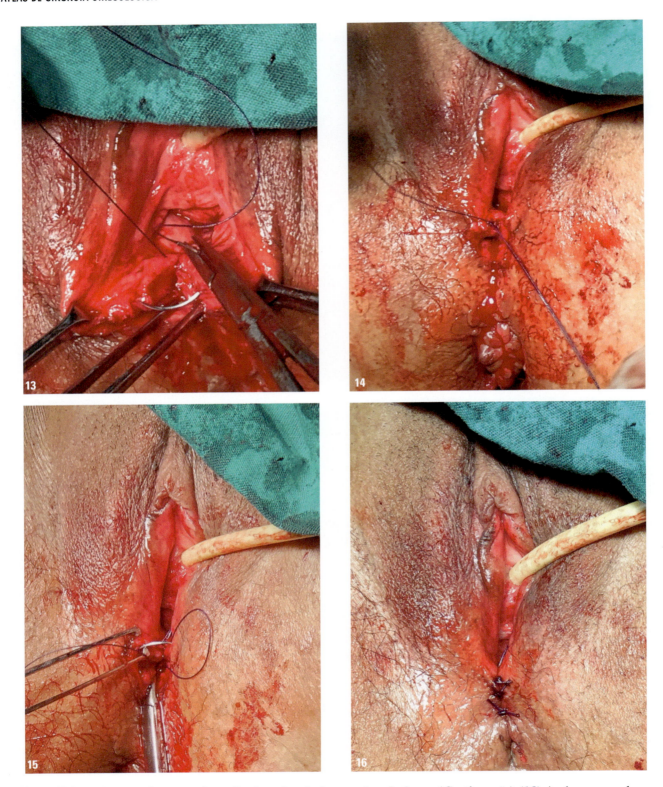

▲ **Figura 36.1** **Perineorrafia com miorrafia do músculo levantador do ânus.** (*Continuação*) **(13)** Após o segundo ponto no MLA, a mucosa vaginal é suturada de modo contínuo com fio de poliglactina 0. **(14)** Ponto aproximando as bordas do músculo bulboesponjoso. **(15)** Ponto aproximando as bordas do músculo transverso superficial do períneo. **(16)** Aspecto após a sutura da pele do períneo.

(*Continua*) ▶

PERINEORRAFIA

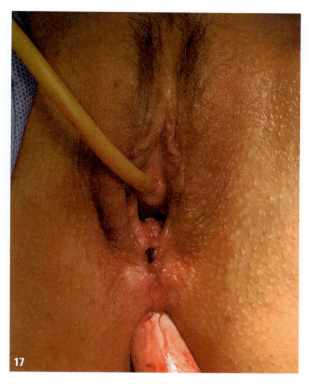

▲Figura 36.1 Perineorrafia com miorrafia do músculo levantador do ânus. (*Continuação*) (17) Toque retal para certificar-se de que não houve transfixação dos pontos na mucosa retal.

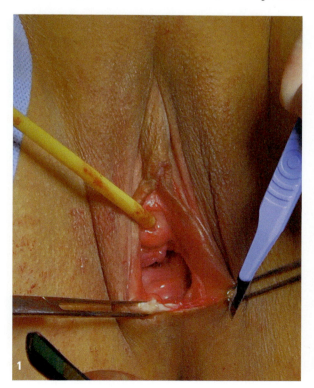
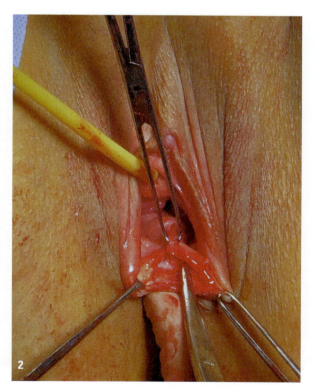

▲Figura 36.2 **Perineorrafia sem miorrafia do músculo levantador do ânus.** (1) Com bisturi, resseca-se a transição cutaneomucosa entre as pinças Allis. (2) Disseca-se a mucosa vaginal para expor as bordas dos músculos bulboesponjoso e transverso superficial do períneo.

(*Continua*) ▶

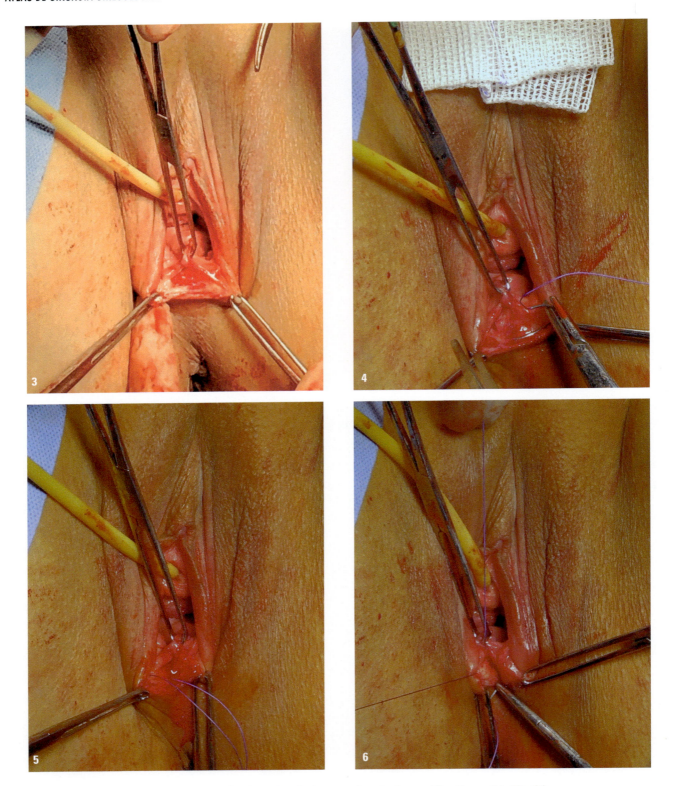

▲**Figura 36.2** Perineorrafia sem miorrafia do músculo levantador do ânus. (*Continuação*) **(3)** Observa-se a mucosa vaginal seccionada e as pinças Allis tracionando as bordas da fúrcula vaginal. **(4)** Início da passagem do ponto de fio poliglactina 0 na borda direita do músculo bulboesponjoso. **(5)** Observa-se o fio transfixando a borda muscular. **(6)** O fio transfixa a borda esquerda do mesmo músculo.

(*Continua*) ▶

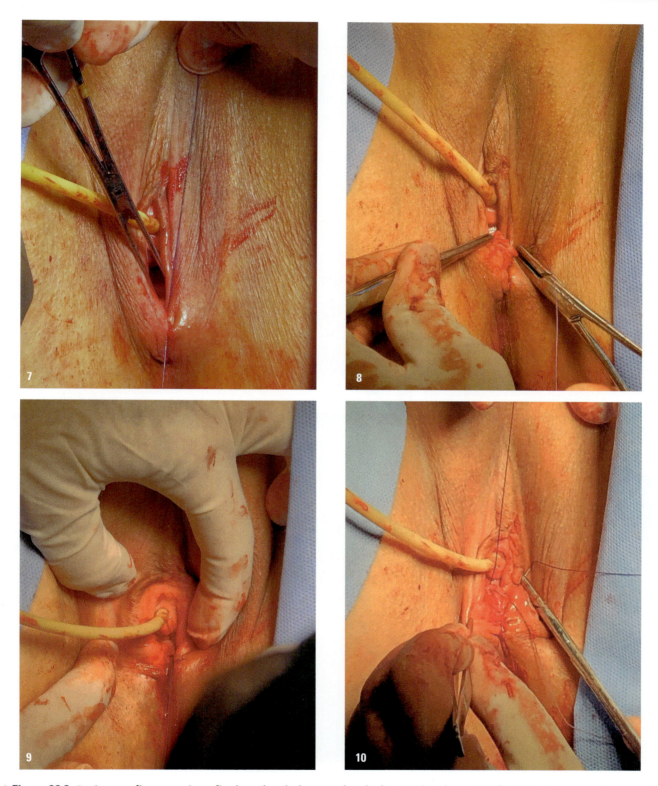

▲ **Figura 36.2** Perineorrafia sem miorrafia do músculo levantador do ânus. (*Continuação*) (7) O fio é amarrado, aproximando as bordas e estreitando o introito vaginal. (8) Ponto na borda direita do músculo transverso superficial do períneo. (9) O mesmo fio foi passado na borda esquerda do músculo e o nó foi amarrado. (10) Sutura contínua da mucosa da parede vaginal posterior.

(*Continua*) ▶

ATLAS DE CIRURGIA GINECOLÓGICA

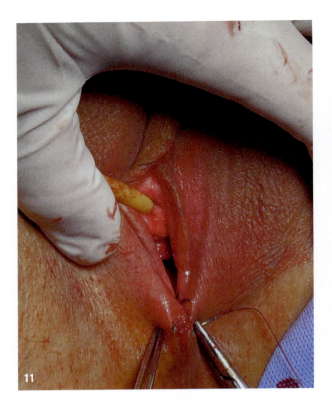
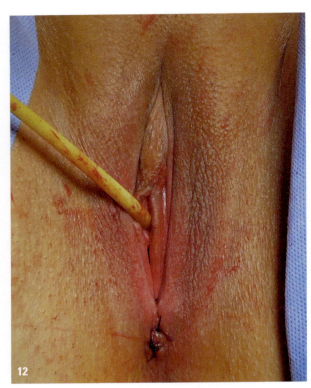

▲ **Figura 36.2** **Perineorrafia sem miorrafia do músculo levantador do ânus.** (*Continuação*) **(11)** Ponto simples na pele do períneo. **(12)** Aspecto ao final da cirurgia.

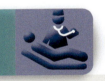 ## CUIDADOS PÓS-OPERATÓRIOS

Recomenda-se evitar exercício físico pesado, banho de imersão e atividade sexual por 30 dias.
A higiene local deve ser feita com água e sabonete, sendo proibido uso de duchas vaginais e banhos de assento.
A paciente deverá retornar em 7 e 30 dias para reavaliação.

MODELO DE DESCRIÇÃO CIRÚRGICA

HOSPITAL
DESCRIÇÃO DE CIRURGIA

DATA

HORÁRIO DE INÍCIO

HORÁRIO DE TÉRMINO

NOME DO PACIENTE...PRONTUÁRIO...

CIRURGIÃO...CRM..
1º auxiliar..CRM..
2º auxiliar..CRM..
3º auxiliar..CRM..
Anestesista..CRM..
Instrumentador..

DIAGNÓSTICO PRÉ-OPERATÓRIO

Rotura perineal

CIRURGIA PROPOSTA

Perineorrafia

DIAGNÓSTICO PÓS-OPERATÓRIO

O mesmo

DESCRIÇÃO DA CIRURGIA

1. Paciente em posição ginecológica, sob anestesia ....
2. Antissepsia e assepsia com .... e colocação de campos estéreis.
3. Passagem de sonda vesical de demora número ....
4. Incisão transversa na transição entre mucosa e pele na fúrcula vaginal.
5. Abertura longitudinal na mucosa da parede vaginal posterior.
6. Dissecada mucosa vaginal da fáscia pré-retal bilateralmente à incisão.
7. Aprendido bilateralmente o músculo levantador do ânus e aproximados seus feixes com dois pontos de poliglactina 0.
8. Revisão de hemostasia, cauterização com bisturi elétrico.
9. Ressecado excesso de mucosa e sutura contínua com fio de poliglactina 2-0.
10. Aproximadas as extremidades direita e esquerda dos músculos bulbocavernoso e transverso superficial do períneo com pontos separados de poliglactina 0.
11. Sutura da pele do períneo com poliglactina 3-0, pontos separados.
12. Paciente encaminhada para a recuperação pós-anestésica.

COMENTÁRIOS DOS EDITORES

A aproximação dos feixes puborretais do músculo levantador do ânus, entre o ânus e a vagina, não é anatômica. Na anatomia normal do assoalho pélvico, esses músculos não cruzam por baixo da vagina, mas se inserem lateralmente ao esfíncter anal. Assim, a plicatura desses músculos por detrás da vagina pode levar a processo inflamatório crônico, fibrose e dor, devendo-se ter parcimônia na realização do procedimento.

O calibre vaginal ao final da cirurgia deve acomodar facilmente dois ou três dedos e a mucosa deve sempre ser restritamente ressecada.

Os músculos bulbocavernoso e transverso do períneo são aproximados para aumentar o corpo perineal e diminuir a largura vaginal, porém são, em geral, músculos mais finos e sem atividade contrátil efetiva.

Desse modo, a perineoplastia deve ser realizada apenas em mulheres com introito vaginal muito alargado, de preferência que tiveram previamente treinamento em reabilitação funcional do assoalho pélvico, melhorando a contração do músculo levantador do ânus.

INFORMAÇÕES SUPLEMENTARES

A Tabela 36.1 a seguir mostra os códigos, valores, número de auxiliares e porte anestésico dos procedimentos descritos nesse capítulo, pelo SUS (Sistema Único de Saúde), pela AMB (Associação Médica Brasileira) e pela CBHPM (Classificação Brasileira Hierarquizada de Procedimentos Médicos).

Os valores estão em reais e variam de acordo com a tabela de pagamento. Assim, pelo SUS (a) incluem todos os honorários médicos e todas as despesas hospitalares ou ambulatoriais; pela AMB (b) incluem apenas o valor dos honorários do cirurgião, em número de CH (coeficiente de honorários) e pela CBHPM (c) incluem apenas o valor dos honorários do cirurgião, em reais, de acordo com o porte cirúrgico (valores aferidos em setembro de 2021). Para mais informações sobre como calcular os valores de honorários da equipe cirúrgica, consulte o ANEXO 1

TABELA 36.1 Perineorrafia.

Tabela	Código	Valor total	Porte	Custo operacional	Número de auxiliares	Porte anestésico
SUS	04.09.07.007-6	R$ 372,54[a]	—	—	—	—
AMB	45.04.011-7	400 CH[b]	—	—	2	2
CBHPM	3.13.06.04-7	R$ 1367,96[c]	5B	—	1	1

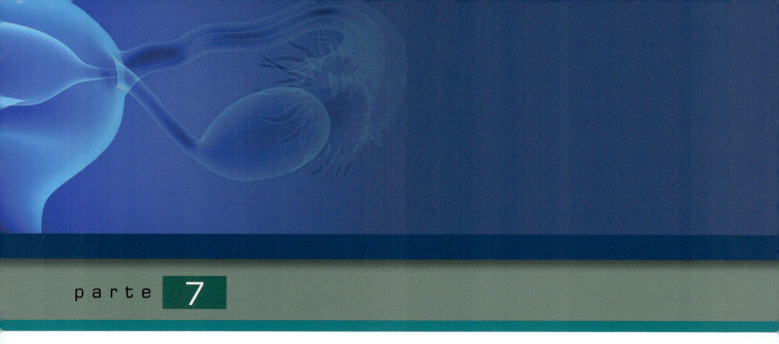

parte 7

CAVIDADES E PAREDES PÉLVICAS

Capítulo 37	Câncer de ovário (*Debulking* ou citorredução)
Capítulo 38	Correção do prolapso de cúpula vaginal
Capítulo 39	Culdoplastia
Capítulo 40	Endometriose peritoneal. Tratamento cirúrgico
Capítulo 41	Laparoscopia diagnóstica
Capítulo 42	Liberação de aderências pélvicas
Capítulo 43	Omentectomia Infracólica
Capítulo 44	Ressecção de tumor de parede abdominal pélvica
Capítulo 45	Paracentese abdominal

capítulo 37

CÂNCER DE OVÁRIO (*DEBULKING* OU CITORREDUÇÃO)

I INTRODUÇÃO

Cirurgia para exérese de implantes tumorais (carcinomatose) devido a disseminação de neoplasia maligna tubo-ovariano-peritoneal na cavidade abdominal.

TÉCNICA CIRÚRGICA

Câncer de ovário (*debulking* ou citorredução)

1. Paciente em decúbito horizontal sob raquianestesia (ou peridural) e anestesia geral, com sonda vesical de demora. Realizada degermação abdominal, antisepsia e assepsia e colocação de campos estéreis.
2. Incisão abdominal longitudinal mediana, em geral supra-infraumbilical e abertura da cavidade por planos.
3. Inventário da cavidade: líquido ascítico (descrever volume e aspecto), realizar descrição das lesões, seu tamanho e localização, realizando o índice de carcinomatose peritoneal (PCI) ou índice de Fagotti para avaliação de possibilidade de citorredução ótima ou não.
4. Se a citorredução ótima for possível (PCI < 16 ou Fagotti < 10, sem lesões em locais inoperáveis) realiza-se a exérese de todo e qualquer implante visível e órgão necessários além da histerectomia, anexectomia bilateral e omentectomia.
5. Solicitação de avaliação de outras equipes cirúrgicas, se necessário, como gastrocirurgia ou urologia.
6. Fechamento da cavidade por planos sob rigorosa hemostasia e utilizando pontos de reforço na aponeurose (Smead-Jones).

ATLAS DE CIRURGIA GINECOLÓGICA

ORIENTE-SE ESPACIALMENTE

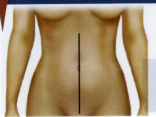

POSIÇÃO DA PACIENTE NAS IMAGENS 37.1-1 A 37.1-10

 FIGURA 37.1 LAPAROTOMIA POR CÂNCER DE OVÁRIO AVANÇADO COM CITORREDUÇÃO SUBÓTIMA

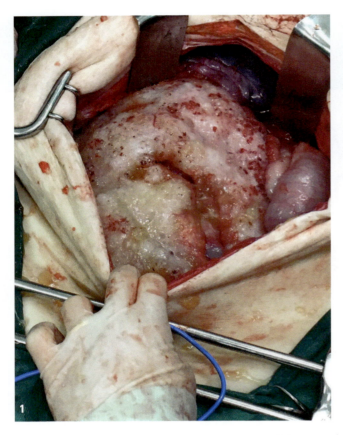

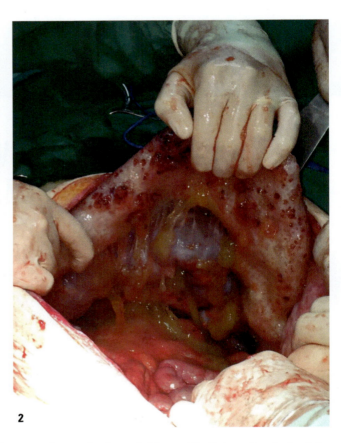

▲**Figura 37.1 Laparotomia por câncer de ovário avançado com citorredução subótima.** **(1)** Foi realizada incisão longitudinal mediana supra e infraumbilical. Observa-se extensa carcinomatose peritoneal. O omento encontra-se espessado difusamente, recobrindo as alças intestinais. Não é possível realizar citorredução ótima nesse caso devido ao intenso comprometimento de inúmeros órgãos e elevado PCI. **(2)** O cirurgião traciona o omento comprometido por neoplasia. Observa-se a rigidez e espessura aumentada do omento, caracterizando o chamado bolo omental ou "*omental cake*".

(*Continua*) ▶

510 CAPÍTULO 37

CÂNCER DE OVÁRIO (DEBULKING OU CITORREDUÇÃO)

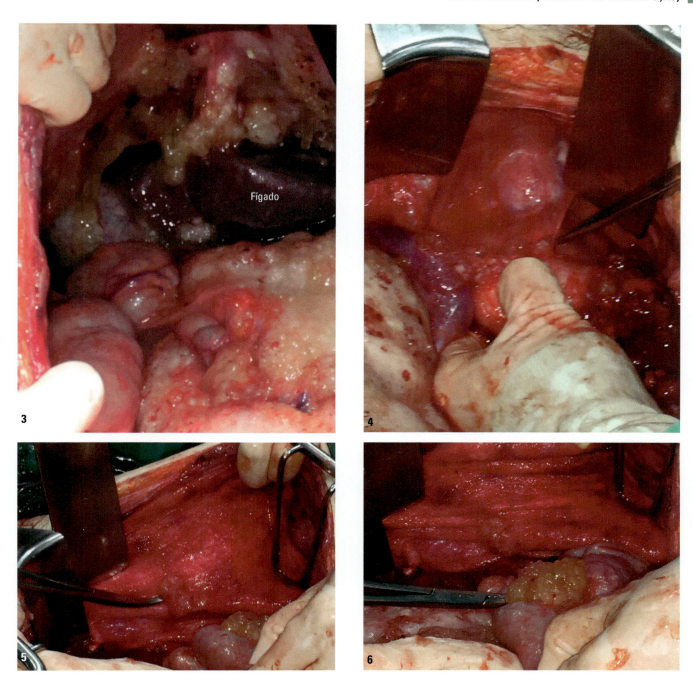

▲Figura 37.1 Laparotomia por câncer de ovário avançado com citorredução subótima. (*Continuação*) (3) Visão do fígado e de algumas alças intestinais logo abaixo do omento. Observam-se os múltiplos implantes neoplásicos. (4) O cirurgião traciona um segmento de alça intestinal. A pinça Kelly foi colocada para desfazer aderências neoplásicas entre a alça intestinal e a parede pélvica. (5) Ressecção de implante neoplásico da parede abdominal à direita. (6) Ressecção de implante neoplásico da superfície de alça intestinal.

(*Continua*) ▶

ATLAS DE CIRURGIA GINECOLÓGICA

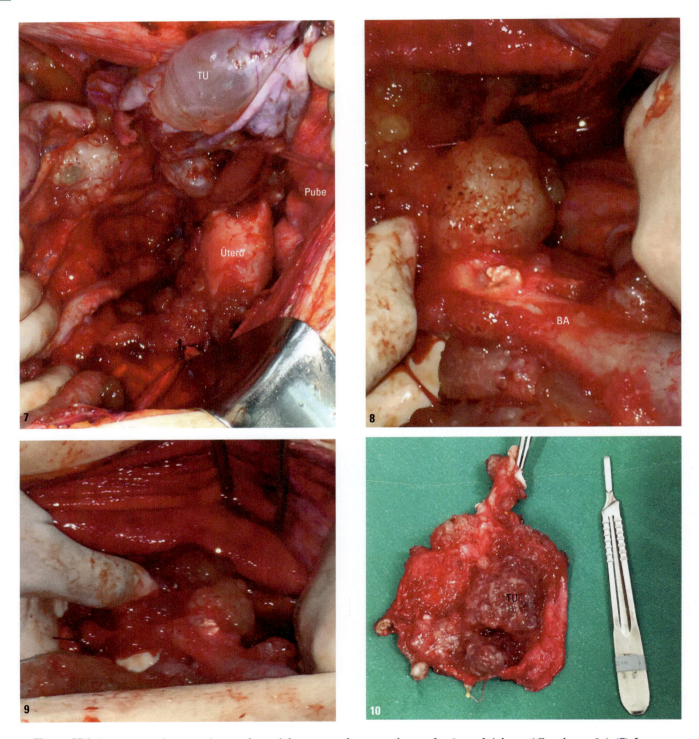

▲ **Figura 37.1** **Laparotomia por câncer de ovário avançado com citorredução subótima.** (*Continuação*) **(7)** Imagem da pelve. Observa-se o útero e parte do tumor anexial à esquerda (TU). **(8)** Base do apêndice (BA), que estava acometido pela neoplasia. **(9)** Ligadura da base do apêndice, que foi ressecado. **(10)** Peça cirúrgica mostrando tumor acometendo a ponta do apêndice (TU).

CÂNCER DE OVÁRIO (DEBULKING OU CITORREDUÇÃO)

ORIENTE-SE ESPACIALMENTE

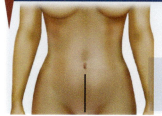

POSIÇÃO DA PACIENTE NAS IMAGENS 37.2-1 A 37.2-9

FIGURA 37.2 | CITORREDUÇÃO ÓTIMA COM PERITONIECTOMIA

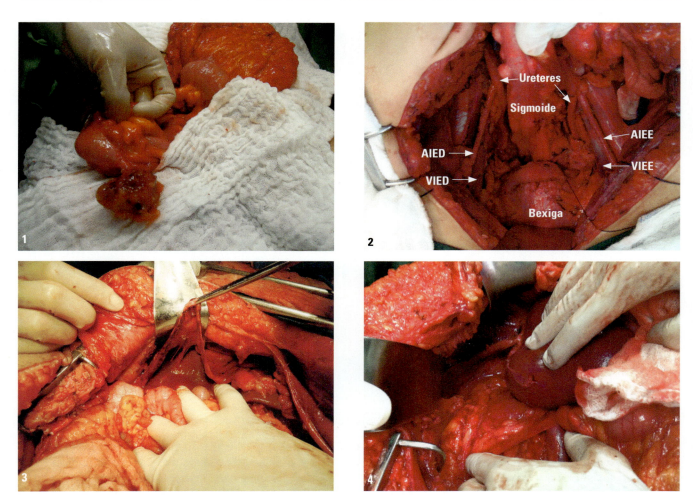

▲ **Figura 37.2 Citorredução ótima com peritoniectomia.** (1) Foi realizada incisão longitudinal mediana supra e infraumbilical. Realizado o inventário da cavidade, com identificação de todos os implantes neoplásicos (carcinomatose) existentes e sua localização. Como exemplo, o implante em apêndice. (2) Aspecto do andar inferior do abdome após a retirada de todos os implantes visíveis (carcinomatose) com peritoniectomia pélvica completa (verifica-se a bexiga escarificada, sem peritônio, com exposição das fibras do músculo detrusor), histerectomia com salpingooforectomia. (3) Início da retirada do peritônio da cúpula diafragmática (peritoniectomia). (4) Cúpula diafragmática direita (músculo diafragma exposto) após a peritoniectomia diafragmática direita.

AIED: artéria ilíaca externa direita, VIED: veia ilíaca externa direita, AIEE: artéria ilíaca externa esquerda, VIEE: veia ilíaca externa esquerda.

(*Continua*) ▶

ATLAS DE CIRURGIA GINECOLÓGICA

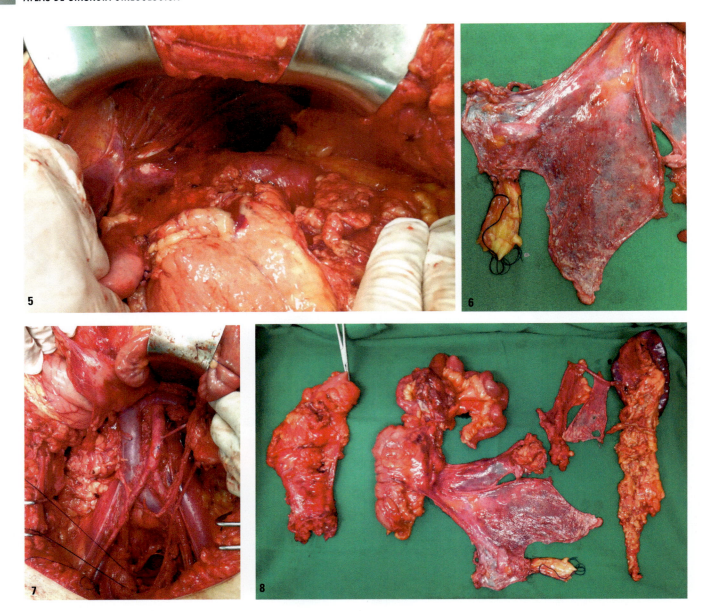

▲ **Figura 37.2 Citorredução ótima com peritoniectomia.** (*Continuação*) **(5)** Cúpula diafragmática esquerda (músculo diafragma exposto) após a peritoniectomia diafragmática esquerda. **(6)** Detalhe do peritônio ressecado, com implantes. **(7)** Aspecto do abdome após a citorredução ótima com realização de linfadenectomia periaórtica, retossigmoidectomia e histerectomia com salpingooforectomia. **(8)** Peças que foram removidas pela presença de implantes neoplásicos.

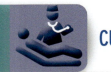
CUIDADOS PÓS-OPERATÓRIOS

Os cuidados pós-operatórios são direcionados à incisão abdominal realizada e aos órgãos retirados.

CÂNCER DE OVÁRIO (DEBULKING OU CITORREDUÇÃO)

MODELO DE DESCRIÇÃO CIRÚRGICA

HOSPITAL
DESCRIÇÃO DE CIRURGIA

DATA

HORÁRIO DE INÍCIO

HORÁRIO DE TÉRMINO

NOME DO PACIENTE...PRONTUÁRIO..................................

CIRURGIÃO...CRM...
1º auxiliar..CRM...
2º auxiliar..CRM...
3º auxiliar..CRM...
Anestesista..CRM...
Instrumentador...

DIAGNÓSTICO PRÉ-OPERATÓRIO
Tumor de ovário

CIRURGIA PROPOSTA
Laparotomia exploradora

DIAGNÓSTICO PÓS-OPERATÓRIO
Citorredução ótima

DESCRIÇÃO DA CIRURGIA

1. Incisão longitudinal mediana supra e infraumbilical.
2. Abertura da cavidade por planos e colocação de campos secundários (compressas) de proteção em aponeurose.
3. Celiotomia parietal cuidadosa com saída de moderada quantidade de líquido ascítico amarelo citrino – quantificado em 4 litros.
4. Inventário da cavidade: líquido ascítico amarelo citrino (coletado e enviado para AP), tumor sólido cistico oriundo de ovário esquerdo de aproximadamente 18 cm. Cúpulas diafragmáticas com carcinomatose peritoneal extensa (nódulos de até 1 cm) bilateralmente. Fígado, baço e estômago livres. Trígono hepático livre. Omento com implantes neoplásicos medindo até 2 cm. Carcinomatose peritoneal em goteiras parietocólicas bilateralmente. Sem lesões em intestino delgado ou mesentério. Apêndice livre. Implantes de 2 cm em retosigmóide e inúmeros outros menores de 1 cm no reto. Útero comprometido em sua serosa fúndica. Ovário direito com implantes neoplásicos. Peritônio pélvico com implantes de até 1 cm.
5. Realizada histerectomia com salpingooforectomia bilateral encaminhado para congelação.
   Congelação: Neoplasia maligna serosa de alto grau ovariana.
6. Realizadas peritoniectomias múltiplas (pélvica, parietocólicas e diafragmáticas bilateralmente).
7. Omentectomia.
8. Abertura de retroperitônio (pélvico e periaórtico) e avaliação linfonodal – exérese apenas de linfonodos alterados (aparentemente comprometidos) – não realizada linfadenectomia.
9. Exérese de todos os implantes macroscópicos – citorredução ótima.
10. Chamada equipe da gastrocirurgia para retossigmoidectomia.
11. Inserido dreno japonês.
12. Fechamento da cavidade por planos sob rigorosa hemostasia com pontos de reforço subtotais Smead Jones.

CAPÍTULO 37

515

ATLAS DE CIRURGIA GINECOLÓGICA

COMENTÁRIOS DOS EDITORES

Denomina-se citorredução primária quando realizada como primeiro tratamento da neoplasia tubo-ovariano-peritoneal (antes da quimioterapia); citorredução de intervalo quando realizada entre ciclos de quimioterapia (usualmente após o terceiro e o quarto ciclo de um total de seis); e citorredução secundária quando realizada em pacientes com recidiva, mesmo após citorredução primária.

Também se classifica como citorredução ótima quando nenhuma doença visível permanece após o procedimento, e citorredução subótima quando há doença residual maior que 1 cm (ou macroscopicamente visível). É importante que todas as lesões observadas sejam descritas pormenorizadamente.

O volume de doença residual remanescente após cirurgia citorredutora se correlaciona inversamente com a sobrevida. A citorredução ótima é o principal fator de sobrevida em casos de neoplasia maligna ovariana.

O líquido ascítico deve ser coletado e enviado para anatomia patológica com álcool absoluto na proporção de 50% para fixação.

INFORMAÇÕES SUPLEMENTARES

As Tabelas 37.1 e 37.2 a seguir mostram os códigos, valores, número de auxiliares e porte anestésico dos procedimentos descritos nesse capítulo, pelo SUS (Sistema Único de Saúde), pela AMB (Associação Médica Brasileira) e pela CBHPM (Classificação Brasileira Hierarquizada de Procedimentos Médicos).

Os valores estão em reais e variam de acordo com a tabela de pagamento. Assim, pelo SUS (a) incluem todos os honorários médicos e todas as despesas hospitalares ou ambulatoriais; pela AMB (b) incluem apenas o valor dos honorários do cirurgião, em número de CH (coeficiente de honorários) e pela CBHPM (c) incluem apenas o valor dos honorários do cirurgião, em reais, de acordo com o porte cirúrgico (valores aferidos em setembro de 2021). Para mais informações sobre como calcular os valores de honorários da equipe cirúrgica, consulte o ANEXO 1.

TABELA 37.1 Câncer de Ovário (Debulking).

Tabela	Código	Valor total*	Porte	Custo operacional	Número de auxiliares	Porte anestésico
SUS	04.16.06.012-9#	R$ 4.551,80[a]	—	—	—	—
AMB	45.11.008-5	1.750 CH[b]	—	—	2	4
CBHPM	3.13.07.01-9	R$ 4021,34[c]	12A	—	2	4

laparotomia para avaliação de tumor de ovário em oncologia.

TABELA 37.2 Câncer de Ovário (Debulking) laparoscópico.

Tabela	Código	Valor total*	Porte	Custo operacional	Número de auxiliares	Porte anestésico
SUS	—	—	—	—	—	—
AMB	—	—	—	—	—	—
CBHPM	3.13.07.15-9	R$ 4419,35[c]	13A	81,100	2	6

capítulo 38

CORREÇÃO DO PROLAPSO DE CÚPULA VAGINAL

INTRODUÇÃO

A correção de prolapso genital apical pode ser feita por meio da fixação da cúpula vaginal em várias estruturas anatômicas, com ou sem utilização de telas sintéticas. São descritas aqui duas opções clássicas, por via abdominal (colpossacrofixação) ou por via vaginal (fixação no ligamento sacroespinhal). A colpossacrofixação também pode ser realizada por laparoscopia ou robótica.

TÉCNICAS CIRÚRGICAS

Colpossacrofixação abdominal

1. A paciente deve ser colocada em posição semiginecológica, sob anestesia peridural ou raquianestesia. Um coxim disposto abaixo da região sacral permite melhor acesso ao promontório e ao local de fixação dos pontos.
2. É realizada a assepsia abdominal com solução alcoólica e na região genital com solução aquosa. Segue-se com a colocação dos campos estéreis e sondagem vesical de demora com sonda de Foley no 14.
3. O acesso abdominal pode ser feito por incisão de Pfannenstiel (ver Capítulo 7 | Incisões). A cavidade abdominal deve ser cuidadosamente inspecionada.
4. Um afastador autoestático do tipo Gosset, posição de Trendelenburg e compressas afastam as alças intestinais do campo operatório e permitem a exposição da região sacral e da cúpula vaginal.
5. O auxiliar posiciona na vagina uma gaze montada em pinça longa, que é elevada para expor ao cirurgião a cúpula vaginal na cavidade abdominal (Figura 38.1-1).
6. Identificando a cúpula vaginal, o cirurgião passa a dissecar com tesoura e gazes o peritônio anterior da cúpula vaginal, afastando a bexiga da vagina. O peritônio que recobre posteriormente a vagina também é afastado do mesmo modo.

Dessa forma, a cúpula vaginal fica totalmente isolada e exposta (Figura 38.1-2).

7. Em seguida, inicia-se o preparo da região sacral, afastando manualmente o sigmoide para a esquerda. Identificam-se o promontório, a região sacral e os vasos sacrais medianos, que devem ser preservados. Faz-se o pinçamento do retroperitônio sobre o promontório do sacro e é realizada incisão vertical mediana com tesoura, com exposição do ligamento pré-vertebral (Figuras 38.1-3 e 38.1-4). A incisão peritoneal prossegue em direção à vagina, criando um túnel por onde a tela será peritonizada.

8. São passados de três a quatro pontos separados de Prolene 0 na parede anterior da vagina próximo à cúpula, sem transfixá-la, que são em seguida atados a um dos braços bifurcados de uma tela de polipropileno em Y. O outro braço da tela em Y é fixado do mesmo modo na parede posterior da vagina. Opcionalmente, pode ser utilizada uma tela retangular simples, fixada apenas na cúpula vaginal, caso não haja cistocele evidente (Figura 38.1-5).

9. No ligamento pré-vertebral são passados três ou quatro pontos separados com polipropileno 0, com espaço de pelo menos 1 cm entre si. Esses pontos são atados ao braço da tela de polipropileno em formato de Y, para elevar a cúpula vaginal até a região sacral, de modo que a vagina não fique tensa (Figuras 38.1-6 e 38.1-7).

10. Faz-se uma revisão rigorosa da hemostasia e sutura-se o peritônio sobre a tela com fio absorvível ou de absorção tardia, com o cuidado de não deixar espaço sob a tela, para evitar a formação de hérnias internas com oclusão intestinal (Figura 38.1-8).

11. Retirada e conferência das compressas, fechamento da parede abdominal e curativo oclusivo na pele.

12. Se houver indicação, pode-se realizar colporrafia anterior e posterior com perineoplastia a seguir (Capítulo 15 | Colporrafia, 16 | Colporrafia posterior e Capítulo 36 | Perineorrafia).

ORIENTE-SE ESPACIALMENTE

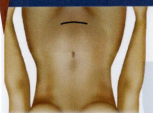

POSIÇÃO DA PACIENTE NAS IMAGENS 38.1-1 A 38.1-8

 FIGURA 38.1 | COLPOSSACROFIXAÇÃO ABDOMINAL

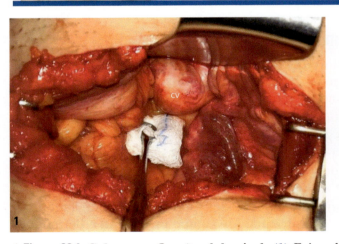
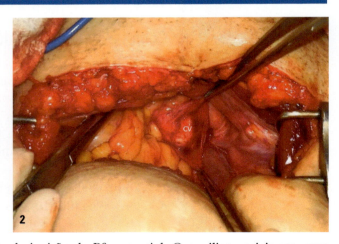

▲**Figura 38.1 Colpossacrofixação abdominal.** (1) Foi realizada incisão de Pfannenstiel. O auxiliar posicionou gaze montada em pinça longa por via vaginal, expondo a cúpula vaginal ao cirurgião, que afasta as alças intestinais com outra pinça com gaze. Observa-se o afastador de Gosset posicionado. (2) O peritônio sobre a cúpula vaginal foi incisado e suas bordas estão tracionadas com pinças anatômicas. Observa-se a cúpula vaginal exposta, de cor mais esbranquiçada.
CV: cúpula vaginal. (*Continua*) ▶

CORREÇÃO DO PROLAPSO DE CÚPULA VAGINAL

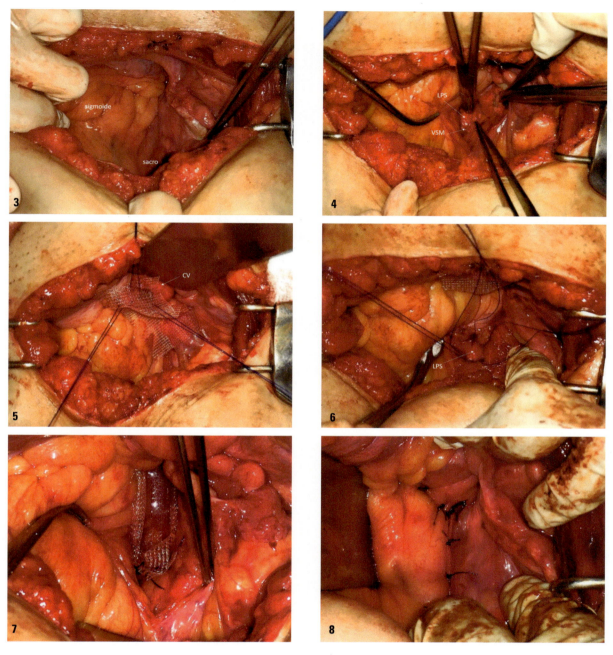

▲ **Figura 38.1 Colpossacrofixação abdominal.** (*Continuação*) **(3)** O sigmoide é afastado para a esquerda, expondo o peritônio sobre a região sacral. **(4)** Foi realizada incisão vertical no peritônio sobre o sacro, expondo o ligamento pré-vertebral. As pinças Mixter afastam as bordas do peritônio e utiliza-se gaze montada para dissecção. O porta-agulha aponta o local onde serão passados os pontos, evitando os vasos sacrais medianos. **(5)** Foram passados três pontos com fio de polipropileno na cúpula vaginal e na tela. Os fios são reparados. **(6)** Foram passados três pontos com fio de polipropileno no ligamento pré-vertebral, que serão passados na outra extremidade da tela. **(7)** A tela foi ajustada na distância correta entre a cúpula e o sacro, evitando tensão excessiva, e os fios foram amarrados. As pinças tracionam as bordas do peritônio que recobrirão a tela após as suturas de fixação. **(8)** O peritônio foi suturado, recobrindo inteiramente a tela.

CV: cúpula vaginal; LPV: ligamento pré-vertebral; VSM: vasos sacrais medianos.

FIXAÇÃO DA CÚPULA VAGINAL NO LIGAMENTO SACROESPINHAL

1. A paciente é colocada em posição de litotomia, sob anestesia geral ou bloqueio regional, estando suas coxas ligeiramente abduzidas e fletidas, deixando o quadril com leve saliência sobre o bordo da mesa. Realiza-se assepsia, antissepsia e sondagem vesical com sonda de Foley nº 14.
2. Identifica-se a cúpula vaginal prolapsada, que é apreendida em seus ângulos com pinças Allis (Figuras 38.2-1 e 38.3-1).
3. Infiltram-se as paredes vaginais anterior e posterior com solução vasoconstritora (20 mL de lidocaína com vasoconstritor a 2% e 80 mL de soro fisiológico) com finalidade de dissecção hídrica e menor sangramento (Figura 38.3-1).
4. Faz-se uma incisão longitudinal na parede vaginal posterior, com bisturi frio ou elétrico de aproximadamente 5 a 7 cm (Figuras 38.2-2 e 38.3-2).
5. A mucosa vaginal é dissecada da fáscia retovaginal bilateral com tesoura e manobras digitais em direção à espinha isquiática (Figuras 38.2-3, 38.3-3 a 38.3-5).
6. Abertura do espaço pararretal à direita utilizando o dedo ou uma tesoura curva de Mayo, identificando a espinha isquiática e o ligamento sacroespinhal. A espinha isquiática e o complexo ligamento sacroespinhal e músculo coccígeo formam a porção da parede lateral do espaço pararretal direito (Figuras 38.2-4 e 38.3-6).
7. Coloca-se válvula de Breisky às 12 horas para afastar o paramétrio lateral e o ureter. Outra válvula de Breisky é colocada à esquerda para afastar o reto, e uma terceira válvula pode ser utilizada na parede lateral da vagina (Figura 38.2-5).
8. Sob visualização direta, a primeira sutura com fio de polipropileno 0, utilizando porta-agulha longo Heaney, é passada 2 cm medial à espinha isquiática, e a segunda sutura, 1 cm medial à primeira, para evitar lesões de artérias e nervos. Se não conseguir expor o complexo ligamento sacroespinhal/músculo coccígeo, as suturas podem ser passadas utilizando-se a palpação. As suturas não devem ser passadas nem muito superficialmente nem profundamente (Figura 38.2-6).
9. Caso sejam utilizados arpões de polipropileno ou agulhas de Capio de uso único, não há necessidade de dissecção ampla para a visualização do ligamento sacroespinhal e introdução das válvulas de Breisky. Procede-se à palpação com o dedo indicador do ligamento sacroespinhal de cada lado, leva-se a agulha a 1,5 cm da espinha isquiática e dispara-se o arpão ou passa-se a agulha com fio acoplado. A depender da decisão do cirurgião, pode-se ou não incluir uma tela de polipropileno na fixação da cúpula vaginal ao ligamento sacroespinhal (Figuras 38.3-7 e 38.3-8).
10. O fio de polipropileno passado no ligamento sacroespinhal é levado aos ângulos da cúpula vaginal, na parte interna da mucosa vaginal (Figuras 38.2-7, 38.2-8 e 38.3-9).
11. Procede-se ao fechamento contínuo não ancorado da parede posterior até a sua metade com categute 0 simples.
12. Nesse momento, dão-se os nós de polipropileno 0, levando-se a cúpula vaginal ao ligamento sacroespinhal, e termina-se a sutura da parede vaginal (Figura 38.2-9).
13. Em geral, complementa-se a cirurgia com colporrafia anterior e posterior com perineoplastia (Capítulo 15 | Colporrafia, 16 | Colporrafia posterior e Capítulo 36 | Perineorrafia) (Figura 38.2-10).

CORREÇÃO DO PROLAPSO DE CÚPULA VAGINAL

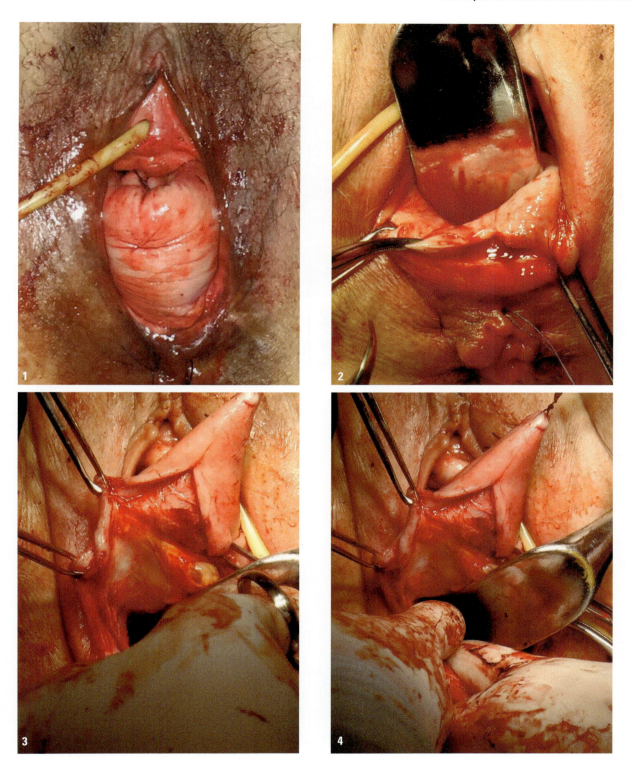

▲ **Figura 38.2 Fixação sacroespinhal**. **(1)** Procidência apical e de compartimento posterior ao final da histerectomia vaginal. Observam-se os pontos da sutura da cúpula vaginal. **(2)** Foi realizada incisão na parede vaginal posterior. As pinças Allis tracionam a parede vaginal posterior incisada e o afastador afasta a parede vaginal anterior. **(3)** A incisão na parede vaginal posterior foi ampliada e inicia-se a dissecção do espaço pararretal à direita. **(4)** Amplia-se a dissecção digitalmente até atingir a espinha isquiática direita. A válvula de Breisky desloca o reto para a esquerda.

(*Continua*) ▶

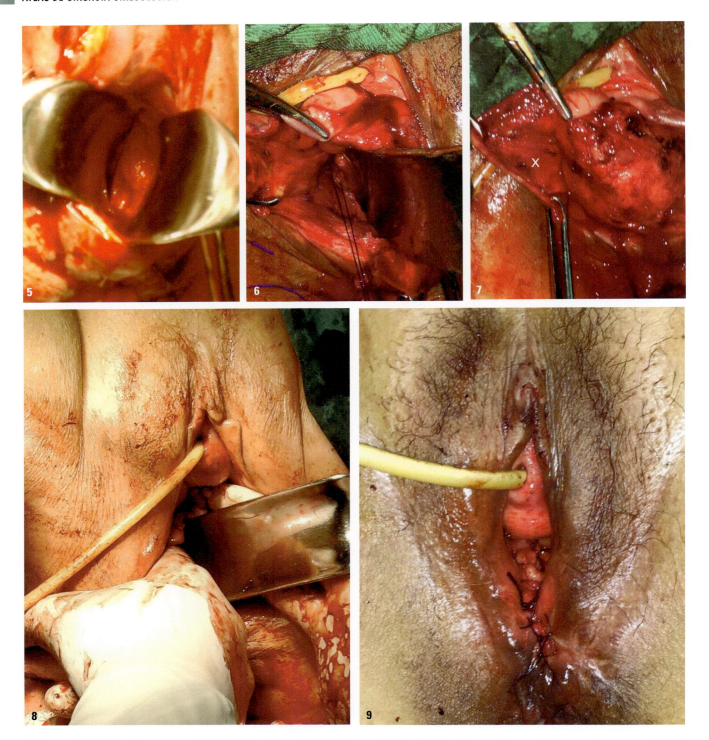

▲ **Figura 38.2 Fixação sacroespinhal.** (*Continuação*) **(5)** Duas válvulas de Breisky expõem o ligamento sacroespinhal direito, cuja visualização é muito difícil. **(6)** Foi passado ponto com fio inabsorvível no ligamento sacroespinhal direito. **(7)** O fio irá transfixar a parede vaginal próximo à cúpula, no local marcado com X, de dentro para fora. **(8)** O fio de polipropileno é amarrado, levando a cúpula ao ligamento sacroespinhal direito. **(9)** Aspecto ao final da cirurgia.

CORREÇÃO DO PROLAPSO DE CÚPULA VAGINAL

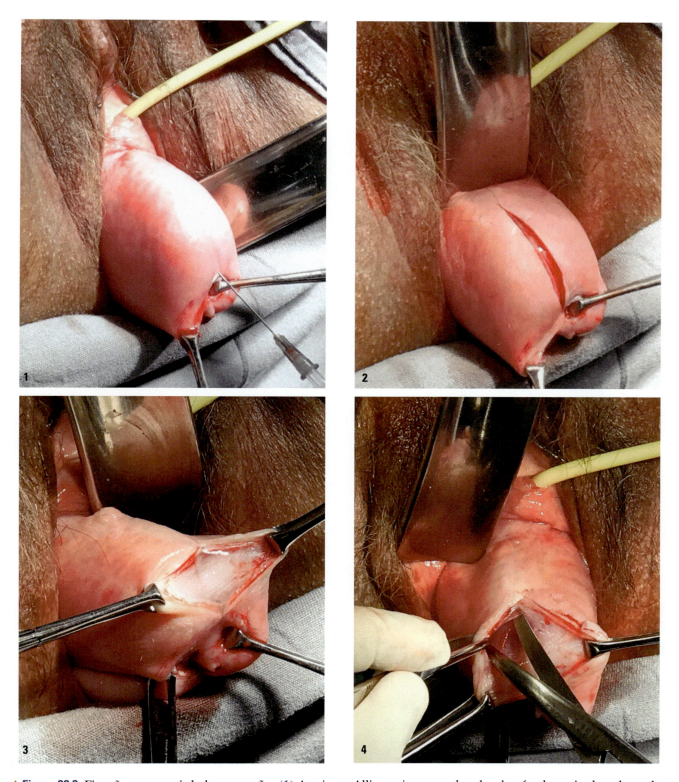

▲ **Figura 38.3** Fixação sacroespinhal com arpão. **(1)** As pinças Allis tracionam as bordas da cúpula vaginal prolapsada e infiltra-se solução de vasoconstritor entre a mucosa e a fáscia pré-vesical. **(2)** Foi feita incisão longitudinal na mucosa da parede vaginal anterior. **(3)** As pinças Allis tracionam as bordas da mucosa vaginal para dissecção do plano correto. Observa-se o aspecto esbranquiçado do tecido infiltrado com a solução vasoconstritora. **(4)** Separação da mucosa vaginal da fáscia endopélvica para atingir a espinha isquiática direita por via anterior. *(Continua)* ▶

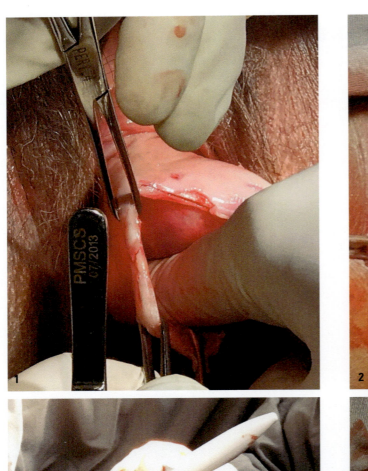
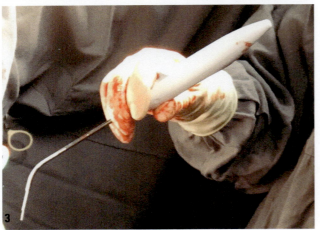
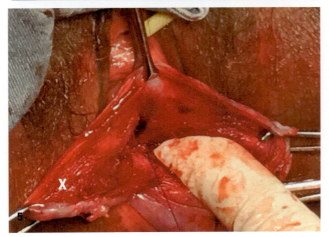
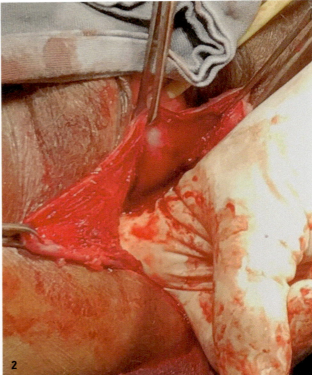
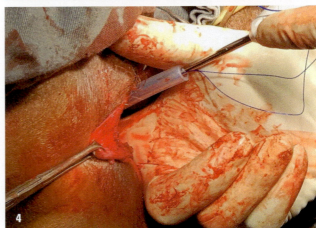

▲ **Figura 38.3** Fixação sacroespinhal com arpão. (*Continuação*) **(5)** Digitodivulsão em direção à espinha isquiática direita. **(6)** O cirurgião atinge a espinha isquiática direita. Observa-se a profundidade da dissecção. **(7)** Arpão usado para levar o fio de polipropileno ao ligamento sacroespinhal. **(8)** O arpão com o fio foi posicionado no ligamento sacroespinhal, com controle digital a 1,5 cm da espinha esquiática. **(9)** O fio foi amarrado ao ligamento e, em seguida, será levado à cúpula vaginal, de dentro para fora, no local marcado com X. A cirurgia prossegue com fechamento da parede vaginal e amarração do fio de polipropileno, levando a cúpula ao ligamento.

CORREÇÃO DO PROLAPSO DE CÚPULA VAGINAL

CUIDADOS PÓS-OPERATÓRIOS

Além dos cuidados habituais de analgesia, recomenda-se manter a sonda vesical até o término do efeito da anestesia regional. Em geral, não se recomenda o uso de tampão vaginal após o procedimento. Porém, se houver sangramento maior e o tampão for mantido, a sonda vesical deverá permanecer, sendo retirada 24 horas após o procedimento para extraí-lo ou na manhã seguinte.

A paciente deverá evitar esforços abdominais e relação sexual por 60 dias. Não é permitido banho de imersão por 40 dias.

MODELO DE DESCRIÇÃO CIRÚRGICA

HOSPITAL
DESCRIÇÃO DE CIRURGIA

DATA
HORÁRIO DE INÍCIO
HORÁRIO DE TÉRMINO

NOME DO PACIENTE...PRONTUÁRIO..................................

CIRURGIÃO...CRM..................................
1º auxiliar...CRM..................................
2º auxiliar...CRM..................................
3º auxiliar...CRM..................................
Anestesista...CRM..................................
Instrumentador...............................

DIAGNÓSTICO PRÉ-OPERATÓRIO
Prolapso de cúpula vaginal

CIRURGIA PROPOSTA
Fixação sacroespinhal da cúpula vaginal

DIAGNÓSTICO PÓS-OPERATÓRIO
O mesmo

DESCRIÇÃO DA CIRURGIA
1. Paciente em posição ginecológica, sob anestesia ....
2. Antissepsia e assepsia com .... e colocação de campos estéreis
3. Passagem de sonda vesical de demora número ......
4. Infiltração com solução vasoconstrictora das paredes vaginais direcionando também para ambas as espinhas esquiáticas
5. Incisão longitudinal da parede vaginal anterior com bisturi de aproximadamente 5 cm
6. Divulsão da parede vaginal com manobra de afastamento transverso com pinça Allis
7. Dissecção das paredes vaginais com tesoura curva e manobra digital até palpação e visualização das espinha esquiática e ligamento sacroespinhal à direita
8. Correção sítio específica da parede vaginal anterior com pontos de fio ....
9. Passado fio de sutura .... no ligamento sacroespinhal direito e na cúpula vaginal parte interna sem atingir a mucosa vaginal
10. Revisão de hemostasia, cauterização com bisturi elétrico
11. Paciente encaminhada para a recuperação pós-anestésica

CAPÍTULO 38

COMENTÁRIOS DOS EDITORES

A colpossacrofixação abdominal tem como riscos a lesão da artéria sacral mediana, a obstrução intestinal causada pela tela e a infecção. A dissecção da cúpula vaginal deve ser cuidadosa, pelo risco de lesão vesical. Em caso de dúvidas sobre a integridade vesical, a uretrocistoscopia está indicada.

A fixação sacroespinhal pode ser feita bilateral ou unilateralmente (à direita). Opta-se pela fixação unilateral quando não se dispõe de materiais heterólogos, tais como faixa de polipropileno, porta-agulha de Capio ou arpões. É necessária uma dissecção mais ampla e a vagina ficará lateralizada para a direita na fixação unilateral. Quando se utilizam arpões para a fixação bilateral da cúpula vaginal, pode-se optar por inserir uma faixa de polipropileno entre eles ou fixar a cúpula apenas com fio de polipropileno 0.

Atenção especial deve ser dada ao risco de sangramento por lesão dos vasos pudendos nos casos de fixação sacroespinhal. A adequada palpação da espinha isquiática, bem como a passagem do fio 1,5 cm medial a ela minimizam os riscos.

INFORMAÇÕES SUPLEMENTARES

As Tabelas 38.1 e 38.2 a seguir mostram os códigos, valores, número de auxiliares e porte anestésico dos procedimentos descritos nesse capítulo, pelo SUS (Sistema Único de Saúde), pela AMB (Associação Médica Brasileira) e pela CBHPM (Classificação Brasileira Hierarquizada de Procedimentos Médicos).

Os valores estão em reais e variam de acordo com a tabela de pagamento. Assim, pelo SUS (a) incluem todos os honorários médicos e todas as despesas hospitalares ou ambulatoriais; pela AMB (b) incluem apenas o valor dos honorários do cirurgião, em número de CH (coeficiente de honorários) e pela CBHPM (c) incluem apenas o valor dos honorários do cirurgião, em reais, de acordo com o porte cirúrgico (valores aferidos em setembro de 2021). Para mais informações sobre como calcular os valores de honorários da equipe cirúrgica, consulte o ANEXO 1.

TABELA 38.1 Cirurgia (via alta ou baixa) do prolapso de cúpula vaginal.

Tabela	Código	Valor total	Porte	Custo operacional	Número de auxiliares	Porte anestésico
SUS	—	—	—	—	—	—
AMB	45.04.014-1	800 CH[b]	—	—	2	3
CBHPM	3.13.07.02-7	R$ 3092,66[c]	9C	—	2	3

TABELA 38.2 Cirurgia laparoscópica do prolapso de cúpula vaginal.

Tabela	Código	Valor total*	Porte	Custo operacional	Número de auxiliares	Porte anestésico
SUS	—	—	—	—	—	—
AMB	—	—	—	—	—	—
CBHPM	3.13.07.16-7	R$ 3490,67[c]	10C	56,770	2	5

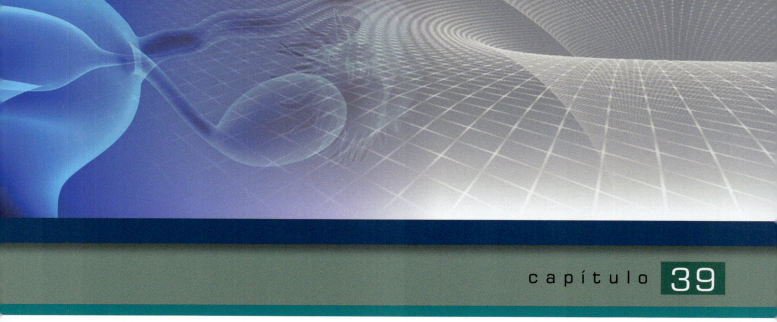

capítulo 39

CULDOPLASTIA

INTRODUÇÃO

A culdoplastia é o procedimento realizado para obliteração da escavação retouterina, particularmente para prevenção de enterocele após histerectomia. Pode ser apenas obliterativa ou oferecer suporte para o ápice vaginal.

As técnicas de Moschcowitz e Halban são realizadas por via abdominal e obliteram a escavação retouterina sem dar suporte adequado ao ápice vaginal. Para suporte do ápice vaginal, utiliza-se a técnica de McCall, por via abdominal ou vaginal. As técnicas de culdoplastia são realizadas imediatamente após a histerectomia, devendo-se tomar cuidado para não angular ou transfixar os ureteres, principalmente quando o procedimento se dá na porção mais alta dos ligamentos uterossacros.

A realização de uretrocistoscopia é mandatória nesses casos para observação da ejaculação de ambos os ureteres.

TÉCNICAS CIRÚRGICAS

Culdoplastia de McCall (plicatura dos ligamentos uterossacros) por via vaginal

1. Ao final da histerectomia vaginal, as estruturas reparadas devem ser identificadas bilateralmente: ligamentos uterossacros, ligamentos redondos e pedículos anexiais (Figura 39-1-1).
2. Passa-se um ponto com fio de poliglactina 0 ou 2-0 transfixando a porção apical vaginal à direita, a 1,5 cm cranialmente à extremidade do ligamento uterossacro direito, e o peritônio, em seguida, o inverso no lado esquerdo (McCall modificado) (Figura 39.1-2).
3. Amarra-se o nó, aproximando os ligamentos e obliterando a escavação retouterina. Pode-se dar de um a três pontos, sendo o mais comum um ponto. Em seguida, realizam-se colporrafia anterior, posterior e perineorrafia, se necessário (Figura 39.1-4).

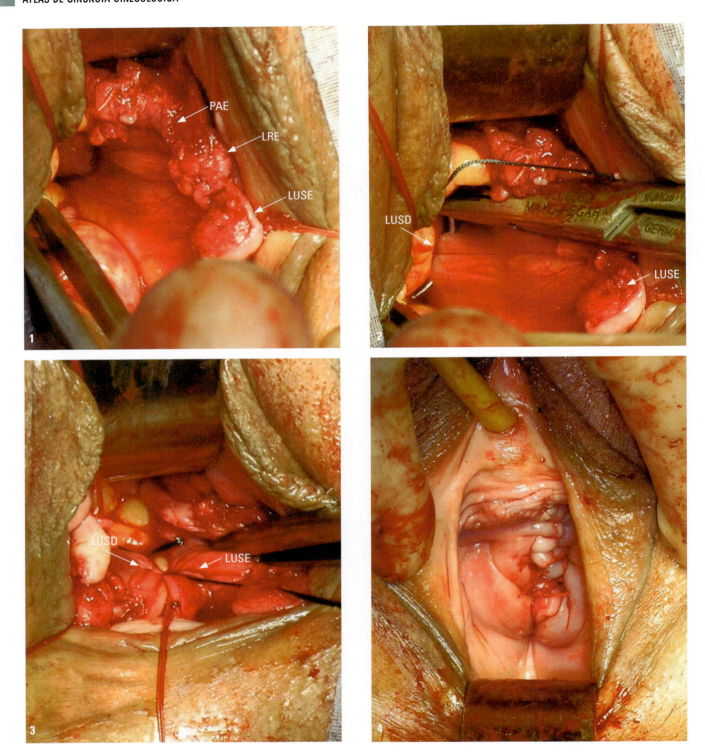

▲ **Figura 39.1 Culdoplastia de McCall por via vaginal.** (1) Ao final da histerectomia vaginal, identificam-se os ligamentos uterossacro esquerdo, redondo esquerdo e o pedículo anexial esquerdo. (2) A agulha transfixa o ligamento uterossacro direito a cerca de 1,5 cm da extremidade reparada. (3) Depois de o fio passar pelo ligamento uterossacro esquerdo, as extremidades do fio são amarradas, obliterando o espaço retouterino. (4) Aspecto ao final da sutura da parede vaginal.

PAE: pedículo anexial esquerdo; LRE: ligamento redondo esquerdo; LUSE: ligamento uterossacro esquerdo; LUSD: ligamento uterossacro direito.

Culdoplastia de McCall (plicatura dos ligamentos uterossacros) por via laparoscópica

1. Após a histerectomia, deve-se identificar a bexiga, os ligamentos uterossacros direito e esquerdo, o reto, os ureteres e a cúpula vaginal (Figura 39.2-1).
2. Na técnica tradicional, um fio de poliglactina 2-0 transfixa as seguintes estruturas: ligamento uterossacro esquerdo, parede posterior da vagina, ligamento uterossacro direito e peritônio sobre o reto (Figura 39.2-2), amarrando-se o nó.
3. Uma técnica modificada envolve a passagem do fio pelas seguintes estruturas: ligamento uterossacro esquerdo, cúpula vaginal de posterior para anterior, cúpula vaginal de anterior para posterior e ligamento uterossacro direito (Figura 39.2-3), amarrando-se o nó (Figura 39.3).

Culdoplastias obliterativas por via laparoscópica

1. Técnica de Halban: entre três e cinco pontos são passados no sentido longitudinal, na serosa do sigmoide, no peritônio sobre o reto e transfixam a parede posterior da vagina (Figura 39.2-4).
2. Técnica de Moschcowitz: são feitas suturas concêntricas envolvendo ligamentos uterossacros, serosa do sigmoide e parede posterior da vagina (Figura 39-2-5).

ORIENTE-SE ESPACIALMENTE

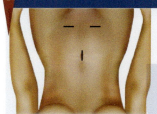

POSIÇÃO DA PACIENTE NAS IMAGENS 39.2-1 A 39.2-5

 FIGURA 39.2 CULDOPLASTIAS POR VIA LAPAROSCÓPICA

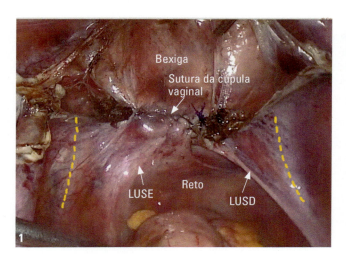
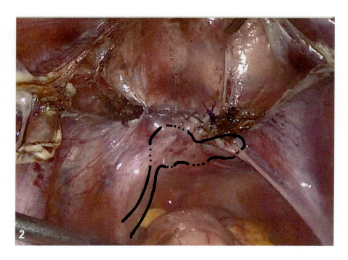

▲**Figura 39.2 Culdoplastias por via laparoscópica.** (1) Visão laparoscópica da pelve ao final da histerectomia. Observam-se a bexiga, a sutura da cúpula vaginal, o reto e os ligamentos uterossacros direito e esquerdo. A linha tracejada em amarelo mostra o trajeto dos ureteres. (2) Culdoplastia de McCall tradicional: o fio passa pelo ligamento uterossacro esquerdo, parede posterior da vagina, ligamento uterossacro direito e peritônio sobre o reto, sendo amarrado ao final.

LUSE: ligamento uterossacro esquerdo; LUSD: Ligamento uterosacro direito.

(*Continua*) ▶

ATLAS DE CIRURGIA GINECOLÓGICA

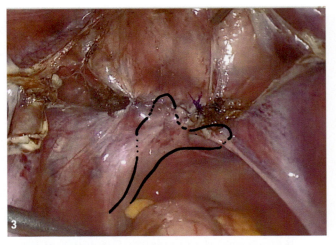
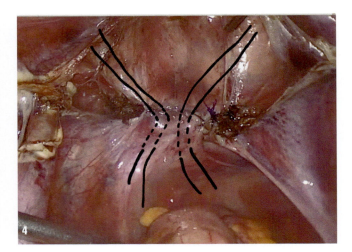
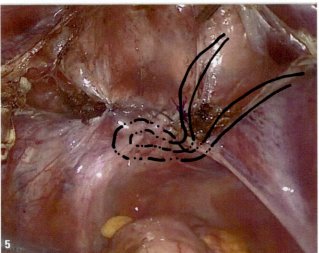

▲ **Figura 39.2 Culdoplastias por via laparoscópica.** (*Continuação*) **(3)** Culdoplastia de McCall modificada: passagem do fio pelo ligamento uterossacro esquerdo, cúpula vaginal de posterior para anterior, cúpula vaginal de anterior para posterior e ligamento uterossacro direito, amarrando-se ao final. **(4)** Culdoplastia de Halban: pontos passados no sentido longitudinal, na serosa do sigmoide, no peritônio sobre o reto e na parede posterior da vagina. **(5)** Culdoplastia de Moschcowitz: suturas concêntricas entre ligamentos uterossacros, serosa do sigmoide e parede posterior da vagina.

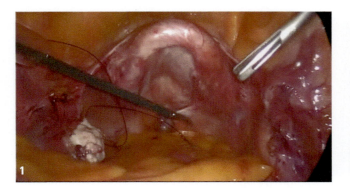
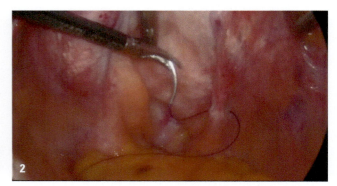

▲ **Figura 39.3 Culdoplasita de MacCall modificada laparoscópica.** **(1)** Identificação da cúpula vaginal que está elevada pelo auxiliar com pinça posicionada na vagina, bem como dos ligamentos uterossacros. A pinça segura o ligamento uterossacro direito. **(2)** Passagem do ponto de fio inabsorvível no ligamento uterossacro direito. (*Continua*) ▶

CULDOPLASTIA

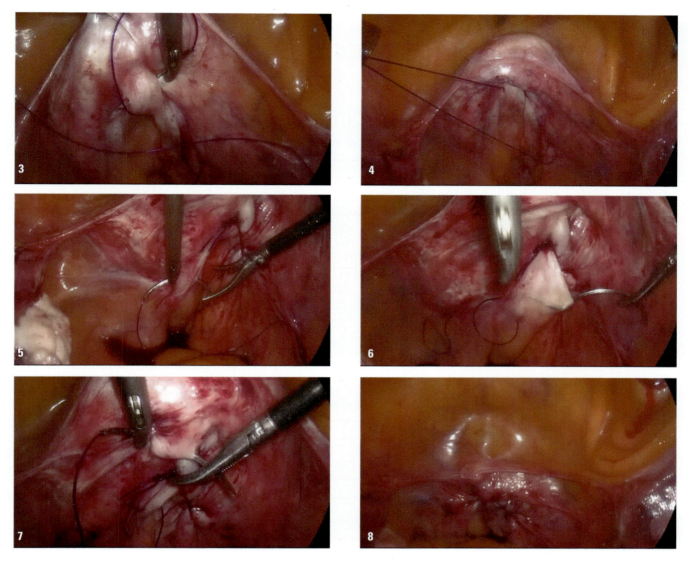

▲ **Figura 39.3 Culdoplasita de MacCall modificada laparoscópica.** (*Continuação*) **(3 e 4)** Passagem do fio pela parede posterior da cúpula vaginal. **(5)** O fio é passado no ligamento uterossacro esquerdo. **(6)** Passa-se o fio no peritônio sobre o reto. **(7)** O fio é novamente passado na cúpula vaginal e amarrado no final. **(8)** Aspecto final da culdoplastia.
LUSD: ligamento uterossacro direito; LUSE: ligamento uterossacro esquerdo; CV: cúpula vaginal; OD: ovário direito; OE: ovário esquerdo.

 ## CUIDADOS PÓS-OPERATÓRIOS

Além dos cuidados relativos à histerectomia, a quantidade e o aspecto da diurese devem ser rigorosamente monitorados no intra e no pós-operatório, pelo risco de angulamento e obstrução ureteral após a culdoplastia, principalmente quando a aproximação dos ligamentos uterossacros ocorre em suas porções mais altas.

MODELO DE DESCRIÇÃO CIRÚRGICA

HOSPITAL
DESCRIÇÃO DE CIRURGIA

DATA

HORÁRIO DE INÍCIO

HORÁRIO DE TÉRMINO

NOME DO PACIENTE...PRONTUÁRIO..

CIRURGIÃO...CRM...
1º auxiliar..CRM...
2º auxiliar..CRM...
3º auxiliar..CRM...
Anestesista...CRM...
Instrumentador..

DIAGNÓSTICO PRÉ-OPERATÓRIO
Prolapso uterino estadio IV

CIRURGIA PROPOSTA
Histerectomia vaginal com culdoplastia de McCall

DIAGNÓSTICO PÓS-OPERATÓRIO
O mesmo

DESCRIÇÃO DA CIRURGIA
1. (Descrição da histerectomia vaginal).
2. Identificados os ligamentos uterossacros reparados à direita e à esquerda.
3. Passado ponto de poliglactina 0 a 1,5 cm a cada lado dos ligamentos uterossacros e aproximados com nó.
4. Citoscopia de controle mostra ambos os meatos uretereais pérvios com saída de urina.
5. (Descrição da colporrafia e perineorrafia).

COMENTÁRIOS DOS EDITORES

As técnicas obliterativas podem ser usadas na prevenção de enterocele pós-histerectomia abdominal ou videolaparoscópica, porém nem sempre são realizadas.

A fixação da cúpula vaginal com plicatura dos uterossacros, conhecida como culdoplastia de McCall, é frequentemente usada na correção do prolapso genital apical, particularmente após a histerectomia vaginal.

O angulamento ureteral é uma das mais frequentes complicações da culdoplastia. Recomenda-se a realização de uretrocistoscopia no intraoperatório, com observação dos jatos de urina pelos ureteres, para afastar essa complicação. O uso de corantes urinários ou soluções hiperglicemiantes, por via endovenosa, auxilia na identificação da perviedade dos ureteres.

INFORMAÇÕES SUPLEMENTARES

As Tabelas 39.1 e 39.2 a seguir mostram os códigos, valores, número de auxiliares e porte anestésico dos procedimentos descritos nesse capítulo, pelo SUS (Sistema Único de Saúde), pela AMB (Associação Médica Brasileira) e pela CBHPM (Classificação Brasileira Hierarquizada de Procedimentos Médicos).

Os valores estão em reais e variam de acordo com a tabela de pagamento. Assim, pelo SUS (a) incluem todos os honorários médicos e todas as despesas hospitalares ou ambulatoriais; pela AMB (b) incluem apenas o valor dos honorários do cirurgião, em número de CH (coeficiente de honorários) e pela CBHPM (c) incluem apenas o valor dos honorários do cirurgião, em reais, de acordo com o porte cirúrgico (valores aferidos em setembro de 2021). Para mais informações sobre como calcular os valores de honorários da equipe cirúrgica, consulte o ANEXO 1

TABELA 39.1 Culdoplastia.

Tabela	Código	Valor total	Porte	Custo operacional	Número de auxiliares	Porte anestésico
SUS	—	—	—	—	—	—
AMB	—	—	—	—	—	—
CBHPM	3.13.07.03-5	R$ 3092,66^c	9C	—	2	3

TABELA 39.2 Culdoplastia laparoscópica.

Tabela	Código	Valor total	Porte	Custo operacional	Número de auxiliares	Porte anestésico
SUS	—	—	—	—	—	—
AMB	—	—	—	—	—	—
CBHPM	3.13.07.17-5	R$ 3490,67^c	10C	56,770	2	5

capítulo 40

ENDOMETRIOSE PERITONEAL. TRATAMENTO CIRÚRGICO

INTRODUÇÃO

A ressecção ou fulguração de focos de endometriose implantados no peritônio faz parte do tratamento cirúrgico da doença. A via de acesso preferencial é a laparoscópica.

Frequentemente, implantes assintomáticos podem ser encontrados em cirurgias para outras afecções, como ooforoplastias ou laqueaduras. Recomenda-se tratar (ressecar ou cauterizar) esses implantes.

Lesões de endometriose profundas acometendo reto, sigmoide ou bexiga devem ser removidas, muitas vezes sendo necessária a retirada de parte desses órgãos, com subsequente reconstrução.

Neste capítulo descrevem-se opções de tratamento da endometriose peritoneal superficial por laparoscopia.

TÉCNICA CIRÚRGICA

Endometriose peritoneal – tratamento cirúrgico

1. Instalam-se a punção umbilical e duas acessórias. O uso de manipulador uterino é recomendável.
2. Os implantes de endometriose apresentam-se em diversos formatos: lesões negras, lesões brancas, falhas peritoneais ou vesículas. Tais lesões causam processo inflamatório e frequentemente cursam com aderências.
3. Implantes muito superficiais podem ser cauterizados e os mais profundos devem ser removidos, incluindo todo o tecido afetado (Figura 40.1).
4. Recomenda-se a remoção completa de todos os focos de endometriose, bem como a liberação de aderências para restabelecer a anatomia adequada da pelve e preservar a função reprodutiva (Figura 40.2).

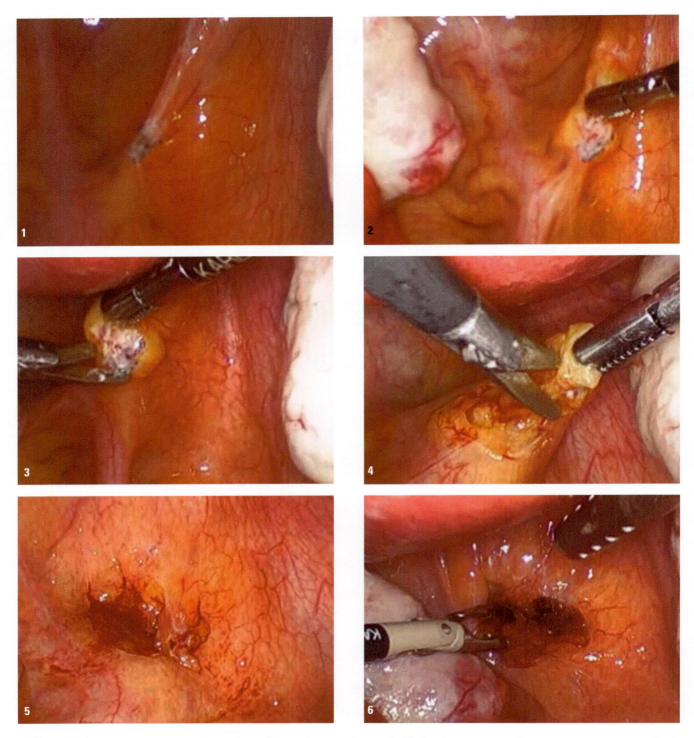

▲ **Figura 40.1 Ressecção de implante de endometriose peritoneal.** (1) Lesão negra em ligamento uterossacro direito. (2 e 3) Uma pinça de apreensão suspende o foco de endometriose e inicia-se o corte com tesoura laparoscópica. (4) Observa-se tecido normal abaixo da área de secção, demonstrando a retirada do foco de endometriose em profundidade. (5) Aspecto ao final da ressecção. (6) O local é cauterizado com energia bipolar.

ENDOMETRIOSE PERITONEAL. TRATAMENTO CIRÚRGICO

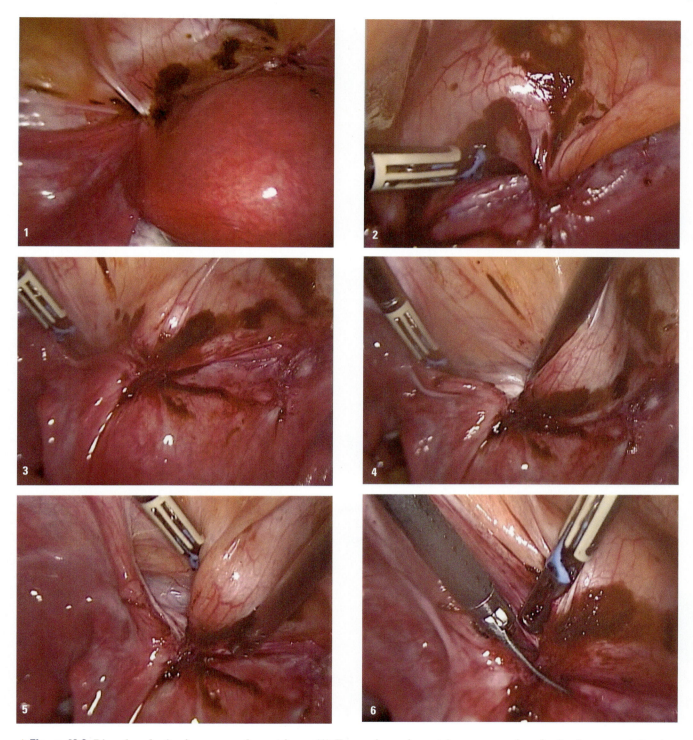

▲ **Figura 40.2 Lise de aderências por endometriose.** (1) Focos de endometriose causando aderências entre a bexiga e a parede anterior do útero. (2 a 4) Dissecção romba entre o peritônio pré-vesical e o útero. Observa-se o descolamento progressivo com pinças. (5) Após a dissecção romba, observa-se aderência mais firme. (6) O tecido aderencial mais espesso é cortado com tesoura e ressecado.

(*Continua*) ▶

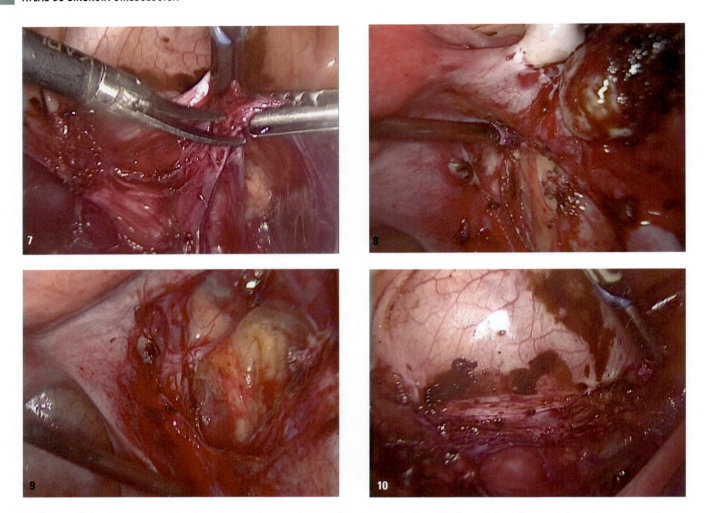

▲**Figura 40.2 Lise de aderências por endometriose.** (*Continuação*) **(7 e 8)** O tecido aderencial mais espesso é cortado com tesoura e ressecado. **(9)** A lesão foi ressecada e observa-se o tecido adiposo retroperitoneal amarelado, de aspecto normal. **(10)** A bexiga foi preenchida com soro fisiológico para testar a integridade das paredes após a dissecção.

CUIDADOS PÓS-OPERATÓRIOS

Os cuidados pós-operatórios são os mesmos indicados para as cirurgias de porte pequeno, como videolaparoscopia. Recomendam-se analgésicos e anti-inflamatórios e cuidados com as incisões.

ENDOMETRIOSE PERITONEAL. TRATAMENTO CIRÚRGICO

MODELO DE DESCRIÇÃO CIRÚRGICA

**HOSPITAL
DESCRIÇÃO DE CIRURGIA**

DATA

HORÁRIO DE INÍCIO

HORÁRIO DE TÉRMINO

NOME DO PACIENTE...PRONTUÁRIO ....

CIRURGIÃO...CRM...
1º auxiliar..CRM...
2º auxiliar..CRM...
3º auxiliar..CRM...
Anestesista..CRM...
Instrumentador..

DIAGNÓSTICO PRÉ-OPERATÓRIO

Dor pélvica crônica

CIRURGIA PROPOSTA

Laparoscopia diagnóstica

DIAGNÓSTICO PÓS-OPERATÓRIO

Tratamento laparoscópico de endometriose peritoneal

DESCRIÇÃO DA CIRURGIA

1. Paciente em posição semiginecológica, sob anestesia ....
2. Antissepsia e assepsia com .... colocação dos campos estéreis, sonda vesical e manipulador uterino.
3. Punção umbilical e duas acessórias, sem intercorrências.
4. Inspeção da cavidade: identificam-se várias lesões negras, sobrelevadas, na pelve, principalmente em escavação retouterina.
5. Prossegue-se com ressecção e cauterização dos focos encontrados.
6. Revisão de hemostasia, retirada do instrumental e encerrado o procedimento.

CAPÍTULO 40

COMENTÁRIOS DOS EDITORES

Este capítulo trata apenas da endometriose peritoneal. Na presença de endometriose profunda, outras técnicas cirúrgicas são indicadas. Nos casos de endometriomas, realiza-se a ressecção completa do cisto, evitando-se cauterização excessiva do ovário. Recomenda-se a manipulação uterina para facilitar a exposição das lesões e a cirurgia.

Para endometriose intestinal, existem três técnicas: *shaving*, ressecção em disco e ressecção segmentar. Todos esses procedimentos podem ser realizados com técnica minimamente invasiva pela videolaparoscopia.

INFORMAÇÕES SUPLEMENTARES

As Tabelas 40.1 e 40.2 a seguir mostram os códigos, valores, número de auxiliares e porte anestésico dos procedimentos descritos nesse capítulo, pelo SUS (Sistema Único de Saúde), pela AMB (Associação Médica Brasileira) e pela CBHPM (Classificação Brasileira Hierarquizada de Procedimentos Médicos).

Os valores estão em reais e variam de acordo com a tabela de pagamento. Assim, pelo SUS (a) incluem todos os honorários médicos e todas as despesas hospitalares ou ambulatoriais; pela AMB (b) incluem apenas o valor dos honorários do cirurgião, em número de CH (coeficiente de honorários) e pela CBHPM (c) incluem apenas o valor dos honorários do cirurgião, em reais, de acordo com o porte cirúrgico (valores aferidos em setembro de 2021). Para mais informações sobre como calcular os valores de honorários da equipe cirúrgica, consulte o ANEXO 1

TABELA 40.1 Endometriose peritoneal: tratamento cirúrgico.

Tabela	Código	Valor total	Porte	Custo operacional	Número de auxiliares	Porte anestésico
SUS	—	—	—	—	—	—
AMB	—	—	—	—	—	—
CBHPM	3.13.07.04-3	R$ 2429,32c	8A	—	2	4

TABELA 40.2 Endometriose peritoneal: tratamento cirúrgico via laparoscópica.

Tabela	Código	Valor total	Porte	Custo operacional	Número de auxiliares	Porte anestésico
SUS	—	—	—	—	—	—
AMB	—	—	—	—	—	—
CBHPM	3.13.07.18-3	R$ 2959,99c	9B	44,610	2	5

capítulo 41

LAPAROSCOPIA DIAGNÓSTICA

I

INTRODUÇÃO

Descreve-se neste capítulo a sistematização do inventário da cavidade abdominal a ser realizado no início de todo procedimento laparoscópico ginecológico.

TÉCNICA CIRÚRGICA

Laparoscopia diagnóstica

1. A paciente é colocada em decúbito dorsal horizontal ou em posição ginecológica, caso seja necessário acesso vaginal para manipulação uterina (ver Capítulo 2 | Preparação para cirurgia).
2. Realiza-se assepsia, colocação de campos estéreis e sondagem vesical com sonda de Foley 12 ou 14 Fr.
3. São feitas as punções umbilical e duas acessórias (ver Capítulo 7 | Incisões cirúrgicas em ginecologia).
4. Inicia-se a avaliação da cavidade abdominal analisando as estruturas abaixo das punções em busca de lesões durante a passagem da agulha de Veress e dos trocartes (Figuras 41.1-1 e 41.1-2).
5. Dá-se seguimento com inventário sistematizado da cavidade abdominal:
   a) visão geral da pelve, analisando útero, anexos, escavação retouterina e cúpula vesical (Figura 41.1-3);
   b) ceco, apêndice, cólons ascendente e transverso (Figuras 41.1-4 e 41.1-5);
   c) fígado, vesícula biliar, cúpulas diafragmáticas, estômago e baço (Figuras 41.1-5 a 41.1-11);
   d) cólon descendente, sigmoide e reto (Figura 41.1-12);
   e) omento, alças de delgado e superfície peritoneal (Figuras 41.1-13 a 41.1-18).
6. Pinças auxiliares são usadas para afastar ou mobilizar os órgãos abdominais à procura de lesões.

ATLAS DE CIRURGIA GINECOLÓGICA

7. Todas as alterações identificadas devem ser descritas.
8. Para pesquisa de permeabilidade tubária, pode-se realizar a cromotubagem, que consiste em injetar corante pelo orifício cervical e observar seu extravasamento pelas tubas (Figura 41.2).
9. Para procedimentos ginecológicos, coloca-se a paciente em posição de Trendelenburg para afastar as alças da pelve e prossegue-se com o procedimento proposto.

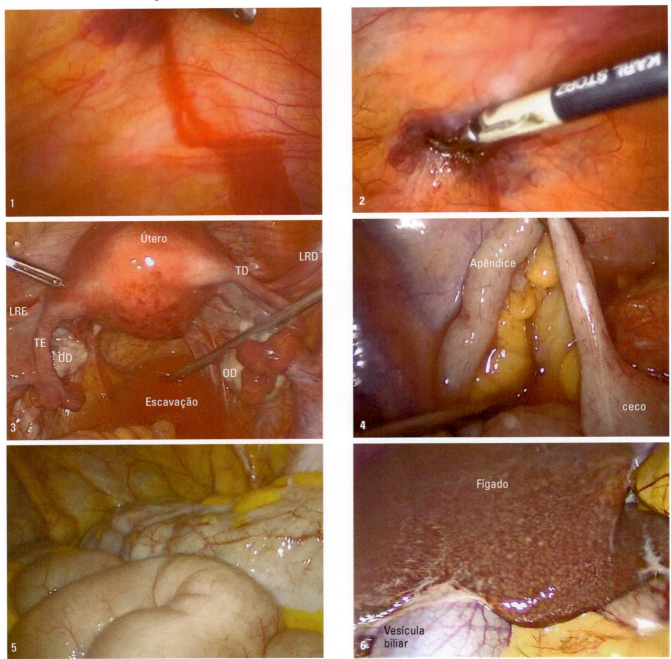

▲Figura 41.1 **Laparoscopia diagnóstica.** (1) Identificação de sangramento no local da passagem do trocarte. (2) Cauterização do sangramento com pinça bipolar. (3) Visão panorâmica da pelve identificando útero, ovários direito e esquerdo, tubas uterinas direita e esquerda, ligamentos redondos direito e esquerdo. (4) Ceco e apêndice. (5) Colón ascendente. (6) Fígado e vesícula biliar. *(Continua)* ▶

TD: tuba direita; OD: ovário direito; TE: tuba esquerda; OE: ovário esquerdo; LRE: ligamento redondo esquerdo; LRD: ligamento redondo direito.

LAPAROSCOPIA DIAGNÓSTICA

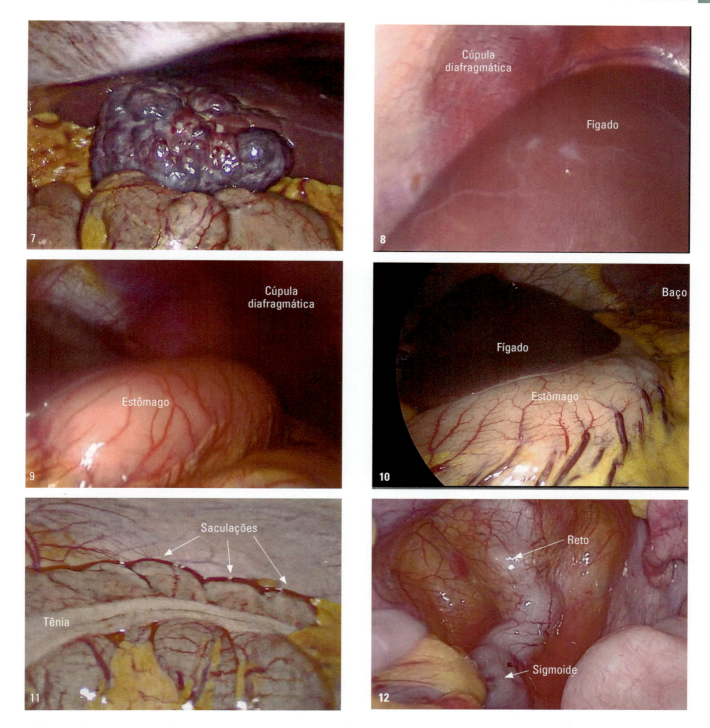

▲ **Figura 41.1 Laparoscopia diagnóstica.** *(Continuação)* **(7)** Tumor na superfície hepática. **(8)** Cúpula diafragmática esquerda. **(9)** Cúpula diafragmática direita e estômago dilatado. **(10)** Estômago esvaziado após passagem de sonda orogástrica, fígado e baço. **(11)** Cólon transverso. Observa-se o espessamento muscular característico (tênia) e as saculaçãoes. **(12)** Sigmoide e reto.

(Continua) ▶

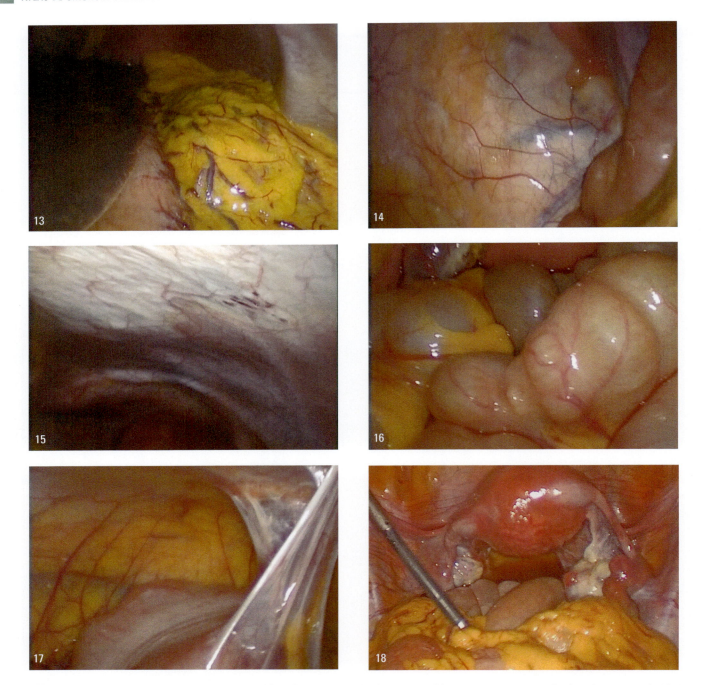

▲ **Figura 41.1 Laparoscopia diagnóstica.** (*Continuação*) (13) Omento. Observa-se sua vascularização normal. (14) Superfície peritoneal. (15). Pequenos implantes de endometriose na superfície peritoneal. (16) Alças de intestino delgado. (17) Aderência frouxa entre a parede abdominal e alça intestinal. (18) líquido livre na escavação retouterina.

(*Continua*) ▶

LAPAROSCOPIA DIAGNÓSTICA

ORIENTE-SE ESPACIALMENTE

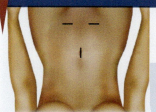

POSIÇÃO DA PACIENTE NAS IMAGENS 41.2.1 A 41.2.5

FIGURA 41.2 | CROMOTUBAGEM

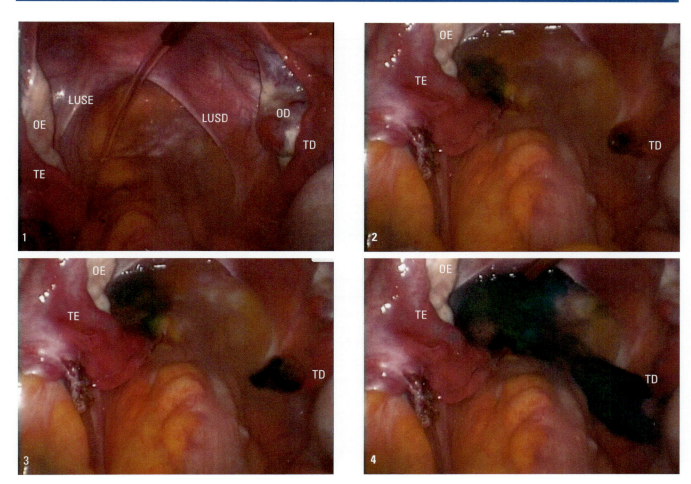

▲ **Figura 41.2 Cromotubagem.** (**1**) Preenchimento da escavação retouterina com líquido. (**2**) Observa-se o extravasamento progressivo do contraste azulado, injetado pelo útero, através das tubas uterinas, demonstrando perviedade de ambas. (**3 a 5**) Observa-se o extravasamento progressivo do contraste azulado, injetado pelo útero, através das tubas uterinas, demonstrando perviedade de ambas.

TD: tuba direita; OD: ovário direito; TE: tuba esquerda; OE: ovário esquerdo; LUSE: ligamento uterossacro esquerdo; LUSD: ligamento uterossacro direito.

CUIDADOS PÓS-OPERATÓRIOS

Os cuidados pós-operatórios devem ser direcionados à cirurgia principal. Caso o procedimento tenha sido somente diagnóstico, recomenda-se apenas o uso de analgésicos e anti-inflamatórios.

ATLAS DE CIRURGIA GINECOLÓGICA

MODELO DE DESCRIÇÃO CIRÚRGICA

HOSPITAL
DESCRIÇÃO DE CIRURGIA

DATA

HORÁRIO DE INÍCIO

HORÁRIO DE TÉRMINO

NOME DO PACIENTE...PRONTUÁRIO..............................
CIRURGIÃO..CRM..
1º auxiliar...CRM..
2º auxiliar...CRM..
3º auxiliar...CRM..
Anestesista...CRM..
Instrumentador...

DIAGNÓSTICO PRÉ-OPERATÓRIO
Infertilidade

CIRURGIA PROPOSTA
Laparoscopia diagnóstica

DIAGNÓSTICO PÓS-OPERATÓRIO
Aderências pélvicas

DESCRIÇÃO DA CIRURGIA
1. Paciente em decúbito dorsal horizontal, sob anestesia ....
2. Antissepsia e assepsia com .... e colocação de campos estéreis.
3. Punção umbilical e duas acessórias, sem intercorrências.
4. Inspeção da cavidade: útero e ovários normais, presença de aderências frouxas entre parede pélvica e alças de delgado.
5. Andar superior do abdome sem alterações.
6. Desfeitas aderências com uso de energia bipolar.
7. Revisão sistemática da cavidade peritoneal, sem lesões.
8. Realizada cromotubagem, evidenciado extravasamento de contraste bilateral.
9. Revisão de hemostasia, retirada do instrumental e encerrado o procedimento.

COMENTÁRIOS DOS EDITORES

Com o evoluir dos exames de imagem pré-operatórios, raramente se realiza uma laparoscopia com finalidade apenas diagnóstica. Em geral, ao se realizar esse procedimento, também se faz o tratamento da afecção.

INFORMAÇÕES SUPLEMENTARES

A Tabela 41.1 a seguir mostra os códigos, valores, número de auxiliares e porte anestésico dos procedimentos descritos nesse capítulo, pelo SUS (Sistema Único de Saúde), pela AMB (Associação Médica Brasileira) e pela CBHPM (Classificação Brasileira Hierarquizada de Procedimentos Médicos).

Os valores estão em reais e variam de acordo com a tabela de pagamento. Assim, pelo SUS (a) incluem todos os honorários médicos e todas as despesas hospitalares ou ambulatoriais; pela AMB (b) incluem apenas o valor dos honorários do cirurgião, em número de CH (coeficiente de honorários) e pela CBHPM (c) incluem apenas o valor dos honorários do cirurgião, em reais, de acordo com o porte cirúrgico (valores aferidos em setembro de 2021). Para mais informações sobre como calcular os valores de honorários da equipe cirúrgica, consulte o ANEXO 1

TABELA 41.1 Laparoscopia diagnóstica com ou sem biópsia.

Tabela	Código	Valor total	Porte	Custo operacional	Número de auxiliares	Porte anestésico
SUS	02.09.01.006-1	R$ 95,00[a]	—	—	—	—
TUSS	45.01.004-8	300 CH[b]	—	—	1	2
CBHPM	3.13.07.06-0	R$ 2429,32[c]	8A	—	1	4

CAPÍTULO 41

capítulo 42

LIBERAÇÃO DE ADERÊNCIAS PÉLVICAS

INTRODUÇÃO

A lise de aderências pélvicas deve ser realizada sempre que houver esse achado em qualquer procedimento cirúrgico ginecológico, seja por laparotomia ou laparoscopia.

Em geral, as aderências ocorrem em pacientes com antecedente de cirurgia abdominal prévia, ou de processos inflamatórios, como endometriose ou doença inflamatória pélvica.

Por serem dos mais variados tipos e se formarem entre diversas estruturas, não há técnica cirúrgica padronizada para a ressecção das aderências.

Descrevem-se, com exemplos, as principais técnicas de remoção de aderências pélvicas.

TÉCNICA CIRÚRGICA

Liberação de aderências pélvicas

1. Por laparoscopia ou laparotômica, observam-se cuidadosamente as estruturas pélvicas e abdominais. É fundamental identificar corretamente os órgãos envolvidos para evitar lesões iatrogênicas durante a lise das aderências.
2. Aderências membranosas podem ser desfeitas por meio de dissecção romba, cauterizando-se eventuais pontos de sangramento.
3. Aderências firmes ou espessas devem ser cortadas com tesoura ou energia mono ou bipolar, sempre longe de órgãos como bexiga ou intestinos. É recomendado que se faça dissecção em camadas com tesoura, abrindo e fechando as lâminas para expor e preservar eventuais estruturas nobres permeando as aderências.
4. Aderências do omento podem requerer pinçamento, secção e sutura das suas bordas.

ATLAS DE CIRURGIA GINECOLÓGICA

ORIENTE-SE ESPACIALMENTE

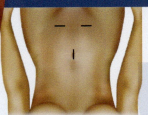

POSIÇÃO DA PACIENTE NAS IMAGENS 42.1-1 A 42.1-5

 FIGURA 42.1 | **LIBERAÇÃO DE ADERÊNCIAS ENTRE OMENTO E PAREDE ABDOMINAL**

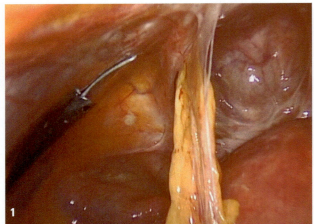

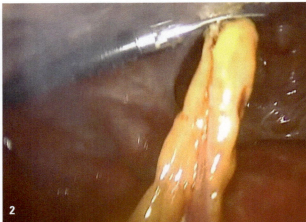

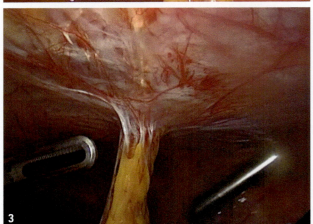

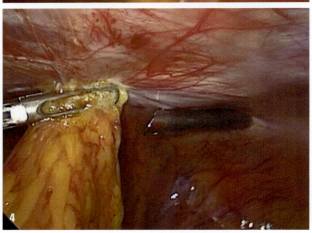

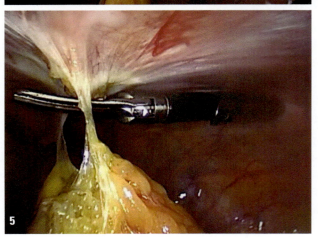

▲**Figura 42.1 Liberação de aderências entre omento e parede abdominal.** (1) Observa-se o omento aderido à parede anterior do abdome. (2) A tesoura acoplada ao dispositivo de energia secciona o omento junto à parede abdominal, para evitar proximidade com o intestino. (3) Outro exemplo de omento aderido à parede abdominal. (4) O bisturi elétrico cauteriza a aderência junto à parede abdominal. (5) Com tesoura, a aderência é liberada.

LIBERAÇÃO DE ADERÊNCIAS PÉLVICAS

ORIENTE-SE ESPACIALMENTE

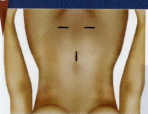

POSIÇÃO DA PACIENTE NAS IMAGENS 41.2-1 A 41.2-5

 FIGURA 42.2 | LIBERAÇÃO DE ADERÊNCIAS ENTRE OMENTO E ÚTERO

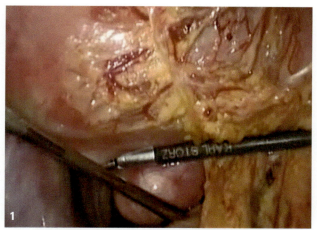
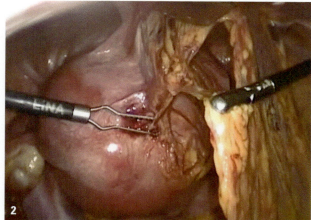
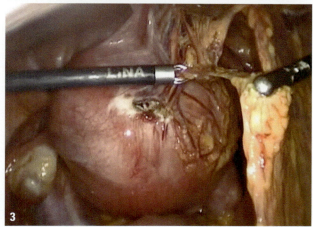
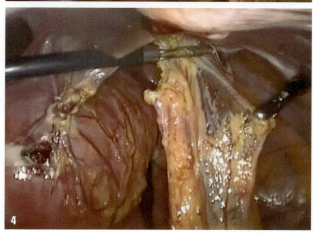
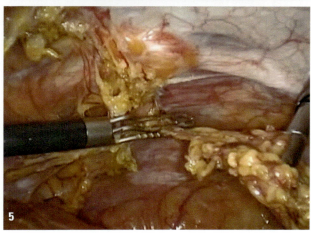

▲ **Figura 42.2 Liberação de aderências entre omento e útero.** (1) Observa-se o útero envolvido por aderências com o omento. (2) O omento é tracionado com pinça de apreensão e cauteriza-se a aderência próximo ao útero. (3 e 4) Secção da aderência sempre perto do útero ou da parede abdominal. (5) Finalização da secção da aderência.

ATLAS DE CIRURGIA GINECOLÓGICA

ORIENTE-SE ESPACIALMENTE

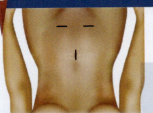

POSIÇÃO DA PACIENTE NAS IMAGENS 41.3-1 A 41.3-4

 FIGURA 42.3 | **LISE DE ADERÊNCIAS FROUXAS POR DOENÇA INFLAMATÓRIA PÉLVICA AGUDA**

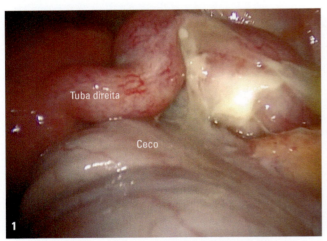
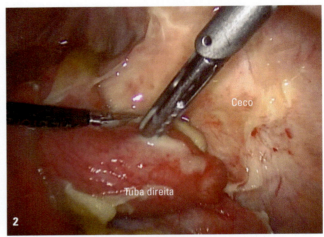
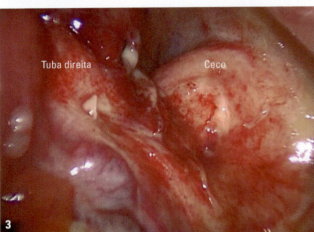
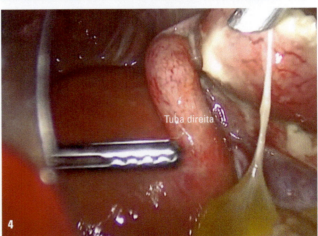

▲ **Figura 42.3 Lise de aderências frouxas por doença inflamatória pélvica aguda.** (1) Imagem da pelve com abscesso tubário à direita. Observa-se secreção purulenta e aderências entre anexo direito e ceco. (2 e 3) Separação da tuba direita das demais estruturas por meio de dissecção romba. (4) Tuba isolada para início da salpingectomia.

LIBERAÇÃO DE ADERÊNCIAS PÉLVICAS

ORIENTE-SE ESPACIALMENTE

POSIÇÃO DA PACIENTE NAS IMAGENS 41.4-1 A 41.4-4

FIGURA 42.4 | LISE DE ADERÊNCIAS EM CAMADAS

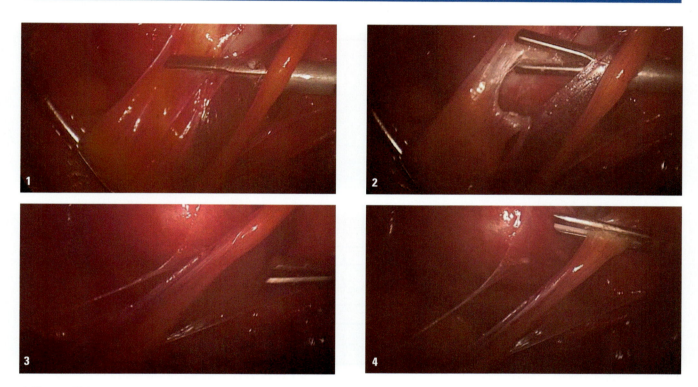

▲ **Figura 42.4 Lise de aderências em camadas. (1)** Aderências extensas entre a parede posterior do útero e o sigmoide. **(2)** Foi feita divulsão em camadas das aderências com secção junto ao útero. **(3 e 4)** Demais aderências são cauterizadas e seccionadas.

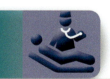

CUIDADOS PÓS-OPERATÓRIOS

Recomendam-se cuidados pós-operatórios equivalentes aos da cirurgia programada em que as aderências foram encontradas.

CAPÍTULO 42

ATLAS DE CIRURGIA GINECOLÓGICA

MODELO DE DESCRIÇÃO CIRÚRGICA

HOSPITAL
DESCRIÇÃO DE CIRURGIA

DATA

HORÁRIO DE INÍCIO

HORÁRIO DE TÉRMINO

NOME DO PACIENTE...PRONTUÁRIO..

CIRURGIÃO...CRM..
1º auxiliar...CRM..
2º auxiliar...CRM..
3º auxiliar...CRM..
Anestesista..CRM..
Instrumentador...

DIAGNÓSTICO PRÉ-OPERATÓRIO
Dor pélvica crônica

CIRURGIA PROPOSTA
Laparoscopia diagnóstica

DIAGNÓSTICO PÓS-OPERATÓRIO
O mesmo

DESCRIÇÃO DA CIRURGIA
1. Paciente em decúbito dorsal horizontal, sob anestesia ....
2. Antissepsia e assepsia com .... e colocação de campos estéreis.
3. Punção umbilical e duas acessórias, sem intercorrências.
4. Identificam-se aderências firmes entre útero e alças de delgado. Aderências frouxas entre tubas e ovários.
5. Por meio de dissecção cortante e com energia, separam-se as traves fibrosas entre útero e alças.
6. Desfeitas aderências frouxas por meio de dissecção romba.
7. Revisão de hemostasia, retirada do instrumental e encerrado o procedimento.

554

CAPÍTULO 42

LIBERAÇÃO DE ADERÊNCIAS PÉLVICAS

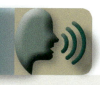

COMENTÁRIOS DOS EDITORES

Durante a dissecção e secção de aderências, sempre se deve observar a ponta da tesoura, e o corte deve ser feito junto ao útero ou à parede abdominal, nunca próximo ao intestino ou à bexiga, para evitar lesões térmicas ou cortantes.

O uso de energia deve ser o mínimo necessário para hemostasia, visando o menor processo inflamatório local possível, evitando a formação de novas aderências.

Agentes hemostáticos ou selantes também podem ser utilizados para recobrir áreas cruentas, com a mesma finalidade.

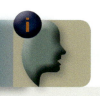

INFORMAÇÕES SUPLEMENTARES

As Tabelas 42.1 e 42.2 a seguir mostram os códigos, valores, número de auxiliares e porte anestésico dos procedimentos descritos nesse capítulo, pelo SUS (Sistema Único de Saúde), pela AMB (Associação Médica Brasileira) e pela CBHPM (Classificação Brasileira Hierarquizada de Procedimentos Médicos).

Os valores estão em reais e variam de acordo com a tabela de pagamento. Assim, pelo SUS (a) incluem todos os honorários médicos e todas as despesas hospitalares ou ambulatoriais; pela AMB (b) incluem apenas o valor dos honorários do cirurgião, em número de CH (coeficiente de honorários) e pela CBHPM (c) incluem apenas o valor dos honorários do cirurgião, em reais, de acordo com o porte cirúrgico (valores aferidos em setembro de 2021). Para mais informações sobre como calcular os valores de honorários da equipe cirúrgica, consulte o ANEXO 1

TABELA 42.1 Liberação de aderências pélvicas com ou sem ressecção de cistos peritoneais ou salpingólise.

Tabela	Código	Valor total*	Porte	Custo operacional	Número de auxiliares	Porte anestésico
SUS	04.07.04.018-8	R$ 829,06[a]	—	—	—	—
AMB	45.11.001-8	800 CH[b]	—	—	1	4
CBHPM	3.13.07.07-8	R$ 1633,30[c]	6A	—	1	4

TABELA 42.2 Liberação laparoscópica de aderências pélvicas com ou sem ressecção de cistos peritoneais ou salpingólise.

Tabela	Código	Valor total*	Porte	Custo operacional	Número de auxiliares	Porte anestésico
SUS	—	—	—	—	—	—
AMB	—	—	—	—	—	—
CBHPM	3.13.07.20-5	R$ 2031,31[c]	7A	36,500	1	5

CAPÍTULO 42

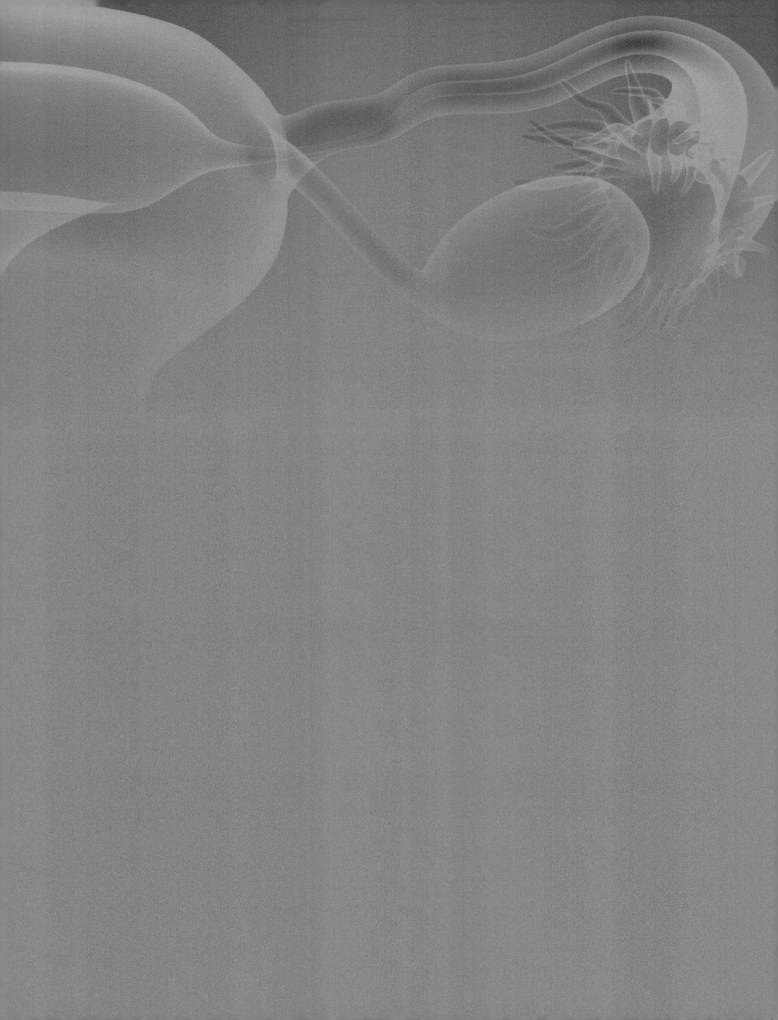

capítulo 43

OMENTECTOMIA INFRACÓLICA

INTRODUÇÃO

Omentectomia é parte da cirurgia oncológica pélvica realizada particularmente nos casos de neoplasia maligna tubo-ovariana-peritoneal ou endometrial. Pode ser feita como parte do estadiamento cirúrgico ou como citorredução em casos de omento infiltrado por neoplasia.

A retirada do omento pode ocorrer por laparotomia ou laparoscopia, sendo seguidos os mesmos passos dessas técnicas, com instrumental apropriado à via de acesso.

TÉCNICA CIRÚRGICA

Omentectomia infracólica

1. O omento é tracionado levemente, expondo a junção com o cólon transverso (Figura 43.1-1).
2. Com bisturi elétrico, secciona-se a porção avascular próximo ao cólon, formando pontes de tecido que contêm os vasos sanguíneos (Figura 43.1-2).
3. Os vasos maiores são ligados com pinças Kelly ou Mixter, seccionados e ligados com fio de poliglactina ou de algodão 0 ou 2-0 (Figuras 43.1-3 a 43.1-7). Na omentectomia laparoscópica, utiliza-se o selamento dos vasos sanguineos ao invés de ligaduras com fios. Pode-se realizar a técnica com bipolar e secção com tesoura ou utilizar bipolar inteligente.
4. A peça é encaminhada para exame anatomopatológico (Figura 43.1-8).

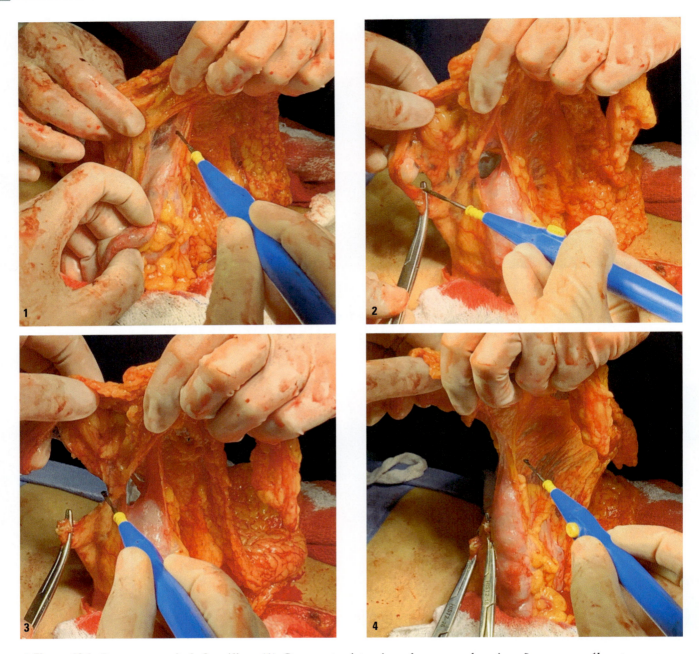

▲ **Figura 43.1 Omentectomia infracólica.** **(1)** O omento é tracionado, expondo a junção com o cólon transverso. Observa-se a região avascular que será seccionada com o bisturi elétrico. **(2)** Abertura na porção avascular do omento, próxima ao cólon transverso. É importante manter o cólon sempre visível, evitando lesões inadvertidas. A pinça Kelly liga um vaso do omento, que será seccionado com bisturi elétrico. **(3)** O vaso pinçado foi seccionado e a dissecção prossegue. **(4)** Prossegue-se com a separação entre o omento e o cólon, pinçando-se e seccionando-se os vasos à medida que são localizados.

(*Continua*) ▶

OMENTECTOMIA INFRACÓLICA

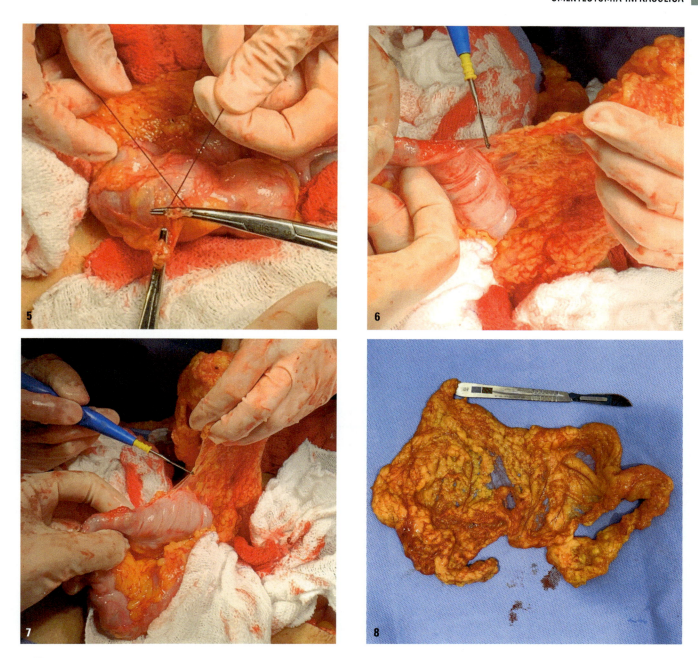

▲ **Figura 43.1 Omentectomia infracólica.** *(Continuação)* **(5)** São feitas as ligaduras dos vasos seccionados com fio de algodão e as pinças são retiradas. **(6 e 7)** Prossegue-se a incisão do omento próximo ao cólon. **(8)** Peça final que será enviada para exame anatomopatológico.

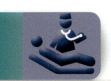 ## CUIDADOS PÓS-OPERATÓRIOS

Como a omentectomia é realizada concomitantemente com a cirurgia oncológica, os cuidados pós-operatórios seguem os indicados para a cirurgia principal.

CAPÍTULO 43   559

ATLAS DE CIRURGIA GINECOLÓGICA

MODELO DE DESCRIÇÃO CIRÚRGICA

HOSPITAL
DESCRIÇÃO DE CIRURGIA

DATA

HORÁRIO DE INÍCIO

HORÁRIO DE TÉRMINO

NOME DO PACIENTE...PRONTUÁRIO.................................

CIRURGIÃO...CRM..
1º auxiliar..CRM..
2º auxiliar..CRM..
3º auxiliar..CRM..
Anestesista...CRM..
Instrumentador

DIAGNÓSTICO PRÉ-OPERATÓRIO
Tumor de ovário

CIRURGIA PROPOSTA
Laparotomia exploradora

DIAGNÓSTICO PÓS-OPERATÓRIO
O mesmo

DESCRIÇÃO DA CIRURGIA

1. (Descrição da cirurgia principal: histerectomia total e anexcetomia bilateral).
2. Observa-se o omento sem lesões macroscópicas.
3. Traciona-se o omento e identifica-se sua junção com o colo transverso.
4. Realizam-se ligadura e secção dos vasos sanguíneos, separando-se o omento do cólon e retirando sua a porção infracólica.
5. (Descrição dos demais passos da laparotomia).

COMENTÁRIOS DOS EDITORES

A omentectomia faz parte do estadiamento cirúrgico do câncer de ovário (tubo-ovariano-peritoneal) e de endométrio com tipo histológico adverso (seroso, células claras e carcinossarcoma) e também da cirurgia de citorredução ótima.

A presença de neoplasia no omento indica doença peritoneal, ou seja, de estágio avançado, com impacto direto nas opções terapêuticas.

INFORMAÇÕES SUPLEMENTARES

As Tabelas 43.1 e 43.2 a seguir mostram os códigos, valores, número de auxiliares e porte anestésico dos procedimentos descritos nesse capítulo, pelo SUS (Sistema Único de Saúde), pela AMB (Associação Médica Brasileira) e pela CBHPM (Classificação Brasileira Hierarquizada de Procedimentos Médicos).

Os valores estão em reais e variam de acordo com a tabela de pagamento. Assim, pelo SUS (a) incluem todos os honorários médicos e todas as despesas hospitalares ou ambulatoriais; pela AMB (b) incluem apenas o valor dos honorários do cirurgião, em número de CH (coeficiente de honorários) e pela CBHPM (c) incluem apenas o valor dos honorários do cirurgião, em reais, de acordo com o porte cirúrgico (valores aferidos em sembro de 2021). Para mais informações sobre como calcular os valores de honorários da equipe cirúrgica, consulte o ANEXO 1.

TABELA 43.1 Valores para a realização de omentectomia.

Tabela	Código	Valor total*	Porte	Custo operacional	Número de auxiliares	Porte anestésico
SUS	04.16.04.020-9#	4551,80[a]	—	—	—	—
AMB	—	—	—	—	—	—
CBHPM	3.13.07.11-6	R$ 2296,65[c]	7C	—	2	3

Biópsias múltiplas intrabdominais em oncologia.

TABELA 43.2 Valores para a realização de omentectomia laparoscópica.

Tabela	Código	Valor total*	Porte	Custo operacional	Número de auxiliares	Porte anestésico
SUS	—	—	—	—	—	—
AMB	—	—	—	—	—	—
CBHPM	3.13.07.24-8	R$ 3092,66[c]	9C	44,610	2	5

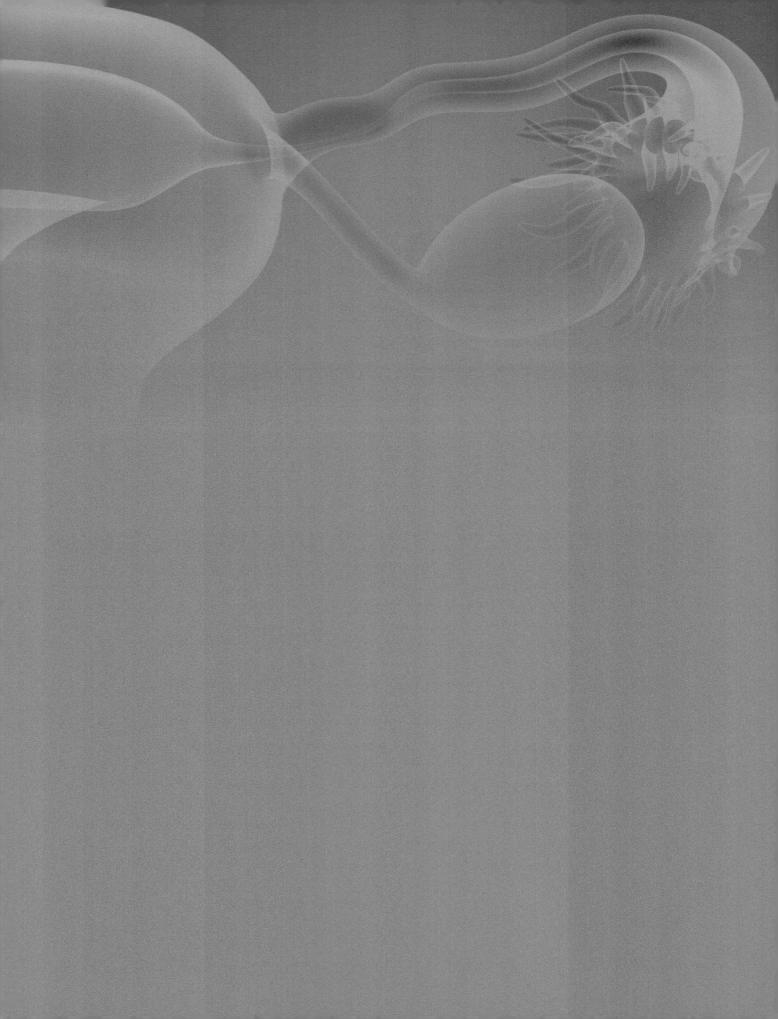

capítulo 44

RESSECÇÃO DE TUMOR DE PAREDE ABDOMINAL PÉLVICA

INTRODUÇÃO

Neste capítulo descreve-se a ressecção de endometrioma de parede abdominal.

Os endometriomas são tumores de parede abdominal que podem se apresentar em diferentes tamanhos e localizações, bem como se estender mais ou menos profundamente na parede abdominal. A queixa de dor ou abaulamento local, que se acentua durante o período menstrual, principalmente em cicatrizes anteriores, levanta a suspeita da afecção. A cicatriz umbilical é um local comum de implantes de endometriose de parede abdominal.

TÉCNICA CIRÚRGICA

Ressecção de tumor de parede abdominal pélvica

1. Identifica-se o nódulo referido pela paciente por palpação ou exame de imagem (Figura 44.1-1).
2. O local deve ser marcado com a paciente acordada, para auxiliar na identificação de nódulos menores (Figura 44.1-2).
3. Não há padrão de formato da incisão, pois é feita de acordo com o tamanho, localização, profundidade e da posição da lesão. Sempre que possível, deve-se incisar ao redor do nódulo, em formato que permita o melhor resultado estético, aproveitando cicatrizes anteriores ou seguindo as linhas de força (Figura 44.1-3).
4. Em geral, deve-se apreender o nódulo com pinça de apreensão com cremalheira. Desse modo, traciona-se a lesão, expondo-a para que seja dissecada do tecido normal (Figura 44.1-4).

5. Com tesoura ou por meio de dissecção romba, separa-se o nódulo do tecido normal ao redor (Figura 44.1-5).
6. Retirando-se o nódulo, é importante palpar a peça ou seccioná-la, para exame macroscópico da lesão, verificando se a ressecção foi completa (Figura 44.1-6).
7. A loja cirúrgica também deve ser cuidadosamente inspecionada, verificando se há lesão residual (Figura 44.1-7).
8. Caso haja lesão residual, essa deverá ser ressecada, mesmo se houver comprometimento da aponeurose (Figuras 44.1-8 e 44.1-9).
9. A incisão é fechada por planos, obedecendo às recomendações de fechamento de parede abdominal (Figuras 44.1-10 e 44.1-11).
10. A peça é encaminhada para exame anatomopatológico (Figura 44.1-12).

ORIENTE-SE ESPACIALMENTE

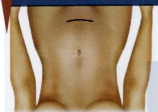

POSIÇÃO DA PACIENTE NAS IMAGENS 44.1-1 A 44.1-12

FIGURA 44.1 | RESSECÇÃO DE ENDOMETRIOMA DE CICATRIZ DE CESÁRIA

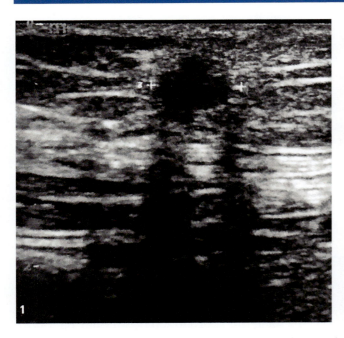

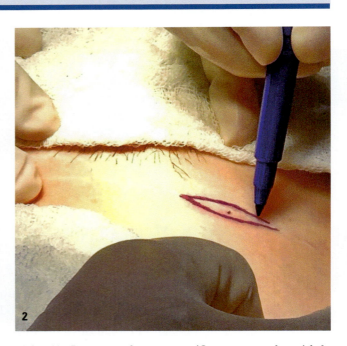

▲**Figura 44.1 Ressecção de endometrioma de cicatriz de cesária.** (1) Imagem ultrassonográfica mostrando nódulo hipoecogênico, produtor de sombra acústica nas bordas, no tecido celular subcutâneo. A paciente apresentava dor no ângulo direito da cicatriz de cesária, na época da menstruação, onde se palpava nódulo doloroso e endurecido de 2 cm. (2) Com caneta marcadora, o cirurgião marca a pele ao redor do nódulo palpável, englobando todo o nódulo, em formato elíptico. Observa-se que a marcação é realizada em cima do ângulo direito da cicatriz da cesárea anterior.

(*Continua*) ▶

RESSECÇÃO DE TUMOR DE PAREDE ABDOMINAL PÉLVICA

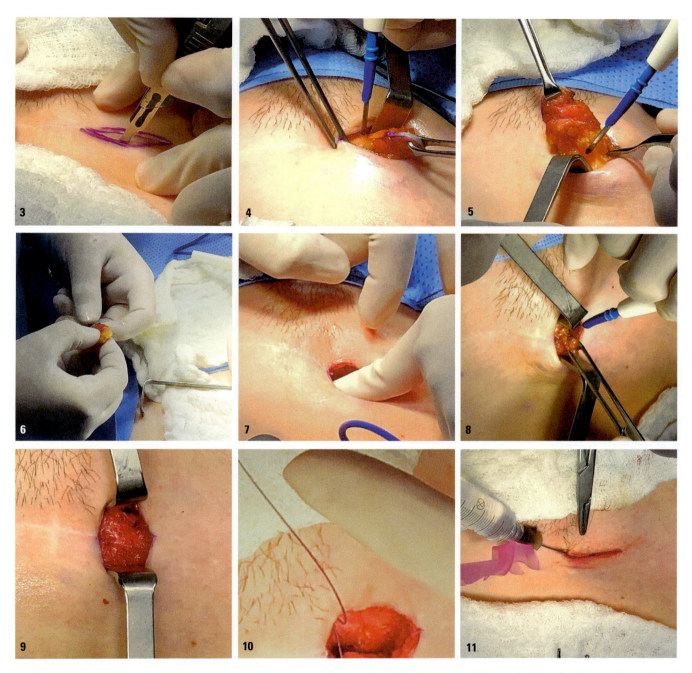

▲ **Figura 44.1 Ressecção de endometrioma de cicatriz de cesária.** *(Continuação)* **(3)** A pele é incisada com bisturi até atingir o tecido celular subcutâneo. **(4)** A pinça Allis traciona o nódulo e, com tesoura, realiza-se a dissecção romba e cortante, separando-o do tecido celular subcutâneo. **(5)** Ainda com tração da pinça Allis, o nódulo é separado da aponeurose inferiormente. **(6)** O cirurgião palpa cuidadosamente a peça, para verificar se o nódulo foi retirado completamente. **(7)** Examina-se o local da ferida cirúrgica, verificando-se a presença de nódulo residual. **(8)** Identificando-se lesão residual, a dissecção prossegue até que seja completamente removida. **(9)** A lesão foi removida, observando-se a aponeurose do retoabdominal íntegra. **(10)** A incisão é fechada com pontos simples de poliglactina 3-0 no subcutâneo. **(11)** Infiltra-se solução anestésica na incisão, principalmente nos casos em que a paciente não foi anestesiada com bloqueio raquimedular, para mais conforto pós-operatório.

(Continua) ▶

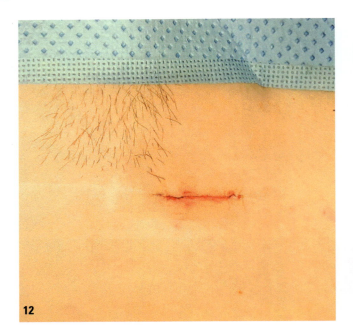
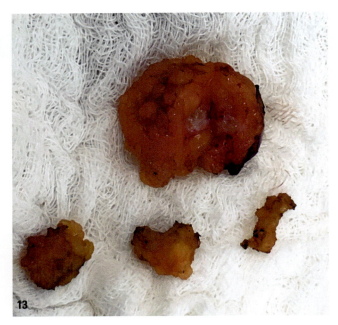

▲**Figura 44.1** **Ressecção de endometrioma de cicatriz de cesária.** *(Continuação)* (12) Aspecto final após a sutura da pele com ponto intradérmico. (13 Peça cirúrgica removida. Observa-se a lesão mais acinzentada no centro da peça maior, que corresponde ao endometrioma. As peças menores são as margens acometidas, que foram também ressecadas.

CUIDADOS PÓS-OPERATÓRIOS

Os cuidados a serem tomados após a cirurgia restringem-se a cuidados com a incisão. Nos casos de ressecções amplas de aponeurose, impõe-se evitar esforços abdominais por 30 dias. Se a ressecção envolver apenas pele e tecido celular subcutâneo, os cuidados se resumem a higiene local.

RESSECÇÃO DE TUMOR DE PAREDE ABDOMINAL PÉLVICA

MODELO DE DESCRIÇÃO CIRÚRGICA

HOSPITAL
DESCRIÇÃO DE CIRURGIA

DATA

HORÁRIO DE INÍCIO

HORÁRIO DE TÉRMINO

NOME DO PACIENTE...PRONTUÁRIO ....

CIRURGIÃO...CRM..
1º auxiliar..CRM..
2º auxiliar..CRM..
3º auxiliar..CRM..
Anestesista ....CRM..
Instrumentador..

DIAGNÓSTICO PRÉ-OPERATÓRIO

Tumor de parede abdominal

CIRURGIA PROPOSTA

Ressecção de tumor de parede abdominal

DIAGNÓSTICO PÓS-OPERATÓRIO

O mesmo

DESCRIÇÃO DA CIRURGIA

1. Paciente em decúbito dorsal horizontal, sob anestesia ....
2. Antissepsia e assepsia com .... e colocação de campos estéreis.
3. Palpa-se nódulo endurecido de 2 cm na borda direita da cicatriz de incisão transversa suprapúbica.
4. Delimitadas bordas da incisão com caneta marcadora.
5. Incisão elíptica ao redor do nódulo com margens de 0,5 cm.
6. Dissecado o nódulo com tesoura até sua remoção completa e encaminhamento para anátomo-patológico.
7. Palpa-se a aponeurose subjacente integra e sem lesão residual.
8. Revisão da hemostasia e sutura da incisão com fio de políglactina 3-0 no tecido celular subutâneo e na pele.
9. Paciente encaminhada para a recuperação pós-anestésica.

CAPÍTULO 44

COMENTÁRIOS DOS EDITORES

Os endometriomas de parede abdominal podem ser de tratamento desafiador, a depender da extensão de acometimento da parede abdominal.

É importante remover toda a lesão, o que inclui até mesmo ressecção de aponeurose ou de músculo que estejam acometidos. Por vezes, a ressecção ampla da aponeurose irá requerer reconstrução com tela cirúrgica.

O médico deve estar atento quanto à possibilidade de endometriose pélvica concomitante e realizar videolaparoscopia, caso o quadro clínico seja suspeito.

INFORMAÇÕES SUPLEMENTARES

A Tabela 44.1 a seguir mostra os códigos, valores, número de auxiliares e porte anestésico dos procedimentos descritos nesse capítulo, pelo SUS (Sistema Único de Saúde), pela AMB (Associação Médica Brasileira) e pela CBHPM (Classificação Brasileira Hierarquizada de Procedimentos Médicos).

Os valores estão em reais e variam de acordo com a tabela de pagamento. Assim, pelo SUS (a) incluem todos os honorários médicos e todas as despesas hospitalares ou ambulatoriais; pela AMB (b) incluem apenas o valor dos honorários do cirurgião, em número de CH (coeficiente de honorários) e pela CBHPM (c) incluem apenas o valor dos honorários do cirurgião, em reais, de acordo com o porte cirúrgico (valores aferidos em setembro de 2021). Para mais informações sobre como calcular os valores de honorários da equipe cirúrgica, consulte o ANEXO 1.

TABELA 44.1 Ressecção de tumor de parede abdominal pélvica.

Tabela	Código	Valor total*	Porte	Custo operacional	Número de auxiliares	Porte anestésico
SUS	02.01.01.026-7[&] 04.16.09.013-3[#]	R$ 114,36[a] 3.972,21[a]	—	—	—	—
AMB	—	—	—	—	—	—
CBHPM	3.13.07.12-4	R$ 2561,98[c]	8B	—	1	4

([&]) biópsia de tumor de partes moles, ([#]) ressecção de tumor de partes moles em oncologia (tumor maligno ou incerto).

capítulo 45

PARACENTESE ABDOMINAL

INTRODUÇÃO

Paracentese é um procedimento ambulatorial de retirada de líquido ascítico por meio de punção abdominal. É realizado para investigação e/ou diagnóstico ou para alívio, principalmente respiratório, em caso de ascites de grande volume.

TÉCNICA CIRÚRGICA

Paracentese abdominal

1. A paciente é colocada em decúbito dorsal horizontal, com a cabeça e o dorso levemente elevados.
2. A punção pode ser realizada na linha média, 2 cm abaixo da cicatriz umbilical, ou nos quadrantes abdominais inferiores, 2 a 4 cm medial e cranialmente à espinha ilíaca anterossuperior, com o cuidado de evitar a artéria epigástrica inferior (Figuras 45.1-1 e 45.1-2).
3. Realiza-se assepsia e antissepsia e colocação de campo estéril fenestrado. O uso de luvas estéreis é indispensável (Figuras 45.1-2 e 45.1-3).
4. É feita anestesia local com lidocaína 1%, 5 a 10 mL no local da punção, aprofundando a agulha até a cavidade peritoneal (Figura 45.1-3).
5. A punção deve ser realizada com agulha grossa coberta por mandril flexível (tipo abocath), de preferência número 14 ou 16 (Figura 45.1-4).
6. Existem duas técnicas de punção: realizar a inserção da agulha na diagonal, em ângulo de 45° com a pele, transfixando todos os tecidos até o peritônio diagonalmente; ou tracionar apenas a pele e perfurar todos os tecidos perpendicularmente. Em ambas as técnicas, quando a agulha é retirada, a

perfuração da pele fica em trajeto diferente da perfuração dos demais tecidos, evitando ou minimizando o vazamento de líquido ascítico após o procedimento.

7. Adapta-se uma seringa no abocath para realizar a punção. A cada 3 ou 4 mm de perfuração dos tecidos, deve-se tracionar o êmbolo para aspiração ou mantê-lo em tração contínua para que, assim que o peritônio seja perfurado, observa-se-se a saída do líquido ascítico e não ocorra mais progressão da agulha, evitando-se acidentes de punção (Figura 45.1-4).

8. Realiza-se a coleta do líquido para análise nessa seringa, que é trocada a seguir por equipo de soro conectado a um coletor (Figuras 45.1-5 a 45.1-7).

9. Ao finalizar a drenagem do líquido, retira-se o material e realiza-se um curativo local.

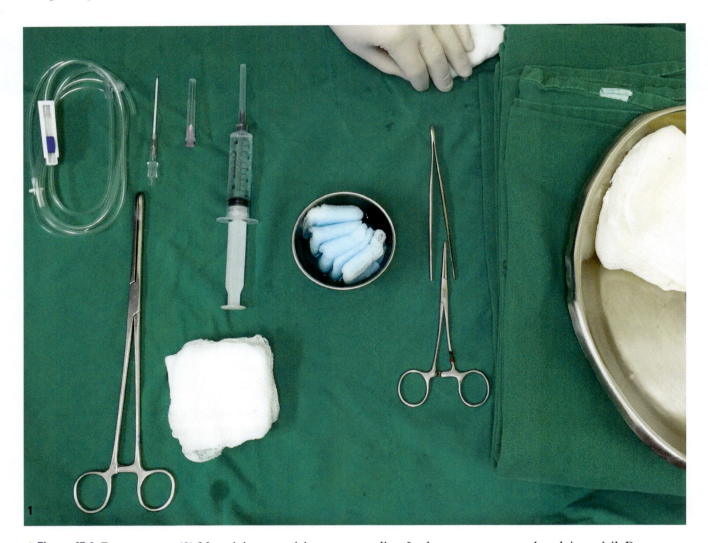

▲Figura 45.1 Paracentese. (1) Materiais necessários para a realização da paracentese em bandeja estéril. Da esquerda para direita observam-se: equipo de soro, *abocath* e pinça Cheron (ou pinça para antissepsia), agulha 40 × 1,2 mm, seringa acoplada em agulha 30 × 0,7 mm com solução anestésica, gaze, cuba com gazes e solução antisséptica, pinça anatômica e Kelly reta.

(*Continua*) ▶

PARACENTESE ABDOMINAL

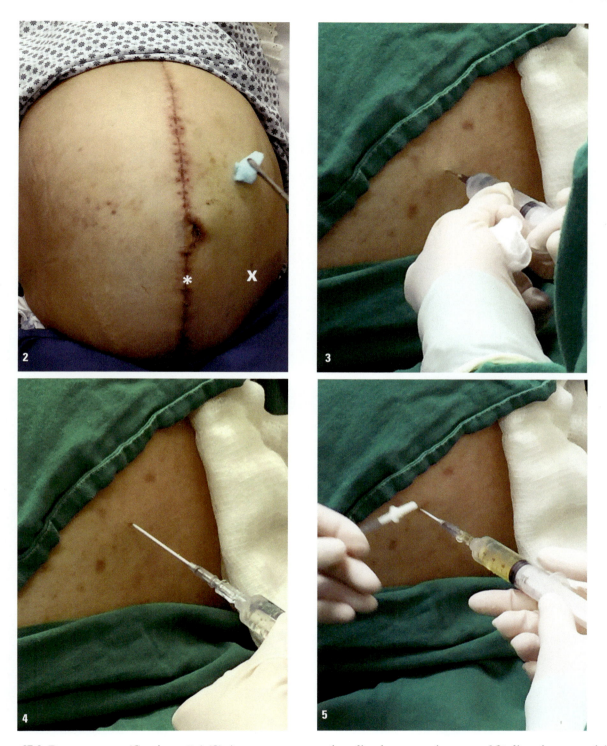

▲ **Figura 45.1 Paracentese.** *(Continuação)* **(2)** A paracentese será realizada em paciente no 16º dia pós-operatório de citorredução subótima de câncer ovariano, com intenso desconforto respiratório em decorrência de ascite. Observa-se a realização de antissepsia do local escolhido para punção em quadrante inferior esquerdo do abdome(x). Outro local possível para a punção seria na linha média(*), nesse caso evitado em razão da cicatriz cirúrgica recente. **(3)** Campo estéril colocado e realização da anestesia local da pele com lidocaína. **(4)** Punção com *abocath* 16 acoplado em seringa, realizada com ângulo de 45º com a pele. **(5)** A seringa é trocada por equipo de soro para drenagem do líquido ascítico após punção ser realizada com sucesso.

(Continua) ▶

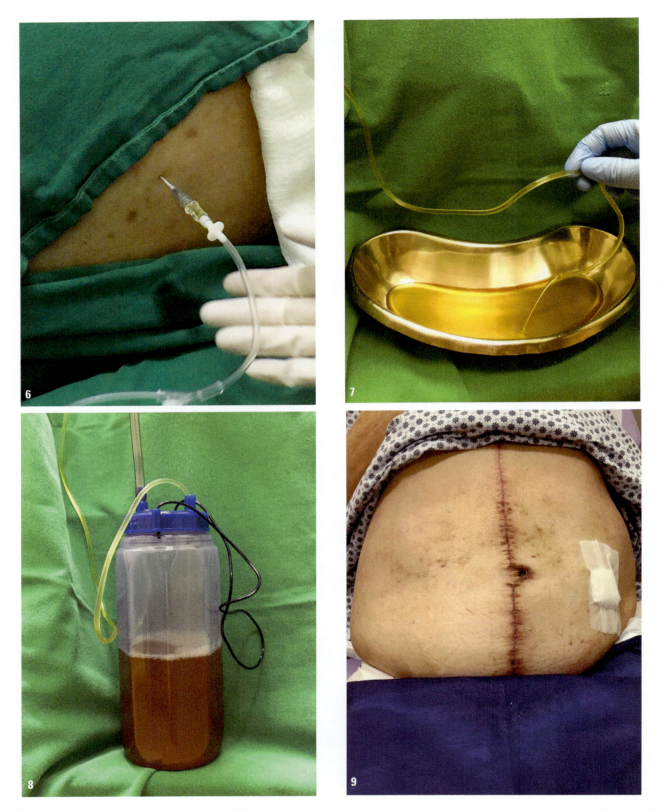

▲ **Figura 45.1** Paracentese. *(Continuação)* (6) O *Abocath* está conectado ao equipo, e observa-se a drenagem do líquido. (7) Líquido ascítico sendo drenado em cuba rim. (8) O equipo foi conectado ao frasco coletor com marcação de volume. Observa-se o líquido ascítico coletado. (9) Finalização do procedimento com curativo no local da punção.

CUIDADOS PÓS-OPERATÓRIOS

O líquido ascítico pode ser enviado para exame citológico ou anatomopatológico (*cell block*), com finalidade diagnóstica, ou simplesmente ser descartado, nos casos de paracentese para alívio do desconforto abdominal com diagnóstico oncológico já confirmado. O uso de diuréticos, como espironolactona ou furosemida, e dieta pobre em sal podem ser recomendados para diminuir a velocidade em que a ascite é refeita. Porém, têm eficácia parcial em casos de carcinomatose peritoneal.

O curativo oclusivo deve ser mantido entre 12 e 24 horas.

MODELO DE DESCRIÇÃO CIRÚRGICA

HOSPITAL
DESCRIÇÃO DE CIRURGIA

DATA
HORÁRIO DE INÍCIO
HORÁRIO DE TÉRMINO

NOME DO PACIENTE .... PRONTUÁRIO ....
CIRURGIÃO .... CRM ....
1º auxiliar .... CRM ....
2º auxiliar .... CRM ....
3º auxiliar .... CRM ....
Anestesista .... CRM ....
Instrumentador ....

DIAGNÓSTICO PRÉ-OPERATÓRIO
Ascite volumosa

CIRURGIA PROPOSTA
Paracentese

DIAGNÓSTICO PÓS-OPERATÓRIO
O mesmo

DESCRIÇÃO DA CIRURGIA
1. Paciente em decúbito dorsal horizontal com tronco elevado.
2. Assepsia abdominal com clorexidine alcoólico e colocação de campos estéreis.
3. Punção em quadrante inferolateral esquerdo do abdome com abocath 14.
4. Saída de líquido sero-hemático.
5. Volume final drenado 700 mL.
6. Curativo oclusivo.

ATLAS DE CIRURGIA GINECOLÓGICA

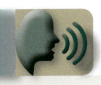

COMENTÁRIOS DOS EDITORES

A paracentese nos casos de carcinomatose peritoneal deve ser repetida com parcimônia, apenas quando desconforto abdominal ou respiratório forem evidentes. Nos intervalos das punções, medidas diuréticas podem retardar o reaparecimento da ascite, porém, a paciente deve ser rigorosamente monitorada quanto à perda de potássio e de proteínas. Ajustar a dieta ou repor esses nutrientes podem ser medidas necessárias.

INFORMAÇÕES SUPLEMENTARES

A Tabela 45.1 a seguir mostra os códigos, valores, número de auxiliares e porte anestésico dos procedimentos descritos nesse capítulo, pelo SUS (Sistema Único de Saúde), pela AMB (Associação Médica Brasileira) e pela CBHPM (Classificação Brasileira Hierarquizada de Procedimentos Médicos).

Os valores estão em reais e variam de acordo com a tabela de pagamento. Assim, pelo SUS (a) incluem todos os honorários médicos e todas as despesas hospitalares ou ambulatoriais; pela AMB (b) incluem apenas o valor dos honorários do cirurgião, em número de CH (coeficiente de honorários) e pela CBHPM (c) incluem apenas o valor dos honorários do cirurgião, em reais, de acordo com o porte cirúrgico (valores aferidos em setembro de 2021). Para mais informações sobre como calcular os valores de honorários da equipe cirúrgica, consulte o ANEXO 1.

TABELA 45.1 Paracentese abdominal.

Tabela	Código	Valor total*	Porte	Custo operacional	Número de auxiliares	Porte anestésico
SUS	04.07.04.019-6	R$ 12,27[a]	—	—	—	—
AMB	43.08.020-0*	150CH[b]	—	—	0	0
CBHPM	3.10.09.24-7	R$ 571,95[c]	3B	—	0	1
	4.08.14.14-9*	R$ 704,62[c]	3C		0	0

(*) paracentese orientada por RX ou US

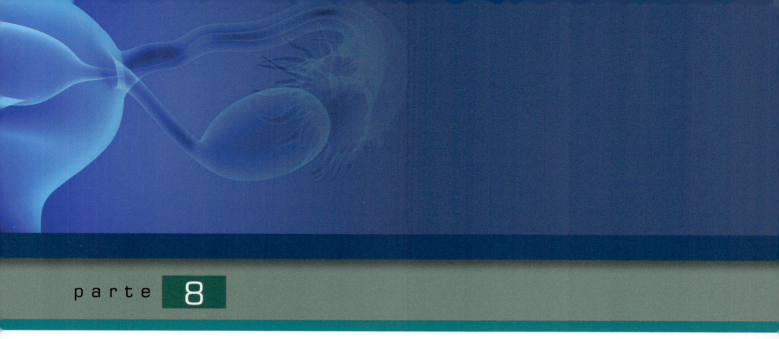

parte 8

BEXIGA E URETRA

▶	**Capítulo 46**	Uretrocistoscopia e biópsia endoscópica de bexiga
▶	**Capítulo 47**	Divertículo de uretra: correção cirúrgica
▶	**Capítulo 48**	Cirurgias para incontinência urinária de esforço
▶	**Capítulo 49**	Injeção intravesical de toxina botulínica
▶	**Capítulo 50**	Uretrolise

capítulo 46

URETROCISTOSCOPIA E BIÓPSIA ENDOSCÓPICA DE BEXIGA

INTRODUÇÃO

A uretrocistoscopia tem finalidade diagnóstica e/ou terapêutica. É um procedimento pouco invasivo, podendo ser realizado em regime ambulatorial apenas utilizando gel de lidocaína, ou sob anestesia, quando existe necessidade de um procedimento adicional, como biópsia ou ressecção de corpo estranho. É útil para avaliação da mucosa do trato urinário baixo, detecção de tumores e corpos estranhos e verificar a ejaculação dos ureteres. Também é utilizada para a injeção de toxina botulínica intravesical. Apesar de não ser o melhor método, pode detectar fístulas vesicovaginais e divertículos de bexiga e uretra.

TÉCNICA CIRÚRGICA

Uretrocistoscopia diagnóstica

1. Recomenda-se utilizar um uretrocistoscópio com 30 cm de comprimento, com diâmetro de 2,7 mm ou de 4 mm e ótica com ângulos de 0°, 30° ou 70°. Cada milímetro corresponde a 3 Fr, sendo que para adultos utiliza-se o uretrocistoscópio entre 16 e 25 Fr.
2. O uretrocistoscópio é composto por ótica, obturador e bainha que permite conexão com equipo de soro e introdução das pinças ou tesouras. A ótica possui uma lente objetiva, um prisma e uma ou várias lentes intermediárias. Ela é acoplada a uma fonte de luz (Figuras 46.1-1 e 46.1-2).
3. A paciente é colocada em posição de litotomia com as pernas afastadas, com ou sem anestesia. Faz-se antissepsia perineal, das coxas e do introi-

ATLAS DE CIRURGIA GINECOLÓGICA

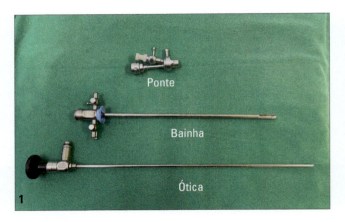
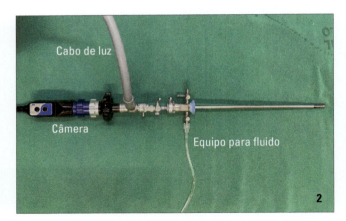

▲ **Figura 46.1** **Uretrocistoscópio rígido.** **(1)** ótica, bainha e ponte. **(2)** equipamento montado e acoplado à câmera, ao cabo de luz e ao equipo de fluido.

to vaginal e uretral com clorexedine aquoso e sondagem vesical para esvaziamento da bexiga.
4. Com o conjunto montado, acopla-se a fonte de luz e o equipo de soro fisiológico e realiza-se a compensação do branco do vídeo.
5. Introduz-se o uretrocistoscópio na uretra e observam-se as suas paredes, até a ponta do aparelho alcançar o colo vesical (46.2-1 e 46.2-2).
6. Aguarda-se a infusão de 250 mL de soro fisiológico intravesical, a seguir, localizam-se os meatos ureterais e observa-se a ejaculação de cada ureter (Figuras 46.2-3 a 46.2-5).
7. A seguir, de forma sistematizada, observa-se a mucosa vesical de todas as paredes da bexiga, principalmente os aspectos da vascularização e em busca de anormalidades como tumores, petéquias ou corpo estranho. Observa-se a mucosa da parede vesical direita até o fundo vesical e repete-se a manobra do lado esquerdo (Figuras 46.2-6 a 46.2-18).
8. Na presença de corpo estranho ou lesões, pode-se prosseguir com uretrocistoscopia operatória.

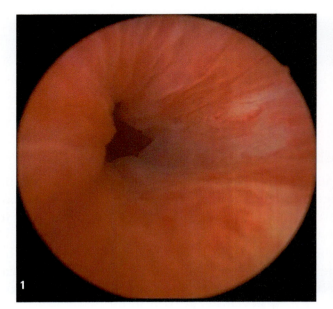
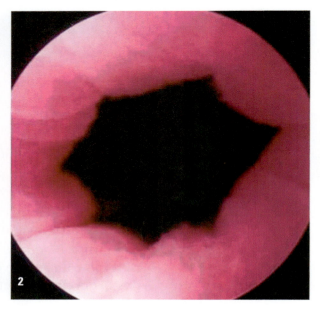

▲ **Figura 46.2** **Uretrocistoscopia diagnóstica. Achados.** **(1)** Paredes uretrais. A área escura corresponde ao orifício uretral interno. **(2)** Colo vesical se abrindo para a passagem do uretrocistoscópio.

(*Continua*) ▶

URETROCISTOSCOPIA E BIÓPSIA ENDOSCÓPICA DE BEXIGA

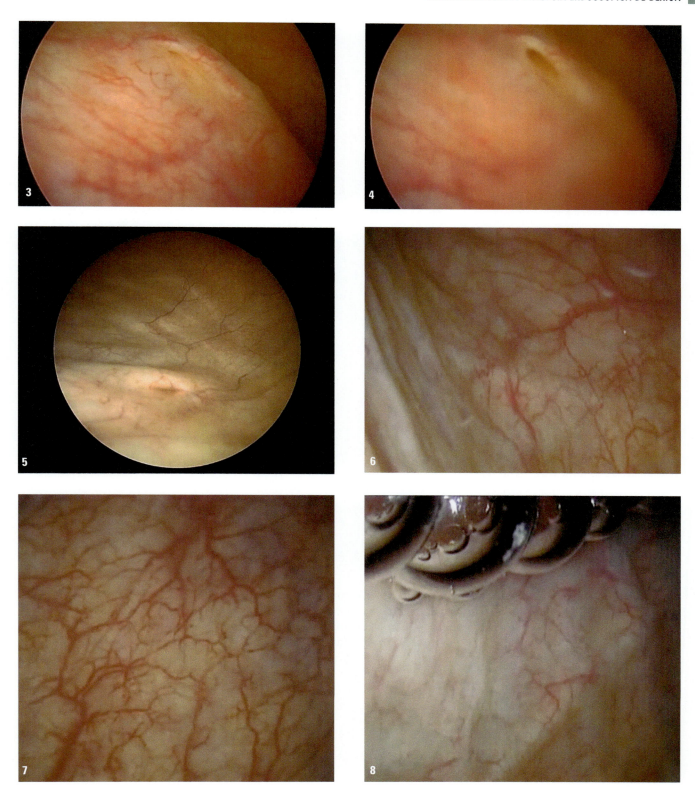

▲ **Figura 46.2 Uretrocistoscopia diagnóstica. Achados.** *(Continuação)* (3) Meato ureteral direito em repouso, fechado. (4) O mesmo meato uretral aberto, com saída de urina. (5) Meato ureteral esquerdo. (6) Inspeção da parede vesical direita. (7) Inspeção da parede vesical posterior. (8) Bolhas de ar formadas no fundo da bexiga durante a infusão do meio aquoso.

(Continua) ▶

ATLAS DE CIRURGIA GINECOLÓGICA

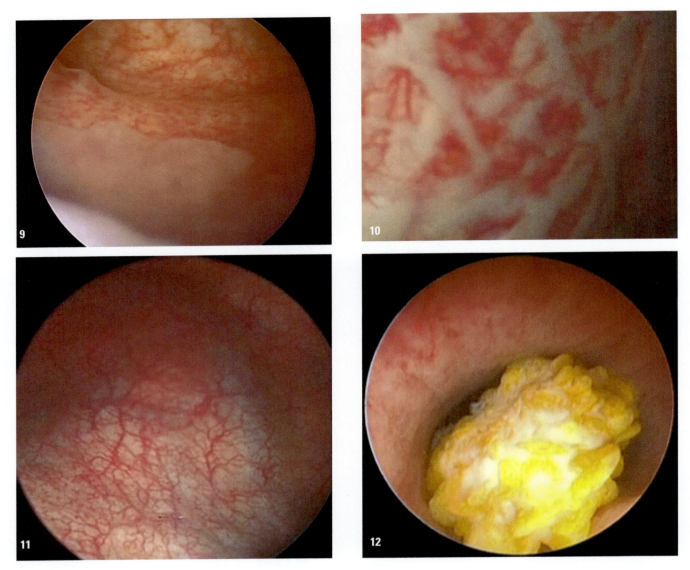

▲ **Figura 46.2 Uretrocistoscopia diagnóstica. Achados.** *(Continuação)* **(9)** Metaplasia fisiológica da mucosa uretral (epitélio de transição). A metaplasia escamosa da bexiga, observada na transição do epitélio uretral para o vesical, é fisiológica e caracteriza-se como um tapete branco, por vezes com pequenas bolhas. Não deve ser biopsiada, mesmo que seja extensa. **(10)** Trabeculações na parede vesical, observadas em bexiga de esforço ou em casos de rigidez da parede vesical, como na cistite intersticial. **(11)** Vascularização vesical exuberante, sem significado patológico. **(12)** Cálculo urinário.

(Continua) ▶

URETROCISTOSCOPIA E BIÓPSIA ENDOSCÓPICA DE BEXIGA

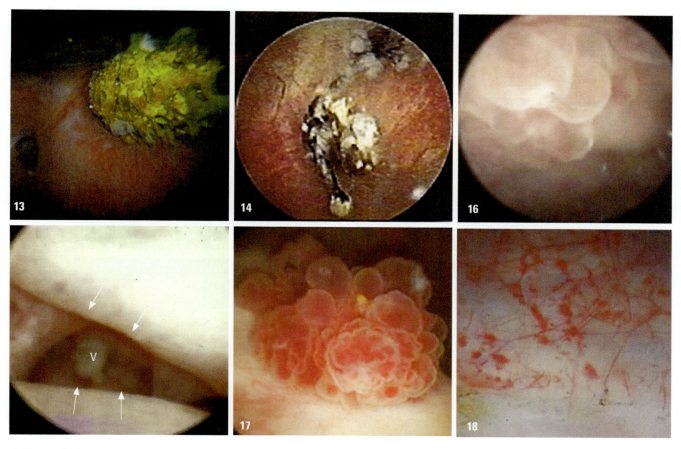

▲ **Figura 46.2** **Uretrocistoscopia diagnóstica. Achados.** *(Continuação)* **(13)** Corpo estranho calcificado. Observa-se calcificação extensa sobre ponto que havia transfixado a bexiga em cirurgia anterior. **(14)** Fio de algodão na luz vesical. **(15)** Cistite bolhosa, sem significado patológico específico. **(16)** Fístula vesicovaginal. Observa-se a luz da vagina (V) e as bordas da fístula (setas). **(17)** Neoplasia vesical. **(18)** Glomerulações e áreas de sangramento.

Videouretrocistoscopia operatória (biópsia, fulguração ou retirada de corpo estranho)

1. Inicia-se com a videouretrocistoscopia diagnóstica, com o cuidado de montar o aparelho com a peça intermediária e a borracha específica para minimizar o vazamento de soro pelo orifício em que se introduzirá a pinça de apreensão, a de biópsia, a de eletrocirurgia ou ainda a tesoura.

2. Localiza-se a lesão intravesical ou o corpo estranho e avalia-se a distância em relação aos meatos ureterais.

3. Introduz-se, no aparelho, a pinça de biópsia ou a tesoura, conforme a lesão detectada. Caso haja lesão de Hunner, pode-se proceder à fulguração da área. Se for diagnosticado um corpo estranho, tenta-se retirá-lo pelo meato uretral ou cortá-lo, como no caso de tela de polipropileno após cirurgia de correção de incontinência urinária. Nesse caso, a secção da tela faz com que as extremidades se retraiam e saiam da luz vesical (Figuras 46.3-1 a 46.3-6).

4. Após o procedimento da biópsia ou da fulguração, observa-se sangramento, que normalmente é em pequena quantidade e cessa espontaneamente.

5. Caso ocorra hematúria, instila-se soro fisiológico e, a seguir, esvazia-se a bexiga. Apenas em raras situações há necessidade de irrigação vesical com sonda de Foley de três vias.

ATLAS DE CIRURGIA GINECOLÓGICA

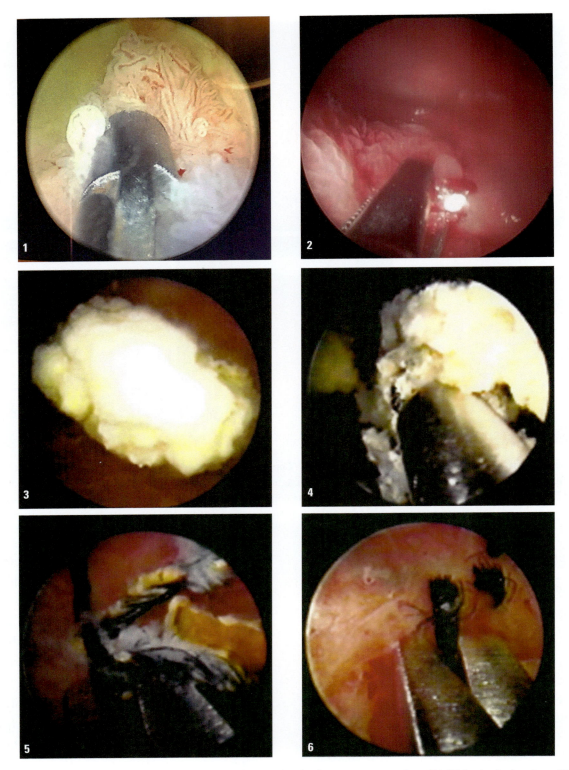

▲ Figura 46.3 Uretrocistoscopia operatória. Biópsia e retirada de corpo estranho. (1) Biópsia de bexiga. Observa-se a pinça de biópsia apreendendo uma lesão sobrelevada e vascularizada. (2) Outro exemplo de biópsia vesical. A pinça apreende lesão de aspecto verrucoso. (3) Observa-se lesão branca sobrelevada na parede vesical identificada pela uretrocistoscopia diagnóstica. (4) A pinça de biópsia fragmenta a lesão, que se apresentava endurecida, compatível com calcificação distrófica. (5) Após retirada da parte calcificada, identifica-se a presença de fio de sutura. (6) O fio de sutura é cortado com tesoura até sua retirada total.

Videouretrocistoscopia operatória (hidrodistensão)

1. Sob anestesia, realiza-se uretrocistoscopia e infunde-se líquido até que a pressão vesical atinja entre 80 e 100 cmH2O, mantendo-se essa pressão por 1 a 2 minutos
2. Esvazia-se a bexiga e repete-se o procedimento mais uma vez
3. Para medir a pressão intravesical, pode-se usar cateter do sistema de urodinâmica ou usar uma régua de pressão venosa central com coluna de água conectada ao cistoscópio, sendo que o ponto zero da régua fica na altura da crista ilíaca da paciente
4. Considera-se positivo para cistite intersticial a presença de lesão de Hunner ou o aparecimento de glomerulações difusas em pelo menos três quadrantes, fora do trajeto do uretrocistoscópio (Figuras 46.4-1 a 46.4-3)

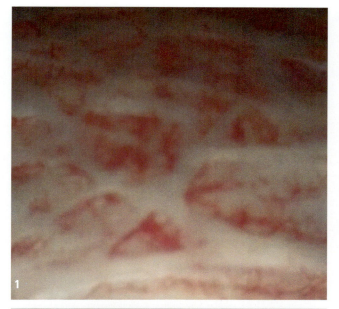
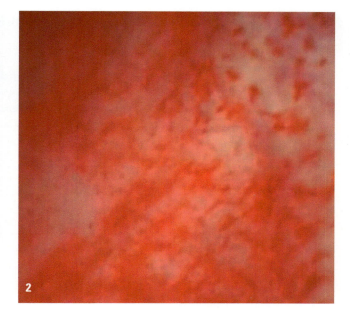
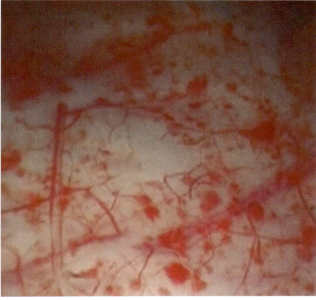

▲**Figura 46.4** Uretrocistoscopia operatória. Hidrodistensão. (1) Parede vesical trabeculada em paciente com diagnóstico de cistite intersticial. (2) Após a hidrodistensão, observa-se a presença de sangramento difuso. (3) Glomerulações observadas após a hidrodistensão, esvaziamento e reenchimento vesical.

ATLAS DE CIRURGIA GINECOLÓGICA

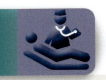

CUIDADOS PÓS-OPERATÓRIOS

A videouretrocistoscopia é um procedimento pouco ou nada doloroso no pós-operatório. Algumas pacientes relatam ardência na primeira micção. Podem-se prescrever analgésicos ou ainda anti-inflamatórios. A antibioticoprofilaxia não é realizada nos procedimentos diagnósticos, ficando reservada, em dose única, para a fase anterior aos procedimentos invasivos. Nos casos em que se observa hematúria, sugere-se manter a sonda vesical de demora de calibre igual ou maior que 16 Fr para evitar que um coágulo obstrua a drenagem vesical. Devido à manipulação da uretra e da bexiga, existe um risco maior de infecções do trato urinário baixo após a videouretrocistoscopia, principalmente no primeiro mês.

MODELO DE DESCRIÇÃO CIRÚRGICA

HOSPITAL
DESCRIÇÃO DE CIRURGIA

DATA

HORÁRIO DE INÍCIO

HORÁRIO DE TÉRMINO

NOME DO PACIENTE...PRONTUÁRIO....................................

CIRURGIÃO..CRM..
1º auxiliar..CRM..
2º auxiliar..CRM..
3º auxiliar..CRM..
Anestesista...CRM..
Instrumentador..

DIAGNÓSTICO PRÉ-OPERATÓRIO
Infecção urinária recorrente

CIRURGIA PROPOSTA
Uretrocistoscopia

DIAGNÓSTICO PÓS-OPERATÓRIO
Corpo estranho intravesical

DESCRIÇÃO DA CIRURGIA
1. Paciente em posição ginecológica.
2. Assepsia perineal com clorexidine aquoso e colocação de campos estéreis.
3. Inserido uretrocistocópio, observado uretra sem alterações, trígono normal e meatos uretererais funcionantes.
4. No fundo vesical identifica-se fio de coloração negra, parcialmente recoberto por material esbranquiçado.
5. Inserida tesoura pelo canal de trabalho e cortado o fio, retirado em seguida.
6. Observação rigorosa do local, sem sangramento.
7. Esvaziado a bexiga e retirado instrumental.

URETROCISTOSCOPIA E BIÓPSIA ENDOSCÓPICA DE BEXIGA

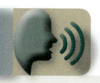

COMENTÁRIOS DOS EDITORES

A videouretrocistoscopia é um procedimento para finalidade diagnóstica e terapêutica. Quando adotada para observação dos epitélios uretral e vesical e dos meatos ureterais, ou ainda para biópsias ou localização de corpo estranho, pode ser realizada sem anestesia, em ambiente ambulatorial. Porém, quando há necessidade da introdução de uma camisa de diâmetro maior ou manipulação maior (injeção de toxina botulínica, exérese de telas de polipropileno ou retirada de corpo estranho), recomenda-se a anestesia locorregional ou geral. Durante as cirurgias de correção de incontinência urinária de esforço utilizando-se uma faixa de polipropileno ou de aponeurose pela via retropúbica, é mandatória a realização da uretrocistoscopia. Em serviços que não possuam um uretrocistoscópio, é perfeitamente possível utilizar um histeroscópio. Recomenda-se padronizar a videouretrocistoscopia avaliando-se inicialmente a mucosa uretral, o colo vesical, a parede posterior com observação da ejaculação bilateral dos ureteres, a seguir a parede vesical direita, seguindo até o fundo vesical e repetindo-se a manobra na parede vesical esquerda.

INFORMAÇÕES SUPLEMENTARES

As Tabelas 46.1 e 46.2 a seguir mostram os códigos, valores, número de auxiliares e porte anestésico dos procedimentos descritos nesse capítulo, pelo SUS (Sistema Único de Saúde), pela AMB (Associação Médica Brasileira) e pela CBHPM (Classificação Brasileira Hierarquizada de Procedimentos Médicos).

Os valores estão em reais e variam de acordo com a tabela de pagamento. Assim, pelo SUS (a) incluem todos os honorários médicos e todas as despesas hospitalares ou ambulatoriais; pela AMB (b) incluem apenas o valor dos honorários do cirurgião, em número de CH (coeficiente de honorários) e pela CBHPM (c) incluem apenas o valor dos honorários do cirurgião, em reais, de acordo com o porte cirúrgico (valores aferidos em setembro de 2021). Para mais informações sobre como calcular os valores de honorários da equipe cirúrgica, consulte o ANEXO 1.

TABELA 46.1 Uretrocistoscopia.

Tabela	Código	Valor total	Porte	Custo operacional	Número de auxiliares	Porte anestésico
SUS	02.09.02.001-6	R$ 18,00[a]	—	—	—	—
TUSS	56.01.003-6	120 CH[b]	—	—	0	0
CBHPM	4.02.01.06-6	R$ 571,95[c]	3B	2,780	0	0

TABELA 46.2 Biópsia de bexiga.

Tabela	Código	Valor total	Porte	Custo operacional	Número de auxiliares	Porte anestésico
SUS	02.01.01.006-2	R$ 41,68[a]	—	—	—	—
TUSS	56.05.001-1	300 CH[b]	—	—	0	1
CBHPM	3.11.03.03-0	R$ 704,62[c]	3C	4,220	1	2

capítulo 47

DIVERTÍCULO DE URETRA: CORREÇÃO CIRÚRGICA

I INTRODUÇÃO

Divertículo de uretra é uma saculação da parede uretral, em que se acumula urina na micção. Pode apresentar uma única loja ou ser multiloculado. O tratamento depende do tamanho do divertículo e do local de comunicação com a uretra.

TÉCNICA CIRÚRGICA

Divertículo de uretra – correção cirúrgica

1. A paciente é colocada em posição ginecológica, em geral sob anestesia por bloqueio regional. É feita assepsia e são colocados os campos estéreis.
2. Palpa-se a porção suburetral para identificar e verificar a consistência do divertículo. Podem-se encontrar cálculos em seu interior. Durante a expressão do divertículo é comum se observar saída de secreção pelo meato externo da uretra (Figuras 47.1-1 e 47.1-2).
3. Realiza-se a uretrocistoscopia para identificar o orifício da parede uretral e excluir outras afecções da bexiga ou da uretra (Figuras 47.1-3 e 47.1-4).
4. Insere-se sonda vesical de demora para demarcar a uretra e facilitar a dissecção (Figuras 47.1-5 e 47.2-1).
5. Pode-se realizar infiltração com solução vasoconstritora da mucosa vaginal sobre o divertículo para facilitar a dissecção.
6. Realiza-se incisão longitudinal ou em U invertido na mucosa vaginal até atingir a parede do divertículo (Figuras 47.1-6 e 47.1-7; 47.2-2 e 47.2-3).

7. Com tesoura, disseca-se a mucosa vaginal do divertículo até expor completamente as suas paredes (Figuras 47.1-8 a 47.1-10; 47.2-4).
8. Incisa-se sua inserção na uretra e retira-se o divertículo. Nesse momento é possível visualizar a sonda de Foley exposta (Figuras 47.1-11 e 47.2-5).
9. Se não for possível dissecar todas as paredes, pode-se optar por abertura do divertículo para facilitar sua dissecção e exérese.
10. Realiza-se a sutura da parede uretral no sentido longitudinal, com pontos separados e fio de absorção tardia, como poliglactina 3-0 (Figura 47.1-12).
11. Realiza-se uma segunda camada de pontos envolvendo a fáscia periuretral, em formato de jaqueta, de modo que as linhas de sutura não se sobreponham.
12. Fecha-se a mucosa vaginal com pontos separados de poliglactina 2-0 ou 3-0. Se houver mucosa vaginal redundante, essa deverá ser ressecada antes da sutura (Figura 47.1-13).

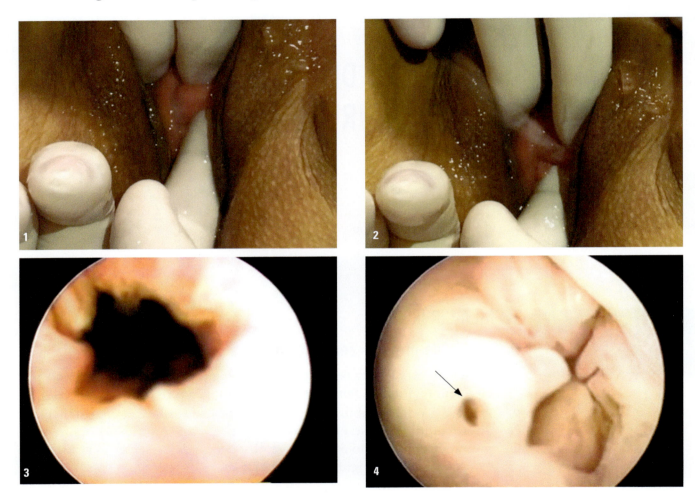

▲ **Figura 47.1 Exérese de divertículo uretral pequeno.** (1) Realiza-se expressão do divertículo com saída de secreção amarelada. (2) Observa-se saída de grande quantidade de secreção depois de aplicada maior pressão. (3) Uretrocistoscopia mostrando o colo vesical. (4) O uretrocistoscópio foi posicionado até o terço distal da uretra, onde se observa orifício do divertículo (seta).

(*Continua*) ▶

DIVERTÍCULO DE URETRA: CORREÇÃO CIRÚRGICA

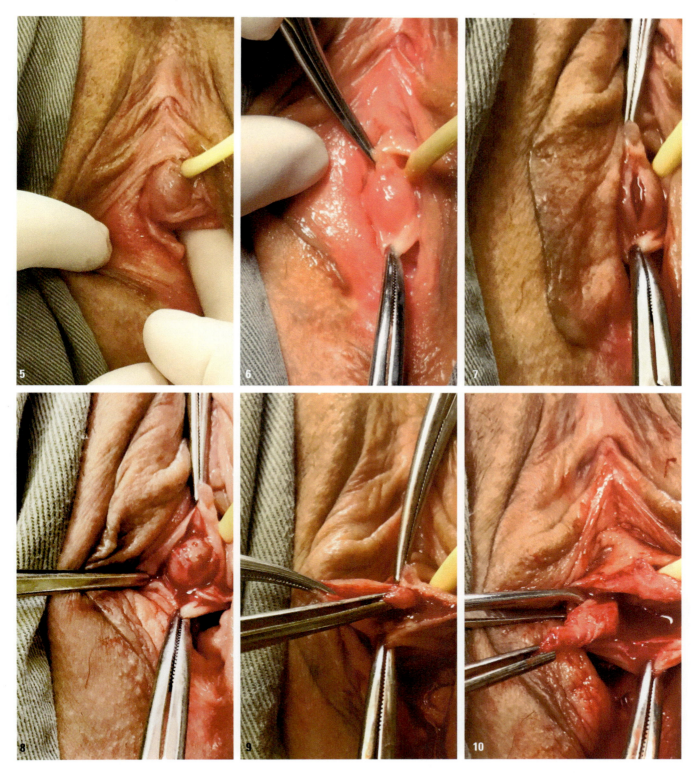

▲**Figura 47.1 Exérese de divertículo uretral pequeno.** (*Continuação*) **(5)** A sonda uretral foi inserida e o cirurgião palpa o divertículo. **(6)** As pinças tracionam as bordas do divertículo. **(7)** Incisão da mucosa vaginal sobre o divertículo. **(8)** As paredes do divertículo foram dissecadas da mucosa vaginal. **(9)** A pinça traciona o divertículo para ser ressecado. **(10)** Finalização da ressecção do divertículo. (*Continua*) ▶

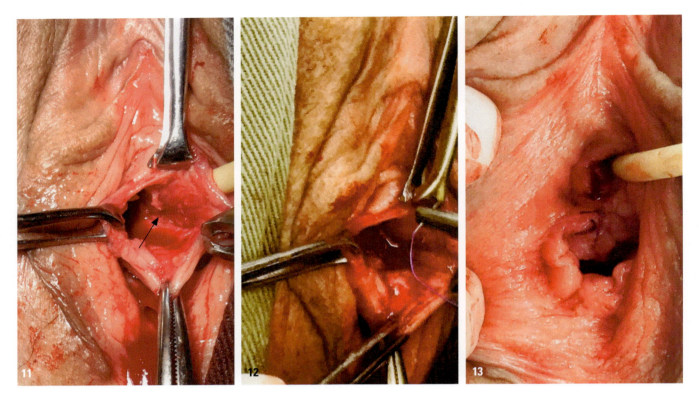

▲ **Figura 47.1 Exérese de divertículo uretral pequeno. (*Continuação*) (11)** Nota-se a pequena abertura da parede posterior da uretra (seta). **(12)** Após a sutura da uretra, aproxima-se a fáscia periuretral. **(13)** Sutura da mucosa vaginal com fio de poliglactina 2-0.

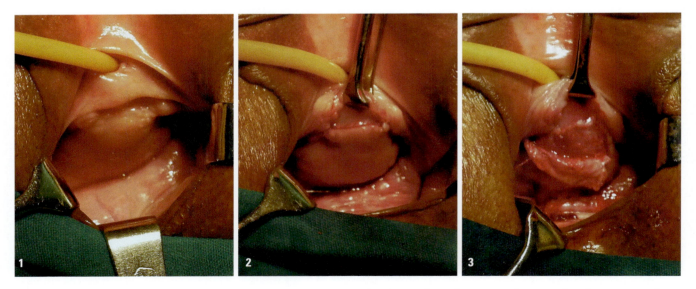

▲ **Figura 47.2 Exérese de divertículo uretral com incisão em U. (1)** Os afastadores expõem o abaulamento suburetral de cerca de 2 cm, compatível com divertículo de uretra. **(2)** Início da incisão em U invertido sobre a mucosa uretral. **(3)** Observa-se o retalho em U invertido e a exposição da parede do divertículo.

(*Continua*) ▶

DIVERTÍCULO DE URETRA: CORREÇÃO CIRÚRGICA

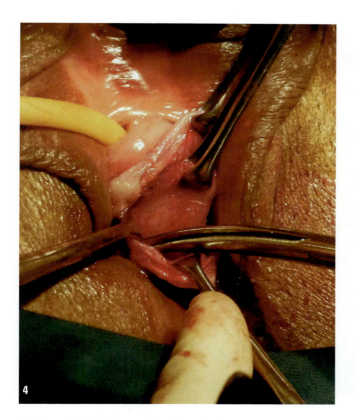 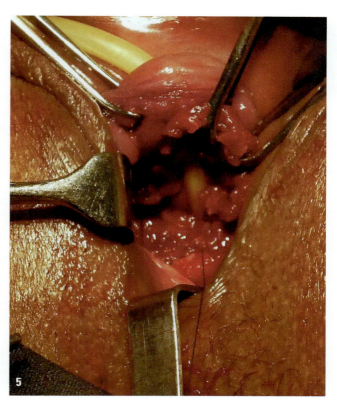

▲ **Figura 47.2** **Exérese de divertículo uretral com incisão em U.** (*Continuação*) **(4)** O retalho é mobilizado e amplia-se a dissecção do divertículo até sua remoção completa. **(5)** Nota-se a exposição da sonda vesical pela abertura do divertículo na parede posterior da uretra. A seguir, a uretra, a fáscia periuretral e a mucosa vaginal são fechadas e o procedimento é encerrado.

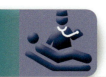 ## CUIDADOS PÓS-OPERATÓRIOS

A alta pode ser dada no mesmo dia ou nas primeiras 24 horas, com sonda de Foley calibre 12 ou 14 Fr. A sonda uretral deve ser mantida durante duas semanas. Após a retirada da sonda, é importante verificar micção espontânea e o resíduo pós-miccional antes de liberar a paciente para casa. A paciente deve se abster de relações sexuais por 40 dias.

ATLAS DE CIRURGIA GINECOLÓGICA

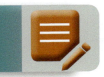

MODELO DE DESCRIÇÃO CIRÚRGICA

HOSPITAL
DESCRIÇÃO DE CIRURGIA

DATA

HORÁRIO DE INÍCIO

HORÁRIO DE TÉRMINO

NOME DO PACIENTE...PRONTUÁRIO...

CIRURGIÃO...CRM...
1º auxiliar..CRM...
2º auxiliar..CRM...
3º auxiliar..CRM...
Anestesista...CRM...
Instrumentador..

DIAGNÓSTICO PRÉ-OPERATÓRIO

Diverticulo uretral

CIRURGIA PROPOSTA

Exerese do diverticulo

DIAGNÓSTICO PÓS-OPERATÓRIO

O mesmo

DESCRIÇÃO DA CIRURGIA

1. Paciente em posição ginecológica.
2. Assepsia perineal com clorexidine aquoso e colocação de campos estéreis.
3. Palpa-se nodulação amolecida suburetral de 1,5 cm
4. Inserido uretrocistocópio, observado orifício de 5 mm na parede posterior da uretra, a 2 cm do meato uretral. Bexiga sem alterações, trigono normal e meatos ureterais funcionantes.
5. Passagem do sonda vesical número 14
6. Incisão longitudinal da parede vaginal com bisturi frio sobre o divertículo e dissecadas as suas paredes
7. Incisão da base do diverticulo na uretra, abrindo-a
8. Retirado o diverticulo e feita a sutura da parede uretral com pontos separados de poliglactina 3-0
9. Passados pontos na fáscia periuretral com poliglactina 3-0
10. Fechada mucosa vaginal com pontos separados de poliglactina 3-0
11. Peça enviada para exame anatomopatológico

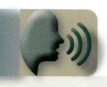

COMENTÁRIOS DOS EDITORES

É importante conhecer o tamanho do divertículo, particularmente do defeito uretral, antes da cirurgia. Grandes defeitos de uretra podem requerer mais do que simples aproximação das paredes. Por vezes, é necessário reconstrução uretral com aplicação de retalhos.

Pacientes com divertículos infectados devem ser tratadas antes do procedimento cirúrgico.

Não se recomenda a colocação de *sling*s na mesma cirurgia de ressecção de divertículo, sendo indicada cirurgia em dois tempos caso necessário. O diagnóstico diferencial de divertículo uretral normalmente é com cistos vaginais parauretrais.

INFORMAÇÕES SUPLEMENTARES

A Tabela 47.1 a seguir mostra os códigos, valores, número de auxiliares e porte anestésico dos procedimentos descritos nesse capítulo, pelo SUS (Sistema Único de Saúde), pela AMB (Associação Médica Brasileira) pela CBHPM (Classificação Brasileira Hierarquizada de Procedimentos Médicos).

Os valores estão em reais e variam de acordo com a tabela de pagamento. Assim, pelo SUS (a) incluem todos os honorários médicos e todas as despesas hospitalares ou ambulatoriais; pela AMB (b) incluem apenas o valor dos honorários do cirurgião, em número de CH (coeficiente de honorários) e pela CBHPM (c) incluem apenas o valor dos honorários do cirurgião, em reais, de acordo com o porte cirúrgico (valores aferidos em setembbro de 2021). Para mais informações sobre como calcular os valores de honorários da equipe cirúrgica, consulte o ANEXO 1.

TABELA 47.1 Divertículo uretral: correção cirúrgica.

Tabela	Código	Valor total*	Porte	Custo operacional	Número de auxiliares	Porte anestésico
SUS	04.07.04.019-6	R$ 12,27[a]	—	—	—	—
AMB	56.06.006-8	400CH[b]	—	—	1	2
CBHPM	3.11.04.05-3	R$ 2429,32[c]	8A	—	1	2

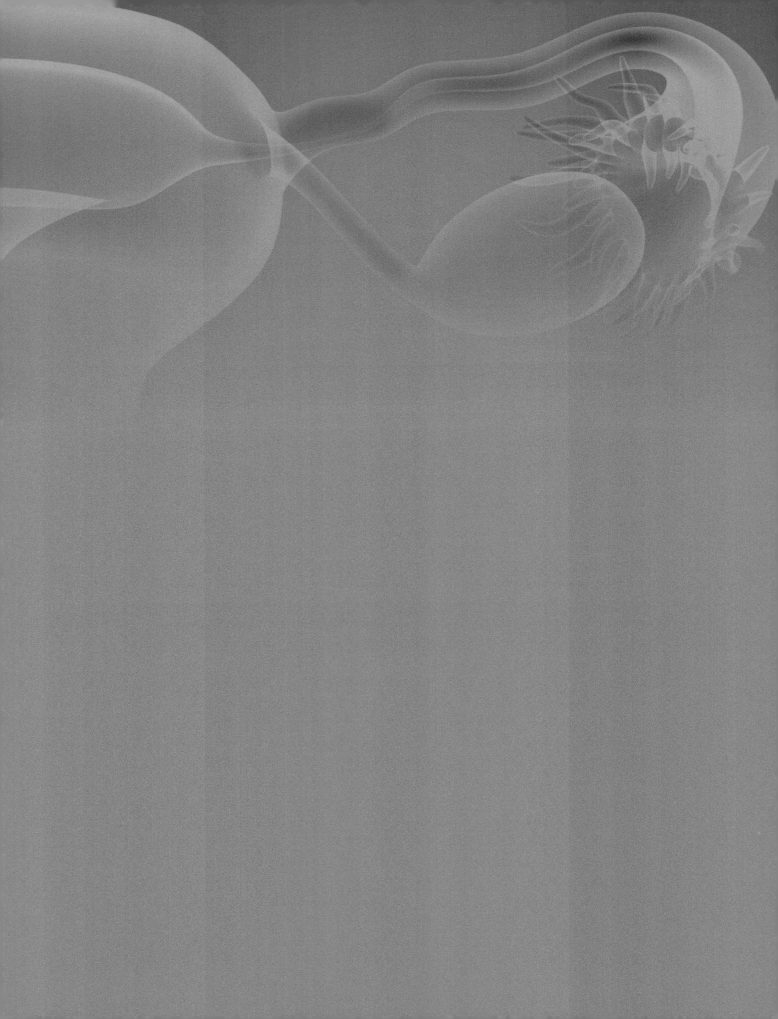

capítulo 48

CIRURGIAS PARA INCONTINÊNCIA URINÁRIA DE ESFORÇO

I INTRODUÇÃO

A incontinência urinária de esforço pode ter tratamento conservador ou cirúrgico. Quando a opção é cirúrgica, o padrão-ouro atualmente é a cirurgia de *sling* com faixa sintética pela via retropúbica. No entanto, é necessário conhecer as demais técnicas cirúrgicas para que o tratamento possa ser individualizado para cada paciente. Neste capítulo serão descritas as cirurgias disponíveis para tratar a incontinência urinária de esforço.

TÉCNICAS CIRÚRGICAS

Sling sintético retropúbico

1. Paciente é colocada em decúbito dorsal, em posição de litotomia, sob anestesia local, peridural ou raquianestesia. Assepsia e sondagem vesical com sonda de Foley nº 20 (ver Capítulo 2 | Preparação para a cirurgia).
2. Anestesia local: utiliza-se solução anestésica composta por 20 mL de lidocaína com vasoconstritor a 2% diluídos em 100 mL de soro fisiológico.
   a) É feita infiltração da pele no local em que serão feitas as incisões de saída das agulhas do *sling*, na altura da sínfise púbica, a 3 cm de cada lado da linha média. Recomenda-se realizar o trajeto da agulha acoplado a uma seringa de 20 mL vazia a partir da pele direcionando para aponeurose e angulando para o espaço retropúbico e paravesical, até que se toque a ponta da agulha próximo de perfurar a vagina bilateralmente. Durante a inserção da agulha, a seringa deve exercer suave vácuo para detecção de eventual perfuração vesical com aparecimento de urina no

êmbolo. Caso isso aconteça, basta retirar a agulha e fazer um trajeto um pouco mais lateral. Em seguida, a solução anestésica é aplicada no espaço retropúbico com agulha peridural nº 17 ou nº 18 ou agulha de raquianestesia perene nº 8 bilateralmente (Figura 48.1-1).

  b) A seguir, deve-se angular uma agulha 25 × 7 mm e injetar a solução anestésica na parede vaginal em direção ao ligamento uretropélvico, bilateralmente (Figura 48.1-2). Completa-se a anestesia na região infrauretral da mucosa vaginal (Figura 48.1-3).

3. São realizadas duas incisões suprapúbicas de 1 cm, a aproximadamente 3 cm de distância da linha média de cada lado (Figura 48.1-4).

4. Apreende-se a mucosa vaginal com pinças Allis a cada lado da linha média, a 1,5 cm do meato uretral externo, onde será feita incisão longitudinal com bisturi lâmina 15 de 1,5 cm de comprimento (Figura 48.1-5).

5. Prossegue-se com dissecção da mucosa de cada lado, inicialmente com bisturi paralelo à mucosa vaginal, e complementando com a tesoura em pequena extensão em direção ao pube (Figura 48.1-6).

6. Após o esvaziamento vesical, pode-se introduzir guia rígido na sonda de Foley 20 Fr, que permite deslocar a uretra e o colo vesical, afastando-os do trajeto da agulha (Figura 48.1-7). Alguns modelos comerciais dispensam essa etapa.

7. A primeira agulha do *sling* é introduzida pelo trajeto vaginal, perfurando o ligamento uretropélvico, atravessando o espaço retropúbico e exteriorizando-se pela incisão suprapúbica (Figuras 48.1-8 e 48.1-9). Esse procedimento varia de acordo com o dispositivo retropúbico utilizado e o formato da agulha e empunhadura de cada modelo comercial (Figuras 48.1-10 a 48.1-12).

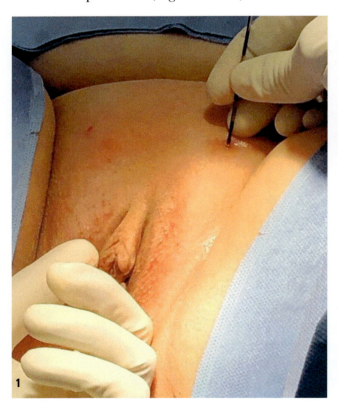 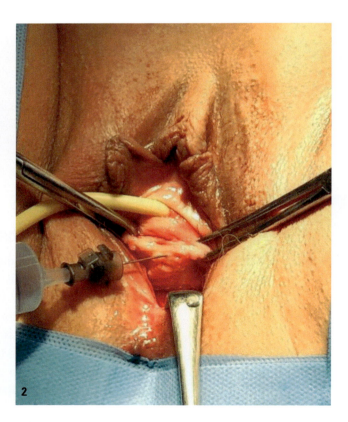

▲ **Figura 48.1** *Sling* **sintético retropúbico.** (1) A agulha de peridural é passada no espaço retropúbico para se observar se o trajeto feito não perfura a bexiga e infiltrar o anestésico local. Nota-se que o cirurgião insere o dedo indicador no canal vaginal para guiar a ponta da agulha até próximo da mucosa vaginal. (2) Infiltração com anestésico local na parede vaginal em direção ao espaço do ligamento uretropélvico esquerdo.

(*Continua*) ▶

CIRURGIAS PARA INCONTINÊNCIA URINÁRIA DE ESFORÇO

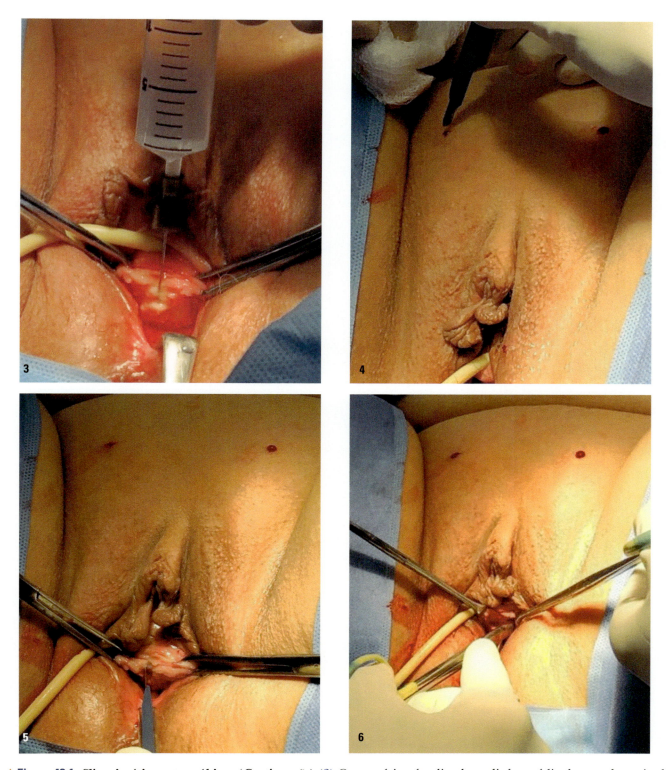

▲ **Figura 48.1** *Sling* **sintético retropúbico.** (*Continuação*) (3) O anestésico é aplicado na linha média da parede vaginal infrauretral, no local da incisão. (4) Com bisturi, incisa-se a pele em extensão de 1,0 cm, 3 cm à direita da linha média, na altura da sínfise púbica. A incisão do lado esquerdo já foi realizada. (5) As pinças Allis apresentam a parede vaginal e é feita a incisão longitudinal de cerca de 1,5 cm na linha média. (6) A tesoura é inserida na porção submucosa da incisão, em direção ao ombro da paciente, criando espaço para a passagem das agulhas do *sling*. Observa-se que o cirurgião apoia a tesoura com o dedo indicador, evitando assim movimento mais brusco. (*Continua*) ▶

ATLAS DE CIRURGIA GINECOLÓGICA

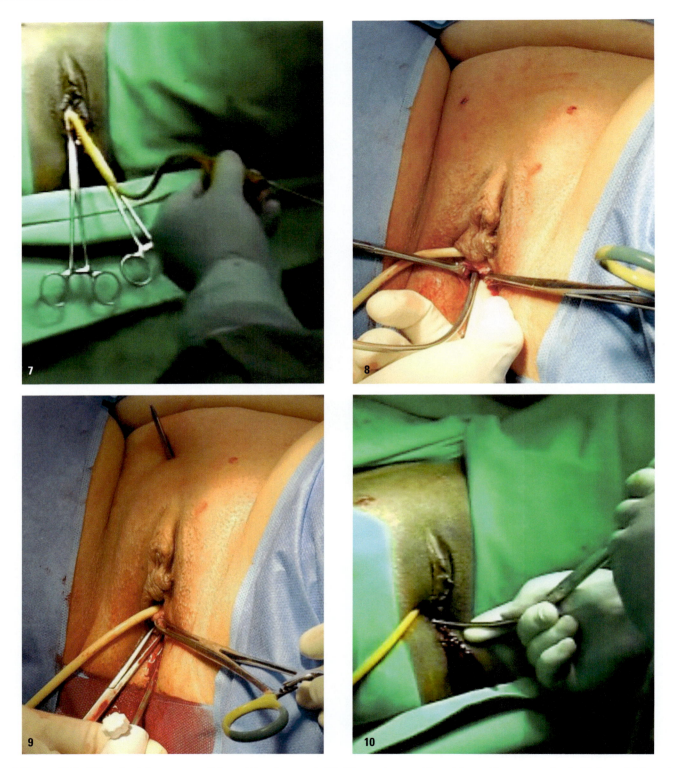

▲ **Figura 48.1** *Sling* **sintético retropúbico.** (*Continuação*) **(7)** Um guia metálico é inserido na sonda de Foley nº 20, até a luz vesical. Será usado para desviar a uretra e a bexiga do trajeto da agulha. **(8)** A agulha do *sling* entra pela incisão vaginal e é basculada em direção ao espaço retropúbico do lado direito. **(9)** A agulha passa pelo espaço retropúbico, exteriorizando-se na incisão de pele feita anteriormente. **(10)** Outro exemplo de passagem de agulha. Observa-se o posicionamento inicial da agulha ao entrar na incisão.

(*Continua*) ▶

CIRURGIAS PARA INCONTINÊNCIA URINÁRIA DE ESFORÇO

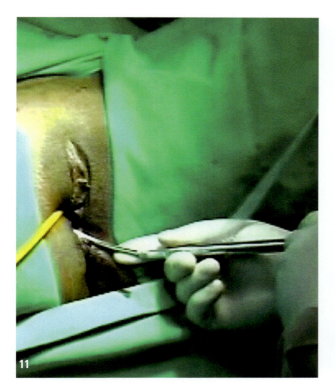 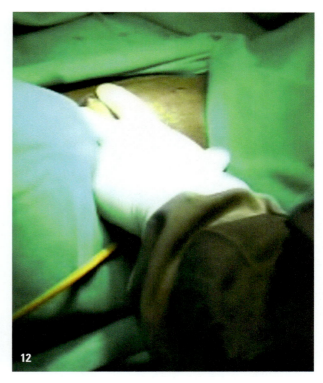

▲ **Figura 48.1** *Sling* **sintético retropúbico.** (*Continuação*) **(11)** A agulha foi basculada em direção ao espaço retropúbico logo depois de perfurar o ligamento uretropélvico. **(12)** Exteriorização da agulha na pele. (*Continua*) ▶

8. Com a agulha ainda posicionada, infunde-se solução fisiológica na bexiga e se faz o controle cistoscópico para verificar se houve perfuração vesical (Figura 48.1-13).

9. O mesmo procedimento é realizado do outro lado, sempre seguido de cistoscopia.

10. Não havendo lesão vesical, esvazia-se a bexiga e tracionam-se as agulhas pela incisão suprapúbica, trazendo a faixa. A depender do modelo comercial de *sling* utilizado, a faixa deverá ser conectada ao dispositivo introdutor (Figuras 48.1-14 a 48.1-19).

11. Realiza-se enchimento vesical com 300 mL de soro fisiológico e ajuste opcional da faixa com manobra de esforço (tosse ou Credé). A faixa é ajustada para que fique suburetral sem tensão sob a uretra e não haja mais perda urinária ao esforço solicitado. Esse passo é opcional, sendo que atualmente prefere-se ajustar a faixa sem a necessidade da manobra de esforço. O ideal é que uma pinça Kelly possa ser inserida entre a faixa e a uretra sem dificuldades (Figura 48.1-20).

12. Para os *slings* recobertos com invólucros plásticos, esses são retirados, mantendo-se a faixa imobilizada por contrapressão exercida por pinça Kelly na porção central da faixa na vagina, para manter espaço entre a faixa e a uretra (sem tensão). O mesmo ajuste é feito nas faixas sem invólucros plásticos (Figuras 48.1-17 a 48.1-21).

13. A seguir, cortam-se os excessos da faixa bilateralmente rente à pele (Figura 48.1-22).

14. A sutura da mucosa vaginal é feita com pontos simples separados com poliglactina 3-0. A pele é fechada com ponto simples de nylon 4-0 ou intradérmico com monocryl 4-0, ou ainda com cola biológica, e o procedimento é encerrado.

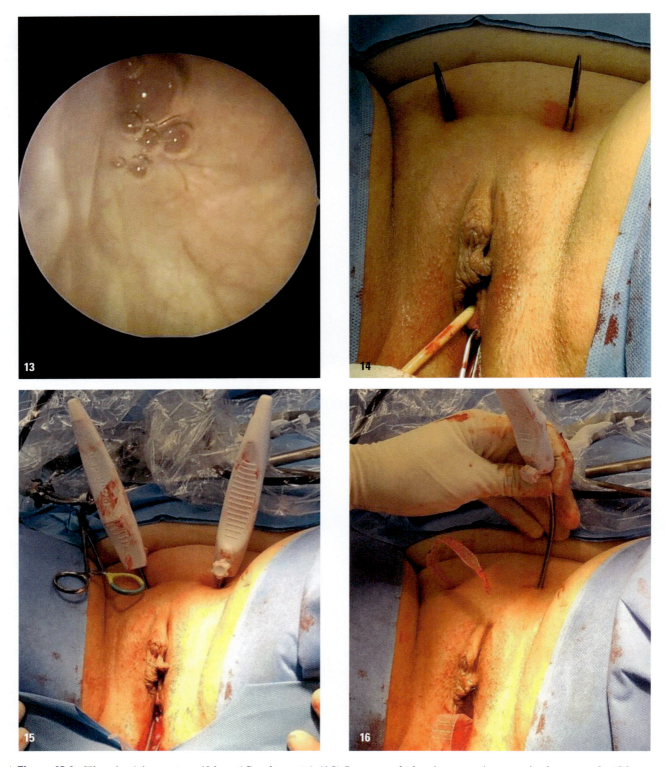

▲**Figura 48.1** *Sling* **sintético retropúbico.** (*Continuação*) **(13)** Imagem da bexiga por cistoscopia de controle. Observa-se a parede vesical íntegra e as bolhas de ar no fundo vesical. **(14)** As duas agulhas estão exteriorizadas na região suprapúbica. **(15)** Nesse modelo de *sling*, os introdutores usados para a passagem da agulha são retirados das extremidades vaginais e recolocados nas extremidades abdominais das agulhas. A faixa de *sling* foi inserida nas extremidades vaginais das duas agulhas. **(16)** A agulha do lado esquerdo é tracionada, conectada à faixa do *sling*. Observa-se a faixa já passada pelo lado direito.

(*Continua*) ▶

CIRURGIAS PARA INCONTINÊNCIA URINÁRIA DE ESFORÇO

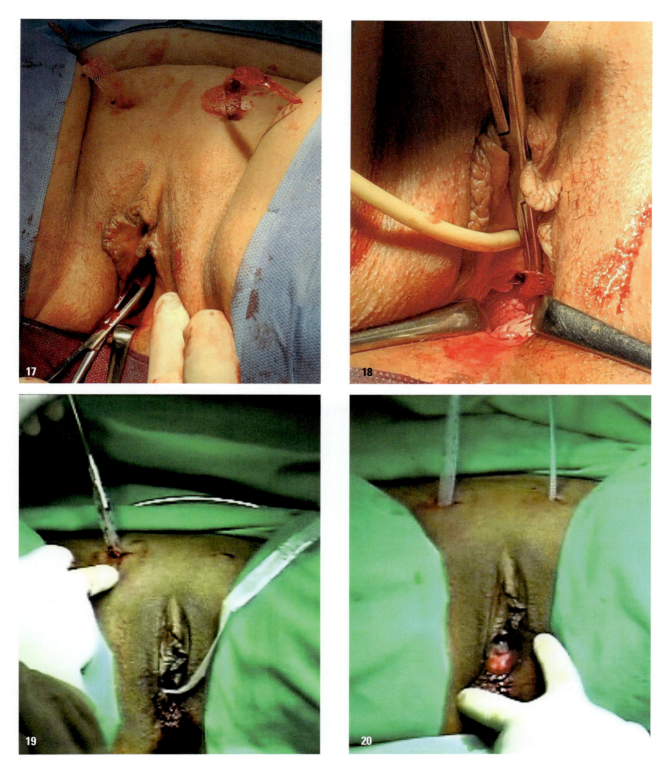

▲ **Figura 48.1** *Sling* **sintético retropúbico. (*Continuação*)** **(17)** A pinça Kelly está entre a faixa do *sling* e a uretra, imediatamente antes de ajustar o *sling*. **(18)** A faixa de *sling* foi tracionada bilateralmente, mantendo-se a pinça Kelly entre a sua porção vaginal e a uretra para evitar tensão excessiva. **(19)** Modelo de *sling* com a faixa recoberta por invólucro plástico, conectada diretamente à agulha, sendo tracionada manualmente. **(20)** As duas extremidades da faixa são tracionadas para ajuste do *sling*. Observa-se a porção suburetral do *sling* sendo posicionada. (*Continua*) ▶

CAPÍTULO 48 601

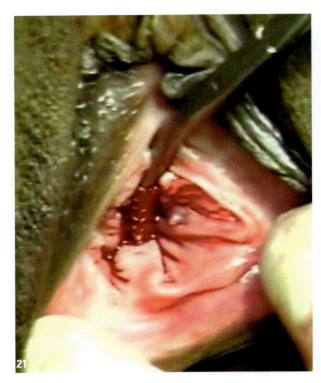 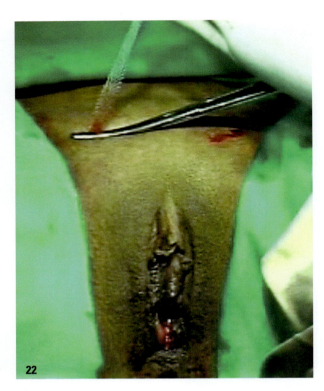

▲ **Figura 48.1** *Sling* **sintético retropúbico.** (*Continuação*) **(21)** Mantendo-se a pinça Kelly entre a faixa e a uretra, retira-se o invólucro plástico, e a faixa é mantida na posição anteriormente estabelecida. **(22)** O excesso de faixa é cortado com tesoura bilateralmente rente à pele.

Sling sintético transobturatório ("de dentro para fora")

1. A paciente é colocada em decúbito dorsal, em posição de litotomia, com as coxas hiperfletidas, sob anestesia peridural ou raquianestesia. Faz-se assepsia e sondagem vesical com sonda de Foley nº 14 (ver Capítulo 2 | Preparação para a Cirurgia).

2. Para o *sling* transobturador "dentro para fora", é necessário marcar na pele os pontos que serão incisados: traça-se uma linha horizontal na altura do meato uretral e outra paralela a essa 2 cm acima. Marca-se a prega genitofemoral, e realiza-se uma incisão de 1 cm, 2 cm lateral à intersecção entre essa linha e a anterior (Figuras 48.2-1 e 48.2-2). Esse procedimento é realizado bilateralmente.

3. Faz-se incisão longitudinal infrauretral a 1 cm do meato uretral externo com 1,5 cm de comprimento (Figura 48.2-3).

4. Disseca-se lateralmente a incisão vaginal com bisturi, o suficiente para atingir o plano submucoso e caber a extremidade da tesoura (Figura 48.2-4).

5. Disseca-se a mucosa vaginal com tesoura Metzenbaum de cada lado, até perfurar a membrana obturatória em sua porção mais próxima do osso, imediatamente posterior ao ísquio. O cirurgião percebe a perda de resistência ao transfixar a membrana (Figuras 48.2-5 e 48.2-6).

6. A depender do modelo de *sling* transobturatório, pode-se usar um guia metálico ou de plástico por essa incisão, até que transfixe a membrana obturatória, para direcionar a passagem da agulha helicoidal (Figura 48.2-8).

7. Direciona-se a agulha helicoidal pelo guia em direção ao forame obturador. Assim que transfixa a membrana obturadora, a agulha deve ser redirecionada para o sentido horizontal na passagem pelo músculo obturador

CIRURGIAS PARA INCONTINÊNCIA URINÁRIA DE ESFORÇO

interno e saída no orifício da pele previamente demarcado. Retira-se a agulha retornando pelo mesmo trajeto, deixando-se o tubo plástico, que é reparado com pinça Kelly (Figuras 48.2-7 a 48.2-11).

8. A seguir, pode-se fazer o teste de esforço para ajustar a faixa. Para isso, utiliza-se enchimento vesical com 300 mL de soro fisiológico e ajusta-se a faixa de acordo com a perda urinária nas manobras de esforço (tosse ou Credé), sempre mantendo a faixa posicionada na porção suburetral por contrapressão exercida por pinça Kelly (Figura 48.2-12). Recomenda-se a realização de uretrocistoscopia de controle, embora o risco de lesão vesical ou uretral nessa via seja pouco provável.

9. Os tubos plásticos conectados à faixa são cortados e os invólucros plásticos que a recobrem são retirados (Figura 48.2-13).

10. São feitas as suturas das incisões de mucosa, com ponto simples de fio de poliglactina 3-0, e de pele, com nylon 4-0, poliglecaprone 4-0 ou cola biológica.

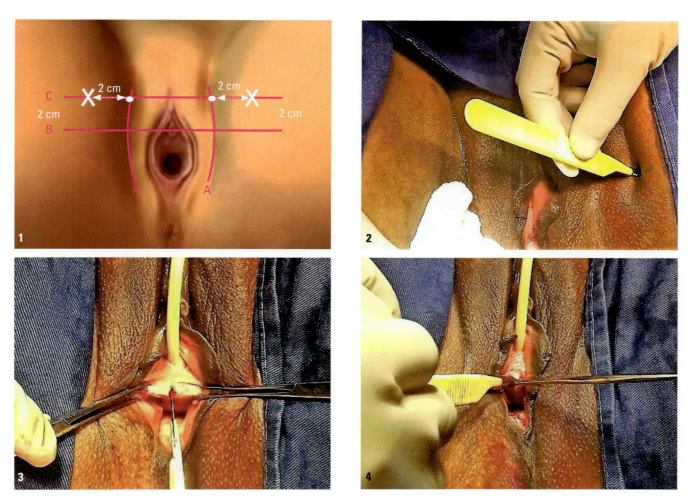

▲ **Figura 48.2** *Sling* transobturatório de "dentro para fora". **(1)** Marcação dos pontos da incisão da pele para a passagem da agulha e do *sling*. Demarca-se a prega genitofemoral bilateralmente (A). Traça-se uma linha horizontal na altura do meato uretral (B), seguida por outra linha paralela a essa, 2 cm acima (C). Identifica-se o ponto de intersecção das linhas A e C e marca-se o local da incisão 2 cm lateralmente a essa intersecção que corresponde à porção medial do forame obturador. **(2)** Com bisturi nº 15, incisa-se a pele no local marcado, bilateralmente. **(3)** As pinças Allis tracionam a mucosa vaginal e é feita incisão longitudinal com bisturi. **(4)** Dissecção da mucosa do lado direito para entrada subsequente da tesoura. *(Continua)* ▶

ATLAS DE CIRURGIA GINECOLÓGICA

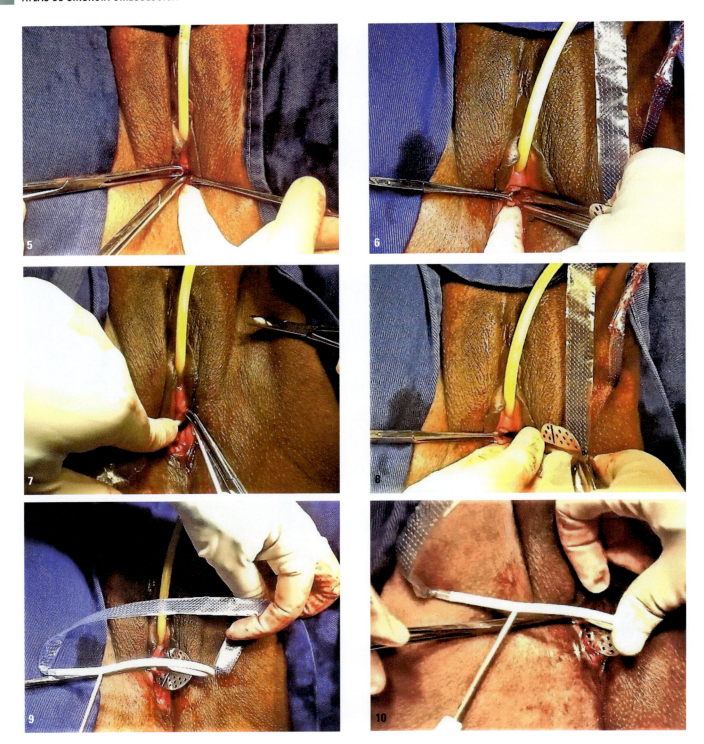

▲ **Figura 48.2** *Sling* **transobturatório de "dentro para fora".** (*Continuação*) **(5)** A tesoura entra pela incisão vaginal em direção ao forame obturador esquerdo, em movimentos de abre e fecha, até perfurar a membrana obturadora. **(6)** A tesoura penetrou mais profundamente do lado direito, perfurando a membrana obturadora. **(7)** A agulha foi passada do lado esquerdo, exteriorizando-se na incisão previamente feita. A pinça Kelly segura o invólucro plástico e a agulha já foi removida. **(8)** Início da passagem da agulha à direita. Um guia metálico desse modelo de *sling* é passado pela incisão até a membrana obturadora perfurada pela tesoura. **(9)** A agulha helicoidal é encaixada no guia metálico. Observa-se a posição oblíqua da agulha nesse momento. **(10)** Com o polegar esquerdo, o cirurgião introduz a agulha até o forame obturador.

(*Continua*) ▶

CIRURGIAS PARA INCONTINÊNCIA URINÁRIA DE ESFORÇO

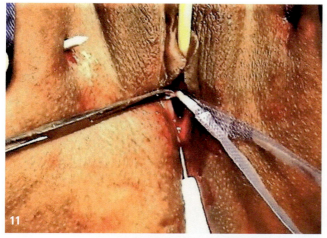

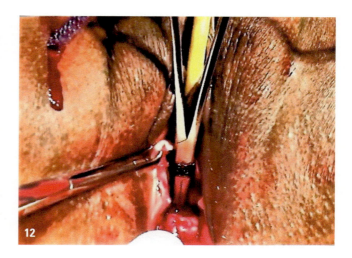

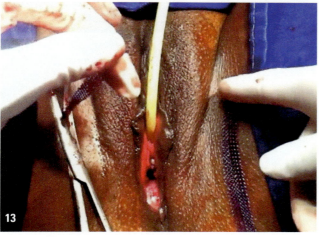

▲ **Figura 48.2** *Sling* transobturatório de "dentro para fora". (*Continuação*) **(11)** A agulha é trazida para posição vertical, levando sua extremidade a se exteriorizar na pele. **(12)** A faixa foi tracionada e está exteriorizada na pele. A pinça Allis segura a borda da incisão vaginal e uma pinça Kelly foi colocada entre a uretra e a faixa durante o ajuste do *sling*. **(13)** O excesso de faixa é cortado com tesoura.

Sling de aponeurose

1. Paciente é posicionada em decúbito dorsal, em posição de litotomia, sob anestesia peridural ou raquianestesia. São feitas assepsia e sondagem vesical com sonda de Foley n° 14 (ver Capítulo 2 | Preparação para a Cirurgia).

2. Inicia-se o procedimento com a confecção da faixa de aponeurose que será usada no *sling*.

    a) É feita incisão transversa suprapúbica, abertura e dissecção ampla do subcutâneo com exposição da aponeurose do reto abdominal, em uma extensão de 15 × 4 cm.

    b) Incisa-se com bisturi frio a aponeurose em formato de retângulo de cerca de 12 × 3 cm, faixa essa que é descolada do plano muscular subjacente e usada para confecção do *sling* (Figura 48.3-1 a 48.3-3).

    c) Passa-se um ponto de polipropileno 0 em cada ângulo da faixa de aponeurose, pre-

    parando-se assim o *sling*. A faixa é mantida coberta por compressas úmidas ou imersa em solução fisiológica, assim como a ferida abdominal, enquanto se realiza o tempo vaginal (Figura 48.3-4 e 48.3-5).

    d) A aponeurose é então fechada com sutura contínua de fio de poliglactina 0 (Figura 48.3-6).

3. Inicia-se o tempo vaginal com infiltração de solução vasoconstritora (20 mL de lidocaína 2% com vasoconstritor ou solução de adrenalina 0,1 mL diluída em 20 mL de soro fisiológico) na parede vaginal anterior, a 1 cm do meato uretral e lateralmente à uretra, até o ligamento uretropélvico. Essa solução auxilia na dissecção e na hemostasia no trajeto da faixa (Figuras 48.3-7 e 48.3-8).

4. Faz-se incisão longitudinal na parede vaginal anterior, iniciada abaixo da uretra média, com 2 cm de extensão (Figura 48.3-9).

ATLAS DE CIRURGIA GINECOLÓGICA

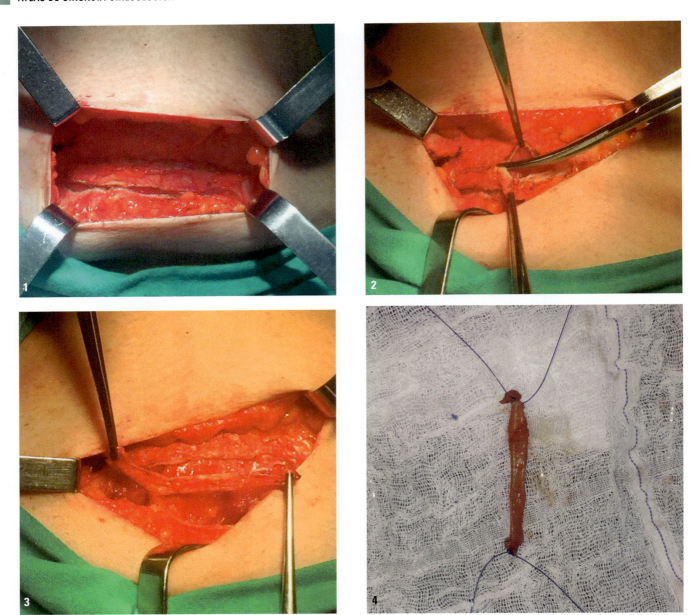

▲ **Figura 48.3** *Sling* **de aponeurose.** (1) Incisão transversa suprapúbica mostrando o *sling* de aponeurose cortado em formato retangular, ainda fixo ao músculo subjacente. (2) Com tesoura, separa-se o *sling* de aponeurose do músculo. (3) As pinças seguram as extremidades da faixa de aponeurose. (4) Fios de polipropileno 0 foram passados nas duas extremidades da faixa.

(*Continua*) ▶

5. Disseca-se a mucosa bilateralmente com tesoura em direção ao ligamento uretropélvico. Para atingir esse ligamento, deve-se orientar a dissecção em direção ao ombro homolateral da paciente (Figura 48.3-10).

6. A dissecção é ampliada digitalmente até que o dedo do cirurgião encontre o ligamento uretropélvico, que é perfurado com pinça ou tesoura longa, acessando-se o espaço retropúbico (Figuras 48.3-11 a 48.3-13).

7. Pode-se utilizar guia metálico na sonda vesical para auxiliar a desviar o colo vesical do trajeto da agulha (Figura 48.3-14).

8. Insere-se a agulha longa de *sling* (agulha de Stamey) na aponeurose, 2 cm lateral à linha média imediatamente atrás da sínfise púbica,

CIRURGIAS PARA INCONTINÊNCIA URINÁRIA DE ESFORÇO

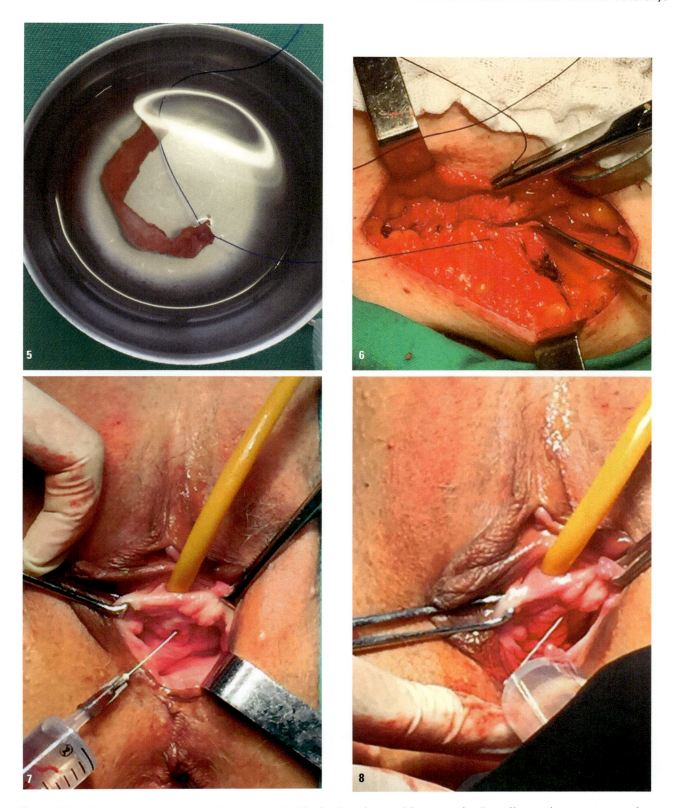

▲**Figura 48.3** *Sling* **de aponeurose.** (*Continuação*) (5) O *sling* é mantido em solução salina até o momento de ser utilizado. (6) A incisão da aponeurose é suturada. (7) Inicia-se o tempo vaginal com injeção de solução salina com vasoconstritor na parede vaginal anterior. (8) A mesma solução é injetada lateralmente à uretra em direção ao espaço retropúbico.

(*Continua*) ▶

ATLAS DE CIRURGIA GINECOLÓGICA

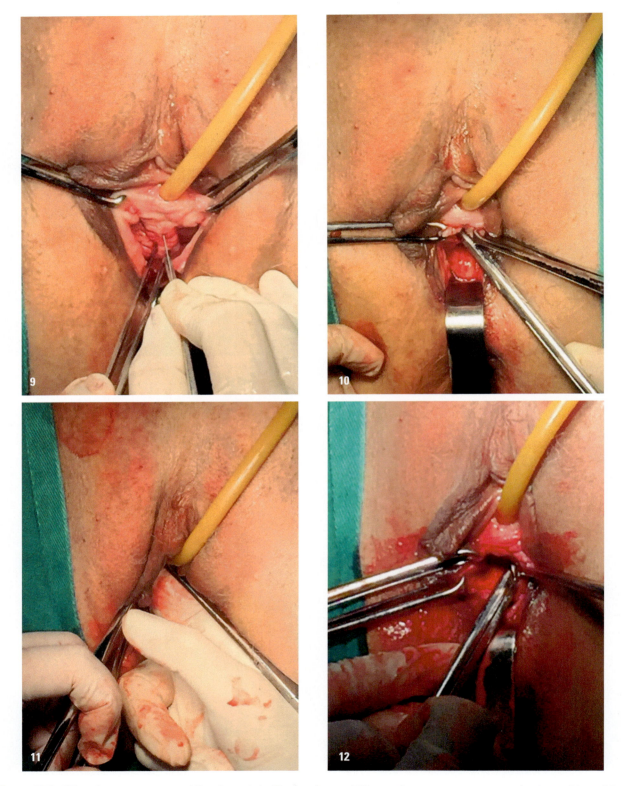

▲ **Figura 48.3** *Sling* **de aponeurose.** (*Continuação*) **(9)** As pinças Allis tracionam a mucosa vaginal e o bisturi incisa a parede no sentido longitudinal. **(10)** Com a tesoura, disseca-se o espaço parauretral direito até o ligamento uretropélvico, que deve ser perfurado. **(11)** Dissecção digital para ampliar a dissecção até o ligamento uretropélvico direito. **(12)** O procedimento é repetido do lado esquerdo. A tesoura perfura o ligamento uretropélvico esquerdo.

(*Continua*) ▶

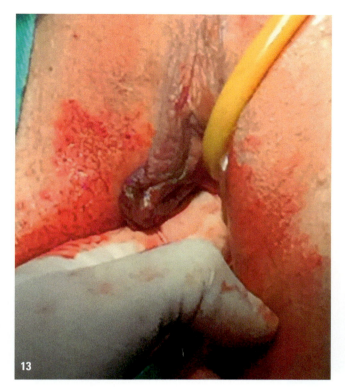
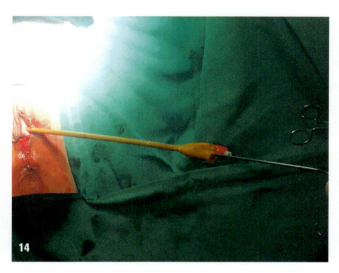

▲ **Figura 48.3** *Sling* **de aponeurose.** (*Continuação*) (13) Dissecção digital aumentando a perfuração em direção ao ligamento uretropélvico esquerdo. (14) Um guia metálico foi introduzido na sonda vesical. O auxiliar desloca a extremidade proximal do guia para a direita, desviando a uretra para a esquerda, para a passagem da agulha da direita.

(*Continua*) ▶

passando pelo espaço retropúbico e em direção ao trajeto dissecado previamente, guiada pelo dedo do cirurgião para evitar lesões vesicais (Figura 48.3-15).

9. A ponta da agulha exposta no espaço vaginal recebe os fios de polipropileno 0 passados na extremidade da faixa de aponeurose (Figura 48.3-16).

10. A agulha de *sling* é então tracionada, puxando o fio e a faixa pelo espaço retropúbico em direção à parede abdominal (Figuras 48.3-17 e 48.3-18).

11. Repete-se o processo do outro lado (Figuras 48.3-19 a 48.3-21).

12. Realiza-se cistoscopia para verificar se não houve lesão ou transfixação vesical (Figura 48.3-22).

13. Insere-se uma tesoura ou pinça Kelly entre a alça e a uretra e exerce-se contrapressão, evitando que a uretra seja exageradamente comprimida durante a tração dos fios (Figura 48.3-23).

14. Os pontos de polipropileno atados à faixa do *sling* são amarrados sem tensão acima da aponeurose abdominal (Figura 48.3-24), deixando a faixa na posição suburetral média sem tensão (Figura 48.3-25).

15. Fecha-se a mucosa vaginal com pontos separados de poliglactina 2-0 e a parede abdominal segundo o tipo de incisão realizada (ver Capítulo 7 | Incisões Cirúrgicas em Ginecologia).

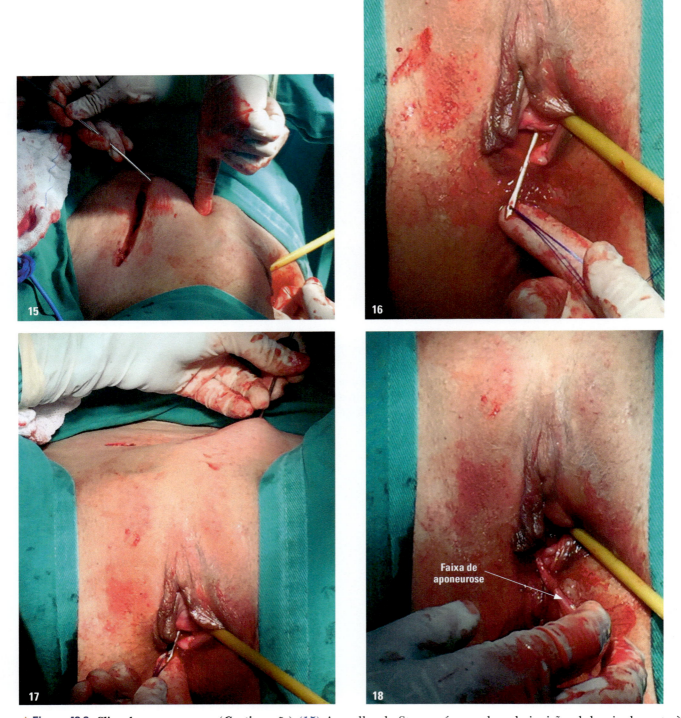

▲Figura 48.3 *Sling* de aponeurose. (*Continuação*) (15) A agulha de Stamey é passada pela incisão abdominal, rente à face posterior da pube, em direção ao espaço periuretral dissecado. O dedo aumenta a dissecção, à esquerda, para guiar a passagem da agulha. É importante que o dedo encoste na ponta da agulha, o que minimiza o risco de lesão vesical. (16) A agulha foi exteriorizada pela vagina. O fio de polipropileno fixado à alça de aponeurose é passado no orifício da agulha. (17) A agulha é tracionada pelo abdome, trazendo o fio pelo espaço retropúbico. (18) Observa-se a sonda vesical desviada para a esquerda e a faixa de aponeurose sendo tracionada em direção ao espaço retropúbico.

(*Continua*) ▶

CIRURGIAS PARA INCONTINÊNCIA URINÁRIA DE ESFORÇO

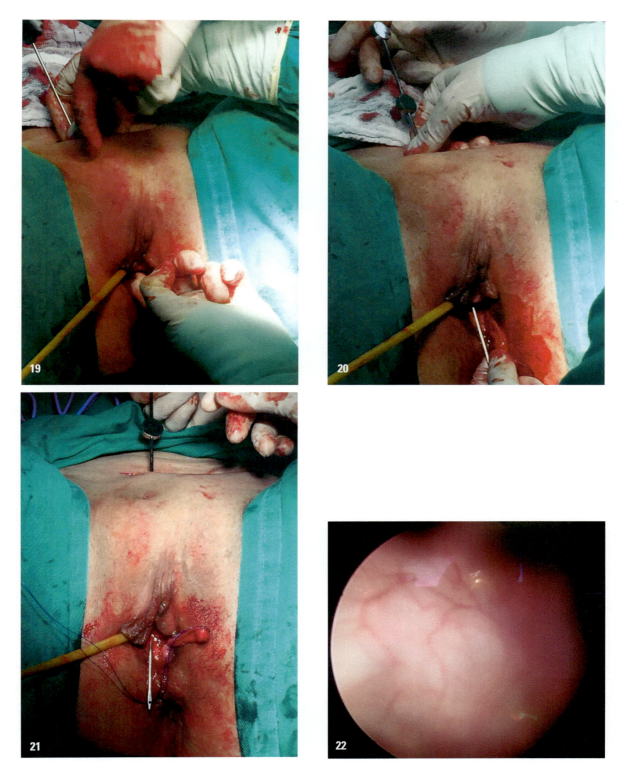

▲ **Figura 48.3** *Sling* **de aponeurose.** (*Continuação*) (19) A agulha é passada pelo espaço retropúbico à direita. Observa-se o dedo guiando a agulha no espaço retropúbico. (20) Mantendo o dedo na extremidade, a agulha é exteriorizada. (21) O fio de polipropileno atado à outra extremidade da faixa de aponeurose foi passado pelo orifício da agulha. (22) Controle cistoscópico mostrando integridade das paredes vesicais.

(*Continua*) ▶

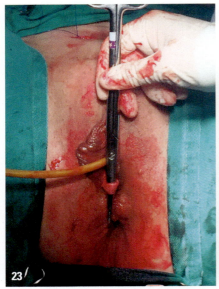
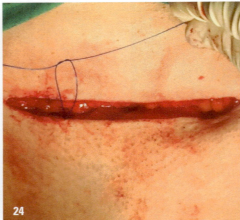
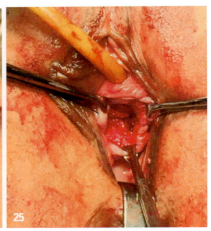

▲ **Figura 48.3** *Sling* **de aponeurose. (*Continuação*) (23)** A tesoura é colocada entre a faixa de *sling* e a uretra durante o ajuste, evitando tensão excessiva. **(24)** O fio de prolipropileno fixado ao *sling* é amarrado à aponeurose. **(25)** Posição final do *sling* antes da sutura da parede vaginal.

Colpofixação retropúbica (cirurgia de Burch)

1. A paciente é colocada em posição semiginecológica, sob anestesia. Realiza-se assepsia abdominal e vaginal e sondagem vesical com sonda de Foley nº 14 (ver Capítulo 2 | Preparação para a Cirurgia). Realiza-se incisão de Pfannenstiel, sem abertura do peritônio parietal (ver Capítulo 7 | Incisões Cirúrgicas em Ginecologia).

2. Os músculos retoabdominais e piramidais são afastados para visualizar o espaço retropúbico (de Retzius) (Figura 48.4-1).

3. Realiza-se a dissecção do espaço retropúbico com manobras digitais, com gaze montada, até boa visualização dos ligamentos pectíneos (de Cooper).

4. Inserem-se dois dedos da mão esquerda na vagina, mobilizando o balão da sonda de Foley, que indica a posição do colo vesical.

5. O dedo vaginal desloca o balão para o lado contrário de onde será passado o ponto e eleva o fórnice vaginal onde será passado o ponto (Figura 48.4-2).

6. Passa-se ponto de fio poliglactina-0 de um dos lados do balão, no paracolpo, usando os dedos da mão esquerda para localização dos pontos sem adentrar a mucosa vaginal (Figura 48.4-2).

7. A seguir, transfixa-se o ligamento pectíneo homolateral e repara-se o ponto (Figura 48.4-3).

8. São passados dois pontos a cada lado do balão, um medial e outro mais lateral, com distância de cerca de 2 cm entre si. Atenção especial deve ser dada a esses pontos, já que, se o ponto for passado muito lateralmente, pode haver angulação do ureter quando as suturas forem atadas (Figura 48.4-4).

9. Após passagem dos quatro pontos, aproximam-se os fios antes de dar os nós, e observa-se a elevação do colo vesical e a presença de diurese clara recente, afastando os riscos de angulação do ureter e transfixação da bexiga.

10. Atam-se os nós dos quatro fios de poliglactina sem tensão exagerada, permitindo que o colo vesical localize-se logo atrás do pube, mas mantendo certa mobilidade (Figura 48.4-5).

11. Posiciona-se dreno a vácuo (3,2 mm) com a finalidade de drenagem do espaço de Retzius, que será retirado assim que o débito for menor do que 50 mL (Figuras 48.4-6 e 48.4-7).

12. Segue-se o fechamento da incisão abdominal (ver Capítulo 7 | Incisões Cirúrgicas em Ginecologia) e o procedimento é encerrado.

CIRURGIAS PARA INCONTINÊNCIA URINÁRIA DE ESFORÇO

ORIENTE-SE ESPACIALMENTE

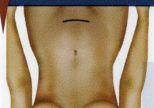

POSIÇÃO DA PACIENTE NAS IMAGENS 48.4-1 A 48.4-7

 FIGURA 48.4 | CIRURGIA DE BURCH

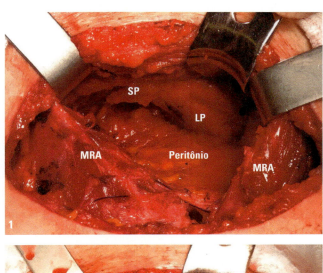
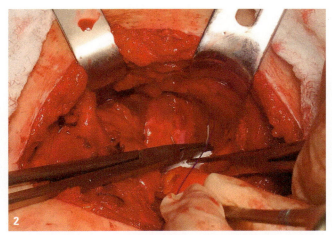
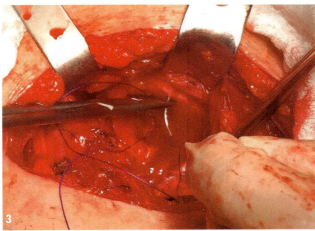
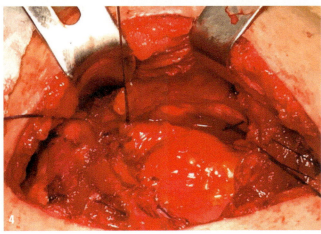

▲ **Figura 48.4 Cirurgia de Burch. (1)** Após incisão Pfannenstiel, os músculos retoabdominais estão sendo afastados por um Farabeuf de cada lado. O espaço de Retzius foi dissecado, mostrando a sínfise púbica e o ligamento pectíneo do lado direito. **(2)** Com o dedo inserido na vagina, eleva-se o fórnice vaginal lateral direito para passagem da agulha do fio de poliglactina. A agulha deve passar rente ao dedo, sem perfurar a mucosa. **(3)** O mesmo fio transfixa o ligamento pectíneo à direita, sendo reparado a seguir. **(4)** Foram passados quatro pontos, dois a cada lado da bexiga, e amarrados sem tensão excessiva.
MRA: músculos retoabdominais, SP: sínfise púbica; LP: ligamento pectíneo. (*Continua*) ▶

CAPÍTULO 48 613

ATLAS DE CIRURGIA GINECOLÓGICA

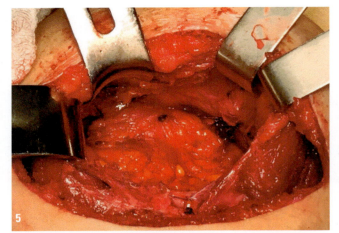

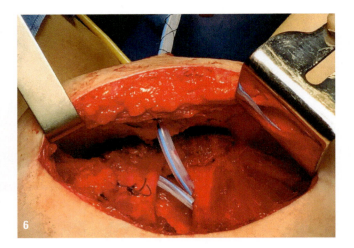

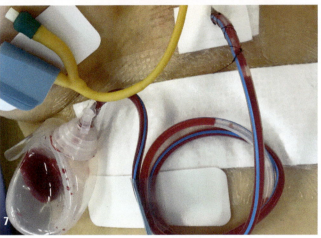

▲ **Figura 48.4** Cirurgia de Burch. *(Continuação)* **(5)** Observam-se o fio elevando o paracolpos ao ligamento pectíneo, com pequeno espaço entre si. **(6)** O dreno a vácuo foi posicionado no espaço retropúbico. A seguir, prossegue-se com o fechamento da incisão. **(7)** Dreno a vácuo completo ao final da cirurgia.

Injeção periuretral

1. A paciente é colocada em posição ginecológica, é feita assepsia e anestesia local na região periuretral, aplicando 2 mL de lidocaína a 2% em cada lado da uretra (Figuras 48.5-1 a 45.8-3).
2. Utiliza-se uma agulha de mais de 3 cm acoplada a uma seringa contendo o material a ser injetado (Figura 45.8-4).
3. Sob controle cistoscópico, a agulha é introduzida lateralmente ao meato uretral, às 3h, 6h e 9h ou somente 3 e 9h. A direção da agulha é guiada pelo eixo do cistoscópico, até atingir uma distância de 0,5 a 1,0 cm do colo vesical (Figuras 48.5-5 e 48.5-6).
4. A correta colocação da agulha no plano da submucosa é avaliada por movimentos laterais da agulha, sob visão cistoscópica (Figura 48.5-7).
5. O agente de preenchimento é injetado na submucosa da uretra proximal até a coaptação da mucosa. É possível observar os abaulamentos da parede uretral durante as injeções (Figuras 48.5-8 a 48.5-12).
6. Solicita-se que a paciente faça esforço e, se ainda ocorrer perda urinária, injeta-se mais substância, até não haver mais perda. O procedimento é encerrado quando não há mais perda.

CIRURGIAS PARA INCONTINÊNCIA URINÁRIA DE ESFORÇO

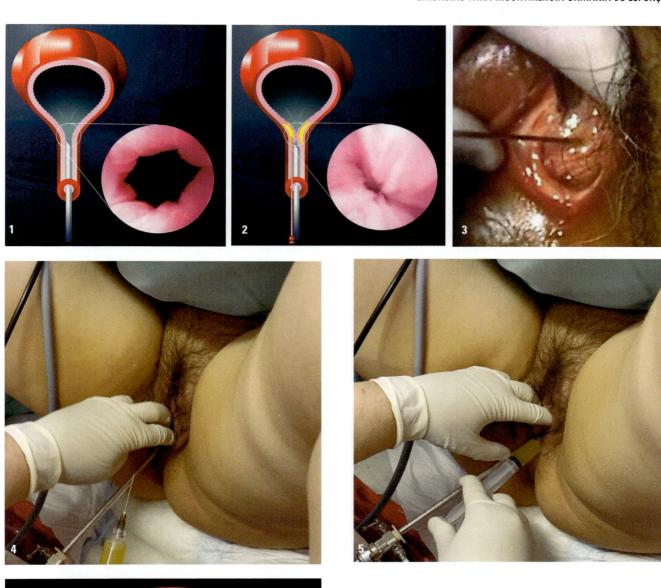

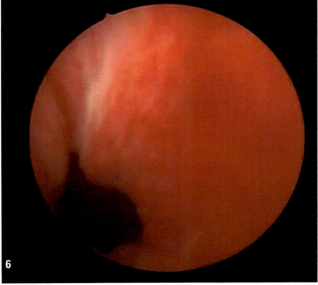

▲ **Figura 48.5 Injeção periuretral. (1)** Representação esquemática mostrando o cistoscópio na uretra e a imagem correspondente do colo vesical aberto. **(2)** Representação esquemática mostrando em amarelo o material injetado às 3h e 9h no colo vesical e a imagem cistoscópica do colo vesical fechado. **(3)** Infiltração periuretral com solução anestésica. **(4)** O cistoscópio é posicionado para iniciar o procedimento. **(5)** Injeção periuretral às 3h. **(6)** Observa-se por uretroscopia o abaulamento da parede uretral às 3h com a mobilização da ponta da agulha.

(*Continua*) ▶

CAPÍTULO 48   615

ATLAS DE CIRURGIA GINECOLÓGICA

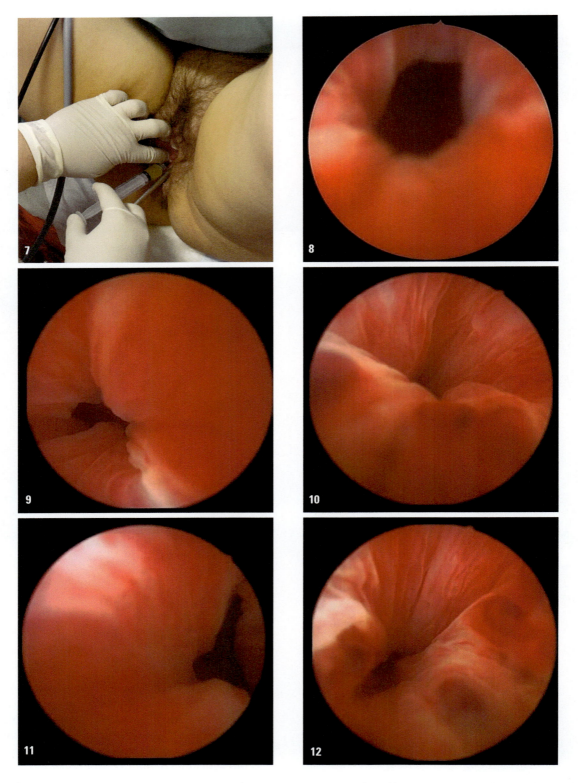

▲ **Figura 48.5** **Injeção periuretral.** (*Continuação*) **(7)** Injeção periuretral às 9h. **(8)** Imagem uretroscópica do meato uretral aberto no início do procedimento. **(9)** Abaulamento da parede uretral à esquerda pela injeção às 3 h. **(10)** Abaulamento da parede uretral inferior pela injeção às 6 h. **(11)** Abaulamento da parede uretral à direita pela injeção às 9 h. **(12)** Aspecto final do meato uretral ao final do procedimento.

CIRURGIAS PARA INCONTINÊNCIA URINÁRIA DE ESFORÇO

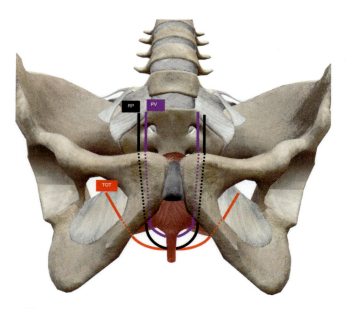
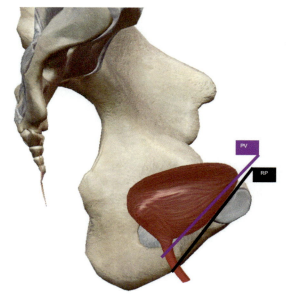

▲ **Figura 48.6 Posição dos slings na pelve.** (1) vista frontal dos slings posicionados. (2) vista lateral dos slings sintético retropúbico e pubovaginal.
RP: sintético retropúbico; PV: pubovaginal; TOT: transobturatório.

CUIDADOS PÓS-OPERATÓRIOS

Cada tipo de *sling* é posicionado de modo diferente na pelve. Os *slings* retropúbicos têma maior superfície de contato com a uretra do que os otransobturatórios, como pode ser visto na Figura 48.6.

Nos procedimentos cirúrgicos de *slings* sintéticos, deve-se retirar a sonda vesical após o término do efeito anestésico, o que leva em torno de 4 a 8 horas, a depender de outros procedimentos associados. Caso tenha sido feita anestesia local, como *sling* ou injeção periuretral, não é necessário manter sonda vesical após o procedimento. Na colpofixação retropúbica, recomenda-se a retirada da sonda após um período de 12 a 24 horas. De preferência, não se deve retirar a sonda vesical à noite, para evitar que a bexiga não seja esvaziada periodicamente.

É importante orientar micção espontânea a cada duas ou três horas e não estimular ingestão exagerada de líquidos para evitar hiperdistensão repentina da bexiga seguida de retenção urinária.

A alta hospitalar pode ser dada assim que houver diurese espontânea ou resíduo miccional menor que 150 mL, muitas vezes no mesmo dia do procedimento.

Recomenda-se evitar atividade física intensa e banho de imersão, além de abstinência sexual nos primeiros 30 a 40 dias de pós-operatório.

O retorno ambulatorial deve ser na primeira semana de pós-operatório para avaliar micção, aspectos de cicatrização e descartar quadros obstrutivos.

ATLAS DE CIRURGIA GINECOLÓGICA

MODELO DE DESCRIÇÃO CIRÚRGICA

HOSPITAL
DESCRIÇÃO DE CIRURGIA

DATA

HORÁRIO DE INÍCIO

HORÁRIO DE TÉRMINO

NOME DO PACIENTE...PRONTUÁRIO...
CIRURGIÃO...CRM..
1º auxiliar...CRM..
2º auxiliar...CRM..
3º auxiliar...CRM..
Anestesista...CRM..
Instrumentador...

DIAGNÓSTICO PRÉ-OPERATÓRIO
Incontinência urinária de esforço

CIRURGIA PROPOSTA
Sling de polipropileno por via retropúbica

DIAGNÓSTICO PÓS-OPERATÓRIO
O mesmo

DESCRIÇÃO DA CIRURGIA
1. Paciente em posição ginecológica, sob anestesia ....
2. Antissepsia e assepsia com .... e colocação de campos estéreis.
3. Passagem de sonda vesical de demora número ....
4. Dermacação na pele em região suprapúbica a 3 cm da linha média bilateralmente.
5. Infiltração da pele com solução anestésica e incisão de 1 cm bilateralmente. Introdução de agulha de peridural .... desde a pele, passando pela aponeurose e direcionada para o paracolpos a 45 graus sem perfuração da parede vaginal. Injetada a solução anestésica no trajeto de retorno da agulha bilateralmente.
6. Infiltração da parede vaginal com agulha 25×7 de solução anestésica em região da uretra média e direcionada a agulha para o ligamento uretropélvico bilateralmente.
7. Apreensão da mucosa da parede vaginal anterior com 2 pinças allis e apresentação da região da uretra média. Incisão vaginal infrauretral de 1,5 cm a 1,5 cm do meato uretral com bísturi lâmina 15.
8. Dissecção da mucosa vaginal com bisturi em posição paralela, complementada com a tesoura em direção ao pube.
9. Esvaziamento vesical com a sonda de Foley.
10. Introdução do guia metálico na sonda, e deslocamento do colo vesical em posição contralateral à passagem da agulha.
11. Introdução da agulha no trajeto dissecado, perfuração do ligamento uretropélvico, passagem pelo espaço retropúbico e saída no pertuito da pele.
12. Realizada uretrocistoscopia para afastar lesão vesical.
13. Esvaziada a bexiga e passada a agulha contralateral com realização de nova uretrocistoscopia para confirmação da não passagem da faixa intravesical.
14. Ajuste da faixa com posicionamento de pinça kelly entra a faixa e a uretra.
15. Retirado invólucro plástico da faixa sem modificar posição da faixa.
16. Sutura da vagina com poliglactina 3-0, pontos separados.
17. Paciente encaminhada para a recuperação pós-anestésica.

CIRURGIAS PARA INCONTINÊNCIA URINÁRIA DE ESFORÇO

COMENTÁRIOS DOS EDITORES

Os *slings* sintéticos continuam sendo a cirurgia padrão ouro no tratamento da incontinência urinária de esforço, com resultados adequados e baixa morbidade. Os retropúbicos são eficazes para os casos leves ou graves de perda de urina, com resultados ligeiramente superiores aos transobturatórios e *slings* de incisão única a longo prazo. Para os casos em que não se deseja usar faixa de polipropileno, pode-se empregar o *sling* de aponeurose, que, por sua vez, causa mais disfunções miccionais que os sintéticos. A colpofixação retropúbica é uma opção cirúrgica reservada para casos sem defeito esfincteriano, sem obesidade e sem prolapso genital, particularmente se outra cirurgia abdominal estiver indicada, como por exemplo histerectomia.

As injeções periuretrais podem ser usadas em pacientes sem distopia genital, com uretra rígida e/ou com potencial risco cirúrgico. Em geral, a absorção do agente de preenchimento torna necessária a repetição do procedimento passados entre seis meses e um ano.

Todas as técnicas descritas podem ser usadas no tratamento da incontinência urinária de esforço.

A antibioticoprofilaxia é feita com cefalosporina e metronidazol quando se utiliza tela de polipropileno e apenas cefalosporina nas demais situações.

INFORMAÇÕES SUPLEMENTARES

As Tabelas 48.1 a 48.4 a seguir mostram códigos, valores, número de auxiliares e porte anestésico dos procedimentos descritos nesse capítulo, pelo SUS (Sistema Único de Saúde), pela AMB (Associação Médica Brasileira) e pela CBHPM (Classificação Brasileira Hierarquizada de Procedimentos Médicos).

Os valores estão em reais e variam de acordo com a tabela de pagamento. Assim, pelo SUS (a) incluem todos os honorários médicos e todas as despesas hospitalares ou ambulatoriais; pela AMB (b) incluem apenas o valor dos honorários do cirurgião, em número de CH (coeficiente de honorários) e pela CBHPM (c) incluem apenas o valor dos honorários do cirurgião, em reais, de acordo com o porte cirúrgico (valores aferidos em setembro de 2021). Para mais informações sobre como calcular os valores de honorários da equipe cirúrgica, consulte o ANEXO 1.

TABELA 48.1 *Sling* vaginal ou abdominal.

Tabela	Código	Valor total	Porte	Custo operacional	Número de auxiliares	Porte anestésico
SUS	04.09.07.027-0[&] 04.09.01.049-9[#]	R$ 372,89[a] R$ 386,20[a]	—	—	—	—
AMB	56.05.054-2	950 CH[b]	—	—	1	5
CBHPM	3.11.03.33-2	R$ 2296,65[c]	7C	—	1	5

[&] via abdominal.
[#] via vaginal.

CAPÍTULO 48

619

TABELA 48.2 Incontinência urinária com colpoplastia anterior (com ou sem tela)

Tabela	Código	Valor total	Porte	Custo operacional	Número de auxiliares	Porte anestésico
SUS	04.09.07.027-0	R$ 372,89[a]	—	—	—	—
AMB	45.04.020-6	1100 CH[b]	—	—	2	5
CBHPM	3.11.03.73-5	R$ 2827,32[c]	9A	—	2	4

TABELA 48.3 Burch.

Tabela	Código	Valor total	Porte	Custo operacional	Número de auxiliares	Porte anestésico
SUS	04.09.07.020-3	R$ 457,67[a]	—	—	—	—
AMB	56.05.026-7	950 CH[b]	—	—	1	4
CBHPM	3.11.03.35-9	R$ 2959,99[c]	8B	—	2	4

TABELA 48.4 Injeção periuretral.

Tabela	Código	Valor total	Porte	Custo operacional	Número de auxiliares	Porte anestésico
SUS	04.09.02.011-7[#]	R$ 34,10[a]	—	—	—	—
AMB	56.05.042-9	700 CH[b]	—	—	1	4
CBHPM	3.11.03.36-7	R$ 704,62[c]	3C	2,300	2	4
	3.11.04.12-6[&]	R$ 704,62[c]	3C	4,630	1	3

[#] tratamento cirúrgico ambulatorial
[&] incluindo cistoscopia, por tratamento

capítulo 49

INJEÇÃO INTRAVESICAL DE TOXINA BOTULÍNICA

INTRODUÇÃO

Neste capítulo apresentaremos a injeção intravesical de toxina botulínica com a finalidade de diminuir as contrações involuntárias da bexiga. É um procedimento com duração limitada próximo a um ano, com possibilidade de reaplicações periódicas. É contraindicado reaplicação com intervalo menor do que três meses. Indicada para os casos refratários a tratamento medicamentoso e/ou fisioterapêutico.

TÉCNICA CIRÚRGICA

Injeção intravesical de toxina botulínica

1. A paciente é colocada em posição de litotomia sob anestesia geral ou por bloqueio regional. Realiza-se a degermação perineal, seguida de assepsia com clorexedine ou povidine aquoso e colocação de campos estéreis.
2. Esvazia-se a bexiga com sonda vesical.
3. O preparo correto da toxina botulínica é fundamental para o sucesso do procedimento. O frasco da toxina botulínica deve permanecer refrigerado até o início do ato operatório, quando se realiza a diluição adequada. Um detalhe importante é que o frasco de toxina botulínica aparenta não ter nada em seu interior, e não se deve chacoalhá-lo na tentativa de localizar o pó (Figura 49.1-1).

4. Para a síndrome da bexiga hiperativa, recomenda-se o uso de toxina botulínica tipo A1, 100 U (toxina onabotulínica A). Por sua vez, para bexiga neurogênica ou bexiga hiperativa refratária ao tratamento com 100 U, pode-se utilizar 200 U.

5. Dilui-se o conteúdo do frasco de toxina botulínica em 6 mL de solução salina 0,9% no próprio frasco e mistura-se com movimento gentil das mãos. A seguir, passam-se 2 mL do frasco para cada uma das três seringas de 10 mL e completa-se a reconstituição adicionando 8 mL de solução salina em cada seringa (Figura 49.1-2).

6. Como alternativa, é possível diluir as 100U de toxina botulínica diretamente em 20 ou 30 mL de solução fisiológica

7. Inicia-se a uretrocistoscopia, inserindo a agulha flexível na camisa de trabalho (Figura 49.1-3).

8. Infundem-se aproximadamente 250 mL de soro fisiológico na bexiga, utilizando a própria camisa do uretrocistoscópio, e faz-se a introdução do uretrocistoscópio rígido, com ótica de 0, 30 ou 70 graus. Pode-se colocar lidocaína gel na ponta do aparelho de tal forma que não interfira na qualidade de imagem da câmera.

9. Na introdução do aparelho, verificam-se as paredes uretrais e o colo vesical. O colo vesical tem a mucosa rósea e colabada (Figura 49.1-4).

10. Prossegue-se então com o aparelho intravesical e observa-se a mucosa vesical, sua vascularização bem como a presença dos meatos ureterais em topografia habitual (Figura 49.1-5). É muito comum a observação da movimentação dos meatos ureterais ejaculando urina para o interior da bexiga (ver Capítulo 46 | Uretrocistoscopia).

11. Faz-se a introdução da agulha própria para a injeção intravesical por meio do uretrocistoscópio até que a sua ponta seja observada pela câmera. Algumas agulhas permitem escolher a profundidade de introdução na parede vesical.

12. Prossegue-se com a injeção de 30 mL da solução diluída de toxina botulínica previamente preparada, distribuídos em 20 a 30 punções no músculo detrusor, com espaçamento médio de 1 cm e na profundidade de 2 mm. Quando se atinge a camada muscular da parede vesical, observa-se claramente a formação de uma área branca levemente sobrelevada ao redor do local da punção (Figuras 49.1-6 e 49.1-7).

13. As injeções são feitas na parede posterior e na cúpula da bexiga, por serem mais acessíveis ao uretrocistoscópio. Na maioria das vezes, evita-se realizar punções próximo aos meatos ureterais no trígono vesical (Figura 49.1-8).

14. Ao término das punções, observam-se novamente as paredes vesicais e retira-se o aparelho. Recomenda-se o esvaziamento vesical com a sonda de Foley para minimizar o risco de retenção urinária aguda pós-procedimento.

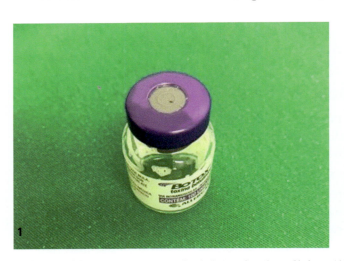
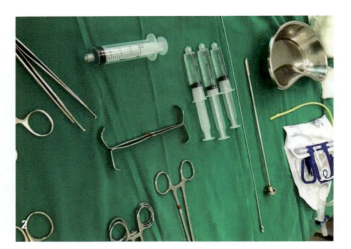

▲Figura 49.1 Injeção intravesical de toxina botulínica. (1) Frasco de toxina botulínica. Observa-se que o pó no interior do frasco não é facilmente visível. (2) Mesa cirúrgica montada com seringas de 10 mL preparadas e a agulha flexível que será usada para as punções.

(Continua) ▶

INJEÇÃO INTRAVESICAL DE TOXINA BOTULÍNICA

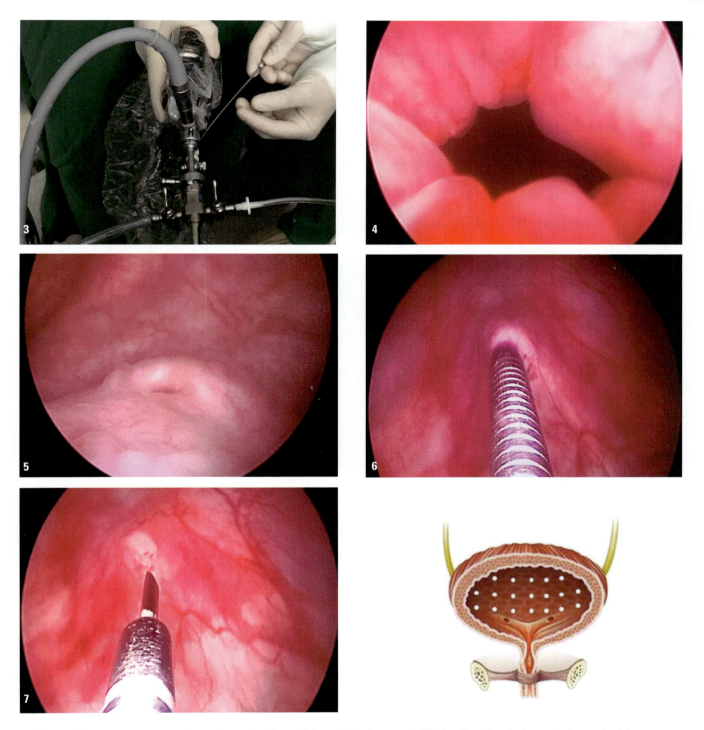

▲ **Figura 49.1 Injeção intravesical de toxina botulínica.** (*Continuação*) (3) Agulha flexível sendo introduzida no uretrocistoscópio. (4) Visualização do colo vesical levemente entreaberto. (5) Visualização do meato ureteral. (6) A agulha foi introduzida pelo canal de trabalho e penetra a parede da bexiga. Observa-se a área esbranquiçada ao redor da agulha, demonstrando que a solução está sendo injetada no plano muscular. (7) Retirada da agulha, mostrando a área puntiforme da injeção. (8) Representação esquemática dos pontos de injeção de toxina botulínica no detrusor.

ATLAS DE CIRURGIA GINECOLÓGICA

CUIDADOS PÓS-OPERATÓRIOS

A alta deve ser dada após micção espontânea e adequada, comprovando-se ausência de resíduo pós-miccional, por sondagem ou por ultrassonografia. Se houver retenção urinária, recomenda-se alta com sonda vesical e reavaliação em sete dias.

Deve-se orientar a paciente quanto à possibilidade de haver hematúria, em geral leve, por alguns dias.

MODELO DE DESCRIÇÃO CIRÚRGICA

HOSPITAL
DESCRIÇÃO DE CIRURGIA

DATA

HORÁRIO DE INÍCIO

HORÁRIO DE TÉRMINO

NOME DO PACIENTE...PRONTUÁRIO....................................

CIRURGIÃO...CRM....................................
1º auxiliar..CRM....................................
2º auxiliar..CRM....................................
3º auxiliar..CRM....................................
Anestesista...CRM....................................
Instrumentador...

DIAGNÓSTICO PRÉ-OPERATÓRIO

Bexiga hiperativa refratária

CIRURGIA PROPOSTA

Injeção intravesical de toxina botulinica

DIAGNÓSTICO PÓS-OPERATÓRIO

O mesmo

DESCRIÇÃO DA CIRURGIA

1. Paciente em posição ginecológica.
2. Assepsia perineal com clorexidine aquoso e colocação de campos estéreis.
3. Uretrocistoscopia: bexiga sem alterações anatômicas, trigono normal e meatos ureterais funcionantes.
4. Realizadas 30 punções na parede posterior da bexiga, injetando-se 1 mL em cada local, totalizando 100 UI de toxina onabotulinica A.
5. Retirado instrumental e encerrado o procedimento.

624 CAPÍTULO 49

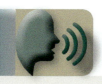

COMENTÁRIOS DOS EDITORES

A injeção intravesical de toxina botulínica é um procedimento realizado sob anestesia, podendo ser bloqueio raqui ou peridural, ou ainda anestesia geral. A alta hospitalar ocorre algumas horas após o procedimento, sendo indicada a observação de diurese espontânea antes da liberação para casa. A principal intercorrência após a intervenção é a retenção urinária aguda, felizmente pouco frequente. O efeito clínico da melhora dos sintomas da bexiga hiperativa ocorre após 14 dias do procedimento.

INFORMAÇÕES SUPLEMENTARES

A Tabela 49.1 a seguir mostra os códigos, valores, número de auxiliares e porte anestésico dos procedimentos descritos nesse capítulo, pelo SUS (Sistema Único de Saúde), pela AMB (Associação Médica Brasileira) e pela CBHPM (Classificação Brasileira Hierarquizada de Procedimentos Médicos).

Os valores estão em reais e variam de acordo com a tabela de pagamento. Assim, pelo SUS (a) incluem todos os honorários médicos e todas as despesas hospitalares ou ambulatoriais; pela AMB (b) incluem apenas o valor dos honorários do cirurgião, em número de CH (coeficiente de honorários) e pela CBHPM (c) incluem apenas o valor dos honorários do cirurgião, em reais, de acordo com o porte cirúrgico (valores aferidos em setembro de 2021). Para mais informações sobre como calcular os valores de honorários da equipe cirúrgica, consulte o ANEXO 1.

TABELA 49.1 Tratamento de hiperatividade vesical: injeção intravesical de toxina botulínica.

Tabela	Código	Valor	Porte	Custo operacional	Número de auxiliares	Porte anestésico
SUS	—	—	—	—	—	—
AMB	—	—	—	—	—	—
CBHPM	3.11.03.59-6	R$ 1367,96[c]	5B	—	1	3

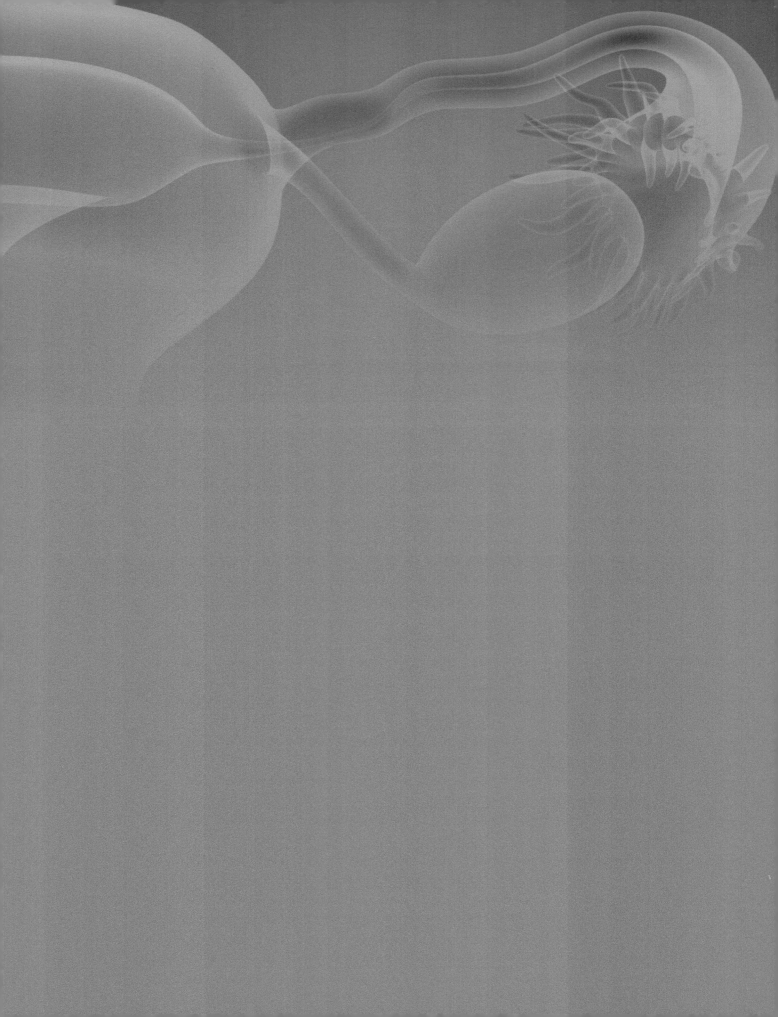

capítulo 50

URETROLISE

INTRODUÇÃO

Uretrolise é a liberação da uretra e do colo vesical da fibrose resultante de cirurgias prévias, particularmente após correção de incontinência urinária de esforço com ou sem faixa sintética. Existem casos raros de fibrose devido a hematoma após queda a cavaleiro e pós-parto normal traumático, e até mesmo em situações sem cirurgias ou traumas anteriores. A uretrolise é preferencialmente feita por via vaginal nessas condições, sendo que, na presença de obstrução infravesical por cirurgia de *sling* prévia, este pode ser cortado a partir de incisão na vagina uni ou bilateralmente.

TÉCNICA CIRÚRGICA

Uretrolise

1. A paciente é colocada em posição ginecológica, em geral sob anestesia por bloqueio regional. É feita assepsia e são colocados os campos estéreis. Insere-se a sonda vesical de demora.
2. Palpa-se a parede vaginal anterior e a uretra observando-se as áreas mais fibróticas e até mesmo o *sling* (Figura 50.1-1).
3. Pode-se realizar infiltração com solução vasoconstritora na mucosa vaginal e parauretral para facilitar a dissecção.
4. Utilizam-se duas pinças Allis para apresentação e apreende-se com outra pinça Allis a área fibrótica ou o *sling* (Figura 50.1-2).
5. Realiza-se incisão longitudinal na mucosa vaginal na região da fibrose com bisturi, a seguir, faz-se a liberação da uretra com manobra digital (Figuras 50.1-3 e 50.1-4).

6. Complementa-se a dissecção da mucosa vaginal com tesoura, mantendo-se tecido conjuntivo ao redor da uretra.
7. Quando a fibrose é devida a cirurgia de *sling* anterior muitas vezes basta cortar com tesoura a tela uni ou bilateralmente, o mais distante possível da uretra, e complementa-se com manobra digital até a liberação de tensão da uretra (Figuras 50.1-5 e 50.1-6).
8. Se a fibrose periuretral for decorrente de cirurgia anterior com *sling* pubovaginal de faixa de aponeurose ou cirurgia de Kelly-Kennedy ou Burch há necessidade de cortar com tesoura toda a fibrose ao redor da uretra. Por vezes, é preciso circundar a uretra com uma pinça vascular curva, mantendo-se uma camada de tecido conjuntivo ao seu redor.
9. Quando necessário repete-se a o procedimento do outro lado (Figuras 50.1-7 a 50.1-11).
10. Após observação da liberação da uretra faz-se a hemostasia com eletrocautério.
11. Realiza-se a sutura da parede vaginal no sentido longitudinal com pontos separados de fio de absorção tardia, como poliglactina 3-0 (Figura 50.1.12).

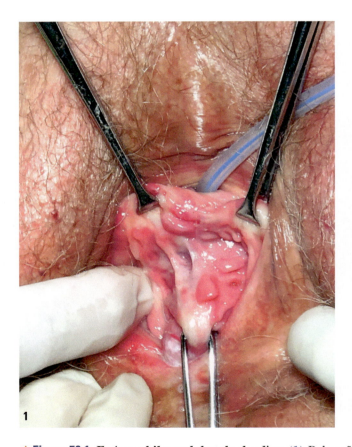
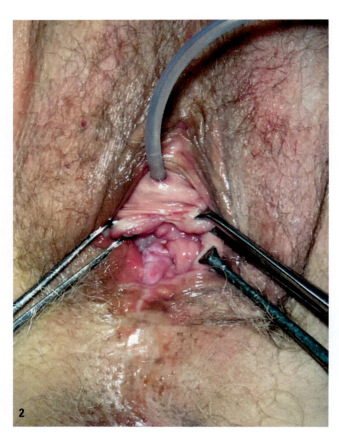

▲ **Figura 50.1 Exérese bilateral da tela de *sling*.** (1) Palpação da região fibrótica e o *sling* do lado esquerdo. (2) Apresentação da vagina com duas pinças *Allis* e a terceira pinça apreende o *sling*. *(Continua)* ▶

URETROLISE

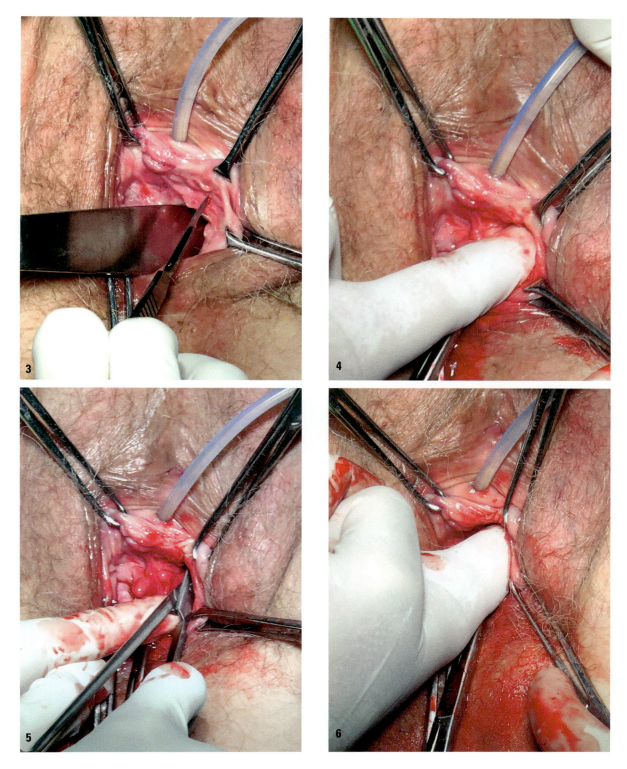

▲ Figura 50.1 Exérese bilateral da tela de *sling*. (*Continuação*) (3) Incisão com bisturi na vagina no local do *sling* à esquerda. (4) Inserção do dedo no pertuito aberto e tentativa de liberação de fibrose. (5) Exérese de fibrose e/ou do *sling* com a tesoura. (6) Complementação da liberação da uretra com manobra digital. (*Continua*) ▶

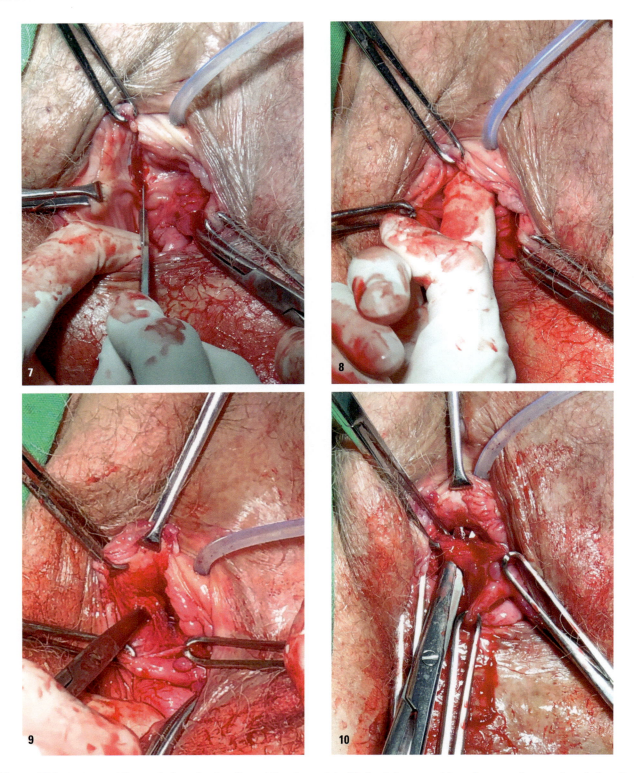

▲Figura 50.1 Exérese bilateral da tela de *sling*. (*Continuação*) (7) Incisão com bisturi na vagina no local do *sling* à direita. (8) Complementação da liberação da uretra com manobra digital. (9) Localização da fibrose do *sling* com a tesoura. (10) Apresentação do *sling* com a tesoura entreaberta.

(*Continua*) ▶

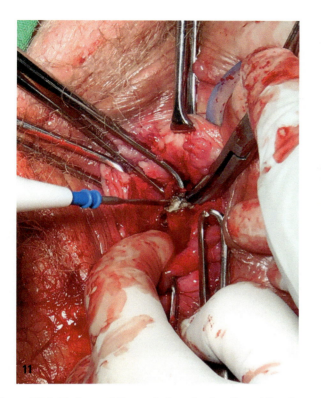
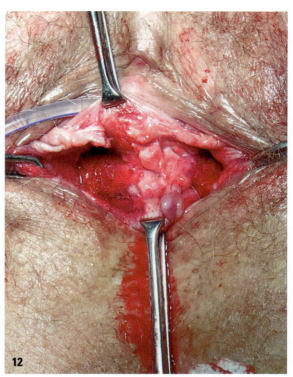

▲Figura 50.1 **Exérese bilateral da tela de** *sling*. (*Continuação*) (11) Exérese do *sling* com eletrocautério na função corte. (12) Observação da uretra liberada bilateralmente.

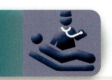

CUIDADOS PÓS-OPERATÓRIOS

Não há necessidade de sondagem vesical de demora. A alta pode ser dada no mesmo dia ou nas primeiras 24 horas. A paciente deve se abster de relações sexuais por 30 dias.

ATLAS DE CIRURGIA GINECOLÓGICA

MODELO DE DESCRIÇÃO CIRÚRGICA

HOSPITAL
DESCRIÇÃO DE CIRURGIA

DATA

HORÁRIO DE INÍCIO

HORÁRIO DE TÉRMINO

NOME DO PACIENTE...PRONTUÁRIO..................................

CIRURGIÃO..CRM..................................
1º auxiliar..CRM..................................
2º auxiliar..CRM..................................
3º auxiliar..CRM..................................
Anestesista...CRM..................................
Instrumentador...

DIAGNÓSTICO PRÉ-OPERATÓRIO

Obstrução infravesical

CIRURGIA PROPOSTA

Uretrolise

DIAGNÓSTICO PÓS-OPERATÓRIO

O mesmo

DESCRIÇÃO DA CIRURGIA

1. Paciente em posição ginecológica.
2. Assepsia perineal com clorexidine aquoso e colocação de campos estéreis.
3. Passagem da sonda vesical número 14.
4. Palpa-se região fibrótica parauretral.
5. Infiltração de solução vasoconstritora na parede vaginal anterior periuretral.
6. Incisão longitudinal da parede vaginal com bisturi lâmina 15.
7. Ampliação da dissecção e localização da fibrose com manobra digital complementada com tesoura.
8. Localizada fibrose, apresentação com a tesoura semiaberta.
9. Exérese da fibrose com eletrocautério.
10. Realizado mesmo procedimento contralateral.
11. Hemostasia rigorosa com eletrocautério.
12. Fechada mucosa vaginal com pontos separados de poliglactina 3-0.

COMENTÁRIOS DOS EDITORES

Ao contrário do esperado, a maioria das mulheres permanece com continência urinária após a uretrolise. Praticamente todos os casos são operados via vaginal. Existem controvérsias quanto a realizar um procedimento de continência urinária no mesmo tempo cirúrgico da uretrolise.

INFORMAÇÕES SUPLEMENTARES

A Tabela 50.1 a seguir mostra os códigos, valores, número de auxiliares e porte anestésico dos procedimentos descritos nesse capítulo, pelo SUS (Sistema Único de Saúde), pela AMB (Associação Médica Brasileira) e pela CBHPM (Classificação Brasileira Hierarquizada de Procedimentos Médicos).

Os valores estão em reais e variam de acordo com a tabela de pagamento. Assim, pelo SUS (a) incluem todos os honorários médicos e todas as despesas hospitalares ou ambulatoriais; pela AMB (b) incluem apenas o valor dos honorários do cirurgião, em número de CH (coeficiente de honorários) e pela CBHPM (c) incluem apenas o valor dos honorários do cirurgião, em reais, de acordo com o porte cirúrgico (valores aferirdos em setembro de 2021). Para mais informações sobre como calcular os valores de honorários da equipe cirúrgica, consulte o ANEXO 1.

TABELA 50.1 Uretroplastia.

Tabela	Código	Valor	Porte	Custo operacional	Número de auxiliares	Porte anestésico
SUS	04.09.02.013-3	R$ 469,55[a]	—	—	—	—
AMB	56.06.023-8	700 CH[b]	—	—	1	2
CBHPM	3.11.04.19-3	R$ 2492,32[c]	8A	—	1	3

Utilizou-se código de uretroplastia

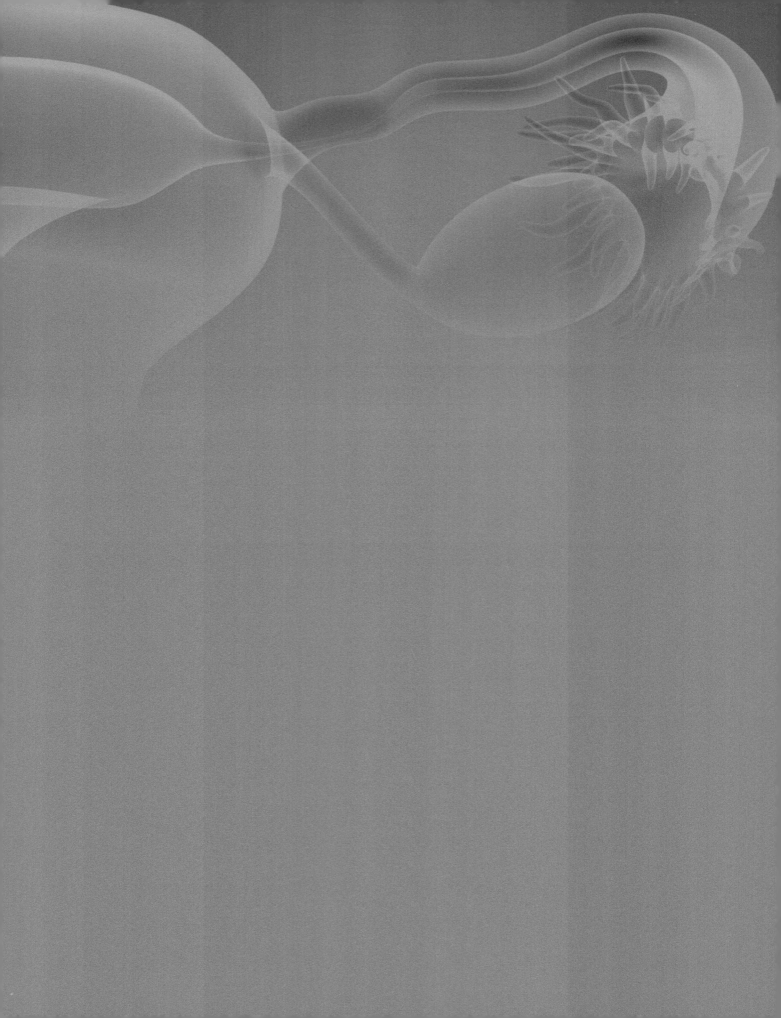

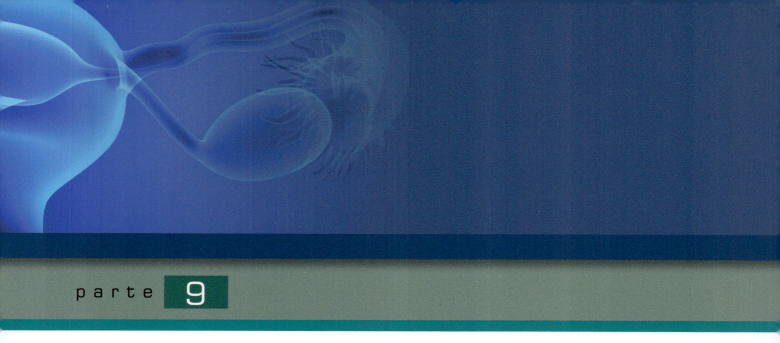

parte 9

CIRURGIA LINFÁTICA

▶	Capítulo 51	Linfadenectomia pélvica
▶	Capítulo 52	Linfadenectomia periaórtica
▶	Capítulo 53	Linfadenectomia inguinal

capítulo 51

LINFADENECTOMIA PÉLVICA

I
INTRODUÇÃO

A avaliação dos linfonodos pélvicos é um componente importante do estadiamento de diversas neoplasias ginecológicas. Entre os objetivos da linfadenectomia temos cirúrgicos e oncológicos, tanto para definir a extensão da doença quanto para orientar o tratamento.

A linfadenectomia também pode ter um objetivo terapêutico, como na remoção de linfonodos comprometidos e chegando à citorredução ótima.

A linfadenectomia pode ser realizada por cirurgia aberta, laparoscópica ou robótica.

TÉCNICA CIRÚRGICA
Linfadenectomia pélvica

1. O acesso à cavidade peritoneal pode ser realizado por via laparotômica ou laparoscópica/robótica.
2. Abre-se o peritônio sob o músculo psoas, lateral aos vasos ilíacos, para acessar o espaço retroperitoneal. Do lado esquerdo, deve-se tomar cuidado com as usuais e fisiológicas aderências do retossigmoide ao peritônio (Figura 51.1-1).
3. A incisão do peritônio prossegue sob o músculo psoas, no sentido craniocaudal, até próximo ao ceco e até o ligamento redondo. Caso a histerectomia ainda não tenha sido realizada, o ligamento redondo é incisado nesse momento para melhor exposição da região distal dos vasos ilíacos (Figuras 51.1-2 e 51.1-3).
4. A seguir, identifica-se a artéria vesical superior (artéria umbilical obliterada), realizando a abertura do espaço paravesical por dissecção digital ou romba com pinça Foerster (Figuras 51.1-4 e 51.1-5).
5. Realiza-se dissecção romba com pinça Foerster do espaço retroperitoneal pararretal, medial aos vasos ilíacos e lateral ao peritônio entreaberto (dobra medial), identificando-se o ureter na dobra peritoneal medial (Figuras 51.1-6 e 51.1-7).
6. Após a exposição de todos esses espaços, inicia-se a dissecção do tecido linfático, separando-os das estruturas com pinça Mixter e pinça anatômica, ou sec-

cionando com tesoura ou bisturi elétrico em baixa potência (corte puro ou blend 20/20).

7. Inicia-se a dissecção com a liberação do tecido linfonodal da região lateral do músculo psoas. Deve-se identificar o nervo genitofemoral, que se apresenta espatulado, dissecá-lo e isolá-lo lateralmente, com muito cuidado, pois é fácil confundi-lo com vasos linfáticos (Figuras 51.1-8 e 51.1-9).
8. O auxiliar da cirurgia deve utilizar um afastador delicado, como o Langenbeck, para afastar a artéria vesical superior (artéria umbilical obliterada), expondo o espaço paravesical (Figura 51.1-10).
9. A dissecção prossegue caudalmente até próximo ao canal inguinal, em artéria e veia ilíacas externas, com cuidado, até a identificação da veia circunflexa do íleo, que abraça a artéria ilíaca externa (Figura 51.1-11).
10. A dissecção prossegue no sentido cranial até a bifurcação dos vasos ilíacos comuns, sempre tomando cuidado com as veias, por serem mais frágeis (Figura 51.1-12).
11. Segue-se com a dissecção romba com pinça Foerster entre os vasos ilíacos e o músculo psoas, em direção à fossa obturatória, com cuidado para não lesionar vasos perfurantes do músculo. Deve-se dissecar até encontrar o nervo obturatório, onde localiza-se a abertura da fossa ileolombar (Figuras 51.1-13 a 51.1-16).
12. Medialmente, próximo à parede óssea, encontram-se o ligamento pectíneo e a veia corona mortis. Essa veia conecta a veia ilíaca externa e a veia obturatória. Com dissecção cuidadosa, liberam-se os linfonodos da veia corona mortis e do ligamento pectíneo, sempre sob visualização direta do nervo obturatório (Figuras 51.1-16 a 51.1-20).
13. Todos os procedimentos são feitos do outro lado.
14. Desse modo, retiram-se os linfonodos e tecido linfático de todas as estruturas descritas (Figuras 51.1-20 e 51.1-21). Obs.: As Figuras 51.1-04 e 51.1-21 são linfadenectomias pélvicas do lado contralateral e utilizadas para melhor visibilização.

ORIENTE-SE ESPACIALMENTE

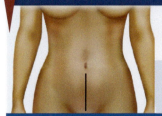

POSIÇÃO DA PACIENTE NAS IMAGENS 51.1-1 A 51.1-21

 FIGURA 51.1 | LINFADENECTOMIA PÉLVICA

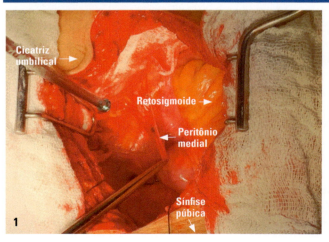
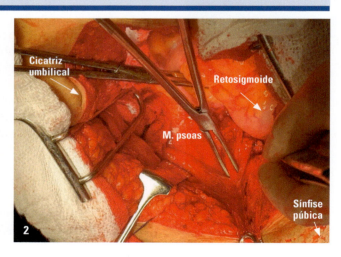

▲ **Figura 51.1 Linfadenectomia pélvica.** (1) Abertura do retroperitônio sob o músculo psoas à direita. A pinça sem dente segura o peritônio medial e a ponta do aspirador indica o peritônio lateral. (2) Ampliação da abertura do retroperitônio em direção caudal ao ligamento redondo (já incisado na histerectomia) com a pinça Mixter. *(Continua)* ▶

LINFADENECTOMIA PÉLVICA

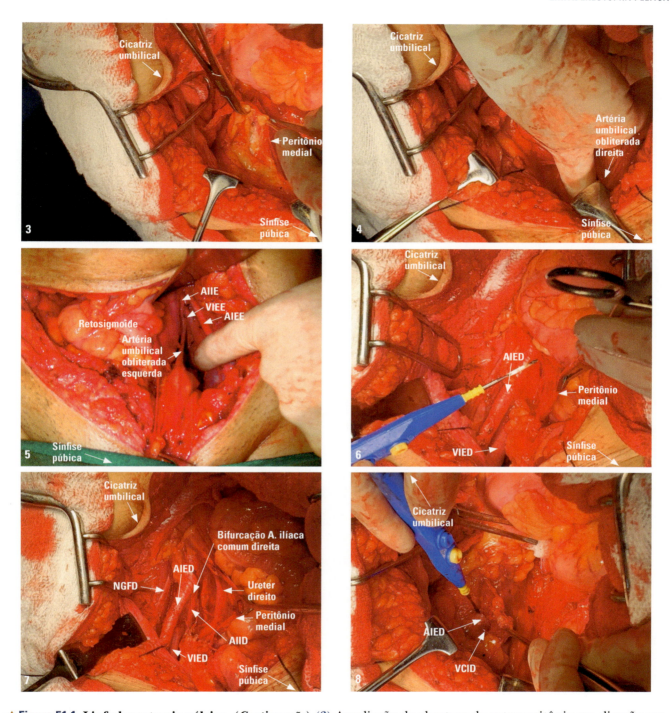

▲ **Figura 51.1** **Linfadenectomia pélvica.** (*Continuação*) **(3)** Ampliação da abertura do retroperitônio em direção cranial ao ceco com a pinça Mixter. **(4)** Identificação da artéria vesical superior (ramo da artéria ilíaca interna) e dissecção romba digital do espaço paravesical que receberá um Langenbeck para melhor exposição das estruturas. **(5)** Imagem de linfadenectomia contralateral (esquerda) para melhor visualização da artéria vesical superior (artéria umbilical obliterada). **(6)** Abertura do espaço pararretal direito por dissecção com abertura do peritônio medial. **(7)** Com a ampliação da dissecção do espaço pararretal, identifica-se o ureter direito e a bifurcação da artéria ilíaca em artéria ilíaca interna e externa. **(8)** Dissecção linfonodal e liberação do tecido linfonodal (*) com bisturi e pinça sob os vasos ilíacos.

(*Continua*) ▶

AIIE: artéria ilíaca interna esquerda; AIED: artéria ilíaca externa direita; VIEE: veia ilíaca externa esquerda; VIED: veia ilíaca externa direita; AIEE: artéria ilíaca externa esquerda; NGFD: nervo genitofemoral direito; AIID: artéria ilíaca interna direita; VCID: veia circunflexa do íleo direita.

ATLAS DE CIRURGIA GINECOLÓGICA

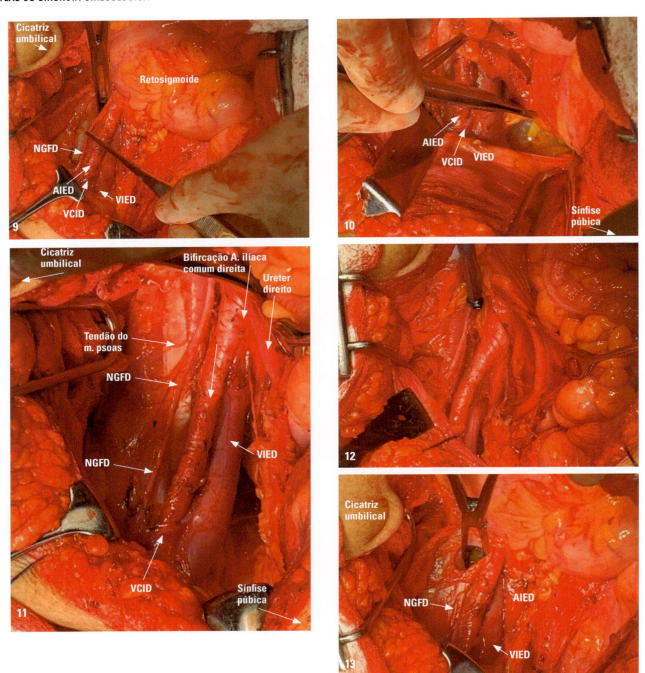

▲ **Figura 51.1 Linfadenectomia pélvica.** (*Continuação*) **(9)** Liberação completa do tecido linfonodal e da artéria Ilíaca externa esquerda do nervo genitofemoral (na pinça anatômica). Os afastadores de Langenbeck são mantidos sempre nas mesmas posições: Langenbeck medial, afastando a artéria vesical superior (artéria umbilical obliterada) e abrindo o espaço paravesical; Langenbeck lateral, na entrada do ligamento redondo no canal inguinal. **(10)** Ampliação do espaço paravesical (*) por dissecção romba. Na foto identifica-se o limite caudal da linfadenectomia pélvica (veia circunflexa do íleo). **(11)** Finalizada a dissecção do tecido linfonodal superficial, expondo os limites medial (nervo genitofemoral direito e tendão do músculo psoas), cranial (bifurcação da artéria ilíaca comum) e caudal (veia circunflexa do íleo direita). **(12)** Finalizada a dissecção do tecido linfonodal superficial cranial, com completa identificação da bifurcação da artéria ilíaca comum direita e artéria ilíaca interna direita. **(13)** Início da dissecção romba lateral (com pinça DeLee) aos vasos ilíacos e medial ao músculo psoas para liberação dos tecidos e identificação do nervo obturatório. Deve-se ter cautela com as artérias perfurantes. (*Continua*) ▶

AIED: artéria ilíaca externa direita; VIED: veia ilíaca externa direita; NGFD: nervo genitofemoral direito; VCID: veia circunflexa do íleo direita.

LINFADENECTOMIA PÉLVICA

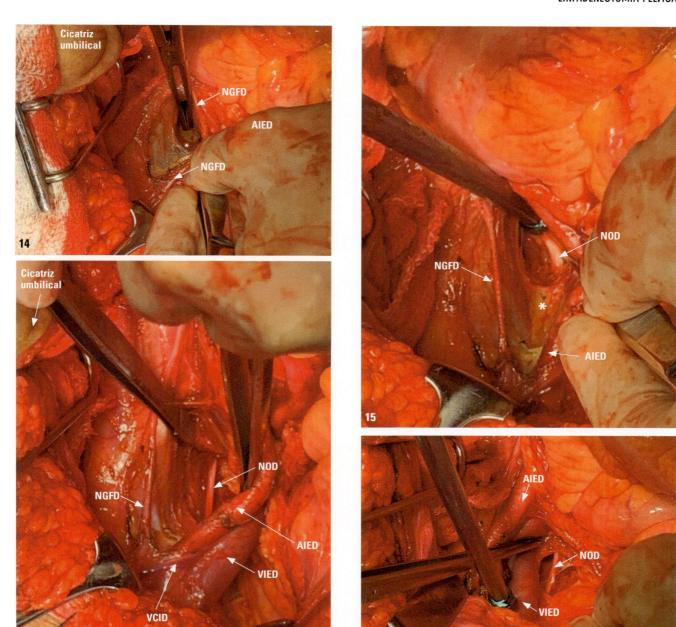

▲ **Figura 51.1 Linfadenectomia pélvica.** (*Continuação*) **(14)** Continuação da dissecção romba lateral (com pinça De-Lee) aos vasos ilíacos e medial ao músculo psoas para liberação dos tecidos e identificação do nervo obturatório no espaço obturatório (*). **(15)** Nervo obturatório identificado no espaço obturatório (*). **(16)** Dissecção lateral finalizada com exposição e liberação do nervo obturatório. **(17)** A dissecção medial também é realizada de maneira romba com DeLee, com grande cuidado, devido à fragilidade da veia ilíaca externa direita. (*Continua*) ▶

AIED: artéria ilíaca externa direita; VIED: veia ilíaca externa direita; NGFD: nervo genitofemoral direito; VCID: veia circunflexa do íleo direita; NOD: nervo obturatório direito.

ATLAS DE CIRURGIA GINECOLÓGICA

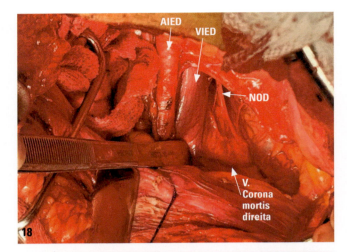

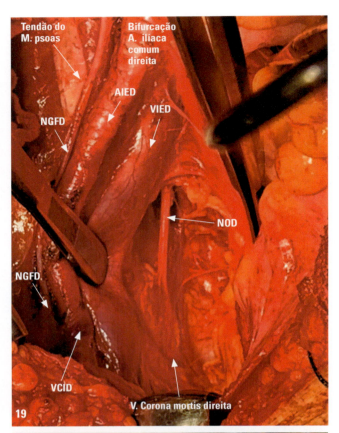

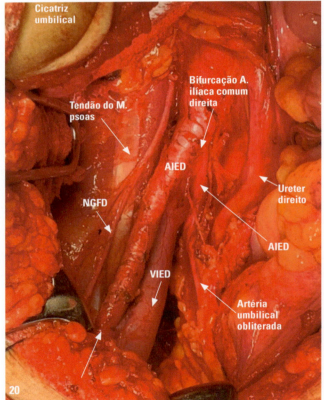

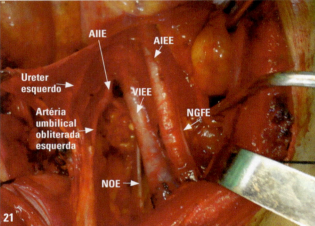

▲ **Figura 51.1 Linfadenectomia pélvica.** (*Continuação*) **(18)** A dissecção prossegue caudalmente até a fossa obturatória com identificação do osso da pube. Na imagem observa-se a conexão do sistema venoso ilíaco com a veia corona mortis. **(19)** A dissecção prossegue da fossa obturatória na direção cranial até a bifurcação da artéria ilíaca comum e seu espaço profundamente até o nervo obturatório. **(20)** Finalização da linfadenectomia pélvica direita com os limites e estruturas importantes que devem ser preservadas: medial (nervo genitofemoral direito e tendão do músculo psoas), lateral (ureter direito e artéria vesical superior direita), cranial (bifurcação da artéria ilíaca comum), caudal (veia circunflexa do íleo direita). O limite profundo é o nervo obturatório, que não está visibilizado na imagem. **(21)** Finalização da linfadenectomia pélvica esquerda com os limites e estruturas importantes que devem ser preservadas: medial (nervo genitofemoral esquerdo), lateral (ureter esquerdo e artéria vesical superior esquerda), limite profundo (nervo obturatório esquerdo).

AIIE: artéria ilíaca interna esquerda; AIED: artéria ilíaca externa direita; VIEE: veia ilíaca externa esquerda; VIED: veia ilíaca externa direita; AIEE: artéria ilíaca externa esquerda; NGFD: nervo genitofemoral direito; NGFE: nervo genitofemoral esquerdo; NOD: nervo obturatório direito.

LINFADENECTOMIA PÉLVICA

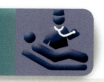

CUIDADOS PÓS-OPERATÓRIOS

Os cuidados dizem respeito à cirurgia original, e não especificamente à linfadenectomia.

MODELO DE DESCRIÇÃO CIRÚRGICA

HOSPITAL
DESCRIÇÃO DE CIRURGIA

DATA

HORÁRIO DE INÍCIO

HORÁRIO DE TÉRMINO

NOME DO PACIENTE...PRONTUÁRIO..............................

CIRURGIÃO...CRM..
1º auxiliar..CRM..
2º auxiliar..CRM..
3º auxiliar..CRM..
Anestesista ....CRM..
Instrumentador..

DIAGNÓSTICO PRÉ-OPERATÓRIO
Câncer de colo do útero

CIRURGIA PROPOSTA
Linfadenectomia pélvica

DIAGNÓSTICO PÓS-OPERATÓRIO
O mesmo

DESCRIÇÃO DA CIRURGIA

1. Abertura do retroperitônio sob o músculo psoas.
2. Preensão, secção e ligadura do ligamento redondo (reparado).
3. Dissecção romba (com pinça DeLee) entre os vasos ilíacos externos e a borda do peritônio medial com abertura do espaço paravesical. Identificado o ureter e a artéria umbilical obliterada.
4. Abertura do espaço paravesical com dissecção romba lateralmente à artéria umbilical obliterada e à bexiga e medialmente aos vasos ilíacos externos.
5. Dissecção do tecido linfonodal lateralmente aos vasos ilíacos externos e sob o músculo psoas, exposto o nervo genitofemoral (preservado), dissecção segue cranialmente até a bifurcação da artéria ilíaca comum e caudalmente até próximo à entrada do ligamento redondo junto ao canal inguinal com exérese dos linfonodos nessa região, e encontrada a veia circunflexa do íleo (limite caudal).
6. Dissecção entre o músculo psoas e os vasos ilíacos externos profundamente até encontrar o nervo obturatório, hemostasiando vasos perfurantes.
7. Dissecção profunda do espaço paravesical atingindo a fossa obturatória.
8. Dissecção cuidadosa dos linfonodos da fossa obturatória com visibilização direta do nervo obturatório.
9. Dissecção do tecido linfonodal entre os vasos ilíacos externos.
10. Exérese de todo o tecido linfonodal supracitado finalizando a linfadenectomia pélvica dentro dos limites: cranial: bifurcação da artéria ilíaca comum/medial: ureter e artéria umbilical obliterada/lateral: nervo genitofemoral e tendão do músculo psoas/caudal: veia circunflexa do íleo/profundo: nervo obturatório. Sempre sob visibilização direta de ureteres, vasos ilíacos externos e artéria ilíaca interna.
11. Encaminhado todo o tecido linfonodal para exame anatomopatológico

ATLAS DE CIRURGIA GINECOLÓGICA

COMENTÁRIOS DOS EDITORES

Deve-se preservar as estruturas nobres, sempre lembrando os limites da linfadenectomia.

A dissecção tem de ser delicada e cuidadosa. O uso de bisturi elétrico deve ser feito com menos energia (20/20), ou então se utiliza bisturi bipolar.

É importante ter cuidado com o manuseio do tecido linfático para evitar disseminação de eventual neoplasia.

O procedimento costuma exsudar bastante, gerando líquido livre na pelve, que pode ser identificado em exame de imagem no pós-operatório e gerar dúvida diagnóstica quanto à presença de sangramento, infecção ou ascite. Portanto, deve-se valorizar o quadro clínico, e não o achado de imagem.

Não existe a necessidade de drenar a cavidade.

INFORMAÇÕES SUPLEMENTARES

As Tabelas 51.1 e 51.2 a seguir mostram os códigos, valores, número de auxiliares e porte anestésico dos procedimentos descritos nesse capítulo, pelo SUS (Sistema Único de Saúde), pela AMB (Associação Médica Brasileira) e pela CBHPM (Classificação Brasileira Hierarquizada de Procedimentos Médicos).

Os valores estão em reais e variam de acordo com a tabela de pagamento. Assim, pelo SUS (a) incluem todos os honorários médicos e todas as despesas hospitalares ou ambulatoriais; pela AMB (b) incluem apenas o valor dos honorários do cirurgião, em número de CH (coeficiente de honorários) e pela CBHPM (c) incluem apenas o valor dos honorários do cirurgião, em reais, de acordo com o porte cirúrgico (valores aferidos em setembro de 2021). Para mais informações sobre como calcular os valores de honorários da equipe cirúrgica, consulte o ANEXO 1.

TABELA 51.1 Linfadenectomia pélvica.

Tabela	Código	Valor total	Porte	Custo operacional	Número de auxiliares	Porte anestésico
SUS	04.06.02.019-1 04.16.02.002-0*	R$ 442,59 R$ 1.673,40	—	—	—	—
AMB	56.13.003-1	1.450 CH[b]	—	—	2	4
CBHPM	3.09.14.06-0	R$ 3225,33[c]	10A	—	2	4

*Linfadenectomia pélvica em oncologia

Tabela 51.2 Linfadenectomia pélvica laparoscópica.

Tabela	Código	Valor total	Porte	Custo operacional	Número de auxiliares	Porte anestésico
SUS	—	—	—	—	—	—
AMB	56.13.004-0	3000 CH[b]	—	—	2	4
CBHPM	3.09.14.14-0	R$ 3756,00[c]	11B	44,610	1	5

capítulo 52

LINFADENECTOMIA PERIAÓRTICA

INTRODUÇÃO

A avaliação dos linfonodos periaórticos é importante no estadiamento de diversas neoplasias ginecológicas, particularmente de ovário ou endométrio. Entre os objetivos da linfadenectomia destacam-se os cirúrgicos e os oncológicos, tanto para definir a extensão da doença quanto para orientar o tratamento.

A linfadenectomia também pode ter um objetivo terapêutico, como a remoção de linfonodos comprometidos e chegando à citorredução ótima.

A linfadenectomia pode ser realizada por cirurgia aberta, laparoscópica ou robótica.

TÉCNICA CIRÚRGICA

Linfadenectomia periaórtica

1. Realiza-se a abertura do espaço retroperitoneal incisando-se o peritônio sobre a bifurcação dos vasos ilíacos direitos, prosseguindo cranialmente na linha média sobre os grandes vasos em direção à quarta porção do duodeno (fixa) (Figura 52.1-1).
2. O ureter é identificado e liberado lateralmente e, se necessário, afastado com fita cardíaca para não haver lesão durante a dissecção (Figuras 52.1-2 a 52.1-4).
3. Prossegue-se com dissecção romba pelo tecido frouxo do espaço retroperitoneal, expondo os grandes vasos. Posicionam-se afastadores Doyen ou Deaver lateralmente, para exposição do espaço lomboaórtico (Figuras 52.1-5 a 52.1-7).
4. Inicia-se a linfadenectomia, com pinça Mixter e pinça anatômica, dissecando-se o tecido linfático lateralmente aos vasos ilíacos comuns, cranialmente em direção à veia cava (Figuras 52.1-8 e 52.1-9).

ATLAS DE CIRURGIA GINECOLÓGICA

ORIENTE-SE ESPACIALMENTE

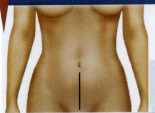

POSIÇÃO DA PACIENTE NAS IMAGENS 52.1-1 A 52.1-19

 FIGURA 52.1 | **LINFADENECTOMIA PERIAÓRTICA PÉLVICA**

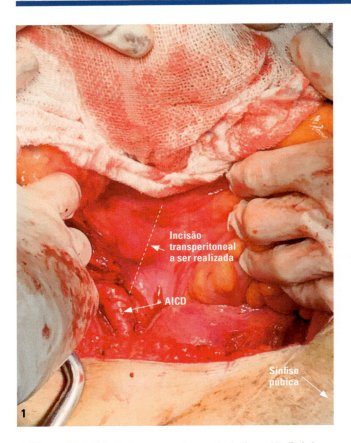

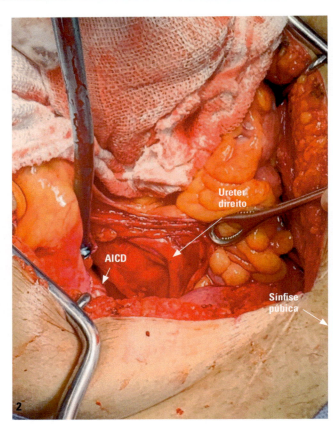

▲**Figura 52.1 Linfadenectomia periaórtica.** (1) Inicia-se realizando a abertura do espaço retroperitoneal pela linha média, sob os vasos ilíacos direitos, e incisa-se em direção à quarta porção do duodeno. A linha tracejada mostra o local da abertura do peritônio para acesso a esse espaço. (2) O ureter direito é identificado no peritônio medial.

AICD: artéria ilíaca comum direita. (*Continua*) ▶

646 CAPÍTULO 52

LINFADENECTOMIA PERIAÓRTICA

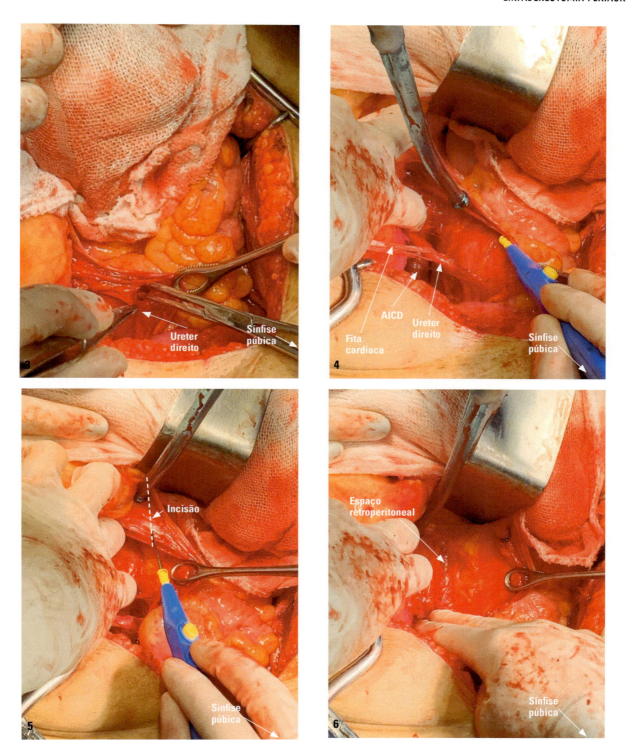

▲**Figura 52.1 Linfadenectomia periaórtica. (3)** Isola-se o ureter por meio de dissecção cuidadosa com Mixter e pinça anatômica. A pinça anatômica apenas aponta o ureter, a pinça DeLee repara o peritônio medial e o Mixter divulsiona o tecido para liberação do ureter direito (sem perfurar o peritônio medial). **(4)** O ureter é reparado com fita cardíaca (nunca colocar muita tensão) e continua-se a incisão em linha média peritoneal em direção à quarta porção duodenal. **(5)** Ampliação da dissecção do espaço retroperitoneal em direção à quarta porção duodenal. **(6)** Observa-se o espaço retroperitoneal exposto. (*Continua*) ▶

AICD: artéria ilíaca comum direita.

CAPÍTULO 52

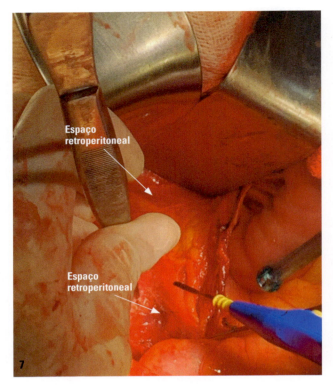 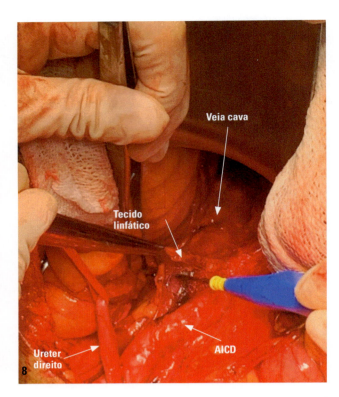

▲ **Figura 52.1 Linfadenectomia periaórtica.** (*Continuação*) (7) Complementação da exposição desse espaço. (8) Início da dissecção do tecido linfático pericaval a partir da artéria ilíaca comum direita, cranialmente. Na pinça anatômica está o tecido linfático, que é dissecado e retirado (desgrudado da AICD). (*Continua*) ▶

AICD: artéria ilíaca comum direita.

5. Prossegue-se com a dissecção do tecido linfático lateralmente à veia cava, cuidadosamente, devido à fragilidade da parede dessa veia. O movimento de dissecção deve ser realizado sempre no sentido lateral para medial (Figura 52.1-10).

6. É importante identificar a veia gonadal direita, que drena para a veia cava, durante a dissecção do tecido linfático, senão há possibilidade de avulsioná-la da veia cava. Pode-se liberar o tecido linfonodal ao seu redor ou ligá-la com ponto ou clipe metálico (Figura 52.1-11).

7. Quando a dissecção lateral à veia cava atinge a porção mais cranial, na reflexão duodenal do peritônio, espera-se encontrar a veia renal esquerda, que passa sobre a artéria aorta. O tecido linfonodal dissecado deve ser mantido tracionado caudalmente (Figura 52.1-12).

8. Em seguida, inicia-se a dissecção periaórtica, lateralmente à artéria aorta, com deslocamento do tecido linfonodal no sentido medial. A dissecção também é feita com pinças Mixter e anatômica (Figuras 52.1-13 e 52.1-14).

9. Prossegue-se com a dissecção cranialmente até a identificação da artéria mesentérica inferior. Deve-se então contorná-la em dissecção, preservando o vaso (Figuras 52.1-15 e 52.1-16).

10. É extremamente importante a dissecção cuidadosa do tecido linfonodal cranial à artéria mesentérica inferior e caudal à veia renal esquerda, pois nesse local encontram-se a veia ázigo e a cisterna do quilo (Figura 52.1-17).

11. O espaço entre a veia cava e a artéria aorta (intercavoaórtico) deve ser cautelosamente dissecado, sempre utilizando a aorta como apoio para a pinça Mixter durante a dissecção, uma vez que sua parede é mais resistente do que a da veia cava e, portanto, há menor risco de lesão vascular. Além disso, nessa região estão posicionadas as veias lombares, cuja avulsão acarreta grave sangramento, de difícil reparo (Figuras 52.1-18 e 52.1-19).

12. Caudalmente à artéria mesentérica inferior, no tecido adjacente encontra-se o ureter esquerdo e os nervos esplâncnicos hipogástricos, que devem ser identificados e isolados (Figura 52.1-19).

LINFADENECTOMIA PERIAÓRTICA

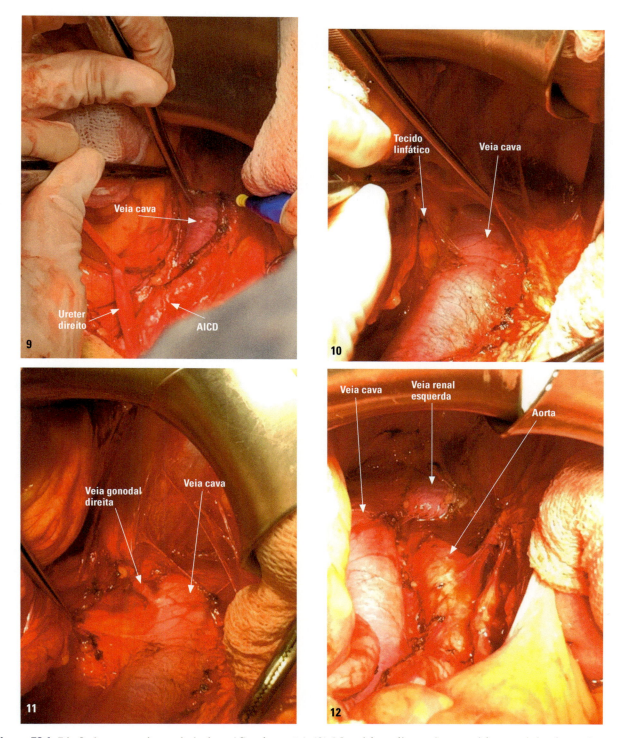

▲ **Figura 52.1 Linfadenectomia periaórtica.** (*Continuação*) **(9)** Mantida a dissecção, sentido cranial sob a veia cava. A pinça anatômica segura o tecido linfático a ser retirado e o bisturi elétrico (em baixa potência) libera o tecido da veia cava (pode ser utilizado Mixter e tesoura e/ou bisturi bipolar). **(10)** A dissecção segue cranialmente, liberando o tecido linfático da veia cava e de sua região lateral. **(11)** Durante a dissecção, identifica-se a veia gonadal direita e é feita a exérese do tecido linfonodal sem lesar a veia. **(12)** Disseca-se o tecido linfonodal de lateral para medial, cranialmente, até encontrar a veia renal esquerda. Dissecção de cranial para caudal após encontrar a veia renal esquerda, liberando-se o tecido linfático da rede venosa.

(*Continua*) ▶

AICD: artéria ilíaca comum direita.

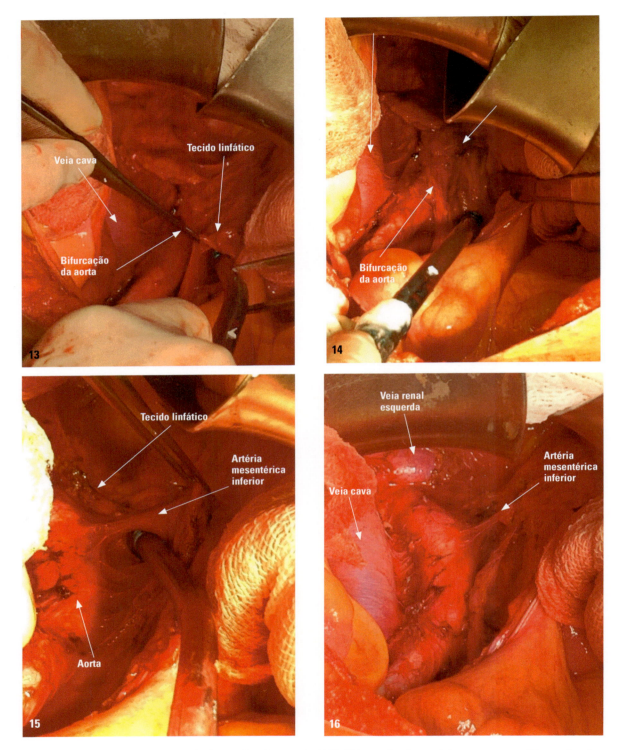

▲**Figura 52.1 Linfadenectomia periaórtica.** (*Continuação*) **(13)** Dissecção lateral à aorta, com liberação do tecido linfático (elevado na pinça anatômica). O aspirador auxilia na dissecção romba para liberação do tecido linfonodal. **(14)** Mantida a dissecção lateral à aorta. **(15)** Identificação da artéria mesentérica inferior e dissecção ao redor para liberar o tecido linfático. A ponta do aspirador está colocada posteriormente a essa artéria, ajudando na liberação do tecido linfático com dissecção romba. A pinça anatômica segura os linfonodos. **(16)** Prossegue-se com dissecção cranial à artéria mesentérica inferior.

(*Continua*) ▶

LINFADENECTOMIA PERIAÓRTICA

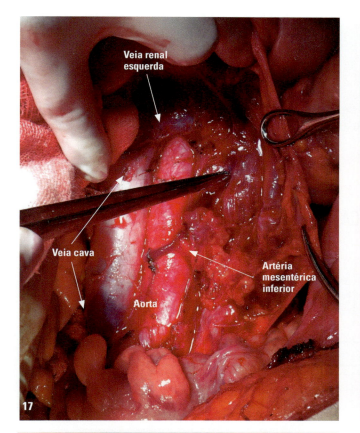

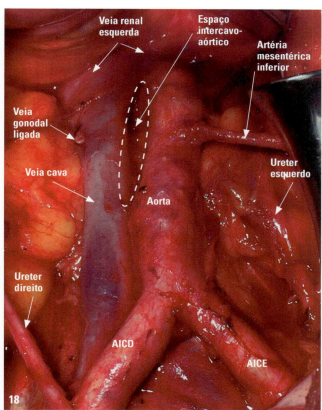

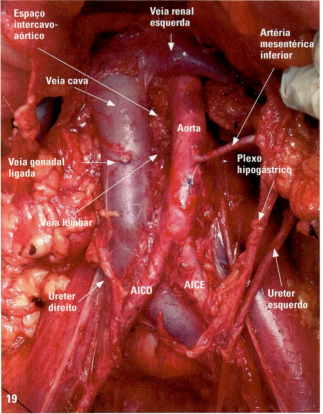

▲ **Figura 52.1 Linfadenectomia periaórtica.** (*Continuação*) **(17)** Pinça DeLee segura o peritônio, e a pinça anatômica inicia a dissecção. **(18)** Dissecção quase completa com exposição do espaço intercavoaórtico mais cranial já exposto (linha tracejada) e o restante da dissecção ainda necessária (linha branca contínua). **(19)** Finalizada a linfadenectomia periaórtica com exposição de todas as estruturas e limites da linfadenectomia.

(*Continua*) ▶

AICD: artéria ilíaca comum direita; AICE: artéria ilíaca comum esquerda.

ATLAS DE CIRURGIA GINECOLÓGICA

CUIDADOS PÓS-OPERATÓRIOS

Não há nenhum manejo pós-operatório específico ou exclusivo das linfadenectomias pélvica ou paraórtica. Os cuidados pós-operatórios desses pacientes devem ser manejados de acordo com a cirurgia de base e o tipo de via de acesso cirúrgica (laparotomia, laparoscopia).

A utilização de drenos é contraindicada.

MODELO DE DESCRIÇÃO CIRÚRGICA

HOSPITAL
DESCRIÇÃO DE CIRURGIA

DATA

HORÁRIO DE INÍCIO

HORÁRIO DE TÉRMINO

NOME DO PACIENTE...PRONTUÁRIO..................................

CIRURGIÃO...CRM..................................
1º auxiliar..CRM..................................
2º auxiliar..CRM..................................
3º auxiliar..CRM..................................
Anestesista...CRM..................................
Instrumentador..

DIAGNÓSTICO PRÉ-OPERATÓRIO
Câncer de endométrio

CIRURGIA PROPOSTA
Linfadenectomia periaórtica

DIAGNÓSTICO PÓS-OPERATÓRIO
O mesmo

DESCRIÇÃO DA CIRURGIA

1. Abertura do retroperitônio sobre a bifurcação dos vasos ilíacos direitos prosseguindo cranialmente na linha média sobre os grandes vasos em direção à quarta porção duodenal.
2. Dissecção romba pelo tecido frouxo do espaço retroperitoneal expondo os grandes vasos, seguida do posicionamento de afastadores de Doyen lateralmente com exposição do espaço lomboaórtico.
3. Dissecção e liberação do ureter à direita, identificando-o com fita cardíaca.
4. Iniciada dissecção na lateral dos vasos ilíacos comuns, cranialmente em direção à veia cava.
5. Mantida a dissecção cranial lateralmente à veia cava, separando o tecido linfático do grande vaso.
6. Identificada a veia gonadal direita, dissecando o tecido linfonodal ao seu redor.
7. Atingida a região cranial na reflexão duodenal do peritônio, identificada veia renal esquerda e desprendido o tecido linfonodal dos vasos.
8. Dissecção lateralmente à aorta com deslocamento do tecido linfonodal para medial com Mixter e pinça anatômica.
9. Dissecção do tecido linfonodal até identificação da artéria mesentérica inferior e depois a veia renal esquerda.
10. Dissecção cuidadosa do espaço intercavoaórtico e retirada de todo o tecido linfonodal.
11. Encaminhado o tecido linfonodal para anátomo-patológico.

LINFADENECTOMIA PERIAÓRTICA

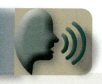

COMENTÁRIOS DOS EDITORES

Alternativamente à abertura do espaço retroperitoneal periaórtico pela linha média, pode-se iniciar a abertura na linha avascular de Toldt lateralmente, deslocando-se o mesentério e acessando o espaço lomboaórtico lateral à veia cava.

Os limites da linfadenectomia periaórtica são: cranial - veia renal esquerda; laterais - ureteres direito e esquerdo e plexo nervoso hipogástrico; caudal - artérias Ilíacas comuns. É fundamental manter sempre sob visibilização direta e ter cuidado para não lesar: artéria mesentérica inferior, aorta e cava.

INFORMAÇÕES SUPLEMENTARES

As Tabelas 52.1 e 52.2 a seguir mostra os códigos, valores, número de auxiliares e porte anestésico dos procedimentos descritos nesse capítulo, pelo SUS (Sistema Único de Saúde), pela AMB (Associação Médica Brasileira) e pela CBHPM (Classificação Brasileira Hierarquizada de Procedimentos Médicos).

Os valores estão em reais e variam de acordo com a tabela de pagamento. Assim, pelo SUS (a) incluem todos os honorários médicos e todas as despesas hospitalares ou ambulatoriais; pela AMB (b) incluem apenas o valor dos honorários do cirurgião, em número de CH (coeficiente de honorários) e pela CBHPM (c) incluem apenas o valor dos honorários do cirurgião, em reais, de acordo com o porte cirúrgico (valores aferidos em setembro de 2021). Para mais informações sobre como calcular os valores de honorários da equipe cirúrgica, consulte o ANEXO 1.

TABELA 52.1 Linfadenectomia retroperitoneal.

Tabela	Código	Valor total	Porte	Custo operacional	Número de auxiliares	Porte anestésico
SUS	04.06.02.029-0 04.16.02.022-4*	R$ 587,48[a] R$ 4.577,36[a]	—	—	—	—
AMB	56.13.002-3	2.000 CH[b]	—	—	2	6
CBHPM	3.13.07.07-8	R$ 3490,67[c]	10C	—	2	6

*linfadenectomia retroperitoneal em oncologia

TABELA 52.2 Linfadenectomia retroperitoneal laparoscópica.

Tabela	Código	Valor total	Porte	Custo operacional	Número de auxiliares	Porte anestésico
SUS	—	—	—	—	—	—
AMB	—	—	—	—	—	—
CBHPM	3.13.07.15-9	R$ 4154,01[c]	12B	66,910	1	7

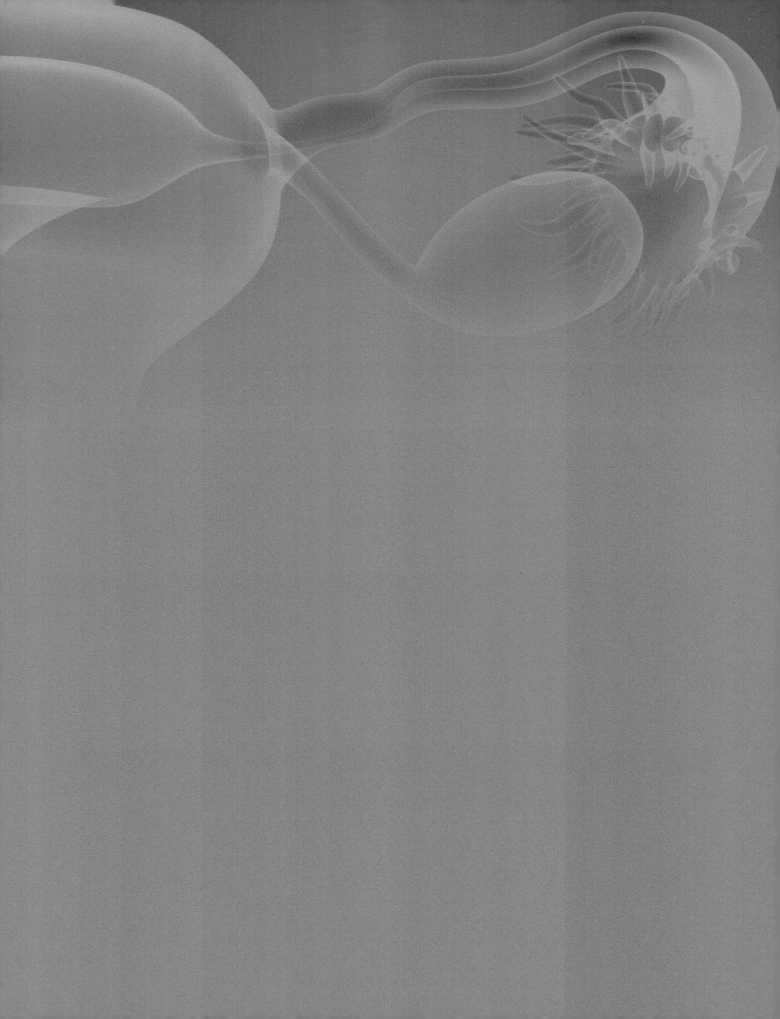

capítulo 53

LINFADENECTOMIA INGUINAL

INTRODUÇÃO

A presença de células tumorais nos gânglios linfáticos inguinais é o principal fator prognóstico no câncer da vulva, portanto a identificação de linfonodos acometidos no procedimento de linfadenectomia inguinal pode ser de suma importância. Devido às complicações associadas, por vezes prefere-se realizar biópsia de linfonodo sentinela (descrita no Capítulo 12 | Vulvectomias).

TÉCNICA CIRÚRGICA

Linfadenectomia inguinal

1. Realiza-se incisão na pele inguinal homolateral à lesão (ou bilateral, a depender do estadiamento ou se o tumor estiver na linha média), medindo entre 8 e 10 cm, paralela ao ligamento inguinal, na linha imaginária entre o pube e a espinha ilíaca anterior superior (Figuras 53.1-1 e 53.1-2).
2. Realiza-se abertura e dissecção até encontrar a fáscia superficial (fáscia de Camper), que separa o tecido celular subcutâneo dos linfonodos inguinais superficiais (Figuras 53.1-3 e 53.1-4).
3. Mantém-se a dissecção do tecido abaixo da fáscia superficial cuidadosamente até encontrar a veia circunflexa superficial do íleo, que é o limite lateral e deve ser ligada (Figura 53.1-4).
4. A dissecção se mantém até encontrar a fáscia profunda ou femoral, e o grupamento linfonodal deverá ser desprendido (Figuras 53.1-5 e 53.1-6).
5. A dissecção profunda deve ser cuidadosa para encontrar os vasos femorais e a veia safena magna, respeitando os limites para linfadenectomia inguinal profunda (superior: ligamento inguinal; lateral: músculo sartório; medial: músculo adutor longo) (Figura 53.1-7).
6. Coloca-se dreno a vácuo nas incisões e fecha-se a incisão da pele com pontos separados ou contínuos (Figura 53.1-8).
7. O linfonodo sentinela, quando pesquisado, destaca-se pela cor azul (Figura 53.1-9).

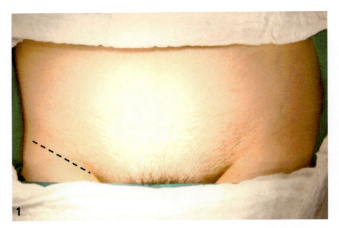
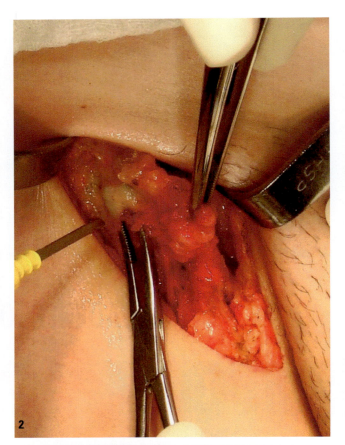
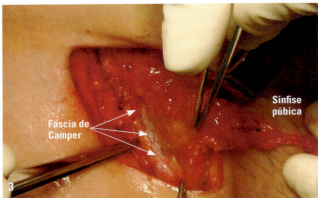
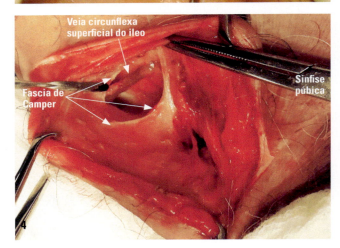
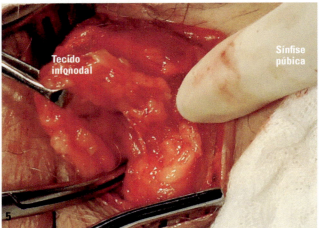

▲ **Figura 53.1 Linfadenectomia inguinal.** (1) Incisão na pele, medindo 8-10 cm, paralela ao ligamento inguinal entre o pube e a espinha ilíaca anterior superior (linha tracejada). (2) Após a incisão da pele é realizada a dissecção do tecido celular subcutâneo. (3) Dissecção do tecido celular subcutâneo até encontrar a fáscia de Camper (setas). (4) Abertura da fáscia de Camper e início da dissecção do tecido linfonodal superficial inguinal. Veia circunflexa superficial do íleo encontrada para ligadura. (5) Tecido linfonodal superficial quase solto para exérese e preso a pinça Allis.

(*Continua*) ▶

LINFADENECTOMIA INGUINAL

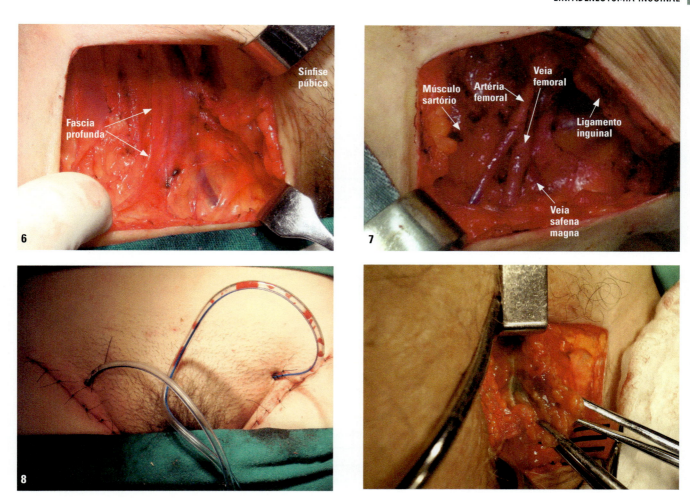

▲ **Figura 53.1** **Linfadenectomia inguinal.** (*Continuação*) **(6)** Após a exérese do tecido linfonodal superficial, identifica-se a fáscia profunda (femoral). **(7)** Dissecção do tecido linfático profundo cuidadosamente para evitar lesão dos vasos femorais dentro dos limites da linfadenectomia inguinal. **(8)** Drenagem do espaço cruento com dreno a vácuo. **(9)** Exemplo de localização de linfonodo sentinela corado em azul.

 ## CUIDADOS PÓS-OPERATÓRIOS

Deve-se manter o dreno a vácuo até a redução do volume de drenagem (pelo menos três dias). Cuidados de higiene para evitar infecção.

ATLAS DE CIRURGIA GINECOLÓGICA

MODELO DE DESCRIÇÃO CIRÚRGICA

HOSPITAL
DESCRIÇÃO DE CIRURGIA

DATA

HORÁRIO DE INÍCIO

HORÁRIO DE TÉRMINO

NOME DO PACIENTE.. PRONTUÁRIO ....
CIRURGIÃO... CRM ....
1º auxiliar.. CRM ....
2º auxiliar.. CRM ....
3º auxiliar.. CRM ....
Anestesista... CRM ....
Instrumentador...

DIAGNÓSTICO PRÉ-OPERATÓRIO

Câncer de vulva

CIRURGIA PROPOSTA

Linfadenectomia inguinal

DIAGNÓSTICO PÓS-OPERATÓRIO

O mesmo

DESCRIÇÃO DA CIRURGIA

1. Realizada incisão inguinal à direita.
2. Abertura e dissecção até atingir a fáscia superficial.
3. Identificada e ligada a veia circunflexa superficial do íleo.
4. Dissecção até a fáscia profunda e desprendimento do grupamento linfonodal.
5. Retirado tecido linfático dentro dos limites:
   – superior: ligamento inguinal,
   – lateral: músculo sartório,
   – medial: músculo adutor longo.
6. Revisão de hemostasia e colocação de dreno a vácuo.
7. Fechamento da incisão com pontos separados de fio inabsorvível.
8. Encaminhado todo o tecido linfonodal para anátomo-patológico.

COMENTÁRIOS DOS EDITORES

A linfadenectomia inguinal traz poucas morbidades intraoperatórias, mas pode acarretar inúmeras morbidades pós-operatórias, incluindo linfedema, deiscências e infecção, que atingem até 2/3 dos casos.

Como em toda linfadenectomia, devem ser dissecados os espaços perivasculares com bastante cautela e observados os limites anatômicos de dissecção.

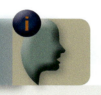

INFORMAÇÕES SUPLEMENTARES

A Tabela 50.1 a seguir mostra os códigos, valores, número de auxiliares e porte anestésico dos procedimentos descritos nesse capítulo, pelo SUS (Sistema Único de Saúde), pela AMB (Associação Médica Brasileira) e pela CBHPM (Classificação Brasileira Hierarquizada de Procedimentos Médicos).

Os valores estão em reais e variam de acordo com a tabela de pagamento. Assim, pelo SUS (a) incluem todos os honorários médicos e todas as despesas hospitalares ou ambulatoriais; pela AMB (b) incluem apenas o valor dos honorários do cirurgião, em número de CH (coeficiente de honorários) e pela CBHPM (c) incluem apenas o valor dos honorários do cirurgião, em reais, de acordo com o porte cirúrgico (valores aferidos em setembro de 2021). Para mais informações sobre como calcular os valores de honorários da equipe cirúrgica, consulte o ANEXO 1.

TABELA 50.1 Linfadenectomia inguinal ou ilíaca.

Tabela	Código	Valor	Porte	Custo operacional	Número de auxiliares	Porte anestésico
SUS	04.06.02.025-6* 04.06.02.026-6& 04.16.02.023-2#	R$ 529,17[a] R$ 506,46[a] R$ 1.809,05[a]	—	—	—	—
TUSS	56.13.001-5	950 CH[b]	—	—	1	4
CBHPM	3.09.14.04-3	R$ 2959,99[c]	9B	—	1	5

* linfadenectomia radical inguinal bilateral.
& linfadenectomia radical inguinal unilateral.
# linfadenectomia inguinal unilateral em oncologia SUS: Tabela de Procedimentos do SUS.

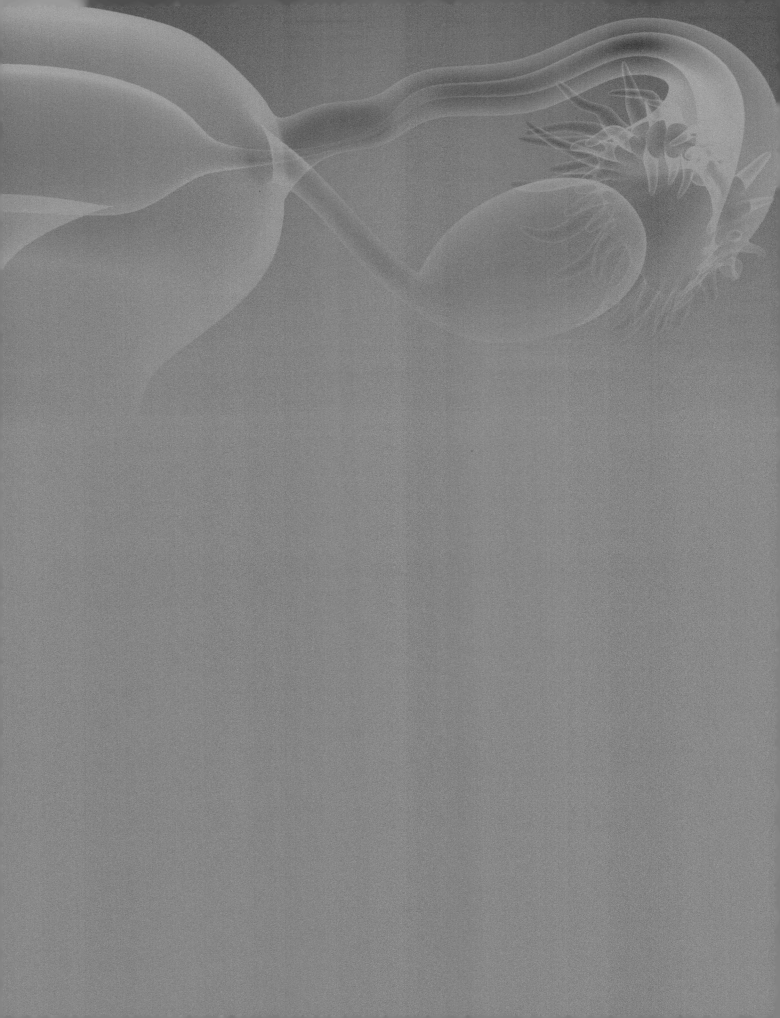

anexo 1

INSTRUÇÕES PARA CONSULTA OU CÁLCULO DE VALORES DE HONORÁRIOS DE PROCEDIMENTOS

Os honorários médicos e hospitalares de cada procedimento cirúrgico são calculados de modo diferente em cada cenário, público ou privado, seguindo as informações do SIGTAB (Sistema de Gerenciamento da Tabela de Procedimentos, Medicamentos e OPM do SUS).

No sistema público, os procedimentos são remunerados pelo Sistema Único de Saúde (SUS) do Brasil. A Tabela de Procedimentos, Medicamentos, Órteses/Próteses e Materiais Especiais – OPM, do Sistema Único de Saúde – SUS, assim como o Sistema de Gerenciamento da Tabela de Procedimentos (SIGITAB), foram instituídos em 2007 (Figuras 1 a 3).

No sistema de saúde suplementar, os honorários médicos são sugeridos pela Tabela CBHPM (Classificação Brasileira Hierarquizada de Procedimentos Médicos), porém algumas operadoras de saúde utilizam a Tabela AMB (Associação Médica Brasileira) (Figuras 4 a).

A primeira tabela de honorários foi lançada pela AMB (Associação Médica Brasileira) em 1967, formulada por médicos e contendo 2.040 procedimentos, atualizada periodicamente. A tabela AMB lista os procedimentos e estabelece índices mínimos quantitativos de honorários para serem utilizados pelas operadoras de saúde. Nessa tabela, instituiu-se o Coeficiente de Honorários (CH), que representa a unidade básica para o cálculo dos valores de honorários. O CH, multiplicado pelo índice atribuído a cada procedimento, determina seu valor. O valor do CH, em reais, é atualizado periodicamente.

Em 2003 foi publicada a primeira edição da CBHPM. Essa tabela lista 4.150 procedimentos organizados por regiões anatômicas, hierarquizados por portes que seguem parâmetros de complexidade, tempo cirúrgico, atenção requerida e treinamento profissional para executar o procedimento. A cada porte é atribuído um determinado valor.

Por fim, a Tabela TUSS (Terminologia Unificada da Saúde Suplementar) tem por objetivo padronizar as nomenclaturas e códigos de procedimentos médicos, sendo apenas um referencial para a terminologia. Essa tabela foi baseada na CBHPM, e não contém referenciais de valores (Quadro 1).

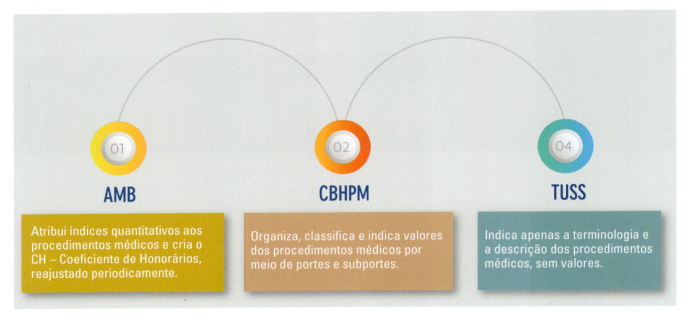

Quadro 1 Características das tabelas AMB, CBHPM e TUSS

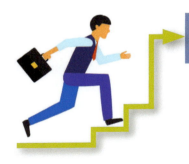

PASSO A PASSO PARA CONSULTA DE HONORÁRIOS MÉDICOS E HOSPITALARES PELO SUS

A tabela SUS agrupa os procedimentos em grupos, subgrupos e forma de organização. Gera-se, então, o código do procedimento com todas as informações sobre ele, como mostrado na Figura 1. Além dos valores, a tabela informa complexidade, dias de permanência hospitalar, além do sexo e faixa etária em que o procedimento pode ser realizado.

O código SUS é composto pelo grupo, subgrupo, forma de organização, numeração sequencial e um dígito verificador de cada procedimento (Figura 2).

Para informações sobre valores de honorários médicos e hospitalares dos procedimentos pelo SUS, utiliza-se a ferramenta online no endereço: http://sigtap.datasus.gov.br/tabela-unificada/app/sec/inicio.jsp clicando em *Acessar a Tabela Unificada*, quando será aberta a janela para consulta (Figura 3).

INSTRUÇÕES PARA CONSULTA OU CÁLCULOS DE VALORES DE HONORÁRIOS DE PROCEDIMENTOS

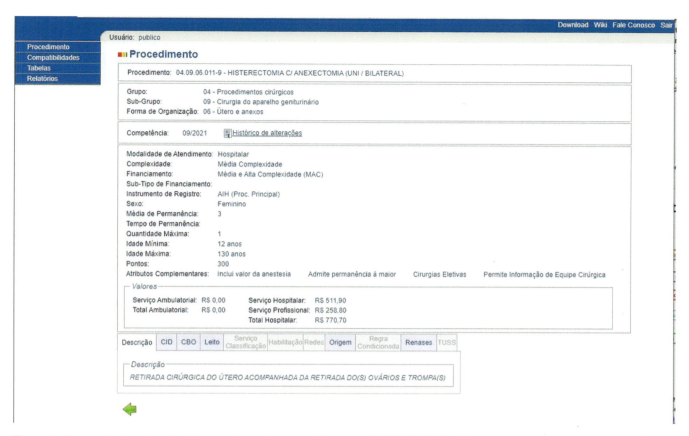

Figura 1 Exemplo da tela de informações do procedimento 04.09.06.011-9: histerectomia com anexcectomia uni ou bilateral.

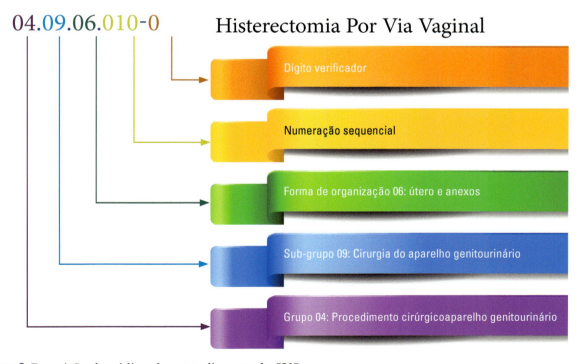

Figura 2 Descrição do código de procedimento do SUS.

ANEXO 1 663

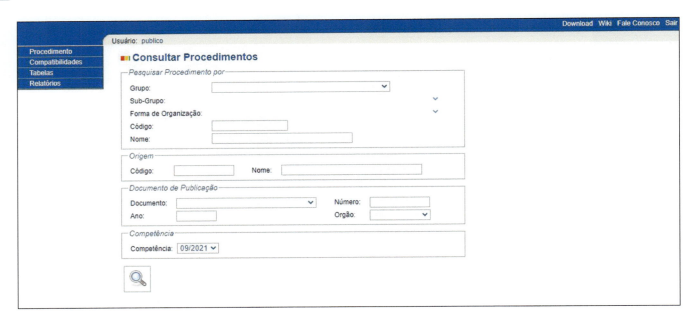

Figura 3 SIGTAP: consultar procedimento.

Em seguida, digitar o nome do procedimento procurado em Origem – Nome e, depois, clicar na lupa e escolher o procedimento de interesse (Figura 4).

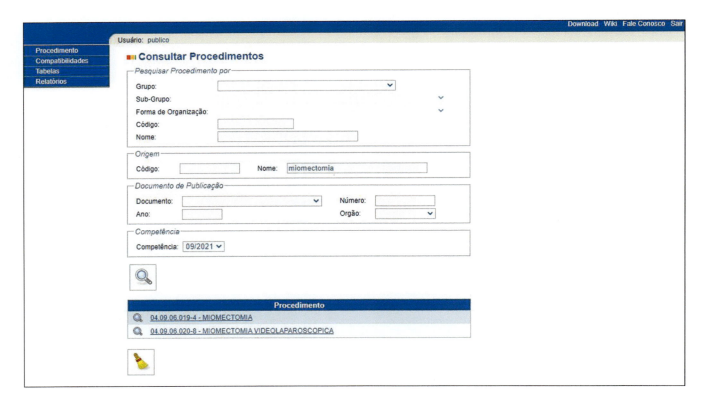

Figura 4 SIGTAP: escolher o procedimento desejado. Exemplo: miomectomia videolaparoscópica.

INSTRUÇÕES PARA CONSULTA OU CÁLCULOS DE VALORES DE HONORÁRIOS DE PROCEDIMENTOS

O programa abrirá a página com as informações sobre o procedimento escolhido (Figura 5).

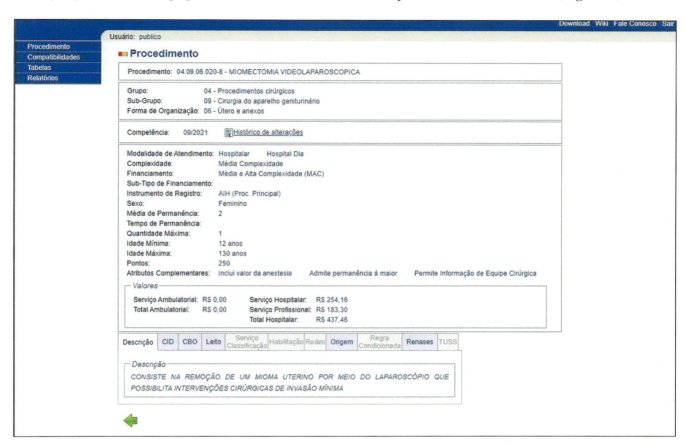

Figura 5 SIGTAP: informações sobre o procedimento miomectomia videolaparoscópica.

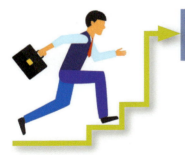

PASSO A PASSO PARA CALCULAR HONORÁRIOS MÉDICOS PELA TABELA AMB

A tabela AMB atribui índices quantitativos a cada procedimento, que devem ser multiplicados pelo coeficiente de honorários (CH) para se obter o valor. O valor do CH depende de cada contrato com as operadoras de saúde e representa o valor em reais (Figura 6).

A tabela AMB atualmente não está disponível no site da AMB, pois foi substituída pela CBHPM em 2003.

Para o cálculo de honorários de anestesia, a tabela AMB informa o número de CHs atribuído aos diferentes portes anestésicos (Figura 7).

CÓDIGO		FM2	AUX	PA	CH'S
45.02.006-0	Histeroscopia cirúrgica com ressectoscópio para miomectomia, polipectomia, metroplastia e endometrectomia		0	4	600
45.02.006-0	Laparoscopia cirúrgica para lise de aderência, cauterização de focos de endometriose, biópsia de ovário ou tumoral		1	4	700
45.02.006-0	Laparoscopia cirúrgica para miomectomia, salpingectomia, ooforectomia		1	4	850
45.03	CIRURGIA GINECOLÓGICA VULVA				
45.03.001-4	Bartolinectomia		1	1	200
45.03.002-2	Biópsia de vulva		0	0	100
45.03.005-9	Clitoridectomia		1	1	250
45.03.005-7	Exérese de glândulas de Skene		1	1	150
45.03.006-5	Episioperineorrafia (não obstétrica ou ressutura de episiorrafia pós-parto		0	1	200
45.03.007-3	Extirpação de lesão da vulva e do períneo		0	0	150
45.03.008-1	Himenotomia		1	1	150
45.03.009-0	Incisão e drenagem da glândula de Barthilin ou Skene		1	0	120
45.03.010-3	Marsupialização da glândula de Bartholin		1	1	150
45.03.011-1	Plástica de pequenos e grandes lábios		1	1	150
45.03.013-8	Correção de rotura perineal de 3o grau com ou sem lesão do esfíncter, com ou sem perineoplastia anterior/posterior		2	2	900
45.03.014-6	Vulvectomia ampliada com linfadenectomia		2	4	1450
45.03.015-4	Vulvectomia simples		2	3	800

Figura 6 Exemplo da Tabela AMB 92. AUX= número de auxiliares, PA= porte anestésico, CHs= número de CHs atribuídos a cada procedimento.

PORTE ANESTÉSICO	NÚMERO DE CHS
0	Anestesia local
1	175
2	250
3	370
4	500
5	750
6	1100
7	1600
8	1750

Figura 7 Tabela de portes anestésicos segundo a tabela AMB.

O cálculo dos honorários médicos do cirurgião deve obedecer à fórmula: número de CHs x valor do CH. O cálculo dos honorários dos membros da equipe cirúrgica está mostrado na Figura 8.

Cirurgião = índice do procedimento em número de CHs x valor do CH em reais (Figura 6)
1º auxiliar: 30% do valor do cirurgião
2º auxiliar: 20% do valor do cirurgião
3º e 4º auxiliares: 20% do valor do cirurgião
Instrumentador: 10% do valor do cirurgião
Anestesista: seguir Tabela de Porte Anestésico (Figura 7)

Figura 8 Cálculo de honorários médicos pela tabela AMB.

INSTRUÇÕES PARA CONSULTA OU CÁLCULOS DE VALORES DE HONORÁRIOS DE PROCEDIMENTOS

A tabela AMB prevê, ainda, algumas regras para o cálculo de honorários médicos:
- Acomodação em apartamento: multiplicar o valor por 2;
- Horário especial/urgência: acrescentar 30% do valor:
    - Entre 22h e 6h do dia seguinte
    - Domingos e feriados
- Se houver mais de uma intervenção pela mesma via de acesso, considerar a de maior porte como 100% e as demais como 50%;
- Se houver mais de uma intervenção por diferentes vias de acesso: acrescentar 70% do porte dos demais procedimentos;
- Se duas equipes diferentes realizarem simultaneamente procedimentos cirúrgicos, os honorários de cada equipe seguirão o previsto na tabela.

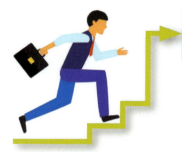

PASSO A PASSO PARA CALCULAR HONORÁRIOS MÉDICOS PELA TABELA CBHPM

A CBHPM estabelece faixas de valores para os procedimentos médicos a partir de seus 14 portes, agrupados em três subdivisões: A, B e C (Figura 9). As divisões seguem alguns parâmetros, tais como complexidade da cirurgia, tempo operatório e grau de treinamento profissional para executar o procedimento. Além disso, alguns procedimentos são contemplados com valor atribuído ao custo operacional, que leva em conta a depreciação de equipamentos, manutenção, aluguel, folha de pagamento, por exemplo.

Periodicamente a tabela é reajustada, definindo-se nova Unidade de Custo Operacional (UCO). Os valores são reajustados de acordo com o Índice Nacional de Preços ao Consumidor (INPC). Segundo comunicado oficial da AMB, publicado em 18 de outubro de 2020, o valor vigente da UCO é R$ 21,89 (acessível em http://www.sbp.org.br/comunicado-cbhpm-2020-2021).

A tabela CBHPM completa pode ser obtida em: https://amb.org.br/adquirir-cbhpm.

COMUNICADO OFICIAL CBHPM

Em resposta às consultas advindas de inúmeros associados da nossa entidade, a respeito da defasagem que a inflamação acarretou aos custos dos serviços mpedicos, a Associação Médica Brasileira encaminhou o assunto à Comissão de Economia Médica para que fosse realizada uma análise autônoma da questão, no período de outubro/2019-setembro/2020.

Serve o presente para comunicar que aquela Comissão concluiu pela adoção do INPC/IBGE do período que corresponde ao índice de 3,89% associados aos devidos ajustes para correção da curva de ascensão (faixa 5) dos valores referenciais dos serviços médicos, resultando em diferentes percentuais de reajustes nos Portes de procedimentos.

Diante disso, tal percentual de reajuste pode ser adotado como referencial, a partir de outubro de 2020, para a CBHPM em vigência.

Quanto a unidade de Custo Operacional fica estabelecida 1 UCO = R$ 21,89

São Paulo, 18 de outubro de 2020

1A	R$	24,37
1B	R$	67,32
1C	R$	96,43
2A	R$	142,90
2B	R$	224,90
2C	R$	306,61
3A	R$	439,28
3B	R$	571,95
3C	R$	704,62
4A	R$	837,29
4B	R$	969,96
4C	R$	1.102,63
5A	R$	1.235,29
5B	R$	1.367,96

5C	R$	1.500,63
6A	R$	1.633,30
6B	R$	1.765,97
6C	R$	1.898,64
7A	R$	2.031,31
7B	R$	2.163,98
7C	R$	2.296,65
8A	R$	2.429,32
8B	R$	2.561,98
8C	R$	2.694,65
9A	R$	2.827,32
9B	R$	2.959,99
9C	R$	3.092,66
10A	R$	3.225,33

10B	R$	3.358,00
10C	R$	3.490,67
11A	R$	3.623,34
11B	R$	3.756,00
11C	R$	3.888,67
12A	R$	4.021,34
12B	R$	4.154,01
12C	R$	4.286,68
13A	R$	4.419,35
13B	R$	4.552,02
13C	R$	4.684,69
14A	R$	4.817,36
14B	R$	4.950,03
14C	R$	5.082,69

uco = R$ 21,89

Figura 9 Tabela CBHPM – portes cirúrgicos e UCO (unidade de custo operacional) publicada em 2020.

ATLAS DE CIRURGIA GINECOLÓGICA

Os valores de honorários de anestesia também são calculados de acordo com o porte cirúrgico. A tabela CBHPM indica qual o porte anestésico do procedimento (Figura 10) e utiliza-se a tabela da Figura 11 para fazer equivalência com o porte cirúrgico.

SISTEMA GENITAL E REPRODUTOR FEMININO					3.13.00.00-6
Código	Procedimento	Porte	Custo Oper.	No de Aux.	Porte Anest.
ÚTERO	3.13.03.00-5				
3.13.03.06-4	Dilatação do colo uterino	2A	–	–	1
3.13.03.07-2	Excisão de pólipo cervical	3A	–	–	1
3.13.03.32-3	Histerectomia pós-parto	9C	–	2	4
3.13.03.08-0	Histerectomia subtotal com ou sem anexectomia, uni ou bilateral – qualquer via	9C	–	2	4
3.13.03.20-0	Histerectomia subtotal laparoscópica com ou sem anexectomia, uni ou bilateral – via alta	10C	56,770	2	5
3.13.03.10-2	Histerectomia total – qualquer via	10A	–	2	5
3.13.03.11-0	Histerectomia total ampliada – qualquer via – (não inclui a linfadenectomia pélvica	11B	–	2	6
3.13.03.12-9	Histerectomia total com anexectomia uni ou bilateral – qualquer via	10B	–	2	5
3.13.03.21-8	Histerectomia total laparoscópica	11B	60,830	2	6

Figura 10 Exemplos de portes anestésicos segundo a CBHPM.

Porte anestésico	Porte cirúrgico	Valor
AN 0	Anestesia local	R$ 439,28
AN 1	Porte 3A	R$ 704,62
AN 2	Porte 3C	R$ 1102,63
AN 3	Porte 4C	R$ 1765,97
AN 4	Porte 6B	R$ 2296,65
AN 5	Porte 7C	R$ 2959,99
AN 6	Porte 9B	R$ 3490,67
AN 7	Porte 10C	R$ 3490,67
AN 8	Porte 12A	R$ 4021,34

Figura 11 Correspondência entre porte anestésico e porte cirúrgico para cálculo de honorários de anestesia pela tabela CBHPM.

INSTRUÇÕES PARA CONSULTA OU CÁLCULOS DE VALORES DE HONORÁRIOS DE PROCEDIMENTOS

O cálculo dos honorários médicos do cirurgião deve obedecer à regra: valor do porte + valor do custo operacional. O cálculo dos honorários dos membros da equipe cirúrgica está mostrado nas Figuras 12 e 13.

Cirurgião = valor em reais pelo porte cirúrgico (Figura 5)
1º auxiliar: 30% do valor do cirurgião
2º auxiliar: 20% do valor do cirurgião
3º e 4º auxiliares: 20% do valor do cirurgião
Instrumentador: 10% do valor do cirurgião
Anestesista: seguir Tabela de Porte Anestésico (Figuras 5 e 6)

Figura 12 Cálculo de honorários médicos pela tabela CBHPM.

SISTEMA GENITAL E REPRODUTOR FEMININO					3.13.00.00-6
Código	Procedimento	Porte	Custo Oper.	No de Aux.	Porte Anest.
ÚTERO	3.13.03.00-5				
3.13.03.21.8	Histerectomia total laparoscópica	11B	60,830	2	6

	Enfermaria
Porte cirúrgico 11B	R$ 3.756,00
1º Auxiliar = 30% x Porte 11B	R$ 1.126,80
2º Auxiliar = 20% x Porte 11B	R$ 751,20
Porte Anestésico 6 = 9B	R$ 2.959,99
TOTAL: HONORÁRIOS DA EQUIPE MÉDICA	R$ 8.593,99
Custo Operacional = 21,89 (UCO) x R$ 60,830 (referente ao uso de equipamentos próprios do cirurgião) Somado apenas com os honorários do cirurgião	R$ 1.331,56

Figura 13 Exemplo de cálculo de honorários médicos pela tabela CBHPM.

Quando o cirurgião utiliza seus próprios equipamentos, pode-se adicionar aos seus honorários (mas não aos dos auxiliares) o valor do custo operacional, calculado multiplicando-se o custo operacional pela UCO (Figura 8).

SISTEMA GENITAL E REPRODUTOR FEMININO					3.13.00.00-6
Código	Procedimento	Porte	Custo Oper.	No de Aux.	Porte Anest.
3.13.03.18.8	Histerectomia com ressectoscópio para miomectomia, polipectomia, metrosplastia, endometrectomia e ressecção de sinéquias	8B	24,330	1	4
Custo Operacional = R$ 24,330 x 21,89 (UCO) (referente ao uso de equipamentos próprios do cirurgião)					R$ 532,58

Figura 14 Exemplo de cálculo de custo operacional a ser incorporado aos honorários do cirurgião, caso o procedimento seja feito com seus próprios equipamentos.

ANEXO 1

A tabela CBHPM prevê, ainda, algumas regras para o cálculo de honorários médicos:

- Acomodação em apartamento: multiplicar o valor por 2;
- Horário especial/urgência: acrescentar 30% do valor:
    - Entre 19h e 7h do dia seguinte;
    - Sábados, domingos e feriados;
    - Se o procedimento começou no horário normal mas prolongou-se no horário especial, aplica-se o acréscimo de 30% se mais da metade do ato médico foi no horário especial.
- Se houver mais de uma intervenção pela mesma via de acesso, considerar a de maior porte como 100% e as demais como 50%;
- Se houver mais de uma intervenção por diferentes vias de acesso: acrescentar 70% do porte dos demais procedimentos;
- Se houver cirurgias bilaterais por incisões diferentes: acrescentar 70%;
- Se houver cirurgias bilaterais pela mesma incisão: acrescentar 50%;
- Se duas equipes diferentes realizarem simultaneamente procedimentos cirúrgicos, os honorários de cada equipe seguirão o previsto na tabela.

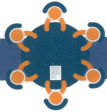

COMENTÁRIOS DOS EDITORES

A CBHPM foi elaborada por médicos para organizar e valorizar os honorários médicos pagos pelas operadoras de saúde. Antes disso, cada operadora utilizava seus próprios sistemas de hierarquização de procedimentos e, consequentemetne, de valores efetivamente pagos. A própria Agência Nacional de Saúde Suplementar (ANS) reconhece a CBHPM, que inclusive é a base para a Terminologia Unificada da Saúde Suplementar (TUSS), que segue a mesma codificação.

No entanto, apesar da CBHPM ser a referência de valores mínimos de procedimentos, diversas operadoras ainda utilizam a tabela AMB mais antiga, que utiliza o chamado CH (coeficiente de honorários). Desse modo, cada procedimento recebe um determinado número de CHs. O valor do CH em reais depende de cada operadora de saúde.

É importante que todo médico conheça os modelos de remuneração do Sistema de Saúde Suplementar, para entender os valores que recebe, mas é de igual importância que conheça a Tabela SUS, para que os hospitais públicos possam receber seus honorários de modo adequado.